Vascular and Endovascular Complications

血管外科并发症

实践指南 A Practical Approach

原著　[美] Sachinder Singh Hans

　　　[美] Mark F. Conrad

主审　翟水亭

主译　崔明哲　张克伟　李晓健

中国科学技术出版社

·北京·

图书在版编目（CIP）数据

血管外科并发症实践指南 / (美) 萨卡·辛格·汉斯 (Sachinder Singh Hans), (美) 马克·F. 康拉德 (Mark F. Conrad) 原著；崔明哲，张克伟，李晓健主译 . — 北京：中国科学技术出版社，2022.5

书名原文：Vascular and Endovascular Complications: A Practical Approach

ISBN 978-7-5046-9519-2

Ⅰ . ①血… Ⅱ . ①萨… ②马… ③崔… ④张… ⑤李… Ⅲ . ①血管外科学—并发症—诊疗—指南 Ⅳ . ① R654-62

中国版本图书馆 CIP 数据核字 (2022) 第 050453 号

著作权合同登记号：01-2022-1372

策划编辑	丁亚红	焦健姿
责任编辑	丁亚红	
文字编辑	史慧勤	
装帧设计	佳木水轩	
责任印制	徐　飞	

出　　版	中国科学技术出版社
发　　行	中国科学技术出版社有限公司发行部
地　　址	北京市海淀区中关村南大街 16 号
邮　　编	100081
发行电话	010-62173865
传　　真	010-62179148
网　　址	http://www.cspbooks.com.cn

开　　本	889mm × 1194mm　1/16
字　　数	570 千字
印　　张	21
版　　次	2022 年 5 月第 1 版
印　　次	2022 年 5 月第 1 次印刷
印　　刷	天津翔远印刷有限公司
书　　号	ISBN 978-7-5046-9519-2/R·2871
定　　价	198.00 元

版权声明

译者名单

主　　审　翟水亭

主　　译　崔明哲　张克伟　李晓健

副 主 译　张志东　王国权　李　坤　李卫校

译　　者（以姓氏汉语拼音为序）

陈江波　陈小三　崔明哲　方宏超　韩文豪　李攀峰

李卫校　李晓健　梁　凯　刘　恒　刘剑扬　卢　伟

逯党辉　马金辉　牛　浩　史帅涛　王国权　王　恒

王　琼　徐如涛　翟水亭　张东宾　张克伟

内容提要

　　本书引进自世界知名的 CRC 出版社，是一部有关血管外科及腔内血管外科并发症的著作，由美国血管外科专家 Sachinder Singh Hans 教授和 Mark F. Conrad 教授共同编写。全书共 36 章，系统介绍了临床常用的血管外科开放手术及血管腔内手术，并对常发生的临床不良事件进行了总结，同时提供了避免不良事件发生及挽救的相关技巧。本书内容全面实用，配图精美丰富，是血管外科相关专业临床医生和技术人员实践的理想参考用书，同时也是一部不可多得的血管外科并发症相关问题的操作指导宝典。

中文版序

　　血管外科是外科学的重要分支之一，与外科学的其他传统学科相比，是一门非常年轻的专业。可以说，血管外科是随着现代微创医学的发展而兴起，并逐渐形成气候的。无论是在国外或国内，从事血管外科的医师可能都会有这样的感受，目前血管外科疾病的治疗，采用纯粹的外科手术所占比重越来越小，微创手术（介入专业称之为介入治疗，血管外科专业称之为血管腔内治疗）所占比重越来越大，血管腔内治疗虽有其独特优势，如创伤小、疗效显著和住院周期短等，但外科治疗和杂交治疗在外周血管疾病中所起的作用不可小觑。如今，外周血管疾病的治疗已基本形成以"腔内治疗为主导、杂交治疗为补充、外科治疗为保障"的治疗格局，这种格局可能在今后很长一段时间持续存在。20多年来的临床实践证明，血管外科专业的发展具有巨大的活力和极强的生命力。

　　临床上对任何疾病进行手术干预，无论采取什么样的手术方式，都会面临一些手术治疗固有的或特殊的并发症，血管疾病的干预治疗也不例外。不可否认，从手术创伤的角度来看，血管腔内治疗或介入手术虽为微创手术，但总体并发症（包括最常见的血管入路并发症和腔内治疗器材本身涉及的并发症等）的发生率并不低，血管腔内治疗的中远期并发症会严重影响患者的长期预后，如腹主动脉瘤的腔内修复术（EVAR）的内漏问题、主动脉夹层腔内修复术（TEVAR）器械相关并发症、下肢动脉腔内治疗术后再狭窄及闭塞问题等，这些也是导致血管腔内治疗术后进行再次干预的主要原因。当然，还有外科手术和杂交手术所涉及的并发症，也有一些特殊并发症与新的治疗技术或腔内治疗器材密切相关，有些严重并发症甚至会使手术医师束手无策或面临十分尴尬的局面。如何全面认识和有效预防这些并发症是介入医师或血管腔内治疗医师必须正视的问题，也是年轻医师必修的一门功课，如果能够提前预知这些可能发生的并发症，使患者在得到有效治疗的同时，避免或减少并发症的发生，提高手术安全性，并使患者长期受益，不仅是患者之所望，也是手术医师之所望。

　　认识及正确处理血管外科并发症十分重要。目前为止，尚缺乏专门针对血管外科和血管腔内治疗并发症的著作。2021年初，我非常有幸拜读了由美国资深血管外科教授Sachinder Singh Hans主编的 *Vascular and Endovascular Complications:A Practical Approach* 一书，其详细介绍了包括血管疾病外科治疗、血管腔内治疗和杂交治疗在内的相关并发症，内容涵盖广泛，理论与临床实践相结合，深入浅出，图文并茂，所涉及的知识包括血管解剖学、血管疾病的规范化定义、病因学、病理生理学、血管疾病的发生和发展，以及不同手术方式常见或可能遭遇的并发症及其应对措施等。著者还通过回顾分析大量近期相关文献，以全新概念和理念对这些并发症进行了诠释，不仅解释了这些并发症是怎么发生的，还告诉手术医生应该如何应对。这是一部详细讲解血管外科与血管腔内治疗相关并发症的实用参考书，值得国内同道学习与借鉴。

河南省人民医院及阜外华中心血管病医院的血管外科和大血管外科医师共同参与了本书的翻译工作。为了尽早使该书与广大读者见面，各位译者在繁忙的工作之余抽出时间认真完成了本书的翻译工作。尽管我们竭尽全力，反复审校，但由于中外术语规范表述及语言表达习惯有所不同，中文翻译版中可能存在疏漏或欠妥之处，敬请读者包容、谅解并批评指正。

译者前言

血管外科自 20 世纪 90 年代进入中国以来，经过 20 余年的飞速发展，已成为外科领域一颗璀璨的新星。血管外科疾病纷繁复杂，涉及领域之广为所有学科之首，治疗方案之新令人耳目一新。由于血管外科涉及领域范围广、跨度大，尽管相关技术培训对于年轻医师充满挑战，但仍然吸引了一大批有志之士进入此学科发展。

目前，我国的血管外科大多由医院的某一个学科创立，并以此学科为主导，因此学科的局限性会影响人们对血管外科疾病的认知及治疗方案的制订。此外，血管外科高龄患者和合并多种疾病的患者较多，如果术前对患者疾病的综合认知不充分、评估不完善，会导致术后并发症发生率相对较高。如果能有一部临床实践指南为来自不同专业的血管外科医生提供血管外科术后并发症的原因、预防、早期识别及处理原则等知识，那么我们的临床工作将会得到极大的帮助，从而减少或避免并发症的发生。

Vascular and Endovascular Complications:A Practical Approach 正是这样一部"雪中送炭"的专著。全书共 36 章，涉及多种血管外科疾病及非血管手术治疗并发症。开篇两章告诉血管外科医生需要在术前对患者的风险进行评估，并对患者的全身状况有所了解；对于术后涉及心脏、脑、肺、肾脏、血管等多器官以及内分泌、神经和血液等多系统并发症，早期发现有完善的评估准则，处理有标准的流程。其余章节则论述了从主动脉弓上血管到下肢动脉的腔内手术和开放手术，从下肢静脉曲张的热消融到中心静脉的重建治疗，从胸腹主动脉瘤的人工血管置换术到移植物感染等不同疾病治疗所致各种并发症的原因及处理，内容翔实丰富，且非常实用。

本书由美国多家医疗中心的数十位血管外科专家共同编写，书中涉及的血管外科并发症可为所有在血管外科工作的同道提供参考，在学习专业知识的同时为自己的工作扫清障碍，避免落入并发症的陷阱。

本书基本涵盖了血管外科的所有疾病，因此由任何一个血管外科团队翻译都会有难以尽述原文精髓的可能。所幸，我们的血管外科团队由来自介入科、心脏大血管外科、普外科、血管外科和神经外科的多学科医师组成，连续多年一起工作和共同学习，相互之间取长补短，对血管外科疾病的诊断治疗有了较深的理解。在翻译工作安排方面，译者按专业进行翻译分工，有效避免了因专业知识欠缺所致的翻译错误。

本书系统翔实地介绍了血管外科并发症的评估、诊断及处理方法，除了详细的文字描述外还配有精美的图片说明。各位译者倾囊以授，力求从临床实际出发、从具体问题入手，深入浅出地阐释大家工作中关注的疑点和难点，相信每一位读者都能从中获益。由于中外术语规范及语言表述习惯有所不同，中文翻译版中可能会遗有偏颇或不尽如人意之处，恳请各位专家批评指导，不吝赐教！

本书的顺利出版离不开各位译者的通力合作和出版社编辑团队的辛苦付出，在此一并感谢！

原书前言

  血管外科在过去 20 年飞速发展。随着血管外科医生对腔内技术的不断掌握，越来越多的患者行血管腔内治疗，即便是高龄患者或存在多种合并症的患者。事实上，对患有多种疾病的患者进行复杂的血管外科手术，我们希望患者能够顺利康复且不会发生并发症。然而，并发症确确实实会发生，早期的识别和治疗可以减少并发症对患者的影响。本书致力于避免并发症的发生和将并发症危害降低到最小，并且编写已有一段时间。书中各章详细介绍了常用的血管外科开放手术和血管腔内手术，同时强调了最常发生的不良事件，并提供了避免和挽救的技巧。我们非常感谢来自 Taylor & Francis / CRC 出版社的 Miranda Bromage、Samantha Cook 和 Linda Leggio，感谢他们为本书所做的贡献。KGL 的 Meeta Singh 及其团队兢兢业业，快速完成了本书的校对，使该书可以顺利出版，在此表示感谢。我们也希望你们会喜欢本书。谨此献上最美好的祝愿。

Sachinder Singh Hans, MD, FACS

Mark F. Conrad, MD, MMSc, RPVI, FACS

目　录

术前危险因素评估
Preoperative risk assessment

Junaid Malek　Imani Mcelroy　著

刘　恒　翟水亭　译

第 1 章

随着人群中血管疾病发病率的增加，手术相关并发症的发生率也随血管介入手术量的增加而上升。血管介入手术后的不良后果总体分为三大类，即系统性、非血管性和血管性，其与患者合并症的严重程度和手术的复杂程度呈正相关[1]。血管外科手术可分为急诊手术、限期手术和择期手术，并且每个手术等级都会为患者带来不同的风险等级。急诊手术通常涉及动脉相关疾病，包括动脉瘤破裂或创伤性出血、血栓栓塞事件导致的肢体或内脏器官急性缺血，以及动脉夹层导致的器官灌注不良。限期手术主要包括静脉血栓栓塞事件、脑卒中进展、症状性动脉瘤，以及需要截肢或切开引流的肢体感染。急诊手术和限期手术所带来的问题是，限制了手术医师术前做出一个合理的风险评估及核心优化治疗方案。在这些情况下，最好能够详细询问病史，完成全面的体格检查及优化患者合并症的治疗方案，但现实中这些往往很难做到。此类患者术后所接受的治疗目的不是降低手术风险，而是为了控制合并症。对于需要行择期手术的患者来说，最好是经过综合治疗使手术风险降至最低。本章节将讨论一些诊疗策略以实现上述目标。

一、初始检查

对于无须行限期手术和急诊手术的患者，详细询问病史和完成全面体格检查十分必要，尤其要关注心脏、肺、肾脏、内分泌系统、神经系统、血管或血液病学病史。对患者日常生活、独立程度和运动耐量的了解极为重要。心脏病史着重记录先前的治疗方式，查看以往的心电图、超声心动图和（或）可能有用地耐力测试。择期手术术前 90 天内应完成一个心电图检查。对于存在十分重要的临床风险因素（如冠心病、充血性心力衰竭、糖尿病或慢性肾功能不全）的患者，建议行无创耐量试验。

许多有吸烟史的血管病患者同时也可能存在潜在的肺部疾病，所以术前了解患者的肺功能状态十分重要，同时注意患者是否存在使用支气管扩张剂和家中吸氧的情况。完善基础实验室检查评估的患者是否存在潜在的肾功能不全，还要关注患者是否有肾脏替代治疗或肾移植病史。同时也要获得近期糖化血红蛋白（HbA1c）实验室检查结果，以明确术后并发症是否与血糖控制不佳有关。详尽的个人史，如戒烟，酒精或药物滥用史，可以明确患者的生活方式变化情况。

病史中也应包含患者之前所接受的任何血管介入手术史，其中包括介入手术相关记录。尤其对不能提供手术相关详细资料或不能清晰描述曾经所做手术情况的患者，手术切口瘢痕有助于我们了解患者所接受的血管手术。同时也应检查并记录肢体动脉搏动情况，足背动脉搏动消失预示着要行进一步无创性下肢动脉检查。任何下肢神经功能丧失也应值得关注。最后，还要了解患者及其直系亲属是否存在血液病史，因为它可能会改变患者围术期的抗凝治疗方案。

二、围术期影像学评估

对血管疾病严重程度评估的最佳影像学方法将在各血管疾病相关章节中详述。事实上，不应过分强调术前影像评估的重要性，尽管它可以明确血管疾病严重程度，证实血管变异，但这仅仅是第一步。还要通过仔细分析影像并制订一个合理的手术方案，从而避免围术期并发症发生。对于快速判断可疑的主动脉、颈部、胸部及腹部血管分支病变，CT 血管造影（computed tomography angiography，CTA）最为适用。但在显示外周血管通畅性或狭窄严重程度方面，其精准度方面还有一定的局限性。对于对比剂过敏或肌酐较高患者，可选择磁共振血管成像（magnetic resonance angiography，MRA），因为它不需要使用对比剂，通过血流流空效应获得血管影像，可诊断血管病变。然而行 MRA 检查耗时较长，而且体内已植入特定金属移植物患者禁行 MRA 检查[3]。超声在评估颈部及四肢血管病变方面十分有用，既可以随访监测又可以帮助制订诊疗计划。此外，它还能够快速评估假性动脉瘤、夹层、血栓或血管的狭窄程度。

三、心脏合并症

术前心脏耐受程度的评估，主要取决于整体手术风险、患者的危险因素和运动能力。例如，对接受低风险经皮穿刺介入手术患者，术前仅需明确无胸痛气短的病史及至少再完善一个全身麻醉所需的 12 导联心电图。除这些检查外，对于高风险手术，如开放性主动脉外科手术和下肢血管旁路移植术，如果患者有明显的心脏疾病，包括不稳定性心绞痛、心律失常、严重的瓣膜病或失代偿性心力衰竭等，术前应邀请心内科医师进行评估（图 1-1）。对于术前有心肌梗死、不稳定性心绞痛或涉及左冠状动脉主干 / 三支血管病变的稳定性心绞痛相关证据的患者，推荐冠状动脉外科重建术，优于任何复杂的择期血管介入手术[2]。对于需要行冠状动脉重建术的冠状动脉疾病患者，若需要行限期（12 个月内）介入手术，患者应先行冠状动脉球囊扩张成形术或金属裸支架植入术，随后行 4～6 周双联抗血小板治疗。如果患者不能够等待 4～6 周，患者可在冠状动脉支架植入术后 30 天行介入手术治疗。如果患者需要服用 β 受体拮抗药，术前应用该药物应该能较好地控制症状，并且围术期内应持续服用。

四、肺部合并症

复杂的血管外科手术术后，肺部相关并发症较为常见，尤其是经胸或胸腹联合切口手术。吸烟患者，如需要行中等风险以上血管外科手术，建议至少术前戒烟 2 周，以减少肺部并发症发生的风险。然而，随着戒烟时间延长，肺部并发症风险会持续降低。事实上，肺部并发症发生风险在戒烟初期 2 个月内最高，戒烟 6 个月后，并发症发生风险与不吸烟患者相当。对于长期吸烟合并慢性阻塞性肺疾病（chronic obstructive pulmonary disease，COPD）或呼吸功能基线较差（不能爬上 1 层楼）的患者，推荐术前进行动脉血气测定和肺功能检查。并且，上述患者至少术前 2 周开始应用支气管扩张剂[2]。

五、慢性肾功能不全

非透析依赖性肾功能不全患者，术前应给予适当水化治疗。对于对比剂肾病高风险患者，作者推荐用生理盐水或 5% 葡萄糖 / 碳酸氢钠溶液进行预水化治疗。如果患者肾小球滤过率（eGFR）< 60ml/min，推荐使用对比剂时停止服用二甲双胍。若患者 eGFR < 45ml/min，至少在使用对比剂前 48h 停止服用二甲双胍。围术期内，糖尿病患者应随血糖变化调整胰岛素用量，并使血糖控制在正常范围内。若患者入院前血糖控制满意，可以降低围术期高血糖危象和伤口并发症的风险。

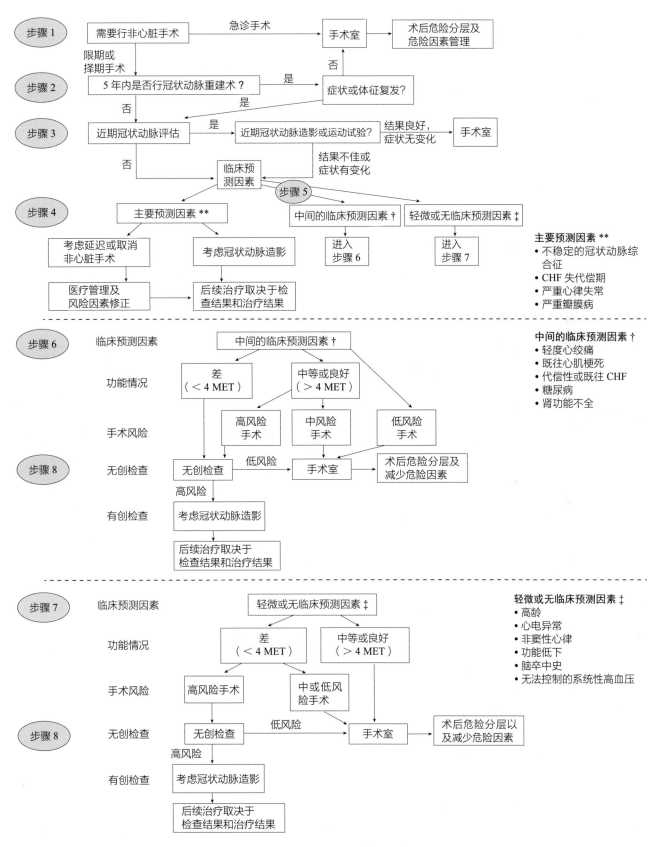

▲ 图 1-1　术前心脏评估方法

引自 Eagle, KA et. al. "ACC/AHA Guideline Update for Perioperative Cardiovascular Evaluation for Noncardiac Surgery–Executive Summary"
Journal of the American College of Cardiology. 2002; 39(30):542–53.

六、维持药物治疗

与其他大多数外科手术一样，围术期应停止使用血管紧张素转换酶（angiotensin converting enzyme，ACE）抑制药和血管紧张素受体拮抗药。如果患者已经接受β受体拮抗药，推荐围术期内持续使用。在明确患者能够耐受手术治疗之前，应避免术前给予β受体拮抗药治疗。不推荐应用β受体拮抗药来减轻动脉瘤扩张或破裂作为唯一目的[2]。而且缺乏证据支持使用他汀类药物可在监测期间减轻动脉瘤扩张或动脉瘤破裂的风险。因此，应慎重考虑应用上述药物使心脏获益[2]。尽管在小鼠模型中发现使用血管紧张素转换酶抑制药和血管紧张素受体拮抗药可以降低动脉瘤扩张速度，但是该结果并未在人群研究中发现，因此不推荐监测期间进行经验性药物治疗[2]。随机对照研究显示，经验性使用阿奇霉素和多西环素治疗动脉瘤扩张无效，故也不推荐该治疗方案[2]。总之，监测期间患者应继续服用药物来治疗合并症。根据标准的术前诊疗指南停止药物治疗（如ACEi/ARB），并且目前不推荐进行经验性药物治疗。

七、血液系统优化

在血栓形成并发症中，肝素是一线治疗用药。肝素和其他抗凝药物有助于减少进一步血栓形成的风险。肝素静脉内注射的起始剂量为5000U，维持剂量为每24小时30 000～40 000U，持续静脉内输注[4]。若患者有肝素诱导性血小板减少症（heparin-induced thrombocytopenia，HIT）病史或治疗中出现HIT，应使用其他抗凝药物替代治疗。阿加曲班是最常用于该情形的抗凝药物[5]。若患者正接受抗凝治疗，如香豆素类、肝素、低分子肝素（low molecular weight heparin，LMWH）或凝血酶抑制药，急诊介入手术前可能有必要给予药物拮抗。硫酸鱼精蛋白可以拮抗肝素和LMWH，口服或静脉内给予维生素K或凝血酶原复合物可以拮抗维生素K拮抗药（如华法林）。也可以应用新鲜冰冻血浆（fresh frozen plasma，FFP）纠正凝血障碍，但是治疗中需要注意以下重要的限制条件。最常见的是使用FFP会有血容量过多的风险，另外还会使国际标准化比值（international normalized ratio，INR）降低至1.5以下。基于上述原因，它常在紧急情况下作为一种辅助治疗。凝血酶原抑制药如达比加群（Pradaxa）可以被依达赛珠单抗（Praxbind）所拮抗，而利伐沙班/阿哌沙班能够被重组Xa因子（Andexxa）所拮抗[6]。

对于服用抗血小板药物如阿司匹林或氯吡格雷的患者来说，术前停止服用该类药物可能会从中获益，需要谨慎地权衡出血与血栓形成或栓塞的风险。尽管停止服药后血小板抑制可以持续数天，但在紧急情况下可以应用去氨加压素或输注血小板纠正。同时，使用去氨加压素和冷沉淀对潜在肾功能不全或肾衰竭的患者也有益处，因为尿毒症能够导致显著的血小板功能不全[7]。

考虑到大多数血管疾病患者存在多种合并症和介入治疗的特点，患者在围术期输注血液制品的现象并不常见。对于合并有慢性缺铁性贫血的患者来说，如果时间允许，围术期内补铁十分有益[8]。术中使用自体血液回收机越来越常见，它作为一台辅助设备，将输注异体红细胞的需求降到最低。术中合理使用自体血液回收机是安全的，并且能够在有限的资源条件下减轻经济负担[9]。围术期内，当患者血红蛋白浓度<7g/L时，他们会安排患者接受标准的输血治疗。例外的是，当患者合并明显的心脏病史时，应该维持血红蛋白浓度>8g/L[10]。如果患者术中出现严重的失血情况，应该按照不同医疗机构的输血规范，采取以1:1:1或2:1:1的比例大量输血进行复苏[11]。最后，若患者术前长期存在血小板减少（血小板<150 000/mm³），围术期应咨询血液病学专科医师，以获得帮助[2]。

参考文献

[1] Diener H., et al. Postoperative Komplikationen in Der Gefäßchirurgie. Der Chirurg. 2009; 80(9): 814–826. doi:10.1007/s00104-009-1692-1.

[2] Chaikof E, Dalman R, Eskandari M, Jackson B, Lee W, Mansour M et al. The Society for Vascular Surgery Practice Guidelines on the Care of Patients With an Abdominal Aortic Aneurysm. Journal of Vascular Surgery [Internet]. 2018 [cited 6 May 2020]; 67(1): 2–77.e2. Available from: https://www.jvascsurg.org/article/S0741-5214(17)32369-8/fulltext

[3] Wu, Timothy. "Computed Tomography Angiography (CTA) and Magnetic Resonance Angiography (MRA) Tests." *CTA and MRA Tests | Society for Vascular Surgery*, vascular.org/patient-resources/vascular-tests/computed-tomography-angiographycta-and-magnetic-resonance.

[4] Raskob GE, et al. Heparin Therapy for Venous Thrombosis and Pulmonary Embolism. Blood Reviews. 1988; 2(4): 251–258. doi:10.1016/0268-960x(88)90014-8.

[5] Ahmed I, et al. Heparin-Induced Thrombocytopenia: Diagnosis and Management Update. Postgraduate Medical Journal. 2007; 83(983). 575–582. doi:10.1136/pgmj.2007.059188.

[6] Thomas S, Michael M. The Reversal of Anticoagulation in Clinical Practice. Clinical Medicine. 2018; 18(4). 314–319. doi:10.7861/clinmedicine.18-4-314.

[7] Yeung LYY, et al. Surgeon's Guide to Anticoagulant and Antiplatelet Medications Part Two: Antiplatelet Agents and Perioperative Management of Long-Term Anticoagulation. Trauma Surgery & Acute Care Open. 2016; 1(1). doi:10.1136/tsaco-2016-000022.

[8] American Society of Anesthesiologists Task Force on Perioperative Blood Management. Practice Guidelines for Perioperative Blood Management. Anesthesiology. 2015; 122(2): 241–275. doi:10.1097/aln.0000000000000463.

[9] Esper SA, Waters JH. Intra-operative Cell Salvage: A Fresh Look at the Indications and Contraindications. Blood Transfusion =Trasfusione del sangue. 2011; 9(2): 139–47. doi:10.2450/2011.0081-10

[10] Franchini M, et al. Red Blood Cell Transfusion Policy: A Critical Literature Review. Blood Transfusion = Trasfusione del sangue. 2017; 15(4): 307–317. doi:10.2450/2017.0059-17

[11] Patil V, Shetmahajan M. Massive Transfusion and Massive Transfusion Protocol. Indian Journal of Anaesthesia. 2014; 58(5): 590–5. doi:10.4103/0019-5049.144662.

拓展阅读

[1] Chaikof E, Dalman R, Eskandari M, Jackson B, Lee W, Mansour M et al. The Society for Vascular Surgery practice guidelines on the care of patients with an abdominal aortic aneurysm. Journal of Vascular Surgery. 2018; 67(1):2–77.e2.

[2] Zhan. HT, Purcell ST, Bush RL. Preoperative Optimization of the Vascular Surgery Patient. Vascular Health Risk and Management. 2015; 11: 379–385.

第2章 血管重建术后系统性并发症

Systemic complications following vascular reconstruction

Srihari K. Lella　Mark F. Conrad　著

刘　恒　译

不考虑患者个体因素的情况下，大多数血管外科手术被定为中高风险手术。并且，随着患者术前合并症的增加，其手术风险亦显著上升。除此之外，术中操作流程和周围组织情况对术后康复及并发症的发生也有重大影响。因此，预估患者术后可能出现的不良结果、提供合理的护理措施及制订有效措施减少术后并发症的发生，对血管外科医生至关重要。

患者术后护理等级取决于以下几个因素：患者的临床合并症、手术的复杂程度、术中情况（如缺血时间和出血量），以及围术期患者需要护理的强度。目前已有一些评分系统可以用来帮助确定患者术后目标病房。然而，不同地区实践模式存在差异，重症监护室（intensive care unit，ICU）的收治标准因对疾病的敏锐程度而异。这使得血管外科术后通用的管理指南的创建变得极具挑战性。尽管如此，仍有一些高风险手术，如开放式主动脉瘤修复术，需要较高水平的术后管理，术后应常规从手术室直接送往ICU。

部分医院已经创建了过渡病房（step-down unit，SDU），作为ICU和普通病房的桥梁，其可让不需要收入ICU的患者在此进行密切监护治疗。有选择性地让患者入住过渡病房可以在不显著增加患者死亡率的情况下减少医疗资源的浪费。事实上，在一些有规范诊疗路径的大型医学中心，将已行高风险外科手术的患者，如开放性肾下腹主动脉瘤（abdominal aortic aneurysm

repair，AAA）修复术，安排在过渡病房而不是ICU[1]。Lawlor等研究显示，如果执行严格的ICU收治标准，开放性肾下腹主动脉瘤修补术后直接进入ICU的人数最多可减少90%[2]。此标准主要包括需要呼吸机持续辅助呼吸、围术期严重心肌缺血或心律失常、围术期持续严重高血压、输血量＞3L或体温过低（＜35℃）[2]。

值得注意的是，患者术后由于意外或不良事件而非计划性地进入ICU也是极其必要的。与直接进入ICU的患者相比，那些非计划性进入ICU的患者在入住ICU时病情更严重，ICU入住时间更长，更需要呼吸机和其他临时性人造代器官的支持，其围术期及长期死亡率更高[3, 4]。尽管外科医生可能无法控制意料之外的事情，但是给予患者合适的分诊可以避免不必要的医疗资源浪费，并且为有需求的患者提供严密的监护治疗。

一旦患者被安排到合适的医疗环境进行术后护理，他们就可以开始进行术后康复治疗。不幸的是，即使行再小的血管外科手术，患者术后也具有较高的并发症发生风险。在本章节将系统介绍血管外科手术常见的术后并发症。

一、神经病学

（一）疼痛控制

危重患者术后疼痛控制很难去评估，尤其是在他们被镇静或插管的时候。过去患者术后疼痛多控制不佳，既往研究表明，高达80%的患者术后没有得到合适的疼痛管理[5]。当然，这在很大程度上取决于手术的范围和麻醉方式。其他严重术后疼痛的独立预测因素包括低龄、女性、术前疼痛和切口大小[6]。疼痛的管理至关重要，因为术后疼痛控制不佳将导致一系列不良后果。例如，一些器官系统因急性、管理不当的疼痛而受累，包括心血管（心肌缺血 / 心肌梗死）、肺（肺换气不足、肺炎）、胃肠（伴有恶性、呕吐的胃肠动力下降）、肾脏（尿潴留和少尿）和整体免疫功能[7-10]。这些并发症通常是可以避免的，并且已证明它们增加了住院时间，进而也增加了患者的医疗花费[8]。最终，早期不恰当的疼痛控制将对患者身体功能、康复、生活质量产生不良影响，并且导致术后慢性疼痛的风险增加[11-14]。

最近，对术后疼痛管理这一复杂议题的认知已有重大进展，并且已经制订了许多术后镇痛的治疗策略（图 2-1）。一般来讲，对于清醒、未镇静的患者，患者自控镇痛法（patient-controlled analgesia，PCA）优于间歇突破性疼痛控制法。如果可以，使用非阿片类镇痛药物也是有效的，其包括 NSAID、N- 甲基 -D- 天冬氨酸

（N-methyl-D-aspartate，NMDA）受体拮抗药（如氯氨酮）、局部区域阻滞麻醉（如利多卡因和硬膜外麻醉）等[15, 16]。这种镇痛策略不同于其他医学领域，其他医学领域多在加用另外一种药物进行联合用药之前，将单一药物剂量最大化以避免多重联合用药。对于术后疼痛，联合使用较小剂量的不同作用机制的药物优于持续增加单一药物的剂量。通过这种多模式方法来控制疼痛，有可能减少对阿片类药物的依赖，从而降低长期使用产生不良反应的风险（图 2-1）。

（二）谵妄

考虑到大多数血管手术患者年龄大于 65 岁，谵妄是一种常被忽略的术后并发症。研究表明谵妄的发生率高达 80%～90%，它取决于患者人群、手术操作及患者所承受的整体临床诊疗压力[17]。与术后谵妄相关的危险因素包括高龄（＞ 65 岁）、痴呆或其他形式的认知功能障碍、视力或听力低下、术前功能状态差、合并感染和有多个严重合并症（图 2-2）[18, 19]。除此之外，对手术的精神压力是导致谵妄的另一种风险[20]。

谵妄分三种，即活力减退型、活力过度型和混合型。活力减退型谵妄是三种类型中最常

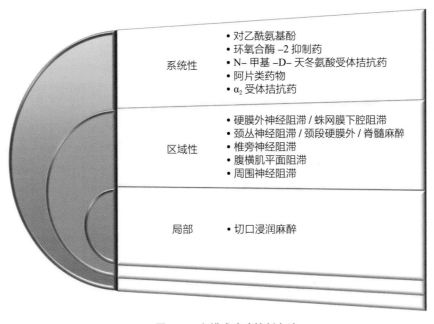

系统性	• 对乙酰氨基酚 • 环氧合酶 –2 抑制药 • N- 甲基 –D- 天冬氨酸受体拮抗药 • 阿片类药物 • α_2 受体拮抗药
区域性	• 硬膜外神经阻滞 / 蛛网膜下腔阻滞 • 颈丛神经阻滞 / 颈段硬膜外 / 脊髓麻醉 • 椎旁神经阻滞 • 腹横肌平面阻滞 • 周围神经阻滞
局部	• 切口浸润麻醉

▲ 图 2-1　多模式疼痛控制方法

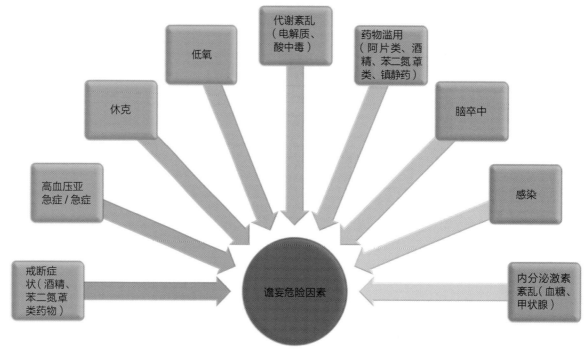

▲ 图 2-2　谵妄的原因

见的，一些研究报道称，它占所有类型总和的2/3[21]。可能由于患者多表现出平静、安静和非破坏性的行为举止，所以活力减退型谵妄往往不被察觉。在出现谵妄之后，可以用简易精神状态量表或重症监护病房的意识模糊评估法来排除器质性病变[22, 23]。其包括实验室检查评估、常见感染检查、药物检查，以及必要时行影像学检查[24]。如果发现器质性病因，就可以进行针对性治疗（图 2-2）。

然而，非特异性术后谵妄通常很难纠正。预防这一情况需从手术室开始，维持血流动力学的稳定、提供充足的组织氧合、减少酸中毒，但在血管外科择期手术中很难做到尽善尽美[25]。已被证明可以减少谵妄的术后预防性措施包括对术后环境和护理团队的不断优化、无干扰的夜间睡眠、早期日常行走锻炼、适时拔除导尿管和去除仪器线路，以及使用便于操作的视听力设备[26]。在急性躁动和（或）护理治疗被迫中断时，可能需要药物和非药物的约束。术后谵妄的识别和治疗至关重要，因为它可导致更多的围术期并发症、延长住院时间和增加患者死亡率[24, 27]。

二、心血管系统并发症

（一）心肌缺血 / 心肌梗死

患者的心功能评估应从术前开始，根据患者症状的严重程度和手术的预期程度，进行从心电图到负荷试验和（或）左心导管等不同检查。在紧急情况下，通常无法对术前准备做到最优化，当相关并发症发生时再及时行相应处理。

高龄患者、心绞痛史（现有或既往）、心脑血管病史已被证实是围术期心肌梗死最重要的临床预测因素[28-32]。此外，多巴酚丁胺负荷超声心动图试验阳性的患者出现心脏不良事件的风险较高[28, 33-37]。事实上，出现新发室壁运动异常（通常考虑是心肌缺血的标志）的患者，术后30天内发生心源性死亡或心肌梗死的风险增加了40%[36, 38, 39]。研究表明，围术期内使用β肾上腺素受体拮抗药可以将有新发室壁运动异常患者的30天并发症的风险降至无室壁运动异常患者的水平[40, 41]。但是，仅凭β肾上腺素受体拮抗药这一点是不够的，部分患者建议行冠状动脉重建。

心肌缺血临床表现多种多样。患者可表现为胸痛、呼吸短促、出汗、恶心、呕吐等症状。患者在术中或镇静时出现心肌缺血常不会出现明显的症状。在这种情况下，应对继发的发作性低血压或心电图改变产生高度怀疑，并对患者行心肌酶谱（如肌酸激酶同工酶或心脏特异性肌钙蛋白 I）持续监测以评估心脏情况。甚至对于无症状的患者，这类检查仍是必要的。正如 Kim 等指出，相对于术后肌钙蛋白 I 水平正常的患者，术后肌钙蛋白 I 水平升高的无症状患者，围术期心肌梗死的风险和 6 个月死亡率的风险均较高[42]。

术后出现心肌梗死（myocardial infarction，MI）的患者可能有也可能没有心电图改变，例如 ST 段抬高。这些心电图的改变被认为是由于动脉斑块破裂而导致冠状动脉血栓栓塞引起的，而那些没有心电图改变的患者应该没有发生冠状动脉栓塞事件。事实上，此类患者的诊治策略常因心电图结果而异，而心脏病的诊治应该更早启动。对于 ST 段抬高型心肌梗死（ST-segment elevation myocardial infarction，STEMI）的患者，治疗开始时使用阿司匹林，辅助吸氧，硝酸甘油舌下含化（血流动力学允许的情况下），口服或静脉使用美托洛尔，吗啡镇痛或使用其他镇静药物，急诊行冠状动脉再灌注治疗[43]。血管紧张素转换酶抑制药或血管紧张素受体拮抗药应在发病后 24h 内开始使用；若患者未曾使用他汀类药物，此时应大剂量负荷量应用[43]。再灌注治疗包括经皮冠状动脉成形术（percutaneous coronary

intervention，PCI）、溶栓治疗或急诊外科行冠状动脉血管重建术。与溶栓治疗相比，PCI 常是首选治疗方案，研究表明其具有较低的短期死亡率和非致命性再梗死率及较低的出血性脑卒中的风险[43]。另外，多数术后患者有溶栓禁忌，个别案例可考虑使用该治疗措施。抗凝治疗通常作为 PCI 的辅助治疗，但给药方式（大剂量或每小时给药）取决于患者的出血风险。

对于 PCI 和溶栓治疗失败或不适用于 PCI 及溶栓治疗的患者应考虑急诊行冠状动脉搭桥术（coronary artery bypass grafting，CABG）[43]。心肌梗死并发症，如二尖瓣关闭不全合并室间隔穿孔或乳头肌断裂，可行外科修补时同期行 CABG[43]。尽管根据冠状动脉病变程度和复杂性及临床合并症可以对个别患者进行个性化血管重建，但是非 ST 段抬高型心肌梗死（non-ST-segment elevation myocardial infarction，NSTEMI）的一般诊治策略如上所述（图 2-3）[44]。

（二）房颤

心律失常现象在术后较为常见，其可以从轻微的窦性心动过缓或心动过速到严重的心房颤动。造成心律失常的原因包括电解质紊乱、快速体液转移和心肌缺血。及时识别和实施纠正措施以防止复发极其重要。

心房颤动（atrial fibrillation，AF）是一种常见的术后心律失常并发症，开放性主动脉手术后其发生率接近 10%[45]。发生房颤的高风险因素包

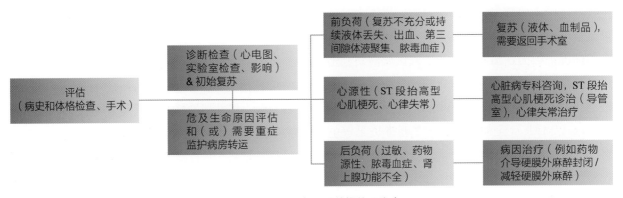

▲ 图 2-3　术后低血压的评估及治疗

括高龄、高血压、心脏疾病（冠状动脉疾病、心脏瓣膜病和心肌病）、既往房颤病史、慢性阻塞性肺疾病（chronic obstructive pulmonary disease, COPD）[45, 46]。发生房颤时，心脏收缩期心房搏动消失，心室率增加但心室不完全收缩，从而导致左心室充盈血量明显减少[47]。有症状的患者表现为心悸、头晕、乏力和呼吸短促[47]。但是，房颤通常是无症状的，可通过脉搏检查进行识别。

房颤的治疗重点是控制心率和降低栓塞事件风险[47]。虽然在心率控制和节律控制上仍然存在争议，但在仅行节律控制治疗的患者中没有看到死亡率方面的获益[47]。因此，对于那些血流动力学稳定的患者，通常使用美托洛尔、钙离子通道阻滞药、胺碘酮和地高辛等药物来恢复正常心率[48]。对于血流动力学不稳定的患者，首选电复律治疗。若心房颤动持续存在，心脏内栓子形成的风险较高，其最常发生在血流可能静止的左心耳[47]。如果心房颤动持续时间超过48h，住院患者应考虑静脉给予肝素进行抗凝治疗，门诊患者可长期口服抗凝药物。

（三）血流动力学管理

术后应避免低血压，因为它会引起终末器官缺血。病危患者出现低血压时会发生心肌缺血、脑卒中、肠缺血、肾衰竭、偏瘫及移植物血栓形成[49]。当患者出现低血压时，关键是找出发生低血压的根本原因，因为这关系到治疗方案的制订（图2-3）。围术期内患者突发低血压，外科医生应首先排除出血原因。事实上，如果患者对液体复苏反应不佳，应该有一个重新探查的标准，因为在出血患者身上耽误时间将会造成灾难性后果。关于术后血压的要求会因手术类型而不同，通常要求平均动脉压（mean arterial pressure，MAP）至少60mmHg才能维持足够的组织灌注。液体管理和血管活性药物是此类患者主要的治疗方法，液体管理要参考Frank-Starling曲线。如果患者处于平台期或曲线下坡，补液

会引起水肿而心输出量并无改善[50]。应根据需要使用血管活性药以获得满意的组织灌注。然而，重要的是这些药物并非没有不良反应，对于有心律失常风险的患者应谨慎使用[46]。此外，当担心心源性休克时，可能需要正性肌力药物以维持心输出量。若MI后继发心源性休克时，需要进一步优化治疗方案（如上所述），并且可能必要时行主动脉球囊反搏技术或其他形式的机械循环支持。

术后高血压可能是由疼痛、低体温、缺氧、高碳酸血症、血管内容量负荷过重及没有继续服用术前抗高血压药物等引起的[51]。如果不能及时治疗，将会增加患者出现心肌梗死、脑血管意外和出血风险[52]。在排除其他致病因素后，应给予抗高血压药物治疗。患者术后应尽快继续服用在家或在医院等量的抗高血压药物。如果收缩压持续升高 ≥ 180mmHg 和（或）舒张压 ≥ 110mmHg，推荐进一步治疗以降低高血压危象的风险。在这种情况下，一般首选静脉注射短效药物。然而，如果血压持续升高，可以通过静脉滴注、增加之前口服药物的剂量或联合其他高血压药物来控制。同样，考虑不同药物之间潜在的不良反应和可能出现的相互作用是相当重要的，同时要考虑患者的病史和手术。最好让患者的心脏病专科医生或管理患者高血压的家庭医生参与进来，因为患者出院后药物的服用剂量可能会改变，且门诊调整药物也是必要的。

三、肺部

术后肺部并发症导致手术患者的并发症发病率和死亡率增加，从轻微肺不张到严重的急性呼吸窘迫症（acute respiratory distress syndrome，ARDS）、慢性阻塞性肺疾病加重和肺炎。根据并发症的定义和手术类型，在多达80%的术后患者中发现了不同类型的肺部并发症[53]。肺部并发症的危险因素包括高龄、男性、当前或近期抽烟史、COPD病史、手术的创伤程度、复杂手术及

较高等级的美国麻醉协会分类[54]。重要的是，由于手术切口和全身麻醉的诱导，围术期肺容量的减少使患者容易发生各种肺部并发症[55]。

大手术创伤后由于肺泡与动脉氧浓度差不同，患者会出现低氧血症。术后一段时间患者的肺功能性残气量降到最低值，可能需要 1 周的时间恢复到正常水平[56]。疼痛控制不佳会导致呼吸短促或限制性呼吸，这将会进一步影响已经降低的功能肺活量、用力呼气量和呼吸流量峰值[57]。此外，麻醉药物可能导致呼吸和腹肌无力或不协调，将进一步抑制呼吸功能[58]。事实上，呼吸控制受损可在术后持续数周，这可能导致高碳酸血症和缺氧发作的迟发反应[59]。上述因素和既往肺部疾病的共同作用使患者处于一个脆弱的状态，导致患者更容易发生术后肺部并发症。

氧合障碍导致低氧血症、通气障碍导致高碳酸血症，上述一种或两种因素可导致急性呼吸衰竭。处理方法包括识别和纠正潜在原因（如气胸、异物吸入、气道闭塞）。低氧血症可以通过增加呼气末正压通气（positive end expiratory pressure，PEEP）和（或）吸入氧分数（FiO_2）进行控制。高碳酸血症时，通过增加潮气量或呼吸频率提高每分通气量，可以减少 CO_2 潴留。随着持续性呼吸衰竭和严重的全身炎性反应，患者可能发展为急性呼吸窘迫综合征。

尽管目前关于 ARDS 的定义存在争议，柏林定义能显著提高预测死亡率的准确性，目前最常使用。它包括 1 周内急性发作、胸部影像上其他原因无法解释的双肺浑浊、排除心源性和间质性肺水肿外的肺水肿、严重的肺部损伤。最终参数根据动脉氧分压和 FiO_2 的比值及 PEEP ≥ 5cmH₂O 进行等级划分[60]。随着 ARDS 的严重程度恶化，呼吸机需求及患者死亡率均增加[60]。ARDS 的管理应围绕保护肺通气，降低潮气量（4～6ml/kg）和限制气道平台压力（< 35cmH₂O），最大限度地恢复肺泡复张和减轻炎症反应（图 2-4）。这些措施的实施已被证实可以降低气道压力创伤的发生率和患者死亡率

（图 2-4）[61-63]。

四、肾衰竭

肾损伤常见于血管外科大手术后，例如开放性肾下腹主动脉瘤修复术后，1/5 的患者发生肾功能不全（renal dysfunction，RD）[64]。在血管腔内治疗时代，血管病患者年龄越来越大，伴随的合并症也越来越多，开放性手术变得更加复杂，以致开放性主动脉修复术后患者肾损伤的发生率持续升高。肾损伤严重程度可从患者轻微肌酐升高到需要透析的完全性肾衰竭。术前有慢性肾病的患者术后发生肾衰竭的风险最高[65]。其他危险因素包括围术期低血压、长时间肾脏缺血、输血、使用碘对比剂、横纹肌溶解症[66]。总的来说，外科手术过程对 RD 的发生有很大影响[64, 66-71]。研究表明，发生 RD 的患者出现其他器官功能衰竭的风险增加，ICU 住院时间更长，总体死亡率更高[64]。

发生急性肾缺血时，细胞质内和线粒体内的钙离子大量聚集导致肾血管收缩，特别是肾小球的入球小动脉。其次，肾外髓质因缺氧程度加重而出现明显充血，氧化损伤增加可能导致内皮损伤加重。缺血后再灌注导致近端小管失去极性和刷状缘消失。活性氧物质介导细胞死亡，随后已经死亡的细胞脱落到管腔内，形成肾小管管型，导致肾小管阻塞，降低肾小球滤过率（glomerular filtration rate，GFR）[72]。

预防术后 RD 应从术前制订恰当的诊疗计划开始，最大限度地保护肾脏。存在 RD 高风险的患者在任何手术之前应给予充分的静脉水化治疗，术中、术后持续液体复苏和适当的血制品替代治疗对预防一过性低血压和持续维持的肾脏血流十分重要。在开放性主动脉肾脏手术中，控制肾脏热缺血时间对于降低肾脏代谢需求也至关重要。尽管存在相互矛盾的证据，但是已经证实，术中进行主动脉阻断时，应用甘露醇可以提高尿排出率，减弱肾皮质血流减少程度，以及清除氧自由基[73, 74]。术后进行利尿治疗时，特别是应用

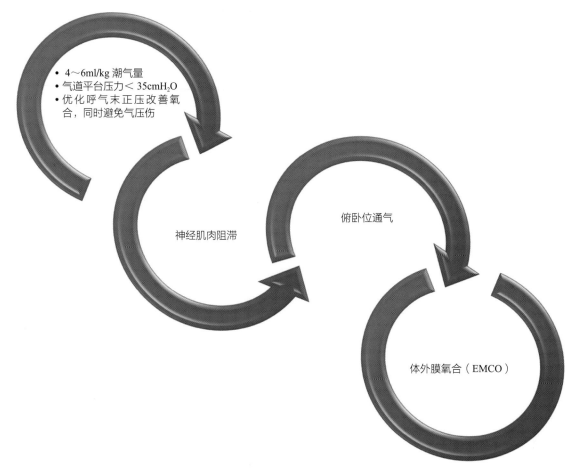

- 4～6ml/kg 潮气量
- 气道平台压力 < 35cmH₂O
- 优化呼气末正压改善氧合，同时避免气压伤

神经肌肉阻滞

俯卧位通气

体外膜氧合（EMCO）

▲ 图 2-4　急性呼吸窘迫综合征的分期治疗以循环方式呈现，强调定期评估对提高 / 降低护理的重要性

髓襻利尿剂，对少尿型 RD 患者可以改善容量负荷过重和减少毒物堆积。另外，过去常使用多巴胺作为一种肾血管扩张剂以增加肾脏灌注和肾小球滤过率[75-77]。但是，并没有证据表明多巴胺可以减少 RD 及患者死亡率[78]。非诺多泮是 I 型多巴胺受体激动药，作为另一种可选药物已被证实，特别是在主动脉阻断过程中或之后对肾脏有保护作用[79]。重要的是，尽管理论上钙通道阻滞药可以降低急性肾脏缺血患者的细胞内钙聚集，但它们会造成不必要的全身血管扩张和低血压，并且会通过激活肾素血管紧张素增加交感神经兴奋性[80]。最后，对于严重酸中毒、电解质紊乱（如高钾血症）、容量负荷过重和尿症的患者应考虑血液透析。

五、血液系统

（一）出血

由于手术性质和常规全身抗凝，所有血管外科手术都有出血风险。并且，在血管手术前需要考虑患者相关的其他因素。许多血管病患者有心血管疾病史，常规使用单联或双联抗血小板药物或长期全身抗凝药物治疗。这些药物用法用量因手术种类而不同。例如，许多外科医生会为了行腹部手术而停用氯吡格雷，但对于颈动脉或下肢动脉介入手术则会让患者继续服用双联抗血小板药物。术前有一定程度肾功能不全的患者在手术过程中出血的风险也很高，因为他们可能因尿毒症而出现不同程度的血小板功能障碍。最后，持续术中组织损伤和低血压也可导致急性凝血功能障碍。特别是休克会加重凝血功能障碍，这是由于免疫系统和代偿系统的激活、血小板脱粒、血管内皮功能障碍，以及凝血酶调节蛋白和蛋白 C 的活性增加[81-83]。事实上，组织灌注不足和因此导致的酸中毒会造成凝血因子复合物损伤，以及促凝血因子的生成减少且活性降低[84]。

在最初的手术切开显露过程中，保证充分止血是降低大量出血风险和输血需求的第一步。如果应用肝素进行抗凝，一旦松开血管阻断钳和恢复远端血流，可应用鱼精蛋白进行抗凝中和。另外，对于针眼和吻合口渗血，可使用局部止血剂。重要的是，对于血管损伤患者，减少术中进一步组织损伤更有利于严重凝血功能障碍、体温过低和酸中毒的患者的恢复。

术后出血评估首先要对患者进行全面检查。血红蛋白 / 红细胞计数、凝血酶原时间 / 国际标准化比值（PT/INR）、活化部分凝血活酶时间（activated partial thromboplastin time，aPTT）、纤维蛋白分解产物 / 纤维蛋白原水平是对这些患者进行基础实验室检测的一部分。如果担心有潜在的凝血功能障碍，不能通过手术或药物治疗来解释，则应考虑其他的出血疾病（如血管性血友病、血友病、C/S 蛋白缺乏）。根据患者的病情是否平稳和出血来源是否明确，可以进行进一步的影像学检查，或重返手术室进行探查止血。

（二）输血

输血需求根据患者总体临床状态和合并症风险而变化。限制性输血策略（血红蛋白 7g/dl vs. 10g/dl）已成为降低感染风险的主流策略，其已被证实可以减少对血液制品的需求，并且不会增加 30 天死亡率和器官功能障碍发生率[85]。事实上，近期一个对 19 项试验进行的系统性评价显示出类似的结果，限制输血的患者的死亡率有所改善[86]。然而，Fominskiy 等进行了一项针对外科危重症患者的系统性回顾，发现当采用自由输血策略时，围术期患者的全因死亡率较低[87]。尽管证据存在矛盾，但一般认为血流动力学稳定的

患者不应该接受输血治疗，除非他们的血红蛋白浓度低于 7g/dl；但对于高风险患者，应通过评估他们的失血程度、有无明显冠状动脉疾病及器官缺血的迹象来指导输血治疗，而不是遵守限制性输血策略。实际上，这类患者最佳的输血阈值可能是血红蛋白浓度接近 8～9g/dl。

对于外科患者，血小板输入标准没有明确的规定。目前还没有一个与手术患者出血量增加相关的特定血小板计数值。虽然有充足的证据证明对于创伤患者应 1 : 1 输入血小板与血红细胞，但对非创伤手术患者或正在进行抗血小板治疗的患者来说，还没有一个输注血小板诊疗指南来指导治疗。尽管目前输注血小板取决于患者的危险因素、手术及外科医生的治疗偏好，但稳定无出血的患者的血小板计数应维持在 10 000/mm³ 以上水平。出血风险高或活动性出血的患者应常规输注血小板使血小板计数达到 50 000/mm³ 以上水平。

同样，对于手术患者，新鲜冰冻血浆（fresh frozen plasma，FFP）使用治疗指南也没有得到很好地完善。FFP 常规用于逆转 INR 升高或已知凝血因子缺乏且无重组凝血因子可用时。另外，大量输注红细胞、血小板和 FFP 会导致纤维蛋白原缺乏并出现稀释性凝血功能障碍[84]。一项在围术期和大面积创伤中输注浓缩纤维蛋白原与 FFP 对比的系统性回顾研究结果显示，输注浓缩纤维蛋白原会出现持续有效的效果（如出血量、输血需求、住院时长、生存率），而输注 FFP 并未发现上述结果[88]。具体来说，三项研究直接对比了纤维蛋白原与 FFP 在围术期需要输血的出血患者中的效果[89-91]。虽然证据还不足以给出明确的结论，但纤维蛋白原可能是比 FFP 更安全更有效的替代品。

（三）深静脉血栓

深静脉血栓形成（deep venous thrombosis，DVT）是一种常见、可预防的术后并发症。许多研究已经证实了外科手术与 DVT 之间的关系。过去认为由于在手术中全身应用肝素抗凝，DVT 在血管外科手术，特别是在主动脉手术中，发生

率较低。事实上，由于术中计划性使用肝素可以提供充足的保护以防止 DVT 发生，所以血管病患者围术期是否进行 DVT 预防性抗凝治疗一直存在争议。也有人担心术后额外使用肝素或其他形式的抗凝治疗会增加出血的风险。

虽然数据规模有限，但先前的研究表明：血管外科手术患者 DVT 的发生率处于 2%～20%[92-95]。最近，Aziz 等研究表明，血管外科手术的患者在术后发生 DVT 的风险是普通外科手术患者的 1.5 倍[96]。尽管术中进行抗凝治疗，需行血管外科手术的患者有多种发生 DVT 的易感因素，包括高龄、多种合并症、肢体缺血、手术创伤、静脉损伤的风险及手术时间较长[96]。因此，术中抗凝不一定能预防术后 DVT 的发生，但仍应该严格根据诊疗指南预防 DVT 发生。

（四）肝素诱导血小板减少症

肝素诱导血小板减少症（Heparin-induced thrombocytopenia，HIT）是一种罕见的并发症，但因血管外科患者普遍接受肝素抗凝，故较易遇到。其发生主要原因是抗肝素 - 血小板Ⅳ因子复合物的免疫球蛋白抗体形成。该复合物包裹并激活血小板并使其被巨噬细胞清除，从而导致血小板减少。在开始使用肝素后的 5～10 天，血小板数量一般会减少 30%～50%，但单纯血小板减少通常和严重出血并发症没有关系。实际上，在 HIT 中，血栓形成是导致患者死亡率和发病率增加的更为严重的并发症。静脉血栓并发症最为常见，但 HIT 可能会影响任何部位的血管。有趣的是，并不是所有血清阳性的患者都会发生严重

的血栓形成。HIT 阳性患者的管理应从怀疑发生 HIT 时立即停止所有肝素类药物（如普通肝素和低分子肝素钙）开始。如确需抗凝治疗，应常规首选直接凝血酶抑制药。血小板减少的急性期应避免使用维生素 K 拮抗药，因为在缺乏肝素桥接情况下，会增加华法林诱导皮肤坏死和静脉性肢体坏疽的风险[97]。对于非血栓性 HIT 建议抗凝 1 个月，而对于血栓性 HIT 的患者抗凝治疗应持续 3～6 个月[98]。

在接受过血管和心血管手术的患者中，HIT 的发生率为 0.3%[99, 100]，特别是行经胸锁骨下动脉和静脉重建手术的患者 HIT 的发生率分别高达 0.74% 和 0.67%。除此之外，接受血管腔内手术的患者比开放性手术的患者 HIT 的发生率高（分别是 0.39% vs. 0.25%）[99]。可能使患者更易发生 HIT 的临床合并症包括充血性心力衰竭、房颤、心内膜炎、慢性肾衰竭、肝脏疾病和肥胖[99, 100]。最常遇到的并发症包括静脉血栓形成、肺栓塞、肾衰竭和呼吸衰竭，这些并发症可使 HIT 患者的死亡率增加 3 倍[99]。

六、结论

考虑到血管手术的风险相对较高，熟悉并掌握常见的系统性并发症至关重要。患者的合并症、术前优化治疗方案及手术流程对这些并发症有着极大的影响。除了上述所提及的并发症，在接下来的章节中，我们将描述一些特定手术的相关并发症。识别并恰当处理所有并发症，为患者提供合适的术后治疗和改善患者预后至关重要。

参考文献

[1] Vandy FC, Campbell D, Eliassen A, et al. Specialized Vascular Floors After Open Aortic Surgery: Cost Containment While Preserving Quality Outcomes. Annals of Vascular Surgery. 2013;27(1): 45–52. doi:10.1016/j.avsg.2012.09.002.

[2] Lawlor DK, Lovell MB, DeRose G, Forbes TL, Harris KA. Is Intensive Care Necessary After Elective Abdominal Aortic Aneurysm Repair? Canadian Journal of Surgery. 2004;47(5): 359–363.

[3] Gillies M, Harrison E, Pearse R, et al. Intensive Care Utilization and Outcomes After High-risk Surgery in Scotland: A Population-based Cohort Study. British

Journal of Anaesthesia. 2017;118(1): 123–131. doi:10.1093/bja/aew396.

[4] Haller G. Indirect Admission to Intensive Care After Surgery: What Should be Considered? British Journal of Anaesthesia. 2017;118(2): 153–154. doi:10.1093/bja/aew433.

[5] Relieving Pain in America: A Blueprint for Transforming Prevention, Care, Education, and Research. 2011. doi:10.17226/13172.

[6] Kalkman JC, Visser K, Moen J, Bonsel JG, Grobbee ED, Moons MK. Preoperative Prediction of Severe Postoperative Pain. 2003;105(3): 415–423. doi:10.1016/s0304-3959(03)00252-5.

[7] Breivik H. Postoperative Pain Management: Why is it difficult to Show that it Improves Outcome? European Journal of Anaesthesiology. 1998;15(6): 748–751. doi:10.1097/00003643-199811000-00022.

[8] Carr DB, Goudas LC. Acute Pain. Lancet. 1999; 353 (9169): 2051–2058.

[9] Joshi GP, Ogunnaike BO. Consequences of Inadequate Postoperative Pain Relief and Chronic Persistent Postoperative Pain. Anesthesiology Clinics of North America. 2005;23(1): 21–36. doi:10.1016/j.atc.2004.11.013.

[10] Kehlet H. Multimodal Approach to Control Postoperative Pathophysiology and Rehabilitation. British Journal of Anaesthesia. 1997;78(5): 606–617. doi:10.1093/bja/78.5.606.

[11] Macrae WA. Chronic Pain After Surgery. Br J Anaesth. 2001;87(1): 88–98.

[12] Johansen A, Romundstad L, Nielsen CS, Schirmer H, Stubhaug A. Persistent Postsurgical Pain in a General Population: Prevalence and Predictors in the Tromsø Study. Pain. 2012;153(7): 1390–1396. doi:10.1016/j.pain.2012.02.018.

[13] Vandenkerkhof EG, Hopman WM, Reitsma ML, et al. Chronic Pain,Healthcare Utilization, and Quality of Life Following Gastrointestinal Surgery. Canadian Journal of Anesthesia/Journal canadien danesthésie. 2012;59(7): 670–680. doi:10.1007/s12630-012-9712-x.

[14] Peters ML, Sommer M, Rijke JMD, et al. Somatic and Psychologic Predictors of Long-term Unfavorable Outcome After Surgical Intervention. Annals of Surgery. 2007;245(3): 487–494. doi:10.1097/01.sla.0000245495.79781.65.

[15] Andreae MH, Andreae DA. Local Anaesthetics and Regional Anaesthesia for Preventing Chronic Pain after Surgery. Cochrane Database of Systematic Reviews. 2012. doi:10.1002/14651858.cd007105.pub2.

[16] Dolin SJ. Effectiveness of acute postoperative pain management: I. Evidence from published data. British Journal of Anaesthesia. 2002;89(3): 409–423.

doi:10.1093/bja/aef207.

[17] Demeure MJ, Fain MJ. The elderly surgical patient and postoperative delirium. Journal of the American College of Surgeons. 2006;203(5): 752–757. doi:10.1016/j.jamcollsurg.2006.07.032.

[18] Dasgupta M, Dumbrell AC. Preoperative Risk Assessment for Delirium After Noncardiac Surgery: A Systematic Review. Journal of the American Geriatrics Society. 2006;54(10): 1578–1589. doi:10.1111/j.1532-5415.2006.00893.x.

[19] Chow WB, Rosenthal RA, Merkow RP, Ko CY, Esnaola NF. Optimal Preoperative Assessment of the Geriatric Surgical Patient: A Best Practices Guideline from the American College of Surgeons National Surgical Quality Improvement Program and the American Geriatrics Society. Journal of the American College of Surgery. 2012;215(4): 453–466. doi: 10.1016/j.jamcollsurg.2012.06.017.

[20] Marcantonio ER. A Clinical Prediction Rule for Delirium After Elective Noncardiac Surgery. JAMA: The Journal of the American Medical Association. 1994;271(2): 134. doi:10.1001/jama.1994.03510260066030.

[21] Marcantonio E, Ta T, Duthie E, Resnick NM. Delirium Severity and Psychomotor Types: Their Relationship with Outcomes after Hip Fracture Repair. Journal of the American Geriatrics Society. 2002;50(5): 850–857. doi:10.1046/j.1532-5415.2002.50210.x.

[22] Ely EW, Inouye SK, Bernard GR, et al. Delirium in Mechanically Ventilated Patients: Validity and Reliability of the Confusion Assessment Method for the Intensive Care Unit. JAMA. 2001;286(21): 2703. doi:10.1001/jama.286.21.2703.

[23] Folstein MF, Folstein SE, McHugh PR. "Minimental state": A Practical Method for Grading the Cognitive State of Patients for the Clinician. Journal of Psychiatric Research. 1975;12(3): 189–198.

[24] Robinson T. Postoperative Delirium in the Elderly: Diagnosis and Management. Clinical Interventions in Aging. 2008;Volume 3:351–355. doi:10.2147/cia.s2759.

[25] Jin F, Chung F. Minimizing Perioperative Adverse Events in the Elderly. British Journal of Anaesthesia. 2001;87(4): 608–624.

[26] Inouye SK, Bogardus ST, Charpentier PA, et al. A Multicomponent Intervention to Prevent Delirium in Hospitalized Older Patients. The New England Journal of Medicine. 1999;340(9): 669–676. doi:10.1056/NEJM199903043400901.

[27] Ely EW. Delirium as a Predictor of Mortality in Mechanically Ventilated Patients in the Intensive Care Unit. JAMA. 2004;291(14): 1753. doi:10.1001/jama.291.14.1753.

[28] Boersma E. Predictors of Cardiac Events After Major Vascular Surgery: Role of Clinical Characteristics, Dobutamine Echocardiography, and ß-Blocker Therapy. JAMA. 2001;285(14): 1865–1873.

[29] Mangano DT, Goldman L. Preoperative Assessment of Patients with Known or Suspected Coronary Disease. N Engl J Med. 1995;333(26): 1750–1756.

[30] Eagle KA, Brundage BH, Chaitman BR. et al. for the Committee on Perioperative Cardiovascular Evaluation for Noncardiac Surgery. Guidelines for Perioperative Cardiovascular Evaluation for Noncardiac Surgery: Report of the American College of Cardiology/American Heart Association Task Force on Practice Guidelines. Circulation. 1996;93:1278–1317.

[31] L'Italien GJ, Paul SD, Hendel RC. et al. Development and validation of a Bayesian model for perioperative cardiac risk assessment in a cohort of 1,081 vascular surgical candidates. Journal of the American College of Cardiology. 1996;27:779–786.

[32] Lee TH, Marcantonio ER, Mangione CM. et al. Derivation and Prospective Validation of a Simple Index for Prediction of Cardiac Risk of Major Noncardiac Surgery. Circulation. 1999;100:1043–1049.

[33] Poldermans D, Fioretti PM, Forster T. et al. Dobutamine Stress Echocardiography for Asessment of Perioperative Cardiac Risk in Patients Undergoing Major Vascular Surgery. Circulation. 1993;87:1506–1512.

[34] Poldermans D, Arnese M, Fioretti PM. et al. Improved Cardiac Risk Stratification in Major Vascular Surgery with Dobutamine-Atropine Stress Echocardiography. Journal of the American College of Cardiology. 1995;26:648–653.

[35] Pellikka PA, Roger VL, Oh JK, Seward JB, Tajik AJ. Safety of Performing Dobutamine Stress Echocardiography in Patients with Abdominal Aortic Aneurysm > or = 4 cm in Diameter. American Journal of Cardiology. 1996;77:413–416.

[36] Davila-Roman VG, Waggoner AD, Sicard GA, Geltman EM, Schechtman KB, Perez JE. Dobutamine Stress Echocardiography Predicts Surgical Outcome in Patients with an Aortic Aneurysm and Peripheral Vascular Disease. American Journal of Cardiology. J Am Coll Cardiol.1993;21:957–963.

[37] Poldermans D, Bax JJ, Thomson IR. et al. Role of Dobutamine Stress Echocardiography for Preoperative Cardiac Risk Assessment before Major Vascular Surgery. Echocardiography. 2000;17:79–91.

[38] Lalka SG, Sawada SG, Dalsing MC. et al. Dobutamine Stress Echocardiography as a Predictor of Cardiac Events Associated with Aortic Surgery. J Vasc Surg. 1992;15:831–840.

[39] Langan EM, Youkey JR, Franklin DP, Elmore JR, Costello JM, Nassef LA. Dobutamine Stress Echocardiography for Cardiac Risk Assessment before Aortic Surgery. J Vasc Surg. 1993;18:905–911.

[40] Poldermans D, Boersma E, Bax JJ. et al. The Effect of Bisoprolol on Perioperative Mortality and Myocardial Infarction in High-risk Patients Undergoing Vascular Surgery. N Engl J Med. 1999;341:1789–1794.

[41] Lee TH. Reducing Risk in Noncardiac Surgery. N Engl J Med. 1999;341:1838–1840.

[42] Kim LJ, Martinez EA, Faraday N, et al. Cardiac Troponin I Predicts Short-Term Mortality in Vascular Surgery Patients. Circulation. 2002;106(18): 2366–2371.

[43] Antman EM, et al. ACC/AHA Guidelines for the Management of Patients with ST-Elevation Myocardial Infarction—Executive Summary. A report of the American College of Cardiology/American Heart Association Task Force on Practice Guidelines (Writing Committee to Revise the 1999 Guidelines for the Management of Patients with Acute Myocardial Infarction). Journal of the American College of Cardiology. 2004;44(3): 671–719. doi: 10.1016/j.jacc.2004.07.002.

[44] Amsterdam EA, et al. 2014 AHA/ACC Guideline for the Management of Patients With Non–ST-Elevation Acute Coronary Syndromes: A Report of the American College of Cardiology/American Heart Association Task Force on Practice Guidelines. J Am Coll Cardiol. 2014;64(24): 139–228. doi: 10.1016/j.jacc.2014.09.017.

[45] Valentine R, Rosen SF, Cigarroa JE, Jackson MR, Modrall J, Clagett G. The Clinical Course of New-onset Atrial Fibrillation after Elective Aortic Operations 1 No Competing Interests Declared. Journal of the American College of Surgeons. 2001;193(5): 499–504. doi:10.1016/s1072-7515(01)01028-6.

[46] Heintz KM, Hollenberg SM. Perioperative Cardiac Issues: Postoperative Arrhythmias. Surgical Clinics of North America. 2005;85(6): 1103–1114. doi:10.1016/j.suc.2005.09.003.

[47] Royster RL, Deng H, Whalen SP. Postoperative Atrial Fibrillation. Anesth Analg. 2017;125(1): 10–12. doi: 10.1213/ANE.0000000000002070.

[48] Crawford TC, Oral H. Cardiac Arrhythmias: Management of Atrial Fibrillation in the Critically Ill Patient. Critical Care Clinics. 2007;23(4): 855–872. doi:10.1016/j.ccc.2007.06.005.

[49] Choudhury M. Postoperative Management of Vascular Surgery Patients: A Brief Review. Clinics in Surgery. 2017;2:1584.

[50] Marik PE, Baram M. Noninvasive Hemodynamic Monitoring in the Intensive Care Unit. Critical Care Clinics. 2007;23(3): 383–400. doi:10.1016/j.ccc.

2007.05.002.

[51] Varon J. Perioperative Hypertension Management. Vascular Health and Risk Management. 2008;4(3): 615–627.

[52] Goldberg Me, Larijani GE. Perioperative Hypertension. Pharmacotherapy. 1998;18(5): 911–914.

[53] Shander A, Fleisher LA, Barie PS, Bigatello LM, Sladen RN, Watson CB. Clinical and Economic Burden of Postoperative Pulmonary Complications: Patient safety Summit on Definition, Risk-reducing Interventions, and Preventive Strategies*. Critical Care Medicine. 2011;39(9): 2163–2172. doi:10.1097/ccm.0b013e31821f0522.

[54] Johnson RG, Arozullah AM, Neumayer L, Henderson WG, Hosokawa P, Khuri SF. Multivariable Predictors of Postoperative Respiratory Failure after General and Vascular Surgery: Results from the Patient Safety in Surgery Study. Journal of the American College of Surgeons. 2007;204(6): 1188–1198. doi:10.1016/j.jamcollsurg.2007.02.070.

[55] Rosenberg J, Rasmussen GI, Wojdemann KR, Kirkeby LT, Jorgensen LN, Kehlet H. Ventilatory pattern and associated episodic hypoxaemia in the late postoperative period in the general surgical ward. Anaesthesia. 1999;54(4): 323–328. doi:10.1046/j.1365-2044.1999.00744.x.

[56] Craig DB. Postoperative Recovery of Pulmonary Function. Anesth Analg. 1981;60(1): 46–52.

[57] Liu S, Carpenter RL, Neal JM. Epidural Anesthesia and Analgesia. Anesthesiology. 1995;82(6): 1474–1506. doi:10.1097/00000542-199506000-00019.

[58] Sasaki N, Meyer MJ, Eikermann M. Postoperative Respiratory Muscle Dysfunction. Anesthesiology. 2013;118(4): 961–978. doi:10.1097/aln.0b013e318288834f.

[59] Nieuwenhuijs D, Bruce J, Drummond G, Warren P, Wraith P, Dahan A. Ventilatory responses after major surgery and high dependency care. British Journal of Anaesthesia. 2012;108(5): 864-871. doi:10.1093/bja/aes017.

[60] Ferguson ND, Fan E, Camporota L, et al. The Berlin definition of ARDS: an expanded rationale, justification, and supplementary material. Intensive Care Medicine. 2012;38(10): 1573–1582. doi:10.1007/s00134-012-2682-1.

[61] Amato MB, et al. Effect of a Protective-Ventilation Strategy on Mortality in the Acute Respiratory Distress Syndrome. N Engl J Med. 1998;338(6): 347–354.

[62] Ventilation with Lower Tidal Volumes as Compared with Traditional Tidal Volumes for Acute Lung Injury and the Acute Respiratory Distress Syndrome. The Acute Respiratory Distress Syndrome Network. N Engl J Med. 2000;342(18): 1301–1308.

[63] Brower RG, et al. Higher versus Lower Positive End-Expiration Pressures in Patients with the Acute Respiratory Distress Syndrome. N Engl J Med. 2004;351(4): 327–336. doi: 10.1056/NEJMoa032193.

[64] Ryckwaert F, Alric P, Picot M-C, Djoufelkit K, Colson P. Incidence and Circumstances of Serum Creatinine Increase after Abdominal Aortic Surgery. Intensive Care Medicine. 2003;29(10): 1821–1824. doi:10.1007/s00134-003-1958-x.

[65] Wijeysundera DN, Karkouti K, Beattie WS, Rao V, Ivanov J. Improving the Identification of Patients at Risk of Postoperative Renal Failure after Cardiac Surgery. Anesthesiology. 2006;104(1): 65–72. doi:10.1097/00000542-200601000-00012.

[66] Ellenberger C, Schweizer A, Diaper J, et al. Incidence, risk factors and prognosis of changes in serum creatinine early after aortic abdominal surgery. Intensive Care Medicine. 2006;32(11): 1808–1816. doi:10.1007/s00134-006-0308-1.

[67] Sugawara Y, Sato O, Miyata T, Deguchi J, Kimua H, Namba T, Furuya T, Shirakawa M, Makuuchi M. Surgical Results of Abdominal Aortic Aneurysm Repair in Patients with Chronic Renal Dysfunction. Jpn Circ J. 1997;61(9): 762–766.

[68] Wald R, Waikar SS, Liangos O, Pereira BJ, Chertow GM, Jaber BL. Acute renal failure after endovascular vs open repair of abdominal aortic aneurysm. Journal of Vascular Surgery. 2006;43(3). doi:10.1016/j.jvs.2005.11.053.

[69] Braams R, Vossen V, Lisman B, Eikelboom B. Outcome in Patients Requiring Renal Replacement Therapy After Surgery for Ruptured and Nonruptured Aneurysm of the Abdominal Aorta. European Journal of Vascular and Endovascular Surgery. 1999;18(4): 323–327. doi:10.1053/ejvs.1999.0893.

[70] Norwood MG, Polimenovi NM, Sutton AJ, Bown MJ, Sayers RD. Abdominal Aortic Aneurysm Repair in Patients with Chronic Renal Disease. Eur J Vasc Endovasc Surg. 2004;27(3): 287–291.

[71] Welten GM, Schouten O, Chonchol M, et al. Temporary Worsening of Renal Function after Aortic Surgery Is Associated with Higher LongTerm Mortality. American Journal of Kidney Diseases. 2007;50(2): 219–228. doi:10.1053/j. ajkd.2007.04.002.

[72] Schrier RW, Wang W, Poole B, Mitra A. Acute renal failure: definitions, diagnosis, pathogenesis, and therapy. Journal of Clinical Investigation. 2004;114(1): 5–14. doi:10.1172/jci200422353.

[73] Abbott WM, Austen WG. The reversal of renal cortical ischemia during aortic occlusion by mannitol. Journal of Surgical Research. 1974;16(5): 482–489. doi:10.1016/0022-4804(74)90073-0.

[74] Hanley MJ, Davidson K. Prior mannitol and furosemide infusion in a model of ischemic acute renal failure. American Journal of PhysiologyRenal Physiology. 1981;241(5). doi:10.1152/ajprenal.1981.241.5.f556.

[75] Denton MD, Chertow GM, Brady HR. "Renaldose" dopamine for the treatment of acute renal failure: Scientific rationale, experimental studies and clinical trials. Kidney International. 1996;50(1): 4–14. doi:10.1038/ki.1996.280.

[76] Girbes AR, Lieverse AG, Smit AJ, et al. Lack of specific renal haemodynamic effects of different doses of dopamine after infrarenal aortic surgery. British Journal of Anaesthesia. 1996;77(6): 753–757. doi:10.1093/bja/77.6.753.

[77] Baldwin L, Henderson A, Hickman P. Effect of Postoperative Low-Dose Dopamine on Renal Function after Elective Major Vascular Surgery. Survey of Anesthesiology. 1994;38(6): 341. doi:10.1097/00132586-199412000-00039.

[78] Friedrich JO, Adhikari N, Herridge MS, Beyene J. Meta-Analysis: Low-Dose Dopamine Increases Urine Output But Does Not Prevent Renal Dysfunction or Death. Annals of Internal Medicine. 2005;142(7): 510. doi:10.7326/0003-4819-142-7-200504050-00010.

[79] Halpenny M, Rushe C, Breen P, Cunningham AJ, Boucher-Hayes D, Shorten GD. The effects of fenoldopam on renal function in patients undergoing elective aortic surgery. European Journal of Anaesthesiology. 2002;19(1): 32–39. doi:10.1097/00003643-200201000-00005.

[80] Schrier RW, Wang W. Acute Renal Failure and Sepsis. N Engl J Med. 2004;351(2): 159–169.

[81] Cap A, Hunt BJ. The pathogenesis of traumatic coagulopathy. Anaesthesia. 2014;70. doi:10.1111/anae.12914.

[82] Maegele M, Schöchl H, Cohen MJ. An Update on the Coagulopathy of Trauma. Shock. 2014;41:21–25. doi:10.1097/shk.0000000000000088.

[83] Brohi K, Cohen MJ, Ganter MT, Matthay MA, Mackersie RC, Pittet J-F. Acute Traumatic Coagulopathy: Initiated by Hypoperfusion. Annals of Surgery. 2007;245(5): 812–818. doi:10.1097/01.sla.0000256862.79374.31.

[84] Chee Y, Liu S, Irwin M. Management of bleeding in vascular surgery. British Journal of Anaesthesia. 2016;117:ii85–ii94. doi:10.1093/bja/aew270.

[85] Hébert PC, Wells G, Blajchman MA, et al. A Multicenter, Randomized, Controlled Clinical Trial of Transfusion Requirements in Critical Care. New England Journal of Medicine. 1999;340(6): 409–417. doi:10.1056/nejm199902113400601.

[86] Carson JL, Carless PA, Hebert PC. Transfusion thresholds and other strategies for guiding allogeneic red blood cell transfusion. Cochrane Database of Systematic Reviews. 2012. doi:10.1002/14651858.cd002042.pub3.

[87] Fominskiy E, Putzu A, Monaco F, et al. Liberal transfusion strategy improves survival in perioperative but not in critically ill patients. A metaanalysis of randomised trials. British Journal of Anaesthesia. 2015;115(4): 511–519. doi:10.1093/bja/aev317.

[88] Kozek-Langenecker S, Sørensen B, Hess JR, Spahn DR. Clinical effectiveness of fresh frozen plasma compared with fibrinogen concentrate: a systematic review. Critical Care. 2011;15(5). doi:10.1186/cc10488.

[89] Rahe-Meyer N, Solomon C, Winterhalter M, et al. Thromboelastometry-guided administration of fibrinogen concentrate for the treatment of excessive intraoperative bleeding in thoracoabdominal aortic aneurysm surgery. The Journal of Thoracic and Cardiovascular Surgery. 2009;138(3): 694–702. doi:10.1016/j.jtcvs.2008.11.065.

[90] Rahe-Meyer N, Pichlmaier M, Haverich A, et al. Bleeding management with fibrinogen concentrate targeting a high-normal plasma fibrinogen level: a pilot study. British Journal of Anaesthesia. 2009;102(6): 785–792. doi:10.1093/bja/aep089.

[91] Karlsson M, Ternström L, Hyllner M, et al. Prophylactic fibrinogen infusion reduces bleeding after coronary artery bypass surgery. Thrombosis and Haemostasis. 2009;102(07): 1137–1144. doi:10.1160/th08-09-0587.

[92] Fletcher JP, Batiste P. Incidence of deep vein thrombosis following vascular surgery. Int Angiol. 1997;16(1): 65–68.

[93] Eagleton MJ, Grigoryants V, Peterson DA, et al. Endovascular treatment of abdominal aortic aneurysm is associated with a low incidence of deep venous thrombosis. Journal of Vascular Surgery. 2002;36(5): 912–916. doi:10.1067/mva.2002.128640.

[94] Killewich LA. A Randomized, Prospective Trial of Deep Venous Thrombosis Prophylaxis in Aortic Surgery. Archives of Surgery. 1997;132(5): 499. doi:10.1001/archsurg.1997.01430290045007.

[95] Olin JW, Graor RA, Ohara P, Young JR. The incidence of deep venous thrombosis in patients undergoing abdominal aortic aneurysm resection. Journal of Vascular Surgery. 1993;18(6): 1037–1041. doi:10.1016/0741-5214(93)90559-5.

[96] Aziz F, Patel M, Ortenzi G, Reed AB. Incidence of Postoperative Deep Venous Thrombosis Is Higher among Cardiac and Vascular Surgery Patients as Compared with General Surgery Patients. Annals of Vascular Surgery. 2015;29(4): 661–669. doi:10.1016/j.avsg.2014.11.025.

[97] Arepally GM. Heparin-Induced Thrombocytopenia. Blood. 2017:129(21): 2864–2872.

[98] Lamuraglia GM, Houbballah R, Laposata M. The

identification and management of heparininduced thrombocytopenia in the vascular patient. Journal of Vascular Surgery. 2012;55(2): 562–570. doi:10.1016/j.jvs.2011.10.082.

[99] Chaudhry R, Wegner R, Zaki JF, et al. Incidence and Outcomes of Heparin-Induced Thrombocytopenia in Patients Undergoing Vascular Surgery. Journal of Cardiothoracic and Vascular Anesthesia. 2017;31(5):

1751–1757. doi:10.1053/j.jvca.2017.05.024.

[100] Seigerman M, Cavallaro P, Itagaki S, Chung I, Chikwe J. Incidence and Outcomes of Heparin-Induced Thrombocytopenia in Patients Undergoing Cardiac Surgery in North America: An Analysis of the Nationwide Inpatient Sample. Journal of Cardiothoracic and Vascular Anesthesia. 2014;28(1): 98–102. doi:10.1053/j.jvca.2013.07.021.

拓展阅读

[1] Sidawy AN, Perler BA. Rutherford's Vascular Surgery and Endovascular Therapy, 9th Edition. 2018. Section 7 Complications; Chapters 42–52; 530–652.

第 3 章

主动脉弓分支血管闭塞性疾病支架成形术并发症

Complications of stenting for occlusive disease of aortic arch branches

Christopher A. Latz　　Mark F. Conrad　著

徐如涛　译

经皮介入治疗已成为动脉闭塞性疾病的一线治疗方法。对于主动脉弓分支病变尤其如此，因为开放修复手术通常操作复杂且创伤巨大。如果由训练有素的术者实施手术，这些手术并发症发生率和死亡率都很低；然而，手术方案不妥或医生技术较差带来的后果可能是灾难性的。实施这些手术的术者必须知晓可能出现的与每个动脉血管床相关的并发症，并对弓部分支闭塞性疾病诊断和处理的细节有深入的理解。本章详细介绍了主动脉弓分支血管闭塞性疾病的腔内治疗方法，包括围术期管理、手术步骤、入路选择和支架选择。本章还将重点关注最常见的并发症及其处理。并发症回顾包括脑卒中、夹层、再狭窄、穿孔/破裂，以及针对上肢入路的并发症。

一、患者筛选

影像学

主动脉弓发出三个动脉分支，即头臂（无名）动脉、左颈总动脉和左锁骨下动脉。动脉疾病可以发生在任一弓部分支，并可由多种病因引起，包括动脉粥样硬化（最常见）、辐射损伤、夹层、动脉瘤和动脉炎[1]。疾病分布上以左锁骨下动脉病变居多，其次为无名动脉，再次为左颈总动脉[2]。腔内治疗主动脉弓上分支闭塞性病变侵袭性较小的特点，使其成为大多数医疗机构首选的治疗

方法。技术或解剖因素可能增加导管相关操作的风险，这些风险通常可以从术前 CT 血管造影或磁共振血管造影的轴位像上来确定。特别是主动脉弓部血管壁动脉粥样硬化性疾病或弓部分支血管开口处高度钙化，可能会使传统的动脉造影不太可能成功，并可能导致术者考虑用其他替代方法来修复病变。排除腔内治疗的其他方面考虑因素包括血管过度迁曲、完全性闭塞、溃疡性斑块和弓部解剖变异。事实上，高达 20% 的患者表现为牛弓（bovine arch），即左颈总动脉起源于无名动脉，大约 5% 的患者左椎动脉起源于弓部，0.5%～2%的患者会有右锁骨下动脉异常起源[3, 4]（图 3-1）。

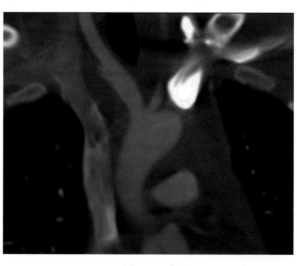

▲ 图 3-1　牛弓

二、一般治疗原则

（一）围术期管理

目前还缺乏足够的数据来推荐在弓部分支血管介入治疗后最佳的抗血小板策略。然而，根据颈动脉和周围血管相关文献，对患者来说，最安全的方法可能是在任何主动脉弓上分支血管腔内干预前应至少正在服用阿司匹林。此外，假设患者没有特殊禁忌证，建议所有接受弓部介入干预的患者采用阿司匹林和氯吡格雷双重抗血小板治疗，以降低发生栓塞事件的风险[5]。在患者没有特殊禁忌证（即肝素诱发的血小板减少症）的情况下，所有弓上分支闭塞性疾病的干预均应使用术中肝素抗凝。如存在 HIT，应采用替代抗凝策略。应以活化凝血时间 250～300s 为目标间歇静推给药，以降低术中栓塞现象的风险，特别是在弓部进行导丝操作时。事实上，对于术者来说，在初始注射肝素后，应至少谨慎等待 3min 并确认在使用导丝和导管穿过弓部之前已达治疗性 ACT 值。术后是否使用硫酸鱼精蛋白逆转 ACT 可由术者自行决定。

（二）入路

动脉入路通常经股或经上肢，这取决于手术方案的制订。传统上，经股入路是到达颈动脉的首选方法；然而，对严重的开口处病变，由于动脉内没有放置鞘管的空间，因而可能导致系统不稳定。在这种情况下，行血管成形术和支架植入术治疗近端病变，保护大脑免受栓塞冲击事件的最好方法可能是开放显露颈动脉。当患者颈总动脉开口和颈动脉分叉处存在严重串联病变时尤其如此[6]。肱动脉入路是治疗锁骨下和无名动脉病变的一个有吸引力的选择，特别是当面对完全闭塞性病变时，因为此类病变很难从主动脉进行超选择。经上臂入路时，取手臂外展手心向上位。在肘窝略靠上正上方穿刺进入动脉。此处动脉穿过二头肌腱膜的下方，于肱二头肌长头下穿过手臂内侧，手术完成后穿刺点会被压迫于肱骨之上。最好在超声引导下使用微穿刺针穿刺入路，以避免对靠近肱动脉的正中神经造成损伤。最后，经桡动脉入路治疗弓上分支主干病变也有描述，由于其可减少并发症发生而变得越来越流行[7]。

（三）主动脉弓部造影

一旦建立通路，可以选择一个带角度的导管，如 Kumpe 导管（Cook Medical），以便导丝进入主动脉弓，进而引入猪尾导管进行主动脉弓造影。应避免使用直接冲洗导管，特别是主动脉弓有病变时，因为高压注射有导致发生夹层的风险。将图像增强器旋转至左前斜位（通常为 30°～45°），展开弓部以最好地显示弓部血管起始部。可以通过放置导管来确定合适的角度。相反，右前斜位（20°～30°）有助于显示无名动脉根部。在弓内应尽量减少导管和导丝操作，以降低松软的动脉粥样硬化病变及血栓碎片造成远端栓塞的风险。同样重要的是，要避免空气进入操作系统，因为来自该区域的空气栓子导致远端栓塞，可引起脑卒中症状。

（四）支架选择

腔内技术治疗弓部分支闭塞病变的早期经验令人满意，初始技术成功率超过 80%，1～2 年复发率在 8%～25%[8]。这些是单纯球囊扩张成形就可获得的结果，在一些系列手术研究中，增加支架植入已经显示能提高通畅率，许多作者都青睐一期支架植入，特别是在涉及高度钙化和复杂病变的病例中。一项 Cochrane 综述，比较了初次行血管成形术和支架植入术治疗锁骨下动脉狭窄的结果，结论是，目前还没有足够的证据来确定支架植入术是否更有效[9]。然而，一项包含 8 项研究 544 例患者的 Meta 分析，比较了血管成形术与血管成形联合支架植入术的结果，发现联合支架植入术的 1 年通畅率更优，并且没有额外的并发症发生率[10]。开口处病变往往是主动脉病变的延伸，并且伴有严重钙化，在该部位球囊扩张式支架效果优于自膨式支架，因为球囊扩张式支架径向支撑力更强，定位也更精确。相反，自膨式支架在治疗远离开口的迂曲病变和管径多变的血管时比较适用。在裸金属支架和覆膜支架选择方面仍有争议。裸金属支架的支持者认为，裸支架可以做到覆盖分支血管而不阻挡其血流，特别是对于分叉过早的无名动脉。相反，覆膜支架能覆盖所有的动脉粥样硬化碎片，从理论上具有完全降低栓塞概率的优势，并且能防止远期内膜增生，但迄今为止，研究结果尚不一致[11, 12]。

（五）脑保护策略

血管腔内治疗引起的微栓子可能对下游血管床有害；因为大脑是终末器官，这一点就显得尤为重要。对于颈动脉或无名动脉病变的患者，远端脑保护为标准方案。事实上，医疗保险和医疗救助服务中心（Centers for Medicare and Medicaid Ser Vices，CMS）对没有使用栓塞保护的颈动脉或无名动脉支架植入术是不予支付的。因此，必须考虑将栓塞保护方法作为这些病变术前计划的一部分，并根据所治疗的血管不同而做改变。这些选择包括放置远端栓塞过滤装置或在复合手术中夹闭颈总动脉近心端。

三、经动脉腔内入路

（一）左锁骨下动脉

左锁骨下动脉是治疗最多的弓部分支，因为它最易受动脉粥样硬化疾病的累及，同时它也是最容易到达的分支。左锁骨下动脉病变可通过逆行股动脉或逆行左肱动脉进入，后者在治疗左锁骨下动脉近端闭塞中作用显著。深入讨论用于每一根动脉的导管选择问题超出了本文的范围，但通常可以用一根头端小角度成弯导管从主动脉弓选择至左锁骨下动脉。

通常用亲水导丝穿过病变，在病变近端建立6F鞘系统。可以调整成像系统以使病变处于中心位置并使视差最小化。一旦通过病变部位，就应进行手推动脉造影，以确认导管位于管腔内，并引入头端无创的导丝进行治疗。笔者倾向于使用铂金头导丝，但术者应该选用他们最熟悉的导丝。如果动脉是迂曲的，那么沿导丝输送鞘管、球囊或支架可能会变得困难。在这种情况下，同时采取肱动脉和股动脉入路，并将导丝头端抓出以形成贯穿通路是更为谨慎保险的做法，这将有利于鞘管和球囊的推送及支架的放置。大多数术者会用一个小直径血管成形球囊预扩张病变。当支架没有被牢固地固定在输送系统上时应采取这一做法，因为狭窄病变可能会导致支架在到位前脱载。这一方法同样适用于覆膜支架，如果计划使用覆膜支架，在预扩张后，最好的办法是先使血管鞘穿过病变。影像学检查应能确定椎动脉和内乳动脉的起始处，因为在支架植入过程中必须保留这些部位，特别是对于之前接受过冠状动脉搭桥术患者。然后，应放置与正常动脉的大小相匹配的球扩式支架。即使应用的是金属裸支架，也应尽量避免覆盖椎动脉开口。此外，虽然椎动脉的栓塞保护已经被描述过，但它可能很少被用于锁骨下病变的治疗，而且应该在特殊情况下使用，如有症状的溃疡性病变[13]。最后，如果支架的近端突出到主动脉，有必要的话，最好用一个更大的球囊将其扩张呈喇叭状，以利于将来的血管选择（图3-2）。

（二）无名动脉

因为有继发于来自颈动脉和椎动脉碎片栓塞的可能性及产生斑块移位的风险，而斑块移位可

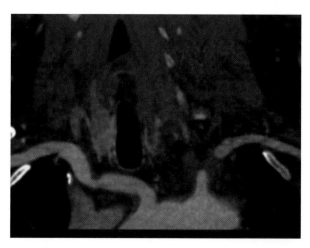

▲ 图 3-2　左锁骨下动脉闭塞

能影响到颈动脉或锁骨下动脉的血流，从而使无名动脉动脉粥样硬化性病变的血管腔内治疗具有挑战性。无名动脉可以通过逆行经股入路、逆行经肱入路、逆行颈总动脉切开入路或三种方法的任意组合进入。左前斜位造影可以准确识别无名动脉的起始部，但右前斜造影配合一定程度的头位或足位角度，才能看到右侧锁骨下动脉和右侧颈总动脉的起始部。这一点在放置支架之前特别重要，以避免无意中封闭其中一支血管。

对于无名动脉的血管腔内治疗中是否需要远端神经保护存在争议。Paukovits 等报道了一组共 72 例症状性无名动脉闭塞并行血管成形的患者，治疗包括单纯球囊扩张成形或联合支架植入，结果未发生围术期脑卒中，同侧 TIA 发生率为 2.6%[14]。他们反对神经保护的理由是，使用神经保护装置在技术上是困难的，而且其临床获益尚未得到证实。但是，如果需要远端保护，Ryer 等描述了一种可被临床应用的双导丝技术。即从上肢将导丝头端抓出以形成导丝贯通后的牵张支撑，从而使鞘管或指引导管保持稳定。然后将保护装置放置在右侧颈动脉，无名动脉病变通过保护装置导丝从腹股沟处进行治疗，这样保护装置就不会受到支架干扰[15]。最后一种无名动脉介入治疗中保护颈动脉的方法是切开右侧颈总动脉，夹闭颈内动脉后从颈总动脉逆行开通病变部位。当出现串联病变时，这一方法尤其有用[16]。

在有些病例中，病变范围已超出无名动脉，并延伸至右侧颈总动脉和锁骨下动脉起始部。在这种情况下，通常有必要对这两支动脉都进行支架植入，并且应采取对吻的方式。最好通过右肱动脉和腹股沟双重入路来完成操作。可以从右肱动脉通过锁骨下动脉病变，从股动脉入路通过右侧颈总动脉病变。该系统就位后，支架可以同时释放，以防止斑块移位，并使每条血管的开口保持通畅[17]（图 3-3）。

（三）左侧颈总动脉

左侧颈总动脉病变最可能发生在血管开口

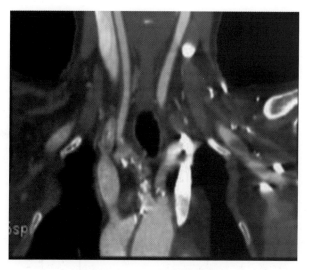

▲ 图 3-3　无名动脉闭塞病变

处，因为它通常是来自主动脉弓病变的延伸。在正常解剖位置，颈总动脉可以通过类似于左锁骨下动脉的方式从腹股沟入路，通过导引导管或鞘管进行血管成形和支架植入。通过放置左侧颈外动脉的"平行导丝"，可以辅助进入血管开口，并且可以使鞘管或指引导管保持稳定。左侧颈内动脉可以放置保护装置，用于放置保护装置的导丝被用来进行介入操作。左侧颈总动脉病变的血管成形术和支架植入术中是否需要神经保护仍有争议。在一项涉及 147 例患者 153 处病变的研究中，神经保护未被用于孤立的开口处病变，他们报道同侧脑卒中发生率为 2%，TIA 发生率为 2.6%[18]。事实上，在最近更新的欧洲血管外科学会动脉粥样硬化性疾病治疗指南中，不推荐在颈总动脉常见病变的血管腔内治疗中使用保护装置[19]（图 3-4）。

（四）颈内动脉和颈总动脉联合病变

累及颈动脉分叉和近端颈总动脉或无名动脉的多节段病变比较罕见，同时合并严重颈内动脉狭窄病变的发生率约为 5%。尽管全腔内方法治疗串联病变是可行的，但因技术局限性可能导致更高的脑卒中风险。因此，杂交技术，即颈动脉内膜切除术后行颈总动脉逆行支架植入术已经被推广，因为可以在内膜切除后夹闭颈总

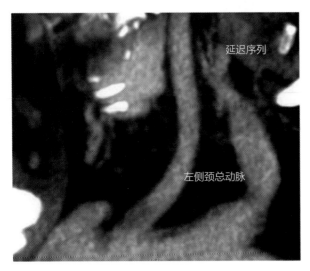

延迟序列

左侧颈总动脉

▲ 图 3-4　左颈总动脉闭塞病变

动脉远端，从而使轻易实现神经保护[20]。采用这种技术，首先进行颈动脉内膜剥脱术（carotid endarterectomy，CEA），然后经补片的一侧进行逆行支架植入，操作时用止血带控制鞘管周围出血，也可在补片完成后植入支架。在这两种情况下，导丝开通病变后，夹闭颈内动脉或颈总动脉以防止脑部栓塞并发症，同时行血管成形和支架植入术。该方法的早期结果令人乐观。一项 Meta 分析纳入 13 项研究，共 133 例患者，其中 83% 为症状性的，显示 30 天脑卒中和死亡率为 1.7%，基本上与孤立性病变的治疗相同[21]。然而，由 62 名在 14 年内接受治疗的患者组成的多中心系列报道中，单侧脑卒中率为 6.5%，30 天脑卒中和死亡率合计为 11.3%[22]。此外，一项血管质量倡议的回顾性研究发现，404 例接受 CEA 联合同侧近端介入治疗的患者，脑卒中和死亡合并率是单独行 CEA 的 2 倍[23]。基于这些研究，无症状颈总动脉病变在进行 CEA 时应该予以保留，对有症状性患者应实施联合手术。

四、手术相关并发症

幸运的是，主动脉弓分支动脉粥样硬化病变的腔内治疗是安全的，其技术成功率高，手术相关并发症和死亡率低。多项研究报道并发症发生率在 0%～20%，最常见的是与入路有关的问题，后面会予以讨论。尽管神经保护措施的使用方式不同，但神经系统并发症的发生率一直较低。本文将介绍文献报道的主要并发症。

（一）栓塞 / 血栓性脑卒中

脑卒中是弓部分支动脉粥样硬化性疾病腔内治疗可怕的并发症，但幸运的是其很少发生。在急性情况下，脑卒中症状通常是由于栓塞、血栓形成或夹层导致脑血流减少所致，其中以栓塞最为常见。术前常规使用双重抗血小板治疗和术中抗凝，可以在介入干预前稳定斑块从而降低微栓塞的风险。一些最大规模的研究报道称，没有常规使用神经保护措施的脑卒中发生率为 0%～2.6%[13, 18, 24]。虽然弓部分支血管成形术中有可能通过颈动脉和椎动脉导致大脑栓塞，但在实践中并不常见。事实上，最近的一项 Meta 分析指出，颈总动脉狭窄或闭塞腔内修复术后 30 天脑卒中发生率为 3.1%[25]。技术因素对于在此手术中预防脑卒中很重要，因为支架定位不准确有覆盖颈动脉或椎体开口的风险。如果使用覆膜支架，可能会导致动脉血栓形成，但裸金属支架也可以成为微栓子巢或促进内膜增生。如果锁骨下动脉支架靠近椎动脉开口锚定，那么尤其容易发生意外覆盖。

弓部分支腔内介入术后栓塞或血栓性脑卒中的处理，应以迅速识别和尽早治疗为目标。在进行任何干预前先完成颅内循环的基线造影，以此作为任何手术的开端是很好的做法。急性栓塞性脑卒中的评估和治疗将取决于症状发展所处的时机。例如，如果患者在手术过程中出现神经损害迹象，应立即进行颅内血管造影。如果在基线造影时发现急性闭塞或改变，应紧急咨询具有神经介入治疗专业知识的介入医师，以备进行神经急救手术。各种神经急救器械在不断进展，但总体上包括近端机械抽吸装置，如各种抽吸导管，以及远端取栓装置，如篮网或螺旋导丝取栓装置、碎栓或溶栓装置[26]。如果患者在复苏室出现脑卒中症状，CT 血管造影通常是获得准确诊断最快的方式。它可以显示术中介入所涉及的血管及颅内血管。如果病因为支架内血栓形成，应紧急将患者带回手术室进行腔内修复抢救。此外，如果在 CTA 上发现了栓子，应尽快采用上述神经急救技术。神经急救的结果是有差异性的，但颈动脉支架植入术文献显示，无论脑卒中发生后恢复程度如何，经历围手术期脑卒中的患者，其 4 年内死亡率增加了 3 倍[27]。

（二）夹层

血管腔内治疗中，夹层是一种罕见并发症。对脑血管造影过程中发生的医源性夹层的回顾分析显示，其发生率为 0.39%[28]。夹层可由导管或导丝对动脉壁的损伤引起，并与动脉的迂曲和病变相关。血管成形术后，夹层也可能就发生在病变上。血管成形后形成的限流性夹层最好采用支架植入治疗。然而，大多数已确定的夹层都采用了单独的药物保守治疗。一些病例需要进行介入治疗。例如，曾有一份病例报道显示，患者发生左锁骨下动脉夹层，并限制了从左乳内动脉到冠状动脉桥血管的血流。这例夹层的处理是用裸金属支架复盖夹层撕裂处入口，从而使夹层贴壁并重建流动[29]。如果一个夹层是限流的，那么它就应该被处理。这可以通过测量主动脉压和夹层内膜瓣以远的压力来证实。保留贯穿夹层内膜瓣的导丝通路是非常重要的，因为重新建立真腔通路是很难的。可以放置一根 0.014 英寸的导丝，通过连接在导管末端的 Tuohy Borst 适配器（Cook Medical）来获得导管后撤压力测量值。与上述病例报道一样，处理方法包括在夹层撕裂处入口植入支架。支架释放后，复测导管后撤压力以确认限流得到解决。

（三）再狭窄

早期报道显示腔内修复的初级通畅低于开放手术修复，相关长期研究很少。在最近的一份关于 411 例长期随访患者的报告中，15% 的患者发生了再狭窄，其中大多数表现为症状复发。在该队列中，1 年和 5 年的一期通畅率分别为 92% 和

82.6%，无名动脉干预后的患者更有可能出现再狭窄[30]。介入治疗后的随访，通常包括术后 6 周的门诊就诊和无创影像学检查，之后每年进行一次。大多数出现再狭窄的患者也经历了症状的复发。如果在无创影像学检查上提示有变化，可以通过 CTA 或 MRA 的轴位成像进一步确定其解剖结构。对有再狭窄但仍无症状的患者，应进行内科治疗，并进行连续影像学监测。然而，有症状的患者应进行再次干预。重复干预通常是腔内方法，很少需要开放修复。事实上，在之前有关这方面的研究中，5 年的二期通畅率为 96%[30]。

（四）穿孔 / 破裂

血管腔内治疗导致的血管穿孔并发症比较罕见，但具有潜在致命性。通常发生在使用过大球囊对钙化血管病变进行血管成形术后[31]。导致血管穿孔也可能发生，但这通常不那么严重，并且通常可以通过等待观察来处理。清醒的患者在血管成形中或成形后即刻突然发作疼痛时，应高度怀疑急性穿孔 / 破裂。术中出现任何血流动力学不稳定，也应引起血管穿孔或破裂方面的注意。在穿孔和破裂的情况下，非常重要的是，在制订最终处理方案之前，通过血管造影确定出血来源、保留导丝通路并首先行球囊压迫控制出血。确切的治疗方法包括对小的穿孔予以球囊压闭 3～5min，使用支架移植物覆盖破口，或在极端情况下球囊阻断血管并转为开放修复。

（五）上肢入路相关并发症

弓部分支血管腔内介入治疗常通过上肢肱动脉入路。然而，已知肱动脉入路与比股动脉入路有更高的并发症发生率[32]。这可能是由于上肢血管的直径较小和邻近重要的神经结构（即正中神经）。肱动脉可以在经皮超声引导下穿刺或通过外科显露建立通路。有报道支持所有肱动脉均采用开放入路，因为经皮入路具有更高的并发症发生率[32, 33]。Kret 等研究了 732 例在血管质量倡议（Vascular Quality Initiative，VQI）中接受肱动脉入路手术的患者，发现并发症发生率为 9%，而

经股入路为 3.3%。此外，肱动脉切开术后并发症发生率明显低于超声引导下的经皮穿刺入路（4.1% vs. 11.8%）[32]。相反，Franz 等回顾了 265 例经皮肱动脉入路的经验，发现仅 1.9% 的并发症需要进一步干预[34]。他们得出的结论是，当遵循标准化的方案时，经上肢血管入路并发症发生率与股动脉入路相似。手术显露肱动脉一个最大的缺点，是术后切口比经皮入路需要更长的愈合时间，并因术中分离组织导致产生更多的瘢痕，这可能使以后入路变得困难[35]。与股动脉入路不同，股动脉入路通常在鞘管拔出后可以使用闭合装置，而经皮肱动脉通路的标准处理方法仍然是手动压迫。也有详细报道在肱动脉入路中成功使用闭合装置的案例，但病例数有限，这种操作仍属于超适应证范围[36]。

血肿形成是经肱动脉入路最常见的并发症。据报道，其发生率为 2.5%～7%。血肿的形成通常起始于手术之初血管入路的创伤和鞘管交换过程中缺乏动脉控制。这两种情况均可通过使用超声引导入路和对较大直径导管鞘拔除后细致手动按压来减少或预防。最后，拔除鞘管后适当的手动按压对于预防血肿形成非常重要。局部出血会迅速在包含肱动脉、成对的静脉和正中神经的肱动脉鞘中产生压力，而这些结构对血肿的形成几乎没有耐受性。与肱动脉血肿相关的首发症状通常是神经性的，它继发于正中神经受压。因此，任何在鞘管拔出后出现在正中神经支配区域感觉异常或运动麻痹均应予以认真对待，因为识别滞后会使患者遗留永久性的正中神经麻痹。有症状的肱动脉鞘血肿的治疗需要紧急手术减压。一旦发现神经功能缺损，可以通过超声证实血肿，但应避免拖延手术减压时机。应通过穿刺点来确定切口位置，一旦发现血肿，应打开肱动脉鞘，并排出全部积血。在大多数情况下，急性期会出现假性动脉瘤，动脉穿刺点应首先予以闭合，以防止进一步出血。

肱动脉入路导致血栓形成的发生率在 2% 左右，通常是由鞘管拔出后手动压力过大造成。与股动脉相比，血管尺寸小和相对容易压缩的特性，使该动脉更容易发生血栓形成。可以减少血栓形成的压迫技术，是在施加压力的同时放置指脉氧测量仪来监测数字波形。当压力过大时，波形会变钝，操作者可以释放压力，直到波形恢复。这使得术者能够施加完美的压力以防止血肿形成而不导致动脉闭塞。肱动脉闭塞的患者开始时会表现出肢体缺血 6P 征（疼痛、苍白、无脉、感觉异常、麻痹和温度改变）的某些症状，之后才会表现出所有 6 种症状。鞘管拔出后最常见的症状是疼痛和无脉，在进入肱动脉之前记录桡动脉脉搏的状态是很重要的。血栓可以通过超声证实，但如果拔出鞘管后有明显的脉搏缺失，则无此必要。肱动脉血栓形成的治疗方法是手术探查动脉和血栓清除。肱动脉显露后，在穿刺点取横向切口扩大动脉穿刺口，送入 Fogarty 导管取栓，直到血栓被完全取出，近端有搏动性血流且远端有足够的逆向血流为止。大多数情况下，血栓是局灶性的，手术并不复杂。然而，如果遇到更广泛的血栓，可能有必要分离出桡动脉和尺动脉的近端，并且可能需要进行动脉造影。最后，在严重的内膜破坏或动脉破坏的情况下，需要节段性切除，必要时使用移植物血管重建[37]。

经皮介入治疗后很少出现神经麻痹，但最常发生于经肱动脉或腋动脉相关入路。损伤多由血肿或假性动脉瘤压迫所致。更少见原因是直接针刺损伤或在分离过程中导致神经损伤/电灼伤或者前述入路血管血栓形成后的缺血性损伤。正中神经是肱动脉入路最易受损的神经，症状包括前臂旋前困难、手指屈曲或拇指对掌。处理措施根据原因不同而不同，受累区域的多普勒超声检查可辅助诊断。对于轻微的血肿，压迫以阻止其扩散就足够了，但一旦出现神经压迫症状，通常需要开放手术减压。如果出现了假性动脉瘤，也应该通过手术进行修复。重要的是不要延误其诊断或干预，因为如果症状发展超过 48h 后才开始减压，那么只有 50% 的患者会得到改善，而几乎所有接受早期治疗的患者都显示出症状改善[38]。

参考文献

[1] Wiley EJ, Effeney DJ. Surgery of the Aortic Arch Branches and Vertebral Arteries. Surgical Clinics of North America. 1979 Aug; 59(4): 669-80. PMID:382406

[2] Hass WK, Fields WS, North RR, Kircheff II, Chase NE, Bauer RB. Joint Study of Extracranial Arterial Occlusion. II. Arteriography, Techniques, Sites and Complications. JAMA. 1968 Mar; 203(11): 961-968. PMID 5694318

[3] Choi Y, Chung SB, Kim MS. Prevalence and Anatomy of Aberrant Right Subclavian Artery Evaluated by Computed Tomographic Angiography in a Single Institution in Korea. J Korean Neurosurg Soc. 2019 Mar; 62(2): 175-182. PMID 30840972

[4] Ahn SS, Chen SW, Miller TJ, Chen JF. What is the True Incidence of Anomalous Bovine Left Common Carotid Artery Configuration? Ann Vasc Surg. 2014 Feb; 28(2): 381-385. PMID 2427527.

[5] CAPRIE Steering Committee. A randomised, Blinded, Trial of Clopidogrel Versus Aspirin in Patients at Risk of Ischaemic Events (CAPRIE). Lancet. 1996 Nov; 348: 1329-39. PMID 8918275

[6] Makaloski V, von Deimling C, Mordasini P, Gralla J, Do DD, Schmidi J, Wyss TR. Transcarotid Approach for Retrograde Stenting of Proximal Innominate and Common Carotid Artery Stenosis. Ann Vasc Surg. 2017 Aug; 43: 242-248. PMID: 28478176.

[7] van Dijk LJD, Bijdevaate DC, Moelker A. Rupture of the Radial Artery after Brachiocephalic Stent Placement per Transradial Access. Journal of vascular and interventional radiology: JVIR. 2018 Sep; 29(9): 1281-1283. PMID: 30146195.

[8] Wilms G, Baert A, Dewaele D, Vermylen J, Nevelsteen A, Suy R. Percutaneous Transluminal Angioplasty of the Subclavian Artery: Early and Late Results. Cardiovasc Intervent Radiol. 1987; 10(3): 123-128. PMID 2955895.

[9] Lared W, Mourano JE, Puchnick A, Soma F, Shigueoka DC. Angioplasty Versus Stenting for Subclavian Artery Stenosis. Cochrane Database of Systematic Reviews 2014, Issue 5. Art No: CD008461.

[10] Chatterjee S, Nerella N, Chakravarty S, Shani J. Angioplasty Alone Versus Angioplasty and Stenting for Subclavian Artery Stenosis - A Systematic Review and Meta-Analysis. Am J Ther. 2013 Sept-Oct; 205(5): 520-523.

[11] Ice D, Ierovante N, Signarovitz D. Outcomes of Covered Versus Bare Metal Stents in the Treatment of Subclavian Artery Stenosis. Journal of the American College of Cardiology. 2019 Oct; 74(13 Supplement): B559.

[12] Ammi M, Henni S, Du Mont LS, Settembre N, Loubiere H, Sobocinski J, Goueffic Y, Feugier P, Duprey Am Martinez R, Bartoli M, Coscas R, Chaufour X, Kaladji A, Rosset E, Abraham P, Picquet J. Lower Rate of Restenosis and Reinterventions with Covered vs Bare Metal Stents Following Innominate Artery Stenting. J Endovasc Ther. 2019 Jun; 26(3): 385-390. PMID 30935282.

[13] Canyigit M, Peynicioglu B, Metin Y, Cil BE, Cekirge S. Subclavian Artery Stenting with Vertebral Artery Embolic Protection via Brachial Approach Complicated by Transient Cortical Blindness. European J of Rad Extra. 2008 Mar; 65(3): 109-112.

[14] Paukovits TM, Lukacs L, Berczi V, Hirschberg K, Nemes B, Huttl K. Percutaneous Endovascular Treatment of Innominate Artery Lesions: A SingleCentre Experience on 77 Lesions. European J of Vasc and Endovasc Surg. 2010;40: 35-43.

[15] Ryer EJ, Oderich GS. Two-wire (0.014 and 0.018-inch) Technique to Facilitate Placement of an Embolic Protection Device and Innominate Artery Stenting. J Endovasc Ther. 2010;17: 652-656.

[16] Clouse WD, Ergul EA, Cambria RP, Brewster DC, Kwolek CJ, LaMuraglia GM, Patel VI, Conrad MF. Retrograde stenting of proximal lesions with carotid endarterectomy increases risk. J Vasc Surg. 2016 Jun; 63(6):1517-23. doi: 10.1016/j.jvs.2016.01.028.PubMed PMID: 27106249.

[17] Sahsamanis G, Vourliotakis G, Pirgakis K, Lekkas A, Kantounakis L, Terzoglou A, Tzilalis V. Primary Stenting of Right-Sided Subclavian Artery Stenosis Presenting as Subclavian Steal Syndrome: Report of 3 Cases and Literature Review. Annals of Vasc Surg. 2018 Apr; 48: 245e1-e5.

[18] Paukovits TM, Haasz J, Molnar A, Szeberin Z, Nemes B, Varga D, Huttl K, Berczi V. Transfemoral Endovascular Treatment of Proximal Common Carotid Artery Lesions: A Single-Center Experience on 153 Lesions. J Vasc Surg. 2008 Jul; 48(1): 80-87.

[19] Eckstein HH. European Society for Vascular Surgery Guidelines on the Management of Atherosclerotic Carotid and Vertebral Artery Disease. European J of Vasc and Endovasc Surg 2017 Aug; 55(1): 1-2.

[20] Moore JD, Schneider PA. Management of Simultaneous Common and Internal Carotid Artery Occlusive Disease in the Endovascular Era. Semin Vasc Surg. 2011;24: 2-9.

[21] Sfyroeras GS, Karathanos C, Antoniou GA, Salptsis V, Giannoukas AD. A Meta-Analysis of Combined Endarterectomy and Proximal Balloon Angioplasty for Tandem Disease of the Arch Vessels and Carotid Bifurcation. J Vasc Surg. 2011;54: 534-540. PMID: 21684709

[22] Clouse WD, Ergul EA, Wanken ZJ, Kleene J, Stone DH, Darling RC, Cambria RC, Conrad MF. Risk and Outcome Profile of Carotid Endarterectomy with Proximal Intervention is Concerning in MultiInstitutional Assessment. J Vasc Surg. 2018;68: 760-769.

[23] Wang LJ, Ergul EA, Conrad MF, Malas MB, Kashyap VS, Goodney PP, Patel VI, Clouse WD. Addition of Proximal Intervention to Carotid Endarterectomy Increases Risk of Stroke and Death. J Vasc Surg. 2019 Apr; 69(4): 1102-1110.

[24] Ahmed SB, Benezit M, Hazart J, Brouat A, Daniel G, Rosset E. Outcomes of the Endovascular Treatment for the Supra-Aortic Trunks Occlusive Disease: A 14-Year Monocentric Experience. Ann Vasc Surg. 2016; 33: 55-66.

[25] Zhang X, Ma H, Li L, Zou J, Jiao Y, Zhang X, Yang H. A Meta-Analysis of Transfemoral Endovascular Treatment of Common Carotid Artery Lesions. World Neurosurg. 2019 Mar; 123: 89-94. PMID: 30453085.

[26] van den Berg JC. Neuro-Rescue During Carotid Stenting. Eur J Endovasc Surg. 2008; 36: 627-636.

[27] Hill MD, Brooks W, Mackey A, Clark WM, Meschia JF, Morrish WF, Mohr JP, Rhodes JD, Popma JJ, Lal BK, Longbottom ME, Voeks JH, Howard G, Brott TG, and the CREST Investigators. Stroke After Carotid Stenting and Endarterectomy in the Carotid Revascularization Endarterectomy Versus Stenting Trial (CREST). Circulation. 2012;126: 3054-3061.

[28] Groves AP, Kansagra AP, Cross DT, Moran CJ, Derdeyn CP. Acute Management and Outcomes of Iatrogenic Dissections During Cerebral Angiography. J Neurointerv Surg. 2017 May; 9(5): 499-501.

[29] Spies C, Fergusson D. Treatment of an iatrogenic subclavian artery dissection. Catheterization and Cardiovascular Interventions. 2010 Jul 1;76(1): 35-8. PMID: 20578187.

[30] Przewlocki T, Wrotniak L, Kablak-Ziembicka A, Pieniazek P, Roslawiecka A, Rzeznik D, Misztal M, Zajdel W, Badacz R, Sokolowski A, Trystula M, Musialek P, Zmudka K. Determinants of long-term outcome in patients after percutaneous stent-assisted management of symptomatic subclavian or innominate artery stenosis or occlusion. EuroIntervention: journal of EuroPCR in collaboration with the Working Group on Interventional Cardiology of the European Society of Cardiology. 2017 Dec 20;13(11): 1355-1364. PMID: 28846540.

[31] Broadbent LP, Moran CJ, Cross DT, 3rd, Derdeyn CP. Management of ruptures complicating angioplasty and stenting of supraaortic arteries: report of two cases and a review of the literature. AJNR (American journal of neuroradiology). 2003 Nov-Dec; 24(10): 2057-61. PMID: 14625233.

[32] Kret MR, Dalman RL, Kalish J, Mell M. Arterial cutdown reduces complications after brachial access for peripheral vascular intervention. J Vasc Surg. 2016 Jul; 64(1): 149–54. PMID: 27021376.

[33] Madden NJ, Calligaro KD, Zheng H, Troutman DA, Dougherty MJ. Outcomes of Brachial Artery Access for Endovascular Interventions. Ann Vasc Surg. 2018 Oct 19. PMID: 30347242.

[34] Franz RW, Tanga CF, Herrmann JW. Treatment of peripheral arterial disease via percutaneous brachial artery access. J Vasc Surg. 2017 Aug; 66(2): 461-465. PMID: 28433335.

[35] Buck DB, Karthaus EG, Soden PA, Ultee KH, van Herwaarden JA, Moll FL, Schermerhorn ML. Percutaneous versus femoral cutdown access for endovascular aneurysm repair. J Vasc Surg. 2015 Jul; 62(1): 16-21. PMID: 25827969.

[36] Giordano A, Messina S, Maresca G, Bondi-Zoccai G. Hemostasis After Brachial Artery Access With the MynxGrip Device: A Case Report. Clin Med Insights Cardiol. 2018;12: 1179546818759298. PMID 29497342.

[37] Kitzmiller JW, Hertzer NR, Beven EG. Routine surgical management of brachial artery occlusion after cardiac catheterization. Archives of Surgery. 1982 Aug; 117(8): 1066-71. PMID: 7103726.

[38] Kuo F, Park J, Chow K, Chen A, Walsworth MK. Avoiding Peripheral nerve Injury in Arterial Interventions. Diagn Interv Radiol. 2019 Sep; 25(5): 380-391.

拓展阅读

[1] Chatterjee S, Nerella N, Chakravarty S, Shani J. Angioplasty Alone Versus Angioplasty and Stenting for Subclavian Artery Stenosis - A Systematic Review and Meta-Analysis. Am J Ther 2013 Sept-Oct; 205(5): 520–523.

[2] Clouse WD, Ergul EA, Cambria RP, Brewster DC, Kwolek CJ, LaMuraglia GM, Patel VI, Conrad MF. Retrograde stenting of proximal lesions with carotid endarterectomy increases risk. J Vasc Surg. 2016 Jun;63(6):1517–23. doi: 10.1016/j.jvs.2016.01.028. PubMed PMID: 27106249.

肾动脉等内脏动脉瘤腔内治疗术的并发症

Complications of endovascular therapy for aneurysmal disease of splanchnic arteries including renal arteries

Maen Aboul Hosn　　Mel J Sharafuddin　著

方宏超　译

第4章

内脏动脉瘤比较罕见，约占所有动脉瘤的2%[1]。主要发生在肾动脉等内脏动脉的主干及其分支上[1]。尽管很罕见，但随着血管影像技术的发展，越来越多的内脏动脉瘤被诊断出来。最常见的病因仍然是动脉粥样硬化，此外其他相关病因包括动脉壁中层变性、创伤、结缔组织病、门静脉高压和妊娠[2]。由于内脏动脉瘤罕见，其自然病程尚不清楚，大多数动脉瘤在诊断时没有症状，但有时会表现出模糊的非特异性症状，这取决于动脉瘤的大小、位置和潜在病因。虽然小动脉瘤在发现时或在随访中一般是安全的，但动脉瘤破裂是最严重的并发症，死亡率和并发症发病率都很高[3]。在制订治疗方案时要考虑以下几个因素：干预的紧迫性、解剖位置，如动脉瘤的大小、位置、可探查性及患者的一般状况和合并症。开放手术修复一直是治疗此类动脉瘤的金标准，可选择结扎、动脉瘤切除和移植物重建。然而，在最近的几年里，腔内治疗已成为可行的首选治疗方法，因为具有微创的特点，并且能够通过栓塞或使用覆膜支架完成，有效治疗手术无法探查的内脏动脉。与其他腔内手术一样，内脏动脉瘤的腔内手术最常见的并发症是入路相关并发症，包括出血、夹层、血管内血栓形成和远端栓塞。另外，内脏动脉瘤的腔内治疗还会导致一系列其他的并发症，这些并发症与所治疗的动脉瘤类型及其远端所供血的器官相关。

一、脾动脉瘤

脾动脉瘤占所有内脏动脉瘤的60%以上，发病率为0.8%[4]。男女比例为1∶4，常见于经产女性。大部分位于脾动脉的第三段（胰前段）。虽然破裂风险约为3%，但在怀孕、门静脉高压、肝移植和血管炎的情况下，破裂风险更高。因此，所有有症状的或存在破裂高风险因素，以及直径大于2.5cm的动脉瘤患者都需要进行治疗[5]。

（一）腔内治疗选择

与开放手术相比，血管腔内治疗脾动脉瘤的相关并发症发生率和死亡率显著降低。术式主要包括经导管动脉瘤栓塞，覆膜支架覆盖动脉瘤及瘤颈，或两者联合。动脉瘤的大小和位置决定了手术方式和治疗方案，治疗动脉瘤的同时要保留经胃、胰腺和大网膜分支通往脾脏的侧支循环。通过微导管进入动脉瘤，使用栓塞剂（如线圈或可解脱球囊）填充瘤体，从而栓塞动脉瘤；也可以在动脉瘤的远端血管和近端血管放置弹簧圈，有效地隔绝动脉瘤，即所谓的"三明治技术"。第三种选择是放置自膨式覆膜支架，以隔绝动脉瘤并维持脾动脉的血流。虽然腔内治疗的成功率约为90%，但血管迂曲、存在多个分支及脾门处的动脉瘤会使腔内治疗更具挑战性，导致手术失败率增加[6]。

（二）并发症

脾动脉瘤血管腔内治疗的并发症可分为入路并发症和介入治疗相关并发症。入路并发症包括动脉损伤、出血或血肿形成，这些并发症可以通过超声引导穿刺来降低发生率。其他与入路相关的并发症包括动脉夹层、动脉血栓形成和远端栓塞，这些都可以通过合适的入路及小心的导丝操作来避免。

介入治疗相关并发症可发生在介入治疗的任何阶段。如果腹腔干动脉分支成角明显，从股动脉入路进入脾动脉是有挑战性的，可能需要反向弯曲的导管、微导管和微丝的配合。暴力的导丝或导管操作会导致治疗通路破坏，甚至夹层或血栓形成（图4-1）。在多次股动脉入路插管失败时，肱动脉入路可能是更好的选择。如果成功进入脾脏动脉，并且准备栓塞动脉瘤，在将导丝和导管进入动脉瘤腔时必须小心，避免动脉瘤破裂。此外，应确认导管头端在目标位置，并且不存在潜在的张力，以避免弹簧圈释放异常和远端栓塞。如果出现这种情况，根据弹簧圈的大小和其停留的位置，患者术后可能出现不同程度的脾

梗死。术后表现为发热、腹痛、肠梗阻和胰腺炎症为特征的栓塞后综合征。另一个少见的并发症是术后数天形成脾脓肿，可能需要经皮穿刺引流甚至脾切除术。

病例 1

45岁女性患者，脾动脉远端动脉瘤，直径2cm。计划采用"三明治技术"栓塞动脉瘤，而不是采用覆膜支架。经股动脉入路，置入5F Ansel鞘以增加支撑。考虑到腹腔干动脉走行呈锐角，使用Sos Omni导管将超滑导丝选进脾动脉。然而尝试跟进导管时，导丝进入内膜下，发生夹层，导致动脉血栓形成（图4-1）。多次尝试重新进入真腔失败，后患者因动脉瘤持续存在侧支供血要求开放手术切除动脉瘤。

二、肝动脉动脉瘤

肝动脉瘤是第二常见的内脏动脉瘤，大多数发生在肝外的肝总动脉。与其他内脏动脉瘤一样，动脉粥样硬化性病变是最常见的病因，其他不常见的病因包括纤维肌发育不良、结节性多动

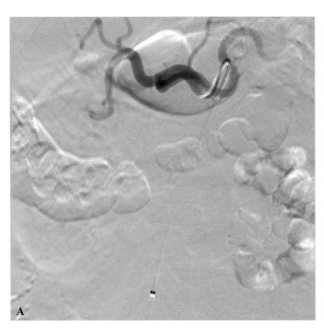
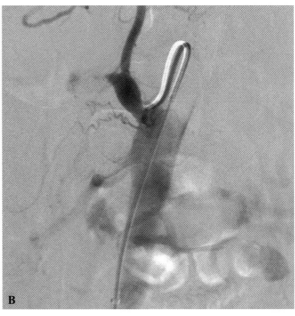

▲ 图4-1　A.腹腔干动脉血管造影显示腹腔干动脉和肝动脉的分支；B.导丝操作后造影显示脾动脉近端出现夹层和血栓形成

Complications of endovascular therapy for aneurysmal disease of splanchnic arteries including renal arteries

脉炎、真菌感染和并发于胰腺炎、胆囊炎时的炎性动脉瘤。此外，外伤性假性动脉瘤几乎占肝内动脉瘤的 50%[7]。患者通常无症状，并且在 60岁左右才被发现。如果增大到一定程度，患者有时会出现右上腹不适或上腹部隐痛。破裂率可高达 20%，其中肝内动脉瘤破裂率更高[8]。因此，对于所有有症状的肝动脉瘤及无症状的血管炎性动脉瘤和直径大于 2.5cm 的动脉瘤，都需要进行治疗。

（一）腔内治疗选择

肝动脉瘤的腔内治疗通常适用于高危患者和显露困难的动脉瘤，如肝内动脉瘤和假性动脉瘤。在这种情况下，使用微导管和弹簧圈栓塞可使患者免于肝大部分切除。当门静脉向肝脏的血供充足时，可以考虑肝总脉栓塞，以避免急性暴发性肝坏死和衰竭。另外，如果动脉瘤的近端和远端有足够的锚定区，可以植入覆膜支架，应注意胃十二指肠动脉与动脉瘤的相对位置，以避免其向动脉瘤内返血。如果肝动脉瘤接近胃十二指肠动脉，在这种情况下，可能需要栓塞胃十二指肠动脉，以防止其持续向动脉瘤返血。

（二）并发症

与脾动脉瘤一样，肝动脉瘤的血管腔内治疗也有类似的手术入路和通道血管并发症的风险。特别是炎性或创伤性动脉瘤时，容易损伤肝动脉，暴力的导丝/导管操作可导致动脉夹层或血栓形成。如果出现这种情况，可能需要进行溶栓治疗以使血管再通，在进行任何介入操作之前，应将导丝置入真腔并确定其位置是否合适。此外，应始终关注导丝头端，以避免医源性肝内动脉损伤和假性动脉瘤形成。此外，如果准备使用覆盖支架，则应考虑肝动脉的角度，因为支架的扭曲可能导致支架内血栓形成和肝脏缺血。这种并发症的治疗取决于患者的临床症状和手术后发生的时间。早期血栓形成者除了置管溶栓和取栓外，可能还需要解决血栓形成的病因。在无明显肝脏缺血症状的情况下，肝动脉的慢性闭塞可继

续随访观察。其他并发症包括肝衰竭、胆囊炎、脓肿形成和大出血。

病例 2

74 岁的男性重症胰腺炎患者，发现肝总动脉假性动脉瘤。根据他的计算机断层扫描图像显示，假性动脉瘤的位置似乎在肝总动脉的中段，患者进入手术室，拟行覆膜支架植入术。采用肱动脉入路，用长 75cm 的 7F Ansel 鞘作为支撑。血管造影显示出腹腔干动脉及其分支，成功地将导丝选入胃十二指肠动脉（gastroduodenal artery，GDA）。2 枚 7mm×2.5cm Viabahn 支架重叠覆盖假性动脉瘤，但随后造影发现支架扭曲，远端无血流。在前两枚支架内放置第 3 枚 Viabahn 支架（7mm×5cm），解除扭曲并恢复血流（图 4-2）。导丝选入 GDA，可以确保 GDA 未被支架覆盖，也可以选择性栓塞 GDA，确保它没有向动脉瘤返血。

三、肠系膜上动脉瘤

肠系膜上动脉及其分支的动脉瘤比较罕见，占内脏动脉瘤的比例不足 7%[9]。在过去，大多数此类动脉瘤都有潜在的感染因素，但目前，大部分都与动脉粥样硬化相关[10]。狭窄后扩张也占一小部分。它们通常位于肠系膜上动脉的起始处 5cm 以内。详细评估这些动脉瘤的位置是非常重要的，以便与胰十二指肠动脉弓动脉瘤区分开来，因为胰十二指肠动脉弓动脉瘤通常是胰腺炎导致，如果不及时治疗，预后会更差[11]。虽然小动脉瘤可以密切随访，但有症状的动脉瘤和直径大于 2cm 的动脉瘤是手术治疗的标准。

（一）腔内治疗的选择

肠系膜上动脉动脉瘤的治疗方式选择取决于其潜在的病因、位置和症状。未破裂的感染性动脉瘤通常可以选择保守治疗，即抗感染治疗并连续的影像检查以评估其进展情况。若考虑介入治

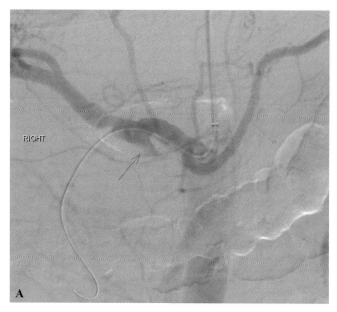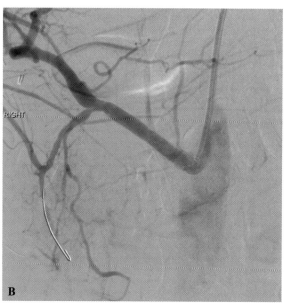

▲ 图 4-2　A. 重症胰腺炎患者合并肝动脉假性动脉瘤；B. 使用覆膜支架覆盖假性动脉瘤，同时保留胃十二指肠动脉的血供

疗，应评估动脉瘤的位置、大小和是否靠近重要分支，以决定所需的腔内治疗方法。如果胰十二指肠动脉分支通畅且胃十二指肠动脉粗大，可以使用弹簧圈或血管塞栓塞受影响的 SMA 节段，而无须进一步的血运重建。另外，如果动脉瘤的近端和远端有足够的铆钉区，可以使用覆膜支架隔绝动脉瘤。应特别关注任何由瘤体发出的空肠分支动脉，因为这些分支动脉需要在支架植入之前进行栓塞，以避免它继续向瘤腔内返血。

（二）并发症

除了入路相关的并发症，肠系膜上动脉瘤的腔内治疗也有其特定的风险和并发症。特别是在伴有动脉粥样硬化闭塞性病变的情况下，若使用股动脉入路，肠系膜上动脉的走行角度可能增加手术难度。暴力的导丝和导管操作可导致血管夹层或血栓形成，并可能需要溶栓以恢复血流，甚至转为开放手术。若预料到股动脉穿刺置管困难时，可考虑肱动脉入路置管，但要考虑鞘管和导管长度。进入肠系膜上动脉后，必须将导丝保持在它的主分支中，以获得足够的支撑，避免失去导丝通路。任何时候都应注意导丝头端，因为盲目的推进导丝可能引起血管损伤，导致假性

脉瘤形成和出血。如果要栓塞主干血管，建议使用长的可控弹簧圈，这种弹簧圈可以精确的释放，而不会有脱落到远端的风险。另外，可控的血管塞也可以以类似的方式使用。当使用覆膜支架时，需要特别注意的是要确保没有代偿的肝右动脉分支，因为覆盖它可能导致肝脏缺血。还应避免覆盖主要的小肠供血分支，以尽量减少肠缺血和动脉瘤持续存在的风险。其他并发症包括远端栓塞、早期支架血栓形成和肠缺血。长期并发症包括动脉瘤复发、支架狭窄或闭塞。

病例 3

45 岁女性，已知患有马方综合征，此前曾因小的肠系膜上动脉瘤在外院行肠系膜上动脉覆膜支架植入术。出现了慢性肠系膜缺血症状。CT血管成像证实存在支架内狭窄，拟行球囊扩张成形术或再次植入支架。常规的右股动脉入路，5F Ansel 长鞘作为支撑。连接高压滴注的导管置入肠系膜上动脉，并将导丝选入远端，长鞘不能跟进肠系膜上动脉，所以在支架内置入球囊预扩张，长鞘在球囊回抱时推进到球囊上。随后血管造影显示支架远端肠系膜动脉出现限流性夹层，远

端分支无血流（图 4-3）。置管溶栓和血管扩张药物未能使真腔再通，患者随后进行了开腹探查、肠系膜上动脉血栓切除并血管重建术。

四、肾动脉瘤

肾动脉瘤在一般人群中罕见，据报道发病率为 0.01%～1%[12]。因为罕见，它们的自然病程仍不清楚。研究表明，与内脏动脉瘤相比，肾动脉瘤预后更好。因此，手术指征仍然存在争议，肾动脉瘤的治疗指南尚未达成共识。目前，主要针对动脉瘤直径 > 2cm、动脉瘤破裂或夹层、伴有肾血管性高血压及育龄女性进行介入治疗[13]。最近对这些动脉瘤病程的研究证实，这些动脉瘤的破裂率极低，生长缓慢，这表明直径 2cm 大小的标准对于无症状的非育龄患者可能过于激进[14, 15]。然而，当它们真的发生肾动脉瘤的并发症时可能是毁灭性的，这些并发症包括破裂、夹层、肾梗死、肾衰竭、高血压和动静脉瘘的形成。

（一）腔内治疗选择

过去开放修复是肾动脉瘤的主要治疗方式，其手术方式包括动脉瘤切除并原位补片修复术、动脉瘤切除并血管移植术、体外重建后自体肾移植术甚至肾切除术[16]。选择合适的患者，可以

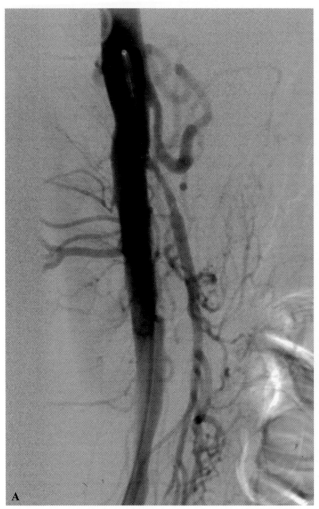
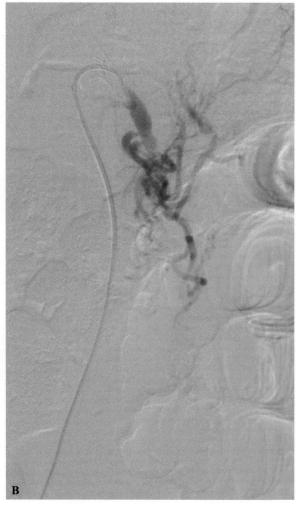

▲ 图 4-3　A. 主髂动脉血管造影显示先前放置的覆膜支架部位出现狭窄；B. 球囊扩张后肠系膜动脉出现医源性夹层，需要紧急开放手术进行血管重建

进行微创的腔内治疗，并已证实其并发症发生率和死亡率较低。主要术式包括弹簧圈栓塞和支架植入。是否选择血管腔内治疗取决于动脉瘤的解剖位置和特征，是否靠近分支开口、血管迂曲程度、择期或急诊手术及患者的血流动力学状态。在有足够近端和远端锚定区的情况下，肾动脉主干和一级分支中的动脉瘤选用覆膜支架比较好。弹簧圈栓塞用于累及小分支和肾门部的囊状动脉瘤或假性动脉瘤。有时，两种方法联合使用，先进行栓塞，然后再植入支架，以避免动脉瘤的分支血管返血。

（二）并发症

虽然腔内介入治疗肾动脉瘤具有较低的并发症发生率和较高的技术成功率，但仍有或大或小的并发症风险。轻微的并发症包括入路部位血肿、血尿、小动静脉瘘形成、轻微肾梗死和不需要透析的短暂性肾功能不全。早期主要并发症包括动脉瘤破裂或动脉夹层形成，尤其是潜在的结缔组织病患者。如果不慎累及或覆盖多个分支也可能发生大面积的肾梗死，造成需要透析治疗的肾衰竭。如果血管迂曲或支架在成角过大的分支内释放，可能会发生支架扭曲和血栓形成。迟发性并发症包括进行性肾功能下降、动脉瘤复发、支架狭窄或血栓形成和肾萎缩。

病例 4

38 岁女性，怀疑有潜在的结缔组织病，表现为自发性孤立性右肾动脉夹层动脉瘤，伴有右肾血管减少。虽经药物治疗但临床症状逐步恶化，并且危及肾脏功能，所以尝试进行血运重建。置入 6F Ansel 鞘用于支撑，0.018 英寸导丝成功地选入真腔。然后植入两枚 6mm×2.5cm Viabahn 支架，支架远端与第一个分支开口平齐，利于开放真腔并恢复肾脏的血流（图 4-4）。

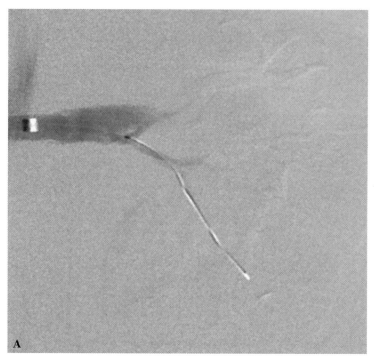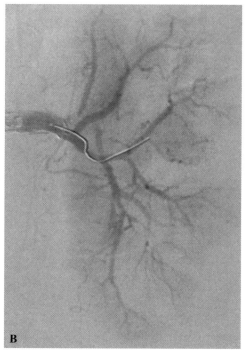

▲ 图 4-4　A. 右肾动脉的限流性夹层；B. 覆膜支架覆盖夹层后真腔重新开放

参考文献

[1] Erben Y, Brownstein AJ, Rajaee S et al. Natural history and management of splanchnic artery aneurysms in a single tertiary referral center. J Vasc Surg. 2018;68(4): 1079-1087.

[2] Pitton, MB, Dappa E, Jungmann F et al. Visceral artery aneurysms: Incidence, management, and outcome analysis in a tertiary care center over one decade. Eur Radiol. 2015; 25(7): 2004-2014.

[3] Tulsyan, N, Kashyap VS, Greenberg RK et al., The endovascular management of visceral artery aneurysms and pseudoaneurysms. J Vasc Surg. 2007;45(2): 276-283.

[4] Barrionuevo P, Malas MB, Nejim B et al. A systematic review and meta-analysis of the management of visceral artery aneurysms. J Vasc Surg. 2019; 70(5): 1694-1699.

[5] Berceli, SA. Hepatic and splenic artery aneurysms. Semin Vasc Surg. 2005;18(4): 196-201.

[6] Madoff DC, Denys A, Wallace MJ, et al. Splenic arterial interventions: anatomy, indications, technical considerations, and potential complications. Radiographics. 2005;25 Suppl 1: S191-211.

[7] Abbas MA, Fowl RJ, Stone WM et al. Hepatic artery aneurysm: factors that predict complications. J Vasc Surg. 2003;38(1): 41-45.

[8] Shukla AJ, Eid R, Fish L et al. Contemporary outcomes of intact and ruptured visceral artery aneurysms. J Vasc Surg. 2015;61(6): 1442-1447.

[9] Stone WM, Abbas M, Cherry KJ et al. Superior mesenteric artery aneurysms: is presence an indication for intervention? J Vasc Surg. 2002;36(2): 234-237.

[10] Sharma G, Semel ME, McGillicuddy EA et al. Ruptured and unruptured mycotic superior mesenteric artery aneurysms. Ann Vasc Surg. 2014;28(8): 1931.e5-8.

[11] van Rijn MJ, Ten Raa S, Hendriks JM et al. Visceral aneurysms: Old paradigms, new insights? Best Pract Res Clin Gastroenterol. 2017;31(1): 97-104.

[12] Tham G, Ekelund L, Herrlin K et al. Renal artery aneurysms. Natural history andprognosis. Ann Surg. 1983;197: 348-352.

[13] Henke PK, Cardneau JD, Welling TH et al. Renal artery aneurysms: a 35-year clinical experience with 252 aneurysms in 168 patients. Ann Surg. 2001;234: 454-462.

[14] Klausner JQ, Harlander-Locke MP, Plotnik AN et al. Current treatment of renal artery aneurysms may be too aggressive. J Vasc Surg. 2014;59: 1356-1361.

[15] Brownstein AJ, Erben Y, Rajaee S et al. Natural history and management of renal artery aneurysms in a single tertiary referral center. J Vasc Surg. 2018;68(1): 137-144.

[16] Robinson WP 3rd, Bafford R, Belkin M et al. Favorable outcomes with in situ techniques for surgical repair of complex renal artery aneurysms. J Vasc Surg. 2011;53: 684–691.

第5章

肾动脉等包括肾动脉在内的内脏动脉闭塞性疾病腔内治疗术并发症

Complications of endovascular therapy for occlusive disease of splanchnic arteries including renal arteries

Robert G. Molnar　Collin Gandillon　著

方宏超　译

近年来，随着血管腔内治疗在各种血管疾病治疗方面应用的日益增多，内脏血管和肾动脉粥样硬化闭塞性疾病的管理逐步进展。过去，外科开放血管重建术一直是慢性肠系膜缺血（chronic mesenteric ischemia，CMI）和肾动脉狭窄（renal artery stenosis，RAS）的首选治疗方式。然而，外科开放重建手术有较高的并发症发生率，CMI为 2%～33%[1-4] 和 RAS 为 15%～43%[5-8]，并且死亡率较高，CMI 为 1%～17%[1-4] 和 RAS 为 2%～26%[5-8]。

血管腔内治疗，使用经皮腔内血管成形术，联合或不联合支架成形术，在保持与开放外科血管重建同等临床疗效的情况下，力争将开放手术修复相关并发症发生率和死亡率降至最低。Cai 等的研究表明，对于慢性肠系膜缺血患者，血管腔内治疗组的住院并发症明显低于外科手术组，死亡率无显著差异[9]。同样，Patel 等证实，与接受开放手术的患者相比，接受血管内治疗的肾动脉粥样硬化的患者，围术期并发症明显减少[6]。

由于内脏和肾血管动脉粥样硬化闭塞性疾病的腔内治疗已成为首选方法，介入医师必须认识到与血管腔内介入相关的潜在并发症。本章将重点关注在进行内脏和肾脏血管疾病介入治疗过程中所遇到的并发症，并提供用于防预这些并发症的技术。

一、适应证

肾和内脏干预的指征在第 4 章已详细阐述。为清楚起见，以下是大家认可的诸内脏血管介入治疗适应证。肾动脉支架成形术适应证是 4 种或 4 种以上抗高血压药物控制不佳的高血压和伴有急性肺水肿的重度肾动脉狭窄；相对适应证是当发现一个功能肾正在因动脉硬化性病变肾功能越来越差，试图保护其功能。由纤维肌发育不良导致的高血压适合腔内血管成形术，无须植入支架，纤维肌发育不良性肾动脉狭窄的典型影像学特征是"串珠状"改变。

CMI 是腹腔干或肠系膜血管成形术（植入或不植入支架）最常见的适应证。虽然有三条血管参与内脏器官循环（腹腔动脉、肠系膜上动脉和肠系膜下动脉），但肠系膜上动脉是治疗 CMI 最常见的目标血管。进行性 CMI 患者常表现为餐后腹痛、显著体重减轻和惧食。大多数患者典型表现为恶病质，体重在 3～6 个月期间内明显减轻。虽然许多患者曾接受多种胃肠道检查，包括食管、胃、十二指肠镜检查和结肠镜检查，但大多数患者从未对其肠系膜供血动脉进行过评估。

二、诊断

重度肾和肠系膜动脉狭窄的诊断在第 4 章中

已全面阐述，包括内脏血管病变的识别和治疗。然而，一些诊断措施可以使血管腔内治疗变得更加安全有效，并且能避免发生潜在的并发症。首先要考虑的是超声评估，因为双功超声检查可以对具有显著血流动力学意义的闭塞性疾病诊断起重要作用，或可以直接排除。经过资格认证、操作熟练的血管超声技师最适合评估肾脏和肠系膜闭塞性病变。许多 CMI 患者诊断之前需要多次检查，因为 CMI 的诊断需要考虑多种鉴别诊断。CMI 患者在确诊之前可能曾进行过多种检查，因为诊断 CMI 首先要高度可疑这个疾病。这些患者可能曾看过许多内科医师，他们也通过检查进行过许多鉴别诊断，但可能在他们潜在的鉴别诊断里，恰恰缺血性血管疾病没有考虑在内。而在顽固性高血压和肾功能不全患者，常常评估是否存在肾动脉狭窄。

在患者常规进行的 CT 和 X 线等影像学检查中，可能会提示主动脉及其内脏分会血管有明显钙化，但无法准确评估疾病的严重程度。如果双功超声检查已经确认有严重的血管病变，可以再进行 CT 血管造影（computed tomographic angiography，CTA）检查。CTA 可以全面评估肾脏和所有内脏血管，还可以给血管腔内治疗提供更多有价值的影像学信息。

三、腔内介入治疗

对于症状明显、双功超声确认有严重的血管狭窄和即将时接受治疗的患者，提前行无创血管造影检查是可以接受的。然而，在任何干预之前，进行 CTA 或磁共振血管造影（magnetic resonance angiography，MRA）检查对全面评估血管狭窄的严重程度和解剖结构是有益的。全面的无创影像学评估将有助于计划合适的腔内治疗血管入路。虽然大多数肾动脉狭窄介入治疗可以通过经股动脉入路轻松实现，但我们对大多数肠系膜动脉病变的介入治疗通常是肱动脉入路。大多数患者肾动脉以接近 90° 的角度起源于主动脉，可以通过股动脉逆行穿刺入路直接进行腔内介入

治疗。然而，一些肾动脉与主动脉成锐角，最好通过肱动脉入路。对于大多数肠系膜动脉介入手术，尽管也可以经股动脉入路，但由于其与主动脉成锐角，从上肢动脉入路通常会更容易。

在进行介入治疗之前，进行完备的手术计划将更加省时且可以防止潜在的并发症。一旦确定逆行或顺行入路，选择在超声引导下用微穿刺针穿刺股动脉或肱动脉。有些人更喜欢行肱动脉切开，方便术后动脉缝合止血，以减少术后血肿的风险。我们使用 6F 动脉鞘，动脉鞘管的长度和形状应使头端尽可能接近目标血管。然而，使用可以通过导管的同轴导引导管系统，有利于操作、选择到目标血管并导丝通过，直到完成最后治疗。全面的血管造影评估有助于制订最佳的治疗方案。前面的章节重点并阐述了血管腔内治疗技术，我们这里所述的介入治疗血管入路是为了提高安全性和减少潜在并发症。

四、并发症

许多并发症往往与血管入路相关，包括穿刺部位血肿（图 5-1）、腹膜后出血或血肿（图 5-2）、假性动脉瘤形成（图 5-3）、入路动脉夹层或血栓形成等。远端栓塞可能发生在正在治疗的血管上，但也可能发生在鞘 / 导管系统所经过动脉段的任何供血区域。肾动脉或肠系膜动脉夹层（图 5-4 至图 5-6）、血管穿孔或远端分支穿孔并继发

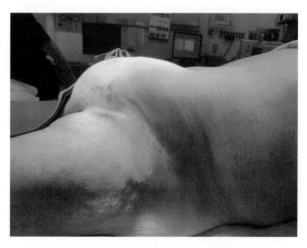

▲ 图 5-1　左侧腹股沟巨大血肿

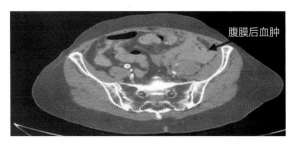

▲ 图 5-2　CT 扫描显示血肿位于左侧腹膜后

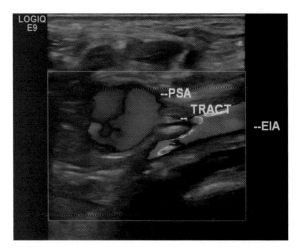

▲ 图 5-3　双功超声检查显示股总动脉假性动脉瘤（彩色版本见书末）

EIA. 髂外动脉；TRACT. 瘘管；PSA. 假性动脉瘤

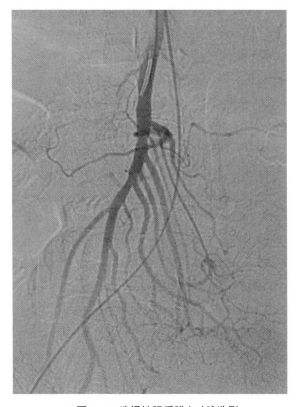

▲ 图 5-4　选择性肠系膜上动脉造影

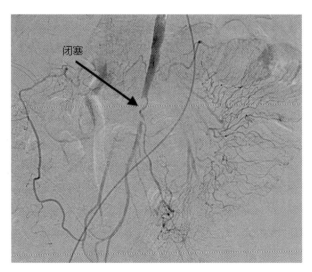

▲ 图 5-5　夹层导致的肠系膜上动脉闭塞

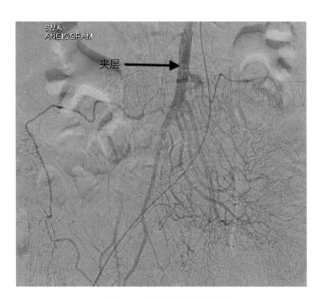

▲ 图 5-6　肠系膜上动脉夹层

出血都有可能发生。肾功能不全的患者可能发生对比剂肾病，在相对脱水患者会更加严重。应该重视任何一个可能发生的并发症，同时使用安全有效的技术避免其发生。

五、腹股沟区血肿、假性动脉瘤、夹层、闭塞和腹膜后血肿

和股动脉入路用于其他血管腔内治疗一样，关注每个患者的特点和安全有效的置鞘技术细节至关重要。如果患者肥胖且有较大的皮肤皱褶，可选择肱动脉入路，以避开更具挑战性的股动脉入路。有时，对于病态肥胖的患者，可以将皮肤

皱褶向上推向胸部，这样有助于展开皱褶并方便穿刺股动脉。

透视导引下确认股骨头中部为血管入路位置，以确保手术后压迫止血。通过超声评估股总动脉、明确股动脉分叉并确定一段无严重病变的动脉。在超声监视下穿刺股动脉并应用 Seldinger 技术置入动脉鞘。如果送入导丝时有任何阻力，应在透视下操作。如果遇到持续的阻力或超滑导丝不能顺利通过，可通过血管鞘行逆行血管造影，确保没有出现夹层和置鞘禁忌的情况下协助通过导丝。按照该流程操作，可以规范使用闭合装置或由有经验的团队成员手动压迫来处理股动脉穿刺点。

六、肱动脉血肿与神经受压、夹层、假性动脉瘤或闭塞

毫无疑问，肱动脉可作为内脏血管腔内治疗经皮入路，但对于一些特殊患者，以下情况还是建议采取肱动脉外科切开的方法。包括上臂非常肥胖、肱动脉直径小于 3mm 或存在严重的动脉粥样硬化。确保入路肱动脉没有高分叉也非常重要，以免误穿进入桡动脉，因为桡动脉是手部主要供血动脉。如果采用经皮入路，应在靠近肘窝的位置对健康的血管进行穿刺，这个部位正对尺骨隆突，便于术后压迫止血。首先应使用微穿刺鞘，然后通过 J 形头导丝交换较大直径的血管鞘。透视下使用少量稀释的对比剂进行造影，以确保在介入手术之前肱动脉没有出现夹层。

虽然双侧肱动脉都可用于肾或肠系膜动脉病变介入治疗的入路血管，但通常首选左侧，以避免在主动脉弓部操作时导管跨越弓部大的血管分支开口。尽管仍有卒中的风险，但使用左侧入路可将该风险降至最低。由于腹腔干和肠系膜上动脉需要侧位或近侧位图像，医生站在患者左上臂的头侧，可使影像增强器旋转到腹部侧位，而不会与操作者竞争站位。

七、栓塞

远端栓塞是一种可怕的并发症，可以在血管成形术和支架植入术后被轻易发现。即使最有经验、技术最精湛的介入医师，栓塞也同样会发生。一些内在的风险来自于"粗糙的主动脉"，指的是主动脉腔内不规则病变。造成不规则的原因包括软斑块、钙化病变和血管迂曲，而且它是球囊或支架系统的输送通道。即使技术熟练，这种患者发生远端栓塞风险也很高。为了降低这些高危患者发生此类栓塞事件的风险，充分的术前计划尤为重要，尽量减少在病变主动脉内进行导管操作。对于严重锐角起源的肠系膜上动脉，从股动脉入路通过病变主动脉段会增加远端栓塞的风险。在这种情况下，从肱动脉入路进入目标血管具有保护作用。相反，如果胸降主动脉有严重病变，股动脉逆行入路可能是更安全的入路。预先计划手术入路和选择合适的血管鞘和导管，可以提高保护水准。

肾或肠系膜动脉流出道血管床也可发生栓塞。虽然缺乏关于斑块形态学和栓塞风险的数据，但如果觉得发生栓塞的风险比较高，可以选择使用保护伞。靶血管病变的预扩张不应过于激进，应使支架安全通过而又不至于使支架从球囊上脱离为好。此外，如果抗凝不充分或工作鞘 / 导管没有间歇冲洗，则可在鞘 / 导管内形成血栓，并导致远端栓塞。如果栓塞发生时远端血流明显减少，可使用导管对远端的血栓进行抽吸。如果支架释放后发现远端血管栓塞，最好的办法是置换一个较大口径的血管鞘并尽可能推送动脉鞘直至接近血栓，并进行强力抽吸血栓。如果动脉鞘不能抵达栓塞区域，可以使用 5F 造影导管或血栓抽吸导管，如 Export 导管（R-Medtronic Corporation, Santa Ana，California），送到栓塞部位并抽吸血栓碎屑。

对于远端栓塞比较明确但对抽吸没有效果的血栓，可送入 0.014 英寸导丝并通过阻塞 / 闭塞段，参照目标血管直径，选择相应尺寸的球囊沿导丝送入并对闭塞段血管进行扩张，将栓子挤碎成更小的碎片，从而实现成功抽吸栓子或对一些远端重要分支血管起到保护作用。

八、动脉夹层、穿孔和闭塞

对任何一段动脉实施介入治疗，都可能因发生动脉夹层而使手术复杂化（图5-4至图5-6）。谨慎操作并确保工作导丝在真腔内通过是肾、肠系膜或腹腔血管病变腔内治疗的基础。一旦确认导管真腔内通过，我们通常送入0.014英寸支撑导丝并使用0.014英寸系统球扩式支架。球扩式支架可以提供额外的径向支撑力、支架精确放置并避免支架异位，对于这些开口处病变是必要的。这个系统有更小的外径，易于通过弯曲或重度狭窄的血管。对于严重病变，使用标准0.014英寸系统球囊行预扩张，扩张到大约参考血管直径的75%，即可安全地在靶血管内植入支架。否则，球扩式支架可能无法顺利通过病变，还可能导致支架与球囊脱离。如果发生这种情况，可能需要把支架的一部分释放在靶血管内，支架延伸到主动脉内的长度也会超出预期。至关重要的是，一旦发生支架与球囊脱离，千万不要丢失导丝通路。不然，脱离的支架会造成病变部位支架栓塞，可能再也无法通过腔内技术将支架成功取出或造成支架栓塞到其他血管。

支架直径的大小应与参考目标血管直径相匹配，避免血管穿孔和远端夹层，尺寸过小会导致支架移位。假如导丝不在真腔内通过，支架将被植入到内膜下，很可能导致血管阻塞。如果没有高超的血管内技术，很难挽救这种局面，并可能导致肾、肠系膜或终末器官缺血等。确保导丝在真腔内通过是任何血管腔内治疗最为基本的技术，如果导丝不在真腔内，几乎肯定会导致并发症。

还有一个潜在并发症，是远端小血管穿孔导致的出血，究其原因，就是介入医师有一个偏好，总是把关注点总放在所治疗的病变上（图5-7），这是由于忽视了导丝的头端。多数情况下，已经确认导丝位于病变远端的真腔里，但当放大图像或改变投射角度时，导丝已经脱离了视野。在介入治疗过程中，没有任何防备的向前推进导丝，可导致肾实质穿孔造成腹膜后出血或远端血管穿孔引起肠系膜血肿。

其他可能发生的并发症，包括对比剂肾病、心脏事件和其他抗凝和双抗血小板治疗引起的出血并发症。对于肾功能不全的患者（GFR 30～60ml/min），术前和术后的应给予充分水化并合理使用对比剂（即GFR小于3倍）。血管内超声、两条较大血管的二氧化碳血管造影和稀释

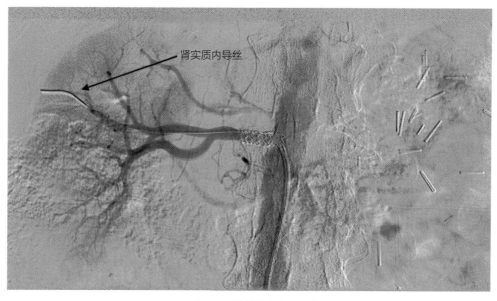

▲ 图5-7 导丝进入肾实质内

对比剂可以减少使用对比剂。对于肾小球滤过率小于 30ml/min 的患者，在使用对比剂之前，应请肾内科医师会诊，改善肾功能并降低肾功能不全恶化的风险。心脏事件包括低血压、高血压、心律失常，甚至心肌梗死。虽然这些情况通常是由于患者的合并症造成的，但实施有效的监测手段和适当的药物治疗是必要的，以防止与心脏相关的并发症，特别对接受中度麻醉（静脉注射麻醉）的患者。

九、结论

如果采用合适和有效的技术，肾和内脏血管的腔内治疗可以安全地实施，并且并发症较少。注重细节、全面了解入路血管、靶血管插管并预先规划到达目标血管的路径，将有助于预防潜在的并发症。能预见潜在的并发症并实施有效的治疗策略是称职、有能力的血管介入医师所必需的技能。

参考文献

[1] Atkins, MD, Kwolek CJ, LaMuraglia GM, Brewster DC, Chung TK, Cambria RP. Surgical Revascularization Versus Endovascular Therapy for Chronic Mesenteric Ischemia: A Comparative Experience. J Vasc Surg. 2007 Jun; 45(6): 1162-1171.

[2] Kasirajan K, O'Hara PJ, Gray BH, Hertzer NR, Clair DG, Greenburg RK, Krajewski LP, Beven EG, Ouriel K. Chronic Mesenteric Ischemia: Open Surgery Versus Percutaneous Angioplasty and Stenting. J Vasc Surg. 2001 Jan; 33(1): 63-71.

[3] Tallarita T, Oderich GS, Gloviczki P, Duncan AA, Kaira M, Cha S, Misra S, Bower TC. Patient Survival After Open and Endovascular Mesenteric Revascularization for Chronic Mesenteric Ischemia. J Vasc Surg. 2013 Mar; 57(3): 747-755.

[4] Lejay A, Georg Y, Tartaglia E, Creton O, Lucereau B, Thaveau F, Geny B, Chakfe N. Chronic Mesenteric Ischemia: 20 Year Experience of Open Surgical Treatment. Eur J Vasc Endovasc Surg. 2015 May; 49(5): 587-592.

[5] Darling RC 3rd, Kreienburg PB, Chang BB, Paty PS, Lloyd WE, Leather RP, Shah DM. Outcome of Renal Artery Reconstruction: Analysis of 687 Procedures. Ann Surg. 1999 Oct; 230(4): 524-530.

[6] Patel VI, Conrad MF, Kwolek CJ, LaMuraglia GM, Chung TK, Cambria RP. Renal Artery Revascularization: Outcomes Stratified by Indication for Intervention. J Vasc Surg. 2009 Jun; 49(6): 1480-1489.

[7] Balzer KM, Pfeiffer T, Rossbach S, Voiculescu A, Modder U, Godehardt E, Sandmann W. Prospective Randomized Trial of Operative vs. Interventional Treatment for Renal Artery Ostial Occlusive Disease (RAOOD). J Vasc Surg. 2009 Mar; 49(3): 667-674.

[8] Cambria RP, Brewster DC, L'Italien GJ, Gertier JP, Abbott WM, LaMuraglia GM, Moncure AC, Vignati J, Bazari H, Fang LT, Atamian S. Renal Artery Reconstruction for the Preservation of Renal Function. J Vasc Surg. 1996 Sep; 24(3): 371-380.

[9] Cai W, Li X, Shu C, Qiu J, Fang K, Li M, Chen Y, Liu D. Comparison of Clinical Outcomes of Endovascular Versus Open Revascularization for Chronic Mesenteric Ischemia: A Meta-Analysis. Ann Vasc Surg. 2015 Jul; 29(5): 934-940.

第6章

主髂动脉闭塞症腔内治疗术并发症

Complications of endovascular management of aortoiliac occlusive disease

Karem C. Harth　　Saideep Bose　　Vikram S. Kashyap　著

张克伟　译

主髂动脉是仅次于股浅动脉（superficial femoral artery，SFA）之后第二常见的外周动脉疾病好发部位[1]。主髂动脉闭塞病变（aortoiliac occlusive disease，AIOD）的临床表现多样，从无症状到严重肢体缺血（critical limb ischemia，CLI）。随着血管腔内技术的发展，症状性 AIOD 的手术治疗策略经历了一场变革，从传统的外科治疗越来越多的转为血管腔内治疗。

以往，主 - 双股动脉（ABF）搭桥术是 AIOD 治疗的金标准。根据泛大西洋协作组（Trans-Atlantic Inter-Society Consensus，TASC）Ⅱ指南，对于病变严重（C 或 D 级病变）的患者应采用开放外科重建手术。一项对 1970—1996 年发表文献的 Meta 分析结果显示，间歇性跛行和 CLI 患者 ABF 搭桥术后 10 年通畅率分别为 86.8% 和 81.8%。手术相关死亡率从 4.6% 下降到 3.3%[2]，手术相关并发症发生率为 11%～32%，主要系统性并发症发生率可达 10%[3]。

随着血管腔内技术快速发展和治疗经验不断丰富，特别是自 TASC Ⅱ指南发布以来，许多血管专家质疑指南是否适用于当前的治疗方式，目前还没有腔内治疗和外科手术治疗 AIOD 的大规模随机对照研究[4]。但在许多中心，腔内治疗已经越来越多地作为首选治疗方式。一项对 1711 例 AIOD 采用腔内治疗的回顾性研究发现，患者临床症状改善率为 83%～100%，5 年一期通畅率为 60%～86%，二期通畅率为 80%～98%[5]。最新的大样本多中心研究证实，AIOD 血管腔内治疗的 5 年二次通畅率，与开放手术相似，但手术相关并发症发病率较低。更重要的是，两组患者的肢体挽救率和生存率相似[6]，血管腔内治疗的技术成功率更高，大多数文献引用的成功率＞90%。然而，不同的文献也显示，血管腔内治疗并发症发生率为 3%～45%，差异比较大，这些并发症包括远端栓塞、血肿、假性动脉瘤、动脉破裂和夹层。

针对主髂动脉介入术后并发症的研究，其中一项是来自日本的多中心系列研究，该研究分析了 1995 年连续随访至少 30 天的结果，围术期并发症发生率为 6.3%，其中最常见的三种并发症为远端栓塞（1.6%）、穿刺部位血肿（1.6%）和急性肾损伤（0.9%）。其他并发症如血管穿孔发生率为 0.2%，支架内血栓形成发生率为 0.3%。平均随访 5 年，主要心脏不良事件（major adverse cardiac event，MACE）发生率为 14.3%，主要肢体不良事件（major adverse limb event，MALE）发生率为 7.4%，包含任何治疗的再干预率为 6.7%，手术再干预率为 1.4%。多因素分析显示，术后并发症的最高预测因素为年龄＞80 岁、就诊时肢体已严重缺血和 TASC C 或 D 级病变[7]。

另一项对血管腔内治疗的 223 例髂动脉闭塞

或狭窄患者进行分析发现，围术期并发症总发生率为 6.3%。最常见的并发症是血栓形成（3.1%）和破裂（1.8%），夹层或远端栓塞发生率为 0.4%[8]。虽然上述研究是在不同人群中进行的，但总体结果显示，AIOD 血管腔内治疗围术期并发症发生率较低。但这些并发症具有较高发生率和致死率，及时识别和干预是关键。AIOD 的并发症与股腘病变的并发症不同，这与解剖结构、血管直径（包括主动脉 / 髂动脉分叉），以及腹腔出血的风险有关。我们提供了一组并发症的临床病例、针对不同病例的急救措施，归纳学习不同并发症处理的关键技术要点。

一、主髂动脉闭塞症腔内治疗并发症（表 6-1）

病例 1：夹层

第一个病例是一位 73 岁女性患者。左下肢间歇性跛行并影响日常生活。既往有严重的慢性阻塞性肺疾病，并且需要持续的吸氧才能维持，既往有长期吸烟史、高血压和高脂血症病史。无血管重建手术史。由于下肢严重跛行，她无法参加肺部康复治疗。术前评估包括无创检查，提示左下肢动脉流入道病变，术前 CT 血管造影显示左髂总动脉长约 30mm 的闭塞病变（图 6-1），并短段严重血管壁钙化。

患者送入介入手术室后，超声引导下穿刺左侧桡动脉，置入 5F 导管鞘，送入超滑带角度的 Navicross 导管并行主动脉造影，给予充分全身肝素化并监测 ACT，造影证实左侧髂总动脉闭塞。Navicross 导管配合 0.018 英寸黄金导丝开通病变，造影证实进入真腔后，导丝通过股总动脉进入股浅动脉，置换加硬超滑导引导丝，送入 3mm×40mm 球囊导管并预扩张阻塞段髂总动脉，再用 4mm×100mm 的 R2P 球囊进行扩张，扩张后造影显示髂外动脉无血流通过（图 6-2A），但不清楚是血栓还是夹层引起的。在手术过程中，一直保留导丝在血管内未撤出。这时，我们采用

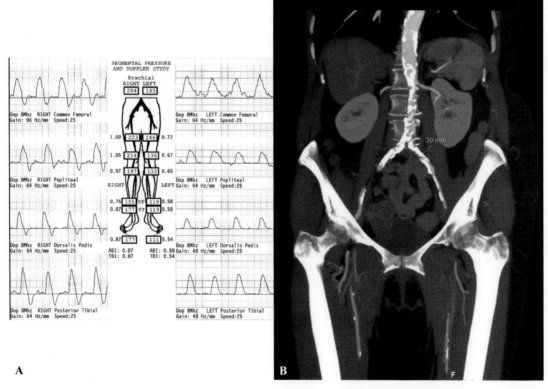

▲ 图 6-1　患者临床表现为左下肢间歇性跛行并已影响日常生活，术前影像学检查
A. 无创检查显示左下肢流入道阻塞性病变；B. CTA 显示主髂动脉病变并左髂总动脉闭塞

更为传统的经股动脉入路来确定髂动脉无血流的原因并治疗髂总动脉闭塞性病变。

建立双侧股总动脉入路通道后造影，清楚显示髂动脉有一处夹层，双侧股动脉更换7F导管鞘，导丝逆向开通成功后，对双侧髂总动脉行6mm×80mm球囊"对吻"式扩张成形（图6-2B）。扩张后造影，主动脉到左股总动脉的血流显影良好，但仍有夹层存在（图6-3A）。遂在左髂外动脉远端夹层处植入一枚9mm×80mm的自膨式Everflex支架，支架形态很好，双侧髂总动脉分别植入一枚7mm×59mm支架（iCast），左侧髂总动脉支架和髂外动脉支架之间再植入一枚9mm×40mm自膨式支架。最后血管造影显示髂股动脉血流通畅，未见限流或狭窄（图6-3B）。鱼精蛋白中和肝素，拔除导管鞘，手动压迫止血。术后给予包括双重抗血小板和高强度他汀类

药物治疗。患者分别于术后1个月和6个月随访，可触及脉搏，跛行症状消失，已完全参与到肺部康复治疗中。

> **学习要点：夹层**
>
> 该病例并发症有以下几个学习要点。
>
> 1.限流性夹层的识别及关键处理方法。可以通过球囊扩张尝试将夹层内膜片贴附或联合支架植入将夹层内膜片固定到原来位置。已有数据显示，夹层的严重程度（就管腔损伤而言）与支架再狭窄、血栓形成和再次手术干预率密切相关[9]。此外，在一项股浅动脉的研究中发现，即使是轻微的夹层（＜1/3管腔周径），如果夹层较长

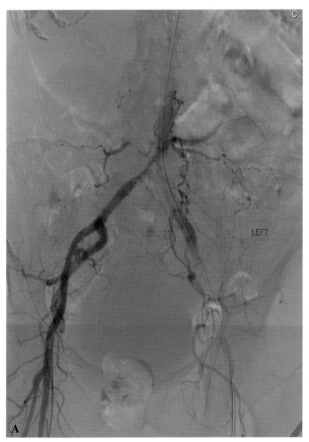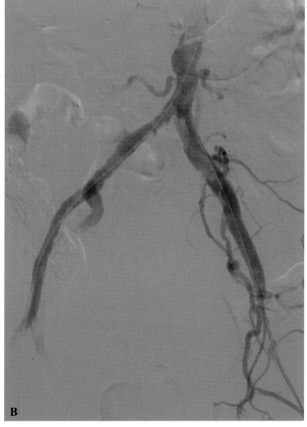

▲ 图 6-2　经桡动脉入路左髂外动脉扩张成形术后血管造影

A. 术后即时血管造影显示左髂外动脉无血流；B. 逆行开通并双侧髂总动脉介入治疗后血流恢复

（＞100mm），也是再狭窄风险的重要预测因素[10]。识别夹层的另一个关键点是顺行性造影（导管放置主动脉内注射对比剂），特别是用来识别那些逆行性造影（通过鞘）时遗漏的夹层。而且顺行性造影要在介入手术结束时常规进行，以防止遗漏限流性夹层。

2.另外一个关键点是入路选择。需结合患者因素和术者偏好，通常情况下，桡动脉入路是第一选择。在本例患者中，桡动脉入路不能明确识别损伤的部位，因此改变入路。回顾一下这个病例，患者双侧髂动脉广泛病变和严重的钙化，左侧髂动脉起始处局限性闭塞，起初选择的动脉入路并不是最佳入路，而双侧股动脉入路可对双侧髂总动脉进行血管成形术，并且为识别和治疗限流性夹层提供了适当的入路条件。因此，尽管桡动脉入路很有吸引力，并且也在不断改进中，但它还处于刚起步阶段，应作为经股动脉入路失败后或辅助入路的选择[11]。

尽管患者右侧下肢无症状，但我们认为以"对吻方式"治疗双侧髂总动脉是最安全的，可以避免斑块受挤压移位而危及右侧髂动脉。最后，在较近端闭塞性病变治疗过程中出现夹层时，通过植入支架来处理非常重要，这样可以重建流入道血流。如果夹层出现在左髂外动脉，应补放支架并使支架延伸至股总动脉，不要在两个支架之间留有间隙，避免残留限流性内膜片。

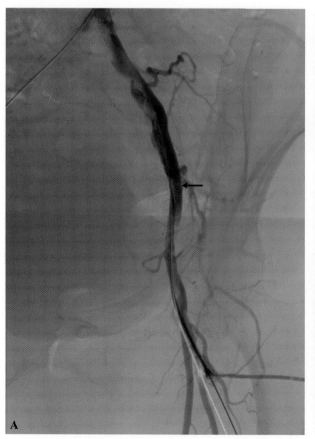
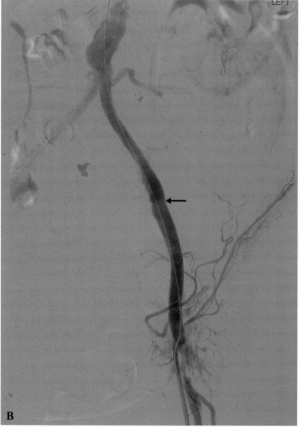

▲ 图 6-3　血管成形术后出现夹层
A. 经左股总动脉入路行血管造影，显示髂外动脉有夹层；B. 髂外动脉远端置入自膨式支架后未发现残留夹层

自膨式（self-expanding，SE）支架和球扩式（balloon-expandable，BE）支架对治疗髂动脉病变哪个临床效果更好？目前，一般认为两者基本相似。大量回顾性分析显示，5年初始通畅率相当（75% vs.79%）[12]。然而，研究髂动脉支架试验（BRAVISSIMO）数据显示，2年初始通畅率分别为92.1%（SE）和85.2%（BE）[13]；髂动脉闭塞支架治疗的临床随机试验（ICE）结果显示，SE支架12个月再狭窄率（6.1%）低于BE支架（14.9%）[14]。有观点认为，髂总动脉和髂外动脉的解剖有明显差异，例如髂外动脉（external iliac artery，EIA）通常比较弯曲，BE支架植入后会造成髂外动脉人为矫直，矫直后管壁可能会受到来自血流的剪切应力，导致内膜过度增生[15]。多数医生比较接受的治疗策略是在严重钙化的髂总动脉使用覆膜支架，而在髂外动脉则使用自膨式支架。

病例2：血栓形成和夹层

82岁男性患者，临床表现为左下肢间歇性跛行并进行性加重，已影响日常生活。既往有慢性阻塞性肺疾病、肺纤维化和高脂血症等病史。除此之外，无外科手术史，也没有血管重建手术史，已戒烟10余年。

患者被送入介入手术室，选择超声引导下的右股动脉入路。血管造影显示左股浅动脉（superficial femoral artery，SFA）远端和左髂动脉可疑局限性狭窄。直径5mm普通球囊扩张左侧SFA重度狭窄病变。进一步评估左髂动脉病变，发现收缩期压力梯度＞40mmHg，平均血压梯度14mmHg，表明血流动力学发生显著改变（图6-4A）。球囊持续压力下扩张髂动脉，植入9mm×60mm Protégé自膨式支架，直径9mm球囊行支架内后扩张。造影复查显示管腔明显改善，血流通畅。髂外动脉远端可见一处非限流性

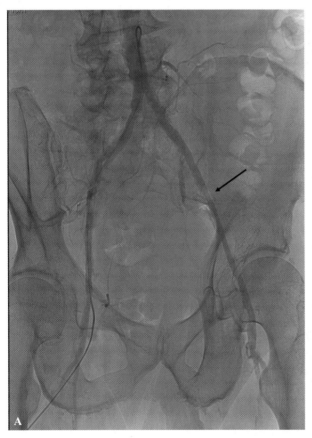
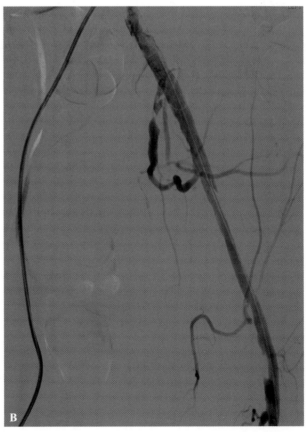

▲ 图6-4 A.血管造影显示血流动力学显著的左髂外动脉狭窄；B.血管成形术和支架植入后的非限流解剖瓣

夹层（图 6-4B）。没有对该夹层进一步干预；术前患者服用了负荷量的氯吡格雷，出院后给予双重抗血小板治疗。

患者术后 5 天再次就诊，主诉是左足麻木加重且足背屈曲无力。查体：左足皮温低、颜色苍白，左侧股动脉搏动未触及。无创检查显示：踝关节处动脉波形扁平，大腿上段为单相波，提示髂动脉急性闭塞。患者被立即送往手术室并经右股动脉入路行腹主动脉造影。造影显示左髂总动脉、髂外动脉和髂内动脉闭塞，左股总动脉通过旋髂动脉代偿显影（图 6-5A）。

由于多次进入支架远端血管内膜下而失败，所以应先尝试顺行后再开通闭塞段。后经左股总动脉入路逆行开通成功，经造影确认后，植入长度 10cm 的 McNamaraTM 溶栓导管（闭塞长度约 15cm）进行溶栓治疗。固定导管鞘，并通过

导管鞘以 500U/h 的速率持续泵入肝素，通过溶栓导管以 1mg/h 速率泵入组织型纤溶酶原激活物（tissue-type plasminogen activator，tPA）直至第二天。

溶栓 24h 后造影复查，显示左髂动脉血流明显改善，但有血栓残留。置换 7F 导管鞘，送入 AngioJet 血栓清除导管，抽吸出 51ml 混合物。造影复查显示髂总动脉近端仍有管腔不规则，考虑是钙化癍块引起的狭窄，给予置入覆膜支架（9mm×59mm，iCAST）。在髂外动脉第一次手术植入支架下方有一处夹层 (可能是导致急性血栓形成的罪魁祸首)，遂植入 8mm×60mm 自膨式支架（图 6-5B）。最后造影复查显示，血流可迅速通过胫前动脉流向足部。此时可触及左侧股动搏动。

手术结束后拔除导管鞘，加压包扎。但是，

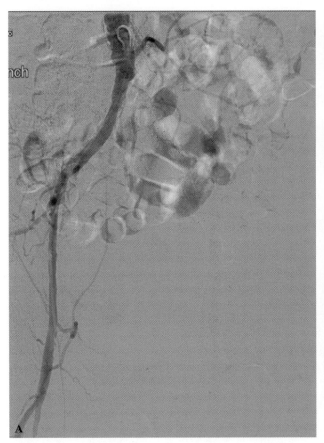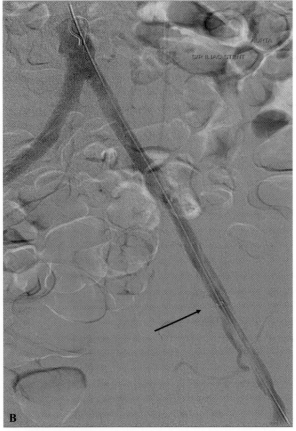

▲ 图 6-5　患者在初次干预后 5 天就诊，足部冰冷

A. 血管造影显示左侧髂总动脉、髂外动脉和髂内动脉闭塞；B. 在隔夜溶解、AngioJet 和髂外动脉夹层支架植入后，快速流向足部。箭显示可能的夹层皮瓣被鞘固定并在去除鞘后变得闭塞

拔鞘后再次发现胫前动脉没有血流信号，股动脉搏动也未触及，考虑夹层持续进展，并可能累及到股总动脉。患者被立即送往手术室，左腹股沟切口，探查股总动脉，未发现血栓，多普勒检查有血流信号但无脉搏。遂在直视下股总动脉远端穿刺置入微穿刺鞘，造影显示旋髂动脉开口水平仍然存在夹层。置换 6F 导管鞘并植入 8mm×40mm 的自膨式支架，6mm×60mm 的球囊扩张贴附残余夹层。股动脉搏动恢复，造影显示从血流快速从主动脉流向胫前动脉。术后切口很快愈合，术后恢复过程顺利。1 年后来门诊随访，患者左足有轻微持续性麻木感，但行走无困难。

学习要点：血栓形成和夹层

从这个病例一系列并发症的处理，我们可以学到以下几点。

1. 确保对靶血管病变段进行全覆盖治疗，并识别不稳定斑块。血栓形成并发症比较少见，但是它可以导致显著的症状，但就如本例患者，手术后 1 年仍有持续的足部麻木感，因此，早期识别和治疗十分重要。在干预指征中，压力梯度是决定是否对夹层进行球囊成形术或支架成形术的关键。压力测定可能会导致我们植入额外的支架，但能最终解决导致血栓形成的罪魁祸首。术后 5 天，患者症状为 Rutherford Ⅱb 级，所实施的溶栓治疗是及时有效的。

2. 在进行下一步球囊成形术和（或）支架植入术前，常常先行溶解或清除血栓，以减少远端栓塞事件。腔内清除血栓的方法很多，包括经导管抽栓、溶栓和机械抽吸。在该患者中，我们联合应用了 tPA 溶栓和 AngioJet 血栓清除系统。溶栓成功与否取决于从出现症状到介入干预的间隔时间[16]，以及能否真腔内开通而不是内膜下通过。因此，AngioJet 系统通常用于治疗

急性血栓形成，效果很好。一项研究显示，18 例患者 1 年免于截肢生存率为 92.3%[17]；另一项研究显示，57 例患者 5 年免于截肢生存率为 94.7%[18]。

对于症状性 / 血栓形成时间较长患者的治疗，溶栓临床成功率较低。下肢缺血外科治疗与溶栓治疗对比研究（STILE）中，随机纳入 237 名患者接受溶栓或手术血管重建，入组患者症状持续时间不超过 6 个月。随访 1 年，溶栓组有 43.8% 的患者存在需要干预的持续性缺血，外科组只有 20%；溶栓组 28% 的患者有严重的临床症状，外科组只有 5%[19]。溶栓组成功率低的另外一种解释是因为 AIOD 患者较少，仅占 21.8%，而最近的研究表明，血管腔内治疗 AIOD 成功率高于股腘或腘下病变[20]。

总之，血管腔内血栓清除联合或不联合溶栓均可有效治疗介入术后的主髂动脉闭塞，尤其是急性 / 亚急性期血栓。即使在急性肢体缺血的情况下，技术成功率可达 82%，2 年二次通畅率为 65%，保肢率为 69%[20]。

最后值得学习总结的一点，术中最后的造影复查中未能发现夹层已累及到旋髂动脉开口水平，事后看来，这可能是因为左股总动脉鞘在真腔内，术中动脉鞘帮助"固定"住了夹层。一旦动脉鞘被移除，缺乏支撑的夹层会导致血管再闭塞。如果当时知道这个原因，只需再补一枚支架就可以完全腔内解决。如果是血栓而不是限流性夹层，只需进行外科手术取栓。对于挑战性病例，外科手术探查是最可靠的治疗手段。

病例 3：穿孔

患者为 59 岁男性，重度间歇性跛行，跛行距离 75m，已无法完成工厂的体力工作。既往有明确的高血压、高脂血症和长期吸烟史。体格检查和无创检查提示双侧下肢动脉流入道闭塞性病变。

患者送入外科手术室，双侧腹股沟区切口。造影显示右侧髂总动脉闭塞，左侧髂总动脉重度狭窄（图 6-6A）。右髂总动脉逆行开通失败后，经左侧髂动脉翻山顺行开通右髂总动脉。送入导丝并经右侧股动脉抓取导丝拉出体外。双侧髂动脉真腔通过，置换 6F 长鞘。使用两条 8mm 直径的球囊对双髂动脉行球囊成形术（图 6-6B）。顺行性造影可见双侧髂动脉有血流通过，逆行性造影示右侧髂动脉穿孔（图 6-7A）。随后植入一枚 8mm×150mm 的 Viahban 支架，造影复查未再发现对比剂外渗（图 6-7B）。双侧股总动脉内膜剥脱并行大隐静脉（great saphenous vein，GSV）补片成形术。最后造影显示，髂动脉血流通畅，无明显狭窄，下肢血流良好。

学习要点：穿孔

AIOD 治疗过程中发生髂动脉穿孔的情况很少见，许多文献显示其发生率小于 1%[21]，充分的术前准备是关键。

1. 谨慎的术前计划是避免灾难性后果的关键。当临床症状和无创影像学检查都提示严重的髂动脉阻塞或完全闭塞疾病时，应考虑术前进行 CTA 检查以更好地评估血管解剖结构。与破裂相关的危险因素包括严重钙化、完全闭塞性病变、过大的球囊扩张、近期行动脉内膜切除术、长期服用类固醇药物、糖尿病、女性和髂外动脉病变等[22]。

2. 髂动脉穿孔可迅速导致大量失血并可能导致死亡。因此，一旦发生，迅速识别非常重要。任何突发性低血压或出现下腹/背部疼痛提示应该立即造影评估是否存在活动性出血。通常情况下，如果导管鞘阻塞动脉，造影可能不会发现外渗，直到手术结束拔除导管鞘后才发现。应通过外周动脉有创或袖带测压来全程监测患者血压变化。

3. 术中保留导丝通路和保守的球囊扩张非常重要。导丝开通后，应使用小口径球囊（4mm 或 5mm）进行预扩张，以减少血管

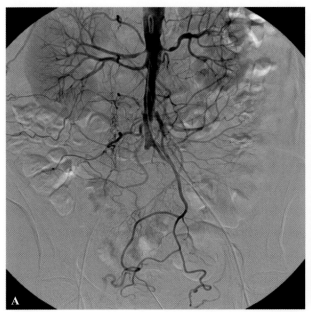
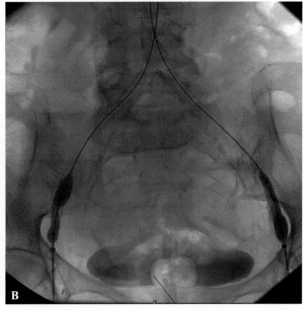

▲ 图 6-6 患者间歇性跛行并影响日常生活
A. 主动脉造影显示右侧髂总动脉闭塞，左侧髂总动脉明显狭窄；B. 双侧髂动脉球囊扩张成形

壁损伤和破裂的风险。大口径球囊可以在支架植入后使用。此外，球囊扩张后，球囊可以留在原位，同时进行血流动力学检查。一旦发现有血压降低或疼痛时，可迅

速扩张球囊阻止继续出血。在进行任何有挑战性的髂动脉介入治疗时，要确保备有大尺寸的导管鞘和覆膜支架，在球囊阻塞暂时止血后，可以随时派上用场。

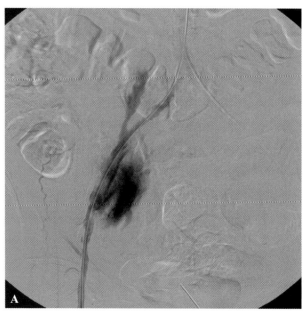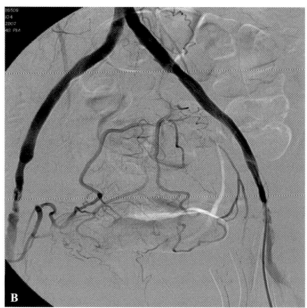

▲ 图 6-7　血管腔内成形术后造影
A. 右侧髂动脉穿孔并对比剂外溢；B. 右髂动脉覆膜支架植入后血流通畅，未见造影外渗

严重钙化的病变进行球囊扩张时，发生破裂的风险较高[23, 24]。正因为如此，提倡在严重钙化的 AIOD 中使用覆膜支架。覆膜支架与球扩式支架的随机对照研究（COBEST）的长期随访结果显示，覆膜支架 5 年的通畅率明显高于裸支架[25]，虽然这只是一个随访 60 个月的小队列研究。另外，覆膜支架可以降低钙化病变的远端栓塞风险。

如果患者在恢复 / 复苏室拔除导管鞘后出现低血压，应立即返回介入导管室或外科手术室，以评估出血情况，并根据情况确定是否进行再次干预。如果覆膜支架不能有效止血，可以在球囊阻断辅助下进行外科手术修复。靠近股总动脉的穿孔修复手术成功率高，严重并发症 / 死亡率

低[26]，靠近主动脉的穿孔则更危险。通常情况下，患者在介入治疗或拔除鞘后会有一些疼痛，也可能没有任何血流动力学改变，在排除穿刺部位并发症后，CT 平扫可以筛查和评估腹膜后血肿。如果第 2 天体格检查正常、血红蛋白稳定、影像学检查无异常，则可以安全出院，无须进一步干预。

二、结论

主髂动脉闭塞症血管腔内治疗具有较高的技术成功率和较低的并发症发生率。特定的解剖和病情特点可增加并发症的发生率。一般来说，闭塞性病变的治疗是最具挑战性。术前计划、患者准备和器械准备是降低疑难病例并发症发生率和死亡率的关键。

表 6-1　主髂动脉闭塞症介入治疗相关并发症、关键步骤和治疗方法选择

并发症		关键步骤	治疗方法选择
入路并发症	腹膜后出血	基于 HD 和症状	CTA/ 再次造影；介入治疗 / 必要时外科血肿清除
	假性动脉瘤	超声诊断	凝血酶注射 / 外科手术切除并修补
	腹股沟区血肿	超声诊断	排除假性动脉瘤，观察 24h 是否有局部肿胀进展；使用闭合装置
	AVF	超声诊断	症状进展时需治疗
夹层		保留导丝，顺或逆行造影明确解剖关系	延长球囊扩张时间，指征明确时植入支架
破裂		立即造影；保留导丝通道，球囊控制出血	中和肝素、球囊压迫止血、覆膜支架植入，持续出血时行外科修复术
远端栓塞	急性	立即造影引导治疗，完整评估流出道情况	介入取栓和（或）联合溶栓 / 外科取栓，当心骨筋膜室综合征
	亚急性	根据临床症状或造影来诊断	评估后溶栓或其他介入 / 外科重建血管
支架失功	急性支架内血栓形成	确保没有夹层、全覆盖病变、良好的流出道	溶栓或联合对罪犯血管植入支架
	球囊破裂并支架部分释放	识别坚硬的病变	将鞘超过病变，送入支架和球囊，撤鞘后释放支架
	支架移位	精准释放支架，避免覆盖对侧髂动脉开口	对侧髂动脉植入支架，"对吻"支架
	支架压迫对侧髂动脉支架	对侧髂动脉置入保护导丝	髂动脉"对吻"支架
	支架感染	注意迟发性临床症状	使用抗生素，细菌培养，血管重建

HD. 血流动力学；AVF. 动静脉瘘；CTA. 计算机断层血管造影

参考文献

[1] Weitz JI, Byrne J, Clagett GP, Farkouh ME, Porter JM, Sackett DL, Strandness DE, Taylor LM. Diagnosis and treatment of chronic arterial insufficiency of the lower extremities: a critical review. Circulation. 1996 Dec 1;94(11): 3026-49.

[2] de Vries SO, Hunink MG. Results of aortic bifurcation grafts for aortoiliac occlusive disease: a meta-analysis. Journal of Vascular Surgery. 1997 Oct;26(4):558-69. doi: 10.1016/s0741-5214(97)70053-3.

[3] Urayama H, Ohtake H, Yokoi K, Fujimori H, Kawaguchi M, Ishikawa T, Watanabe Y. Long-term results of endarterectomy, anatomic bypass and extraanatomic bypass for aortoiliac occlusive disease. Surgery Today. 1998;2(28):151-5.

[4] Vascular surgery societies refuse to endorse TASC III. Vascular News. 2013 Nov. (60):1-2. Accessed 11.17.20 http:// https://vascularnews.com/vascular-news-60-november-2013/

[5] Jongkind V, Akkersdijk GJ, Yeung KK, Wisselink W. A systematic review of endovascular treatment of extensive aortoiliac occlusive disease. Journal of Vascular Surgery. 2010 Nov 1;52(5):1376-83. doi: 10.1016/j.jvs.2010.04.080.

[6] Kashyap VS, Pavkov ML, Bena JF, Sarac TP, O'Hara PJ, Lyden SP, Clair DG. The management of severe aortoiliac occlusive disease: endovascular therapy rivals open reconstruction. Journal of Vascular Surgery. 2008 Dec 1;48(6):1451-7.

[7] Iida O, Soga Y, Takahara M, Kawasaki D, Yamauchi Y, Suzuki K, Hirano K, Koshida R, Kamoi D, Tazaki J, Higashitani M. Perioperative complications after aortoiliac stenting: associated factors and impact on follow-up cardiovascular prognosis. European Journal of Vascular and Endovascular Surgery. 2014 Feb 1;47(2):131-8.

[8] Pulli R, Dorigo W, Fargion A, Innocenti AA, Pratesi G, Marek J, Pratesi C. Early and long-term comparison of endovascular treatment of iliac artery occlusions and stenosis. Journal of Vascular Surgery. 2011 Jan 1;53(1):92-8.

[9] Fujihara M, Takahara M, Sasaki S, Nanto K, Utsunomiya M, Iida O, Yokoi Y. Angiographic dissection patterns and patency outcomes after balloon angioplasty for superficial femoral artery disease. Journal of Endovascular Therapy. 2017 Jun;24(3):367-75.

[10] Kobayashi N, Hirano K, Yamawaki M, Araki M, Sakai T, Sakamoto Y, Mori S, Tsutsumi M, Honda Y, Ito Y. Simple classification and clinical outcomes of angiographic dissection after balloon angioplasty for femoropopliteal disease. Journal of Vascular Surgery. 2018 Apr 1;67(4): 1151-8.

[11] Ruzsa Z, Tóth K, Nemes B, Édes IF, Nardai S, Berta B, Kovács N, Hüttl K, Merkely B. Transradial and transulnar access for iliac artery interventions using sheathless guiding systems: a feasibility study. Catheterization and Cardiovascular Interventions. 2016 Nov 15;88(6):923-31.

[12] Soga Y, Iida O, Kawasaki D, Yamauchi Y, Suzuki K, Hirano K, Koshida R, Kamoi D, Tazaki J, Higashitani M, Shintani Y. Contemporary outcomes after endovascular treatment for aorto-iliac artery disease. Circulation Journal. 2012:CJ-12.

[13] de Donato G, Bosiers M, Setacci F, Deloose K, Galzerano G, Verbist J, Peeters P, Setacci C. 24-Month Data from the BRAVISSIMO: A LargeScale Prospective Registry on Iliac Stenting for TASC A & B and TASC C & D Lesions. Annals of vascular surgery. 2015 May 1;29(4):738-50. doi: 10.1016/j.avsg.2014.12.027.

[14] Krankenberg H, Zeller T, Ingwersen M, Schmalstieg J, Gissler HM, Nikol S, Baumgartner I, Diehm N, Nickling E, Müller-Hülsbeck S, Schmiedel R. Selfexpanding versus balloon-expandable stents for iliac artery occlusive disease: the randomized ICE trial. JACC: Cardiovascular Interventions. 2017 Aug 28;10(16):1694–704.

[15] Feldman DN, Klein AJP. Stent Selection in the Iliac Arteries: Don't Fall Through the ICE! JACC Cardiovascular Interventions. 2017 Aug 28;10(16):1705-1707. doi: 10.1016/j. jcin.2017.05.056. PMID: 28838481.

[16] Earnshaw JJ, Whitman B, Foy C. Thrombolysis Study Group. National Audit of Thrombolysis for Acute Leg Ischemia (NATALI): clinical factors associated with early outcome. Journal of vascular surgery. 2004 May 1;39(5):1018-25.

[17] Spiliopoulos S, Katsanos K, Fragkos G, Karnabatidis D, Siablis D. Treatment of infrainguinal thromboembolic complications during peripheral endovascular procedures with AngioJet rheolytic thrombectomy, intraoperative thrombolysis, and selective stenting. Journal of vascular surgery. 2012 Nov 1;56(5):1308-16.

[18] Ansel GM, Botti CF Jr, Silver MJ. Treatment of acute limb ischemia with a percutaneous mechanical thrombectomy-based endovascular approach: 5-year limb salvage and survival results from a single center series. Catheterization and Cardiovascular Interventions. 2008 Sep 1;72(3):325-330.

[19] Weaver FA, Comerota AJ, Youngblood M, Froehlich J, Hosking JD, Papanicolaou G, STILE Investigators. Surgical revascularization versus thrombolysis for nonembolic lower extremity native artery occlusions: results of a prospective randomized trial. Journal of Vascular Surgery. 1996 Oct 1;24(4):513-23.

[20] Kashyap VS, Gilani R, Bena JF, Bannazadeh M, Sarac TP. Endovascular therapy for acute limb ischemia. Journal of Vascular Surgery. 2011 Feb 1;53(2):340-6.

[21] Allaire E, Melliere D, Poussier B, Kobeiter H, Desgranges P, Becquemin JP. Iliac artery rupture during balloon dilatation: what treatment? Annals of vascular surgery. 2003 May 1;17(3):306-14.

[22] Ahmed MH, Laird JR. Complications After Iliac Artery Interventions. Endovascular today. 2005:55-7.

[23] Björses K, Ivancev K, Riva L, Manjer J, Uher P, Resch T. Kissing stents in the aortic bifurcation--a valid reconstruction for aorto-iliac occlusive disease. European Journal of Vascular and Endovascular Surgery. 2008 Oct 1;36(4):424-31.

[24] Chang RW, Goodney PP, Baek JH, Nolan BW, Rzucidlo EM, Powell RJ. Long-term results of combined common femoral endarterectomy and iliac stenting/stent grafting for occlusive disease. Journal of Vascular Surgery. 2008 Aug 1;48(2):362-7.

[25] Mwipatayi BP, Sharma S, Daneshmand A, Thomas SD, Vijayan V, Altaf N, Garbowski M, Jackson M, Benveniste G, Denton M, Anderson J. Durability of the balloon-expandable covered versus bare-metal stents in the Covered versus Balloon Expandable Stent Trial (COBEST) for the treatment of aortoiliac occlusive disease. Journal of vascular surgery. 2016 Jul 1;64(1):83-94.

[26] Stortecky S, Wenaweser P, Diehm N, Pilgrim T, Huber C, Rosskopf AB, Khattab AA, Buellesfeld L, Gloekler S, Eberle B, Schmidli J. Percutaneous management of vascular complications in patients undergoing transcatheter aortic valve implantation. JACC: Cardiovascular Interventions. 2012 May 1;5(5):515-24.

第7章

经皮介入治疗股、腘和腘下动脉闭塞性疾病并发症

Complications of percutaneous intervention for femoral, popliteal, and infrapopliteal artery occlusive disease

Renganaden Sooppan　Christopher J. Abularrage　著

张克伟　译

基于导管技术的下肢血管重建术于 1964 年由 Charles Dotter 首次实施，Andreas Gruentzig 于 1974 进一步完善[1, 2]。当时，主要的治疗方法是通过外科切开动脉送入球囊对钙化狭窄病变进行扩张成形。随着支架、导管鞘技术的出现及更小剖面球囊和支架的发展，腔内治疗（endovascular therapy，EVT）已经取得了显著的进展。同时，相关的导管技术也在不断进步。目前大多数下肢的介入手术都是经皮入路，无须切开。临床效果也是安全、有效的，并可重复操作。

EVT 相比开放性血管重建术有以下常见优点：它可以在局部麻醉下进行，避免了较多合并症高危患者的麻醉风险[3]；与旁路搭桥术相比，EVT 有较低的并发症发生率和死亡率；EVT 患者术后当天即可下床活动，48h 内可恢复正常活动[1]。

从临床医生的角度来看，EVT 拓展了外周血管疾病的治疗方式，因为是微创技术，更适合病情复杂的老年患者，而且这种外周血管疾病发病率会越来越高。TASC Ⅱ 建议 EVT 可作为股腘动脉 A～B 级病变的一线治疗，但对于 TASC Ⅱ C～D 病变的长期效果仍然存在争议[4]。然而随着技术的进步，EVT 逐渐代替传统的旁路手术，成为 TASC Ⅱ C～D 级病变的主要治疗方法，临床效果也显著提高。糖尿病和终末期肾病透析患者，常因严重的膝下动脉粥样硬化闭塞而发生严重肢体缺血。众所周知，这类患者临床合并症较多，为保肢而进行开放式外科搭桥术，术后并发症发生率和死亡率通常较高；对膝下动脉闭塞的患者，EVT 同样提供了一个挽救肢体的机会并大大降低大截肢风险[5]。事实上，对于择期手术的患者，与下肢动脉旁路搭桥术相比，EVT 可能具有更好的初始通畅率[6]。

如今，患者对可供选择的最新治疗方案越来越了解，经皮血管腔内介入治疗外周血管疾病的数量将继续增加，这是大势所趋。因此，重新审视 EVT 可能产生的并发症是非常重要的，以便更好地解答前来咨询的患者，并为他们提供最佳的治疗选择。本章旨在讨论 EVT 治疗下肢股腘动脉和膝下动脉闭塞性疾病的并发症及预防这些并发症的技术和治疗方法。

一、入路并发症

入路并发症是外周血管介入治疗中最常见的并发症，发生率为 3.5%～8.9%[7]，多数入路并发症的数据来自经皮冠状动脉介入治疗（percutaneous coronary intervention，PCI）注册研究。最近，血管手术相关的注册数据库，如血管质量倡议（Vascular Quality Initiative，VQI）数据库，已经能够评估外周动脉介入治疗入路并发

症。高龄、体重指数极高或极低、女性、外周动脉疾病、高血压、使用抗栓药物和手术时间是 PCI 术后入路并发症的可预测因素。这些变量与周围血管介入治疗中入路并发症的预测因素具有相似性[7-9]。

随着介入技术和器械的改进，使得复杂的血管腔内手术可以通过桡动脉、肱动脉、腘动脉和足背动脉入路进行，但股总动脉（common femoral artery，CFA）仍然是下肢血管介入的最常用入路[10]，当近腹主动脉分叉部位的病变逆行穿刺入路不可行时，肱动脉和桡动脉入路是合理的选择，如原发的主髂动脉闭塞性病变、患者既往行主 – 双股动脉动脉搭桥、组合式主 – 髂动脉

支架在主动脉分叉部定位不准或之前已植入的髂动脉支架位置过高等特殊情况[11]。

熟悉解剖标志、谨慎的穿刺技术可以避免入路并发症。CFA 穿刺点应在腹壁下动脉以下、股深动脉和股浅动脉分叉点以上（图 7-1），在解剖上股总动脉位于股骨头的前方，拔除鞘管后可将股动脉压迫在股骨头上，增加压迫止血的效果。值得注意的是，大约 35% 的患者，CFA 分叉位于股骨头下缘以下[12]，穿刺点在股骨头以下时，不能有效压迫穿刺点，可能会导致血肿和假性动脉瘤形成。同样，如果在腹壁下动脉开口水平以上穿刺 CFA，术后腹膜后出血的风险会增加。

可以根据骨性标志在透视引导下利用微穿刺

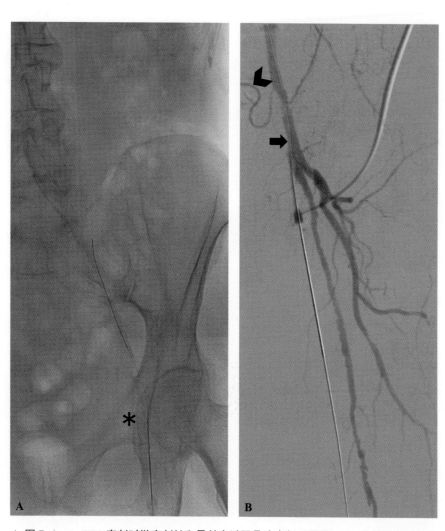

▲ 图 7-1　A. CFA 穿刺时微穿刺针和导丝穿过股骨头中部（星号）；B. 血管造影显示穿刺点在分叉上方（箭）和腹壁下动脉下方（箭头）

针穿刺 CFA。间接透视技术是利用不透 X 线的金属物体，如止血钳的尖端，在正位透视下定位股骨头下缘，此时的 X 线方向无须向头或足位成角。间接透视技术无法做到完全精确，因为针头在进入动脉之前需要穿过皮下脂肪层，并且每个患者的脂肪层厚度是不同的，皮肤穿刺点可能看起来正好在骨性标志上，但实际动脉穿刺点可能比预期的要高。此外，该技术不能准确地识别股动脉分叉，如果患者的股动脉分叉较高，可能会穿刺在股浅动脉而不是股总动脉上。直接透视是指实时透视引导下穿刺 CFA，这种技术也不能提高准确性，因此不会减少穿刺的次数，但它确实减少了股骨头下方穿刺的次数[10, 13]。但是直接透视使患者和医生直接暴露于高剂量的辐射当中，因此，必须将透视时间控制在最小范围内。

一旦穿刺成功，医生应将 0.018 英寸微导丝送入至髂动脉和腹主动脉，避免意外进入侧支或穿出血管外，沿微导丝送入微穿刺鞘后，应进行股动脉造影，以确定股动脉分叉和腹壁下动脉。如果动脉穿刺点不理想，可以拔出微穿刺鞘，手动压迫止血，必要时使用股动脉造影作为路径图再进行穿刺[10, 12]。

间接透视联合超声引导下穿刺 CFA 被证实是最准确和最安全的技术。在一项随机对照试验中，高分叉 CFA 在超声引导下穿刺已被证明优于单独透视引导[14, 15]。超声引导可以直接显示 CFA，从而避开病变部位，也可以通过探头从头位到足位扇形扫描来确定股深动脉和股浅动脉的分叉。在可视化技术引导下进行穿刺，减少了穿刺的次数，也减少了意外穿刺静脉及动脉穿刺相关的出血，因此，可以显著减少入路相关的并发症[15]。

（一）假性动脉瘤

假性动脉瘤（arterial pseudoaneurysm，PSA）是一种受限的动脉破裂。当动脉穿刺点没有充分止血，在血流的冲击下导致动脉壁三层结构破坏时发生，血液在血管周围形成血肿，周围组织形成 PSA 的壁。文献中 PSA 的发生率差异很大。一项对 1000 多名患者进行的前瞻性研究发现，约 3.8% 的患者术后多普勒检查发现假性动脉瘤[16]。诊断性血管造影假性动脉瘤的发生率为 2%，介入治疗时使用的导管鞘较大，术后假性动脉瘤发病率高达 8%[17]。当 PSA 很小时容易漏诊，如患者穿刺点疼痛与体格检查不相符时，应高度怀疑假性动脉瘤。PSA 较大时表现为肿胀、疼痛、搏动性肿块，听诊时可闻及血管杂音；PSA 可以压迫股鞘内的结构，导致神经功能异常、深静脉血栓形成、跛行等，少见情况下发生严重的肢体缺血[10]；大的 PSA 还会使穿刺部位软组织张力过高，导致皮肤缺血和坏死。

超声是评估疑似 PSA 最简洁、最有效的方法。血流在动脉瘤内呈涡流状态，表现为前后反向血流，在彩色多普勒超声中可以看到典型的"阴阳"征象，而在频谱多普勒中可以看到"来回"的图案（图 7-2）。大多数小于 10mm 的 PSA 会自行消退，建议患者每 2 周进行一次超声随访，评估 PSA 的消退或进展情况。大于 20mm 的 PSA 通常需要干预，传统的治疗方法是外科手术。外科手术修复是有创的，与微创手术相比有

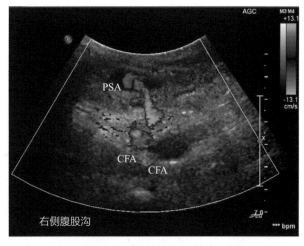

▲ 图 7-2　右侧股总动脉假性动脉瘤
PSA. 假性动脉瘤；CFA. 股总动脉；CFV. 股总静脉

更高的并发症发生率。外科手术修复适用于 PSA 迅速扩大、皮肤坏死、肢体缺血和神经麻痹的患者[10]。

超声引导下压迫治疗假性动脉瘤作为一种无创方法首见于 1991 年，是通过体外压迫达到血栓形成的目的[18]。这种方法首先使用超声定位 PSA 的瘤颈，然后用探头直接压迫完全阻断进入 PSA 的血流。然而，这种技术比较痛苦并且耗时，需要适度的镇静，成功率为 75% 或更低，特别是进行全身抗凝治疗的患者，成功率更低[19]。

超声引导下的凝血酶注射于 1998 年首次报道，现在是治疗 PSA 的首选方法[20]。这项技术主要是在超声下显示 PSA 的瘤颈和瘤腔，直接将小剂量的凝血酶注射到远离瘤颈的瘤腔内，从而使瘤腔内血栓形成，阻止血流进入 PSA。比较适合注射治疗的最好适应证是瘤颈较长、直径较小的 PSA，这样可以避免凝血酶逸出进入动脉。PSA 压迫治疗一般需要 30～45min，凝血酶注射几乎是瞬间（即刻）完成的，超声可以实时监测，手术操作相对安全，报道最常见的并发症是远端栓塞，发生率为 2%[19, 21]。注射后 24h 再进行多普勒检查，以确认假性动脉瘤是否完全血栓化。分隔状 PSA 或需抗凝的患者可能需要再次注射。外科修复术常用于多次凝血酶注射失败的 PSA。

（二）腹膜后出血

腹膜后出血（retroperitoneal hemorrhage，RPH）是一种相对少见但能危及生命的股动脉入路并发症，文献报道其发生率为 0.15%～6%，最近的文献显示发病率更低，为 0.5%[22]。RPH 的独立预测因素包括腹壁下动脉开口水平上方穿刺、导管鞘较粗、体格较瘦、女性及使用糖蛋白 IIb/IIIa 抑制药[23]。

腹膜后出血具有隐匿性，血流动力学不稳定是活动性出血的晚期征象。腹膜后间隙可容纳大量血液，在出现典型的出血性休克体征和症状（包括低血压和心动过速）之前，患者可能诉有背部或腰部两侧疼痛。如果可疑 RPH，血流动力学稳定时，应进行腹部和骨盆 CT 增强扫描，以评估是否有来自髂外动脉的活动性血液外渗（图 7-3）。临床诊断和及时的血液、液体复苏是抢救的重要措施。在病情许可的情况下应停止抗凝，并持续监测血红蛋白变化。

顽固性低血压或临床症状持续进展表明保守治疗失败，患者需要外科手术修复或血管腔内介入治疗。对位于髂外动脉远端至腹壁下动脉开口近端之间的穿刺点出血，可通过对侧股动脉入路造影证实活动性出血，并进行腔内球囊压迫或覆膜支架植入来处理。对股总动脉穿刺点出血，由于股动脉支架的并发症发生率高，比较适合外科手术修复。

（三）入路动脉相关的夹层 / 血栓形成

当微穿针针尖或导丝进入股总动脉内膜下层面时就会发生 CFA 逆行性夹层。另外，高压注射造影时导管鞘顶住股或髂动脉壁时，也可能发生夹层。术中当导丝行进路径与动脉解剖不相符时，应怀疑可能进入夹层。一旦导丝进入夹层，通常很难前进和扭控。幸运的是，掀起的夹层因顺行血流压迫，大多数逆行 CFA 夹层是无症状的。如果怀疑进入夹层，最好撤出导丝，稍稍回撤导管鞘并进行股动脉造影，以确定夹层开口，并重新选择进入真腔入路。在极少数情况下，掀起的夹层内膜片会阻塞或者完全阻断 CFA 血流，

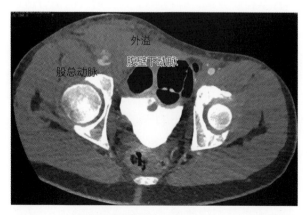

▲ 图 7-3　高位穿刺至腹壁下动脉造成对比剂外溢及腹膜后出血

导致动脉内血栓形成和急性肢体缺血，这时需要外科手术干预。

（四）急性肢体缺血

急性肢体缺血多由 CFA 血栓形成或夹层造成，也可能是由血管闭合装置引发（例如 Angioseal 闭合器的足板脱落造成栓塞，Perclose 缝合器对 CFA 前后壁的直接缝合导致的血管狭窄）[24]。在大多数情况下，急性肢体缺血需要外科切开探查，并同时行清除血栓、内膜切除或直接血管修复。也有文献报道使用经皮机械取栓的血管腔内技术，成功率各有不同。

（五）动静脉瘘

动静脉瘘（arteriovenous fistula，AVF）是指在动脉和静脉之间的异常沟通，常见于 EVT 相关的医源性并发症，是由相邻的动脉和静脉壁发生结构性贯通形成的。如果微穿刺针贯通动静脉后再更换导管鞘，就会在动静脉之间形成一个较大的通道，引起动脉血液持续流入静脉。在缺乏影像学引导的股鞘内穿刺时，穿刺针偏离 CFA 中轴线从外侧或内侧壁穿过，可能导致动脉和静脉同时被穿刺[10]。另一种情况是 CFA 分叉处穿刺时，股深动脉或股浅动脉近端与邻近的旋股外侧静脉一起被意外穿刺，导致 AVF。

动静脉瘘可无症状，也可引起肢体水肿、窃血继发的肢体缺血、高输出性心力衰竭和动脉壁瘤样扩张等[25, 26]。多普勒超声是诊断 AVF 首选的影像学检查方式，有些 AVF 是在后续的血管造影中偶然发现的。小的、无症状的 AVF 通常会自发形成血栓而闭合，而大的、持续存在的、有症状的 AVF 需要手术干预。

外科结扎和修复术是治疗 AVF 的金标准。也有报道使用覆膜支架进行血管腔内隔绝治疗，但仅限于特定部位的 AVF，如 SFA 近端 AVF 等，但应避免在 CFA 中使用。还需要定期复查支架内狭窄、支架移位和支架闭塞等，因此，术前应权衡血管腔内隔绝术和外科修补术所带来的风险。

（六）肱动脉和桡动脉入路并发症

虽然 CFA 是下肢 EVT 最常用的入路动脉，但在某些情况下肱动脉和桡动脉是备选入路，这些情况包括（但不限于）腹股沟感染、近期 CFA 手术、已植入腹主动脉支架、双侧髂动脉对吻支架或其他抬高主动脉分叉的手术。桡动脉和肱动脉入路治疗膝下动脉病变时常易受导管和鞘长度的限制。对于身材较矮的患者，可以通过肱动脉或桡动脉到达 SFA 远端和腘动脉。动脉迂曲使导管和导丝操控起来比较困难，特别是桡动脉入路时更明显[27]。

肱动脉和桡动脉入路并非没有并发症。上肢入路时应优先选择使用左肱动脉和桡动脉，避免导管鞘穿过主动脉弓，降低颅内动脉血栓栓塞的风险；夹层或血栓形成导致的医源性上肢动脉闭塞可引起急性上肢缺血；肱动脉走行于正中神经附近，并且上肢筋膜相对紧密，当出现肱动脉假性动脉瘤、血肿或出血时，可导致正中神经麻痹或骨筋膜室综合征，需要紧急手术减压和修复[28]。

肱动脉穿刺时，手臂外旋，超声引导下选择在鹰嘴水平进针，以便术后能更确切的将肱动脉穿刺点压迫在肱骨上。示指戴氧饱和度探头可以用来评估远端血流灌注，避免完全压闭肱动脉。动脉内注射少量的硝酸甘油可减少肱动脉痉挛和闭塞风险。

EVT 采用桡动脉入路也是安全的。桡动脉假性动脉瘤或血栓形成很少导致手部缺血，因为尺动脉能够通过广泛的侧支充分代偿。然而，有些患者的掌深 / 浅弓不完整，桡、尺动脉之间的交通不充分。因此，对于考虑经桡动脉入路的患者，术前进行 Allen 试验评估手部的供血动脉交通网非常重要[29]。

二、术中操作相关并发症

外周血管腔内治疗相对安全，手术并发症发生率低。一般来说，动脉粥样硬化病变的严重程度和手术的复杂性决定了并发症的发生率。大多数并发症是在慢性完全闭塞或严重钙化性狭窄病变开通时发生[30]。一些并发症具有自限性，而有些并发症可能导致严重的后果，如截肢等。

（一）穿孔

动脉穿孔可发生在导丝、导管、球囊、支架或其他血管内器械等推进的任何一个过程。当血管造影发现血管壁外有对比剂渗出时，即可诊断（图 7-4）。如果发生穿孔并累及邻近的静脉，可以看到对比剂通过瘘管流入静脉系统。导丝穿透血管壁引起的出血通常是自限性的，中和肝素、凝血功能恢复正常后可自行消退。如果穿孔发生在较大口径血管分支或侧支（循环血管），沿导丝推进导管会将穿孔变得更大，出血可能无法控制，导致血流动力学不稳定，此时，需要立即输

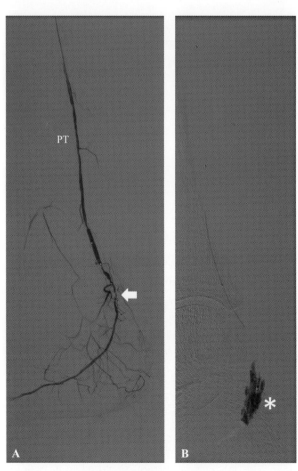

▲ 图 7-4　A. 选择性血管造影显示 PT 远端狭窄（箭）；B. 亲水性导丝穿透远端 PT，对比剂外渗（星号）

血，并进行外科手术修补；相应的是，患者住院时间也会延长[31]。

手术过程中，最好采取必要的预防措施以避免动脉穿孔。当试图穿过任何病变时，应使用路径图引导，如果导丝偏离正常血管路径应该视为血管穿孔或进入侧支血管。一旦通过狭窄或闭塞病变，沿导丝跟进导管，进行血管造影以确定导丝和导管都在血管腔内而不是在血管外。如果发生穿孔，应将导管拉回真腔内，在继续介入操作之前应再次进行血管造影，以确保对比剂已停止外渗；否则，可能需要球囊辅助止血及停止抗凝治疗。

球囊扩张严重钙化病变时，需较高的压力，也可能发生血管穿孔。扩张后斑块碎裂也会导致外膜穿孔。使用较小的球囊进行渐进式扩张，并依次增大球囊直径，可预防这种并发症，也可以用低压切割球囊、刻痕球囊，或者先进行斑块的减容手术减少钙化斑块负荷，再行球囊扩张成形术。比较明确的是，如果没有达到预期的手术效果，可再使用高压球囊进行扩张。另外，一旦发生穿孔，术者应做好立即进行球囊封堵或覆膜支架止血的准备[31]。

经皮腔内斑块切除术的血管穿孔并发症发生率相对较低，主要是由于机械直接切割或破坏外膜所致。定向斑块切除的穿孔率为 5.3%，激光和旋切的血管穿孔率为 2%，轨道旋磨的穿孔率为 0.5%～2.2%[31]。

（二）分支动脉闭塞

当支架植入在动脉分叉处或靠近分叉处时，支架可能会阻塞或"监禁"邻近的动脉。例如，SFA 近端支架放置不当，可能会部分或完全阻塞股深动脉开口（图 7-5）。自膨式镍钛合金支架不如球扩式支架定位精确，然而由于其顺行性较好，应优先应用于下肢的股腘动脉段。术中必须精确放置，以免支架移位或前/后跳覆盖重要分支血管。造影和路径图时射线应垂直于血管和动脉分叉（例如同侧斜位投影显示 CFA 分叉），以

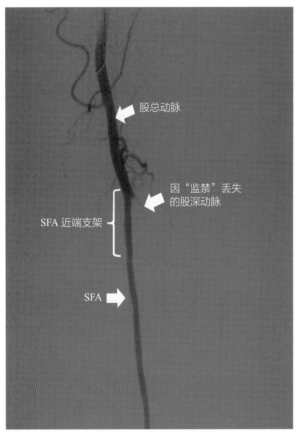

▲ 图 7-5　左侧 SFA 近端支架植入导致阻塞（"监禁"）股深动脉

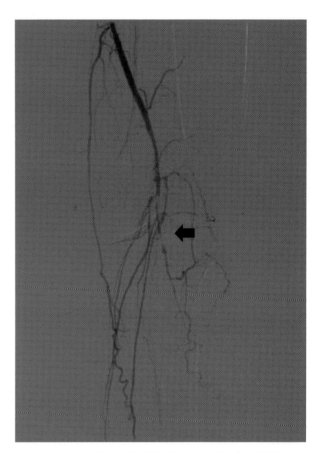

▲ 图 7-6　膝关节后方腘动脉支架（箭）内血栓形成

免在植入支架时出现视觉重叠误差，误封分支开口。还需要注意的是，镍钛合金支架会随着时间的延长而缓慢扩张，出现分支血管的延迟覆盖。

（三）支架断裂和血栓形成

股腘动脉跨两个关节区（髋关节和膝关节）并穿过内收肌管，这使得 SFA 承受扭转力、纵向压缩力和径向压力。因此，在内收肌管或膝关节后方腘动脉植入支架时，支架承受的机械应力会增加，从而导致支架断裂率和狭窄率升高，并降低长期的初始通畅率（图 7-6）[32]。治疗 SFA 远端病变时，射线必须与股骨垂直的平面上进行血管造影，此时，髌骨在股骨内外髁的中点，能更好地显示 SFA 远端穿过内收肌管的位置。SFA 远端植入支架时，需清楚的显示内收肌管，并确保支架远端定位在内收肌管以上水平释放。

（四）远端栓塞

远端栓塞（distal embolization，DE）是指 EVT 术中出现斑块或血栓向远端脱落并阻塞下肢动脉（图 7-7）。发生率差别较大，取决于术中如何造影筛查，以及术者是否愿意行多次血管造影筛查。多数文献显示，通过血管造影诊断 DE 的发生率为 1%～5%[33]。远端栓塞可进一步分为微栓塞和大栓塞，因为微栓塞只影响毛细血管灌注，大多无关紧要；而大栓塞可导致严重下肢缺血或加重病变血管床损伤，尤其是在侧支循环不足时更严重。

就患者症状而言，重症肢体缺血患者 DE 的发生率比跛行患者更高（3.2% vs. 1.2%）。就解剖结构而言，腹股沟下动脉比主髂动脉的手术更容易发生 DE。股腘动脉 TASC Ⅱ C 和 Ⅱ D 级病变，以及长段闭塞治疗的患者 DE 发生率更高[34]。

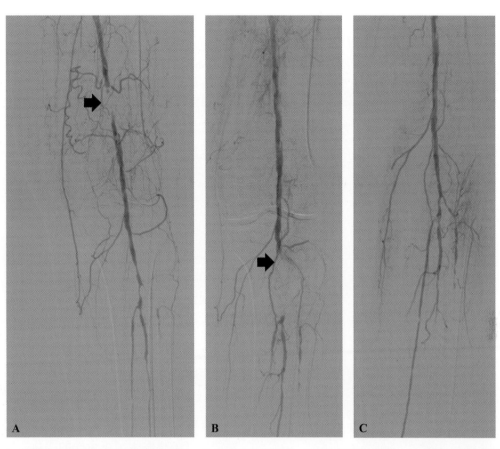

▲ 图 7-7　**A.** 血管造影显示膝上腘动脉闭塞（箭）；**B.** 膝下腘动脉栓塞，远端血流受限（箭）；**C.** 取栓抽吸及球囊扩张后再通

就治疗方式而言，斑块切除术比其他重建手术的 DE 发生率更高；另外，急诊手术比择期手术 DE 的发生率较高。DE 的发生率也与治疗动脉的数量、是否为慢性完全闭塞性病变及是否为支架内再狭窄病变具有相关性。在一项研究中，接受 3 条或 3 条以上动脉治疗的患者 DE 发生率明显高于 3 条以下动脉治疗的患者（3.4% vs. 1.5%）[30]。

许多研究表明，常规使用远端栓塞保护装置或保护伞，特别是在斑块切除术中，可降低症状性 DE 的风险（图 7-8）。这些保护装置可以捕获脱落的栓子碎屑，并在治疗结束时将其移除。这些研究都是小队列研究，从他们的结论中无法得出具体的证据。此外，很难评估这些栓子阻塞血管床的实际影响，因为血管床在微灌注不足时具有相对的弹性。在目前缺乏临床指南的情况下，术者应该权衡使用远端栓塞保护装置的收益、伴

随风险（如穿孔 / 栓塞）及手术成本。

（五）动脉夹层

动脉夹层是血管腔内治疗时发生的动脉壁结构分离。可能是球囊扩张引起的，特别是钙化病变或慢性完全闭塞（chronic total occlusion, CTO）病变内膜下再通后发生。夹层进一步分为限流性夹层和非限流性夹层。非限流性夹层不会引起血栓形成，因此无须进一步干预。但是，在门诊连续的多普勒超声成像检查中发现，非限流性夹层可能导致初始通畅率降低。

限流性夹层会增加急性血栓形成的风险，应在 EVT 期间同期干预治疗（图 7-9）。延长球囊扩张时间或即时植入支架是最常见的治疗方式，如前述股腘动脉易受压缩和扭转应力影响的区域应避免使用支架。

长段 CTO 病变内膜下球囊扩张成形后常常

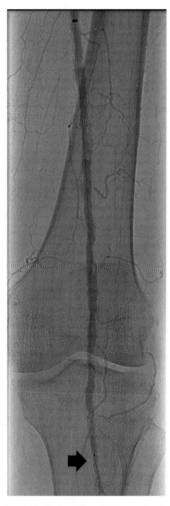

▲ 图 7-8 在远端保护伞（箭）保护下，行膝下动脉斑块切除联合药涂球囊扩张成形术

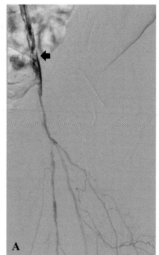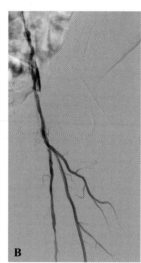

▲ 图 7-9 A. 股总动脉近端限流性夹层（箭）；B. 长时间球囊扩张贴敷后血流改善

代方法。

三、结论

在过去的几十年里，血管腔内治疗的出现无疑使血管外科发生了革命性的变化。经皮下肢动脉介入治疗已被证明是安全有效的。在很多情况下，EVT 已经被证明是外科开放手术的一个很好的替代方案，特别是对于那些外科手术并发症发生率和死亡率高的患者。然而，EVT 并非没有自身的风险和并发症。术者应在经过认真、详细的术前计划以及对病理（病因）和适应证的全面评估后才能实施。此外，临床医生还应熟练掌握各种导管、导丝操作技术，全面了解所使用的各种血管腔内治疗器械。更重要的是，时刻做好识别和处理血管腔内治疗并发症的准备，使其成为患者保肢和挽救生命的有效治疗方法。

并发夹层。为提高初始通畅率，无论是否有限流性夹层，这些病变都应进行支架植入。尽管 1 年初始通畅率（68%）和二期通畅率（70%）相对较低，但内膜下成形保肢率高达 92%[35]。因此对于严重肢体缺血患者，在没有合适静脉可用并且外科风险较高的患者，这项技术是一个很好的替

参考文献

[1] White CJ, Gray WA. Endovascular Therapies for Peripheral Arterial Disease: An Evidence-Based Review. Circulation. 2007 Nov 6; 116(19): 2203–2215.

[2] Barton M, Grüntzig J, Husmann M, Rösch J. Balloon Angioplasty – The Legacy of Andreas Grüntzig, M.D.

(1939–1985). Front Cardiovasc Med [Internet]. 2014 Dec 29 [cited 2019 Feb 16]; 1. Available from: https://www.ncbi.nlm.nih.gov/pmc/articles/PMC4671350/

[3] Isner JM, Rosenfield K. Redefining the treatment of peripheral artery disease. Role of percutaneous

revascularization. Circulation. 1993 Oct; 88(4): 1534–57.

[4] Norgren L, Hiatt WR, Dormandy JA, Nehler MR, Harris KA, Fowkes FGR. Inter-Society Consensus for the Management of Peripheral Arterial Disease (TASC II). J Vasc Surg. 2007 Jan; 45(1): S5–67.

[5] Schamp KBC, Meerwaldt R, Reijnen MMPJ, Geelkerken RH, Zeebregts CJ. The Ongoing Battle Between Infrapopliteal Angioplasty and Bypass Surgery for Critical Limb Ischemia. Ann Vasc Surg. 2012 Nov; 26(8): 1145–1153.

[6] Hicks CW, Najafian A, Farber A, Menard MT, Malas MB, Black JH, et al. Below-knee endovascular interventions have better outcomes compared to open bypass for patients with critical limb ischemia. Vasc Med. 2017 Feb 1; 22(1): 28–34.

[7] Ortiz D, Jahangir A, Singh M, Allaqaband S, Bajwa TK, Mewissen MW. Access Site Complications After Peripheral Vascular Interventions: Incidence, Predictors, and Outcomes. Circ Cardiovasc Interv. 2014 Dec; 7(6): 821–828.

[8] Fuchs S, Kornowski R, Teplitsky I, Brosh D, Lev E, Vaknin-Assa H, et al. Major bleeding complicating contemporary primary percutaneous coronary interventions-incidence, predictors, and prognostic implications. Cardiovasc Revascularization Med Mol Interv. 2009 Jun; 10(2): 88–93.

[9] Sulzbach-Hoke LM, Ratcliffe SJ, Kimmel SE, Kolansky DM, Polomano R. Predictors of complications following sheath removal with percutaneous coronary intervention. J Cardiovasc Nurs. 2010 Jun; 25(3): E1-8.

[10] Abu-Fadel M. Complications of Peripheral Arterial Interventions. In: Banerjee S, editor. Practical Approach to Peripheral Arterial Chronic Total Occlusions [Internet]. Singapore: Springer Singapore; 2017 [cited 2019 Feb 15]. p. 95–122. Available from: http://link.springer.com/10.1007/978-981-10-3053-6_7

[11] Stone PA, Campbell JE. Complications Related to Femoral Artery Access for Transcatheter Procedures. Vasc Endovascular Surg. 2012 Nov 1; 46(8): 617–623.

[12] Abu-Fadel MS, Sparling JM, Zacharias SJ, Aston CE, Saucedo JF, Schechter E, et al. Fluoroscopy vs. traditional guided femoral arterial access and the use of closure devices: a randomized controlled trial. Catheter Cardiovasc Interv Off J Soc Card Angiogr Interv. 2009 Oct 1; 74(4): 533–539.

[13] Cilingiroglu M, Feldman T, Salinger MH, Levisay J, Turi ZG. Fluoroscopically-guided micropuncture femoral artery access for large-caliber sheath insertion. J Invasive Cardiol. 2011 Apr; 23(4): 157–161.

[14] Gedikoglu M, Oguzkurt L, Gur S, Andic C, Sariturk C, Ozkan U. Comparison of ultrasound guidance with the traditional palpation and fluoroscopy method for the common femoral artery puncture. Catheter Cardiovasc Interv Off J Soc Card Angiogr Interv. 2013 Dec 1; 82(7): 1187–1192.

[15] Seto AH, Abu-Fadel MS, Sparling JM, Zacharias SJ, Daly TS, Harrison AT, et al. Real-time ultrasound guidance facilitates femoral arterial access and reduces vascular complications: FAUST (Femoral Arterial Access With Ultrasound Trial). JACC Cardiovasc Interv. 2010 Jul; 3(7): 751–758.

[16] Stone PA, Campbell JE, AbuRahma AF. Femoral pseudoaneurysms after percutaneous access. J Vasc Surg. 2014 Nov; 60(5): 1359–1366.

[17] Katzenschlager R, Ugurluoglu A, Ahmadi A, Hülsmann M, Koppensteiner R, Larch E, et al. Incidence of pseudoaneurysm after diagnostic and therapeutic angiography. Radiology. 1995 May; 195(2): 463–466.

[18] Fellmeth BD, Roberts AC, Bookstein JJ, Freischlag JA, Forsythe JR, Buckner NK, et al. Postangiographic femoral artery injuries: nonsurgical repair with US-guided compression. Radiology. 1991 Mar 1; 178(3): 671–675.

[19] Ehieli WL, Bozdogan E, Janas G, Jaffe TA, Miller CM, Bashir MR, Allen BC. Imaging-guided percutaneous thrombin injection for the treatment of iatrogenic femoral artery pseudoaneurysms. Abdom Radiol (NY). 2019 Mar;44(3): 1120–1126. doi: 10.1007/s00261-019-01923-6.

[20] Kang SS, Labropoulos N, Mansour MA, Baker WH. Percutaneous ultrasound guided thrombin injection: A new method for treating postcatheterization femoral pseudoaneurysms. J Vasc Surg. 1998 Jun 1; 27(6): 1032–1038.

[21] Paulson EK, Sheafor DH, Kliewer MA, Nelson RC, Eisenberg LB, Sebastian MW, et al. Treatment of Iatrogenic Femoral Arterial Pseudoaneurysms: Comparison of US-guided Thrombin Injection with Compression Repair. Radiology. 2000 May 1; 215(2): 403–408.

[22] Sajnani N, Bogart DB. Retroperitoneal Hemorrhage as a Complication of Percutaneous Intervention: Report of 2 Cases and Review of the Literature. Open Cardiovasc Med J. 2013 Feb 28; 7: 16–22.

[23] Ellis SG, Bhatt D, Kapadia S, Lee D, Yen M, Whitlow PL. Correlates and outcomes of retroperitoneal hemorrhage complicating percutaneous coronary intervention. Catheter Cardiovasc Interv Off J Soc Card Angiogr Interv. 2006 Apr; 67(4): 541–545.

[24] Sprouse LR, Botta DM, Hamilton IN. The management of peripheral vascular complications associated with the use of percutaneous suture–mediated closure devices. J

Vasc Surg. 2001 Apr 1; 33(4): 688–693.

[25] Glaser RL, McKellar D, Scher KS. Arteriovenous fistulas after cardiac catheterization. Arch Surg Chic Ill 1960. 1989 Nov; 124(11): 1313–1315.

[26] Kim D, Orron DE, Skillman JJ, Kent KC, Porter DH, Schlam BW, et al. Role of superficial femoral artery puncture in the development of pseudoaneurysm and arteriovenous fistula complicating percutaneous transfemoral cardiac catheterization. Cathet Cardiovasc Diagn. 1992 Feb; 25(2): 91–97.

[27] Matsukage T, Masuda N, Ikari Y. Successful transradial intervention by switching from 6 French to 5 French guiding catheter. J Invasive Cardiol. 2011 Jun; 23(6): E153-155.

[28] Treitl KM, König C, Reiser MF, Treitl M. Complications of Transbrachial Arterial Access for Peripheral Endovascular Interventions. J Endovasc Ther. 2015 Feb; 22(1): 63–70.

[29] Greenwood MJ, Della-Siega AJ, Fretz EB, Kinloch D, Klinke P, Mildenberger R, et al. Vascular Communications of the Hand in Patients Being Considered for Transradial Coronary Angiography: Is the Allen's Test Accurate? J Am Coll Cardiol. 2005 Dec 6; 46(11): 2013–2017.

[30] Wheatley BJ, Mansour MA, Grossman PM, Munir K, Cali RF, Gorsuch JM, et al. Complication Rates for Percutaneous Lower Extremity Arterial Antegrade Access. Arch Surg. 2011 Apr 1; 146(4): 432–435.

[31] Swee W, Wang JY, Lee AC. Managing perforations of the superficial femoral artery. Endovascular Today. 2014 Oct. Pg 59–68.

[32] Bishu K, Armstrong EJ. Supera self-expanding stents for endovascular treatment of femoropopliteal disease: a review of the clinical evidence. Vasc Health Risk Manag. 2015; 11: 387–395.

[33] Ochoa Chaar CI, Shebl F, Sumpio B, Dardik A, Indes J, Sarac T. Distal embolization during lower extremity endovascular interventions. J Vasc Surg. 2017;66(1):143–1450.

[34] Shrikhande GV, Khan SZ, Hussain HG, Dayal R, McKinsey JF, Morrissey N. Lesion types and device characteristics that predict distal embolization during percutaneous lower extremity interventions. J Vasc Surg. 2011 Feb; 53(2): 347–352.

[35] Suri R, Wholey MH, Postoak D, Hagino RT, Toursarkissian B. Distal embolic protection during femoropopliteal atherectomy. Catheter Cardiovasc Interv Off J Soc Card Angiogr Interv. 2006 Mar; 67(3): 417–422.

拓展阅读

[1] White CJ, Gray WA. Endovascular Therapies for Peripheral Arterial Disease: An Evidence-Based Review. Circulation. 2007 Nov 6; 116(19):2203–15.

[2] Norgren L, Hiatt WR, Dormandy JA, Nehler MR, Harris KA, Fowkes FGR. Inter-Society Consensus for the Management of Peripheral Arterial Disease (TASC II). J Vasc Surg. 2007 Jan; 45(1): S5–67.

肾下腹主动脉瘤腔内修复术并发症

Complications of endovascular repair of infrarenal abdominal aortic aneurysms

Robert Cuff　Joyce Lu　著

王国权　译

第 **8** 章

腹主动脉瘤是主动脉的病理性扩张，其定义为超过正常血管直径的 50%。这种病理改变与平滑肌细胞功能失调导致结缔组织结构受损从而使血管壁中层变得薄弱相关。大部分腹主动脉瘤位于肾动脉水平以下的腹主动脉，但病变也可以发生于整条血管壁。尽管多种心血管疾病高危因素与腹主动脉瘤的发病率相关，但滥用烟草和遗传性结缔组织病是最重要的独立危险因素。在年龄分布方面，腹主动脉瘤的发病率在 50—60 岁人群中升高了 4 倍，并且随着年龄增长发病率逐年上升。随着腹主动脉瘤自然病程的进展，其发生主动脉瘤破裂的风险也相应增高。随着动脉瘤直径的增大，血管壁在动脉压力的作用下引起动脉瘤的进展，表现为动脉瘤的持续增长。依据可预见的腹主动脉瘤病理改变情况，当前选择性腹主动脉瘤腔内修复术的参考标准为动脉瘤直径达到 5.5cm（有时候女性患者为 5cm）。症状性或破裂性腹主动脉瘤是急诊手术或限期手术适应证，症状包括严重的腹部或背部疼痛，常被描述为"刺痛"或"撕裂样"疼痛。破裂腹主动脉瘤患者往往伴随血流动力学改变，对于疼痛的反应可表现为心动过速和高血压，而突然的破裂可导致低血压的发生。

外科修复术既往经腹部或腹膜后途径直视下显露主动脉，近端和远端未受动脉瘤累及的主动脉与血管移植物直接吻合。主动脉血管腔内修复术（endovascular aortic repair，EVAR）以微创治疗途径为重点，自 20 世纪 70 年代开始研发，并于 1990 年由 Juan C. Parodi 博士首次成功应用于腹主动脉瘤的治疗。时至今日，诸多不同技术特点的支架移植物可供外科医生选择，从而适应不同解剖特点的患者。这些不同的特点表现在许多方面，包括提供不同的尺寸选择、移植物材质（不带覆膜的多层血流导向型支架、聚四氟乙烯或聚酯）、支架材质（不锈钢、镍钛合金或钴铬合金）、近端锚定（肾上支架固定、聚合物环）、释放方式、支架位于金属骨架的外面或里面、开窗（现货缺失、标准现货供应、定制、人工改造）、分支及瘤体密封技术等。对于每种支架装置，都应注意产品的使用说明（instruction for use，IFU），最好是在制造商指南范围之内使用。尽管有多种器械可供选择，但在 EVAR 过程中仍会出现与所采用的器械无关的并发症。了解这些并发症是什么及如何处理它们对于成功治疗肾下 AAA 至关重要 [1]。

一、通路

正确的通路技术对于 EVAR 至关重要，因为它是手术中所有后续血管腔内装置的通道。尽管已经使用开放腹股沟切开技术，但随着大动脉穿刺血管闭合装置（≥ 14F）的出现和"预闭合"技术的发展，经皮通路越来越流行 [2, 10]。避免开放性切口可显著减少伤口感染（1% vs. 2%）[7]、神经损伤（3.4%）[13]和淋巴瘘（4.8%～11.9%）等并发症[14]。然而，在缺乏直视的情况下，血肿（17.3%）、假性动脉瘤（5.7%）、导丝进入内膜下（17.3%）及血管夹层（3.8%）等只是经皮通路可能出现的部分并发症[8, 9]。建立远端灌注基线的术前脉搏检查应该常规进行，并与术后进行比较。超声引导通常用于辅助可视化，如改良的Seldinger技术无创伤、前壁、单入路应用于股总动脉[3]。经皮入路位置的选择也很重要，并且可以在操作过程中或CTA成像中通过影像进行预判。应避开动脉内可见的钙化斑块，以防止血管夹层、创伤性斑块栓塞或闭合装置故障等。

一旦获得通路，应在操作实施前通过血管造影确认位于血管腔内。为了提高安全性，初次建立通路可以使用21G针（相对于18G）和0.018英寸导丝，以防第一次尝试失败，此种情况下，可以手动加压2min，然后再次尝试穿刺。血管造影可以显示明显的动脉粥样硬化斑块或迂曲的髂血管，这可能需要预扩张、植入支架或放置加硬导丝以顺利送入鞘管和支架装置。在放置大鞘之前，常规全身肝素化（70～90U/kg）预防血栓形成，因为部分鞘管在血管口径较小或先前存在狭窄病变的情况下可能发生闭塞。一旦由于血栓形成导致血管闭塞，可能需要在腹股沟处行外科切开血栓清除术。如果在治疗过程中血管通路发生明显的夹层，初始可以尝试球囊延时扩张，假如限流性内膜片持续存在，可局部植入支架。

在手术结束时，闭合装置不完全或不成功部署可辅助肝素鱼精蛋白及非闭合性压迫止血（20min以上）防止血肿形成。或者在闭合装置应用完全失败情况下，应该直接行开放切开动脉修复术。如果导丝通路持续存在，近端球囊阻断可以控制开放切除术中出血，并可作为指引加快显露。假性动脉瘤是一种可能形成于近期至晚期的并发症，瘤颈窄而短的假性动脉瘤可通过单纯压迫或注射凝血酶联合压迫的方法处理。如果不成功，也可能需要直接行动脉修复术。

二、支架定位不良

支架移植物的准确定位保证充足的锚定区长度及主动脉分支血管灌注不受干扰。术前计划和成像可以预测最佳的透视可视角度并用于在执行计划时消除视差。装置到位后，释放支架前的主动造影非常重要，这是基于这样的事实，即在导丝上的装置具有的额外刚度可能会改变主动脉线性结构。其有赖于装置的选择，有时可以根据所遇到的具体问题和不同装置的特点来进行调整。一些装置允许在部分释放或近端回收后重新定位，这可以允许在不同水平和方向进行调整[4]。一旦完全展开，由于支架的径向支撑力和（或）近端固定支柱将支架移植物固定到位，因此可能无法重新定位移植物。如果发生移位或释放位置过低（错失最佳近端锚定），近端可放置袖带覆膜支架来延伸移植物。如果主动脉分支部分或完全覆盖并且有灌注不良的风险，则可能需要考虑辅助技术。如果近端血管（如肾动脉、肠系膜上动脉、腹腔干动脉）部分或完全覆盖，则应通过肱动脉通路对有风险的血管建立通道，以便植入支架或向近端延伸，如有需要，金属裸支架或覆膜支架均可应用。远端使用标记导管测量髂支长度对于扭曲解剖结构准确性判断非常重要。如果部分或完全覆盖髂内动脉时，实行同侧导丝进入髂内动脉可允许远端髂支延伸和植入髂内动脉支架至髂外动脉，通过潜望镜技术逆行盆腔灌注。

大多数移植物的主体展开后，随后的操作是超选进入对侧髂支；然而，如果对侧髂支开口方向阻止导丝进入或未完全打开时，这将会是一个挑战。在建立通道困难的情况下，肱动脉通路可以提供方向优势捕获（圈套）通过髂支的导丝。另外，如果髂支没有打开，通过肱动脉通路可使导丝从上方穿过对侧髂支，随后在外部压闭的情况下使用非顺应性球囊将其打开。

三、栓塞

术前影像学检查应分析主动脉附壁血栓情况，因为在导丝操作和支架定位过程中可能导致远端栓塞。使用软头导丝、操作轻柔及小心更换导管等有助于预防这种并发症。如果在血管造影期间发现栓塞，可以应用导管抽吸取栓技术，但存在进一步栓塞远端较小分支的风险。如果病变对血栓抽吸术没有反应，可以尝试使用覆膜支架解决问题，或者在适当的时候进行开放性切开血栓清除术。

四、内漏

（一）Ⅰa / Ⅰb 型

支架移植物近端和远端的内漏有很多种原因。作为术前计划的一部分，适当的支架放大率（按照制造商产品应用说明的建议）和定位对于防止由于织物折叠、锚定区不足或主动脉壁血栓或钙化引起的外压等原因造成的缝隙

至关重要。随着基于聚合物的近端密封区（如Endologix 公司出品的 Ovation、Nellix、Alto 等系列产品）的出现，这可以通过不依赖于圆形密封得更贴合的密封方式来补偿颈部的不规则性，从而解决密封不严的问题[12]。此外，如果计划在近端密封区使用潜望镜技术，选择支架移植物的织物材料位于金属骨架结构外部而不是内部，可以减少内漏的可能性[11]。当在血管造影中发现Ⅰa/Ⅰb内漏时，初始通过局部球囊扩张可能取得近端密封更好的贴附并消除内漏。如果是潜望镜技术，同时在"潜望镜"内预置并扩张球囊非常重要，以防止在球囊扩张过程中支架塌陷。如果仍然不能成功，看是否能够把导管直接超选至内漏通道，用弹簧圈、医用胶或二甲亚砜（DMSO）/乙烯 – 乙烯醇共聚物（EVOH）溶液等栓塞材料直接栓塞漏道。也可以在初始 EVAR 术后经腰入路进行（图 8-1）。如果瘤颈成角严重导致"鸟嘴"现象，"腔内铆钉技术"是另外一种能够更好贴壁的选择[5]。瘤颈

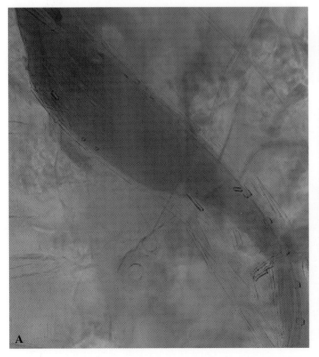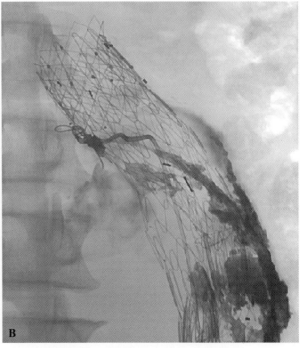

▲ 图 8-1　患者，61 岁，男性。EVAR 术后Ⅰa 型内漏，用弹簧圈和 Onyx 液体胶栓塞剂进行栓塞治疗
A. 侧斜位血管造影显示内漏；B. 经腰动脉栓塞术

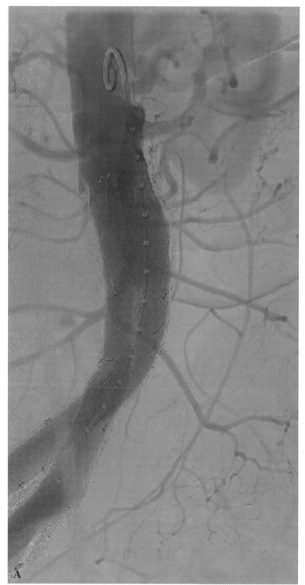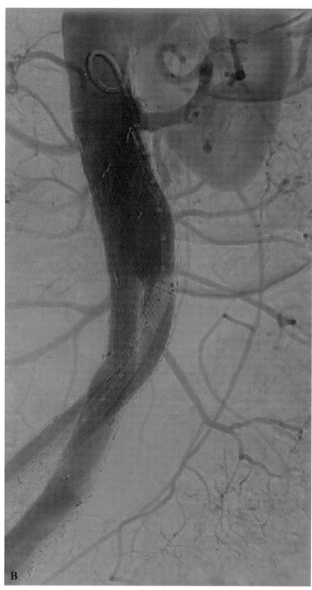

▲ 图 8-2　患者，79 岁，男性。Ⅰa 型内漏，通过近端覆膜支架延伸进行修复
图像显示为术中血管造影，分别为近端覆膜支架植入前（A）和植入后（B）的影像

近端植入支架是另外一种选择，可以选择近端袖口覆膜支架（假如距离分支血管尚有一定的空间）（图 8-2），或者裸支架（如 Palmaz 支架），假如距离分支血管太近，袖口覆膜支架可能覆盖分支导致血管丢失。超选进入分支血管后送入球囊并加压，同时释放近端袖带覆膜支架，同时轻微向上推送支架系统，使袖带覆膜支架能够准确地紧贴球囊而不覆盖分支，此种技术可以在确保分支血管不被覆盖的同时最大限度地延展近端

锚定区 [6]。如果远端锚定区不足或存在髂内动脉钙化妨碍支架定位，髂分支装置（iliac branched device，IBD）或自髂总延伸进入髂外和髂内动脉的烟囱技术也是一种选择。

（二）Ⅱ型内漏

此种类型内漏通常可以通过常规监测观察到，随着时间的推移，它会随着瘤腔血栓化而自行消退。然而，如果内漏是由于腰动脉或肠系膜下动脉的侧支血流太大而持续存在，可通过保留支架移植物和主动脉壁之间的导丝通路技术，以便直接插管并使用线圈、医用胶或 DMSO/EVOH 溶液等进行栓塞。如果插管困难，在主动脉瘤腔内放置第二根导丝送入球囊并给球囊加压，可能会产生足够的空间便于操作导丝和建立血管通路[6]。此外，还可以经过侧支循环如肠系膜上动脉、边缘动脉（如 Drummond 弓和 Riolan 弓等）或经髂腰动脉至腰动脉等通路进入肠系膜下动脉。

（三）Ⅲ型内漏

对于Ⅲ型内漏的处理，维持两个支架组件之间的导丝通路非常重要，以防止支架组件完全分离。大多数情况下，这种类型的内漏可以通过增加两个支架之间的重叠长度及选择合适尺寸的支架来预防。假如由于织物内卷或成角导致骨架发生"鸟嘴"现象引起内漏，首先采取的方法是通过球囊后扩张进行贴附来解决。如果球囊扩张不

能奏效，下一步应该使用额外的支架（金属裸支架或覆膜支架）对重叠部分进行内衬，从而加固和（或）扩展重叠覆盖的范围（图 8-3）。如果这两种方法均不成功，特别是在髂支 - 主体连接处，可能需要从主体 - 髂支连接处开始，行主体髂支和髂支组件的全程栓塞，同时联合开放性股动脉 - 股动脉转流术作为补救措施。当发现这是EVAR 短期或晚期并发症时，重新将导丝、导管送入移植物管腔是关键步骤。虽然大多数 EVAR移植物的金属骨架组件位于织物材料的外部，仍有一些金属骨架位于内部，这将使修复变得复杂。通过将导丝软头送出导管尖端并使猪尾部稍微撑直，沿支撑导丝向上推送穿过移植物近端部分后，置换非顺应性球囊导管，并沿导丝从近端向远端撤回球囊，可以帮助确定导丝位于金属骨架腔内而不是腔外（图 8-4）。

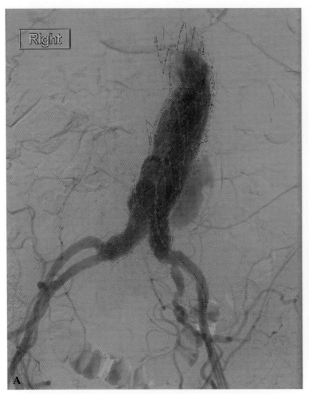 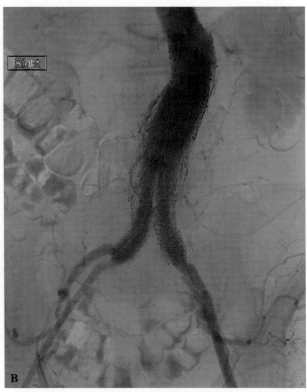

▲ 图 8-3　患者，75 岁，女性。Ⅲ型内漏，用重新铺设 EVAR 覆膜支架的方式进行修复。图像显示为术中血管造影，分别为支架植入前（A）和植入后（B）的影像

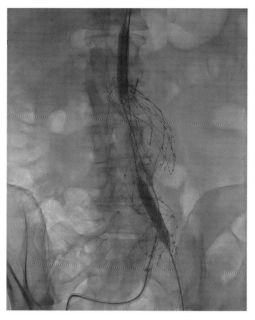

▲ 图 8-4 患者，67 岁，男性。EVAR 术后Ⅲ型内漏，位于覆膜支架和具有金属骨架外覆膜结构的近端延长袖带覆膜支架之间

该血管造影综合图像展示了此项技术：使用 12mm 球囊在覆膜支架内推进，以确认工作导丝放置在覆膜支架内部并重新连接分离的组件

五、髂支或完全性移植物闭塞

EVAR 的另一个短期或长期并发症是髂支 / 移植物闭塞，这在恰当全身肝素化的初始 EVAR 期间很少发生。闭塞的原因可能与医生对器械操作技术关系不大，例如近心端起源的栓塞，或起源于周围血管疾病的远端血栓，由头端延伸进入 EVAR 髂支甚至整个支架主体内部。可以通过近端（肱动脉）和（或）远端（股动脉）建立导丝通路，用覆膜支架对移植物进行重新内衬的血管腔内治疗方式来处理。开放治疗策略包括主动脉－双侧股动脉、腋动脉－双侧股动脉或股动脉－股动脉旁路术（图 8-5）。

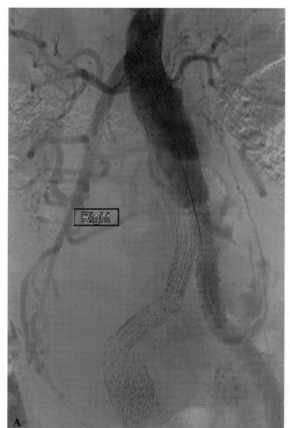

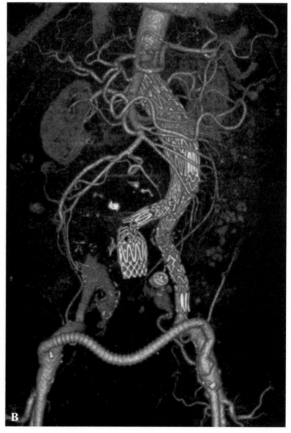

▲ 图 8-5 患者，61 岁，男性。右侧 EVAR 髂支闭塞。开放行左侧股动脉－右侧股动脉旁路术进行处理

A. 髂支闭塞的血管造影；B. 开放修复术后患者血管解剖的三维重建图像

参考文献

[1] Cronenwett JL, Rutherford RB. Rutherfords Vascular Surgery. Philadelphia: Saunders/Elsevier; 2014.

[2] Schwartz B, Burstein S, Economides C, et al. "Review of Vascular Closure Devices." Cath Lab Digest. https://www.cathlabdigest.com/articles/Review-Vascular-Closure-Devices. Accessed 2018.

[3] Bensley RP, Hurks R, Huang Z, et al. Ultrasoundguided percutaneous endovascular aneurysm repair success is predicted by access vessel diameter. Journal of Vascular Surgery. 2012;55(6): 1554-1561. doi:10.1016/j.jvs.2011.12.042.

[4] Katsargyris A, Botos B, Oikonomou K, Leistl MPD, Ritter W, Verhoeven E. The New C3 Gore Excluder Stent-graft: Single-center Experience with 100 Patients. European Journal of Vascular and Endovascular Surgery. 2014;47(4): 342-348. doi:10.1016/j.ejvs.2013.12.015.

[5] Guimaraes M, Yamada R, and Schonholz C. "Endoleak and the Role of Embolization." Endovascular Today. https://evtoday.com/articles/2015-apr/endoleak-andthe-role of embolization. Accessed 2018.

[6] Oderich GS. Endovascular Aortic Repair: Current Techniques with Fenestrated, Branched and Parallel Stent-Grafts. Cham: Springer; 2017.

[7] Buck DB, Karthaus EG, Soden PA, et al. Percutaneous versus femoral cutdown access for endovascular aneurysm repair. Journal of Vascular Surgery. 2015; 62(1): 16-21. doi:10.1016/j.jvs.2015.01.058.

[8] Samson RH, Sprayregen S, Veith FJ, Scher LA, Gupta SK, Ascer E. Management of angioplasty complications, unsuccessful procedures and early and late failures. Ann Surg. 1984;199(2): 234-240.

[9] Dwivedi K, Regi JM, Cleveland TJ, et al. Long-Term Evaluation of Percutaneous Groin Access for EVAR. CardioVascular and Interventional Radiology. October 2018. doi:10.1007/s00270-018-2072-3.

[10] Lee WA, Brown MP, Nelson PR, and Huber, TS. Total Percutaneous Access for Endovascular Aortic Aneurysm Repair ("Preclose" Technique). Journal of Vascular Surgery. 45(6): 1095-101. doi:10.1016/j.jvs.2007.01.050.

[11] Helo N., Chang AC., Hyun C., Bianchi C., Teruya TH., Yi AC, & Chon, KS. (2017). Retrospective Review of Billowing Phenomenon—A Mimic of Endoleak Following Placement of Endologix Covered Stent for the Treatment of Abdominal Aortic Aneurysm. Annals of Vascular Surgery. 45: 239-246. doi:10.1016/j.avsg.2017.06.127.

[12] Greaves NS, Moore A, Seriki D, & Ghosh, J. (2018). Outcomes of Endovascular Aneurysm Repair using the Ovation Stent Graft System in Adverse Anatomy. European Journal of Vascular and Endovascular Surgery. 2018;55(4): 512-517. doi:10.1016/j.ejvs.2017.11.023.

[13] Dougherty MJ, & Calligaro KD. How to avoid and manage nerve injuries associated with aortic surgery: Ischemic neuropathy, traction injuries, and sexual derangements. Seminars in Vascular Surgery. 2001;14(4): 275-281. doi:10.1053/svas.2001.27886.

[14] Obara A., Dziekiewicz M. A., Maruszynski M., Witkowski A., Dąbrowski M., & Chmielak Z. Lymphatic complications after vascular interventions. Videosurgery and Other Miniinvasive Techniques. 2014;3: 420-426. doi:10.5114/wiitm.2014.43021.

第9章 近肾腹主动脉瘤腔内修复术并发症

Complications of endovascular repair of juxtarenal aortic aneurysms

Jordan R. Stern　Jason T. Lee　著

王国权　译

因为在肾动脉下方需要有足够的近端密封区，腹主动脉瘤血管腔内修复术（EVAR）最初局限于肾下腹主动脉。随着烟囱/潜望镜等平行支架（ChEVAR）和定制开窗覆膜支架（FEVAR）等技术的引入和广泛采用，现在可以对肾下短瘤颈甚至肾下无瘤颈的动脉瘤进行全腔内修复（图9-1）。这些"近肾"主动脉瘤的血管腔内修复在技术上比标准EVAR更复杂，并且具有自身特有的潜在并发症。本章将回顾分析与这些手术相关的系统性、程序性和长期并发症。

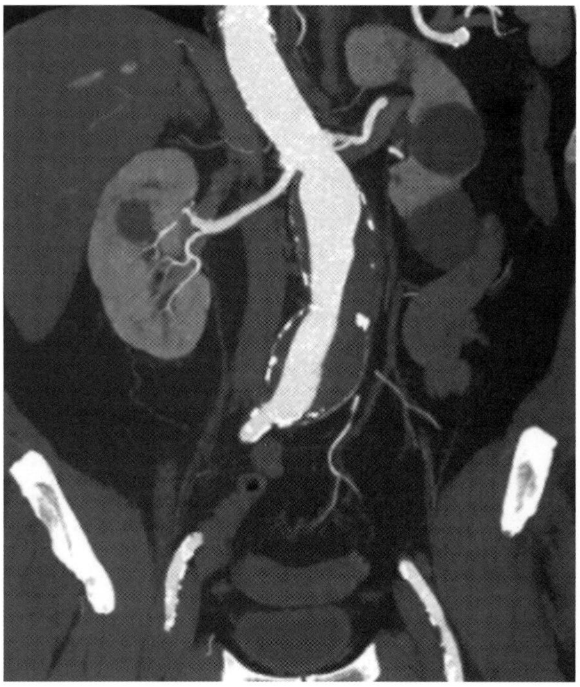

一、手术并发症

近肾腹主动脉瘤腔内修复术通常需要全身麻醉且手术时间较长，辐射剂量和对比剂用量均高于标准EVAR[1, 2]。与常规EVAR相比，可导致各种围术期的可预见性并发症，包括肾、肺和心血管事件的发生率较高[1, 3, 4]。然而，与解剖相似的腹主动脉瘤开放手术修复相比，从并发症发生率方面考量，EVAR仍具有优势[4, 5]。Katsargyris等[6]对近肾动脉瘤修复的Meta分析总结了FEVAR（10项研究，931例患者）和ChEVAR（5项研究，94例患者）围术期并发症的相关文献。FEVAR中，心脏并发症（急性心肌梗死和心律失常）发生率为3.7%，肺部并发症（肺炎、ARDS、延长通气时间）为2.3%，败血症为0.6%，缺血性脑卒中为0.3%。ChEVAR中，心脏并发症发生率为7.4%，肺部并发症为3.2%，缺血性脑卒中为3.2%。只有缺血性脑卒中在两种治疗方法之间存在显著差异，ChEVAR组发生率更高，可能与经上肢入路操作有关。这将在本章后续内容中进行详细讨论。

（一）围术期和晚期死亡率

文献报道近肾动脉瘤血管腔内修复术的围术期死亡率为0%～10%，与EVAR相似，并且始终低于开放修补术[1, 4, 6-9]。长期死亡率似乎更加

▲ 图9-1　近肾腹主动脉瘤

依赖于心脏、肿瘤和其他因素，并且血管腔内治疗与开放手术的死亡率相似[5, 10, 11]。

（二）肾功能障碍

由于在肾动脉进行手术操作和支架植入等，肾功能损害是近肾动脉瘤血管腔内修复术后的主要并发症之一，尤其值得关注的是急性肾损伤与这些患者的死亡风险增加密切相关[12, 13]。短暂性肾功能不全的发生率高于标准的 EVAR，估计在 15%～35%[11, 14-17]。FEVAR 和 ChEVAR 在肾脏并发症方面没有明显差异[6]。长期肾脏功能的结果主要取决于分支支架的通畅情况[18]，即使分支血管通畅，仍然有证据显示肾功能随着时间的推移而逐渐减退[11, 15]。值得庆幸的是，在所有研究中大多数患者不需要永久性血液透析，这仍然是一个罕见的情况[15, 17]。为了降低术后发生肾衰竭的风险，围术期应优化容量状态，谨慎使用对比剂，尽量减少在肾动脉内不必要的导丝导管操作等。

二、入路部位并发症

（一）股动脉入路

股总动脉是主动脉瘤血管腔内修复术的主要血管入路。CFA 作为血管入路很容易通过手术或经皮途径获得，并且能够容纳大口径血管鞘（通常 20F 甚至更大），需要通过它输送腔内移植物。虽然开放式手术显露股总动脉仍然是金标准，但由于经皮、大口径（移植物）自股动脉进入和完全经皮主动脉瘤血管腔内修复术（percutaneous endovascular aortic aneurysm repair，PEVAR）手术操作时间较短且并发症发生率更低，已经成为首选手术入路[19-22]。经皮股动脉入路相关的并发症有很详尽的描述，一般可分为出血性并发症如血肿和假性动脉瘤形成，以及涉及入路血管的血栓性并发症[23, 24]。详尽的术前计划对避免并发症的发生至关重要，对于较小口径的血管和严重钙化病变，尤其是血管前壁钙化，应尽量避免选择经皮血管入路。应用超声引导已经被证明可以减少并发症，而且应被视为标准程序适用于所有经皮入路的病例[25, 26]。在实施 FEVAR 过程中，应特别注意入路的安全，因为该手术操作所使用较大口径的血管鞘与所有入路部位的并发症有很大关系，特别是与假性动脉瘤形成较高发生率直接相关[27, 28]。

穿刺部位出血并发症的处理取决于获取入路的位置水平。如果进入股总动脉的位置正确，即使是创口较大的动脉裂口，也可以通过手动向股骨头施加压力进行止血。对于穿刺在腹股沟韧带以上或穿过腹股沟韧带的情况，可能需要通过腹膜后切开直接手术显露的方式达到控制的目的。另外，可以通过对侧入路送入球囊并扩张作临时性封堵，继而在髂外动脉植入自膨式覆膜支架封闭动脉裂口。

对于严重钙化的主 - 髂动脉段，在输送鞘管和支架装置时会有动脉破裂的风险（图 9-2）[29, 30]。当这些潜在危及生命的损伤被及时发现时，都可以通过临时性的球囊封堵和植入覆膜支架来处理。最可怕的血管入路并发症多发生在拔除鞘管时，髂动脉完全撕脱、外翻并被一起拉出，也被称为"棍子上的髂动脉"。在这些病例中，如果仍然保持有导丝入路，也可以用覆膜支架穿过撕脱段血管进行修复[31, 32]。然而，如果导丝入路丢失，则紧急实施外科手术进行控制和修补是唯一的选择。

股动脉入路血栓形成并发症主要与血管闭合装置使用失败有关[33]。使用两个 Proglide Perclose 装置的"预缝合"技术（Abbott Vascular，Santa Clara，CA）是最常用的大口径经皮穿刺缝合技术，并且已经证实其安全有效[34]。然而，使用不当可导致动脉夹层形成和（或）斑块掀起后引起踏板效应造成血管闭塞[35]。这种情况通常在移除鞘管和缝线收紧后血管远端没有搏动或通过多普勒检查而被发现。尽管一些经皮处理方法曾被报道用来解决类似问题，但开放手术修复结合或不结合动脉内膜切除术和补片血管成形术是处理这种并发症的最佳选择。再次强调，早期识别和完备的

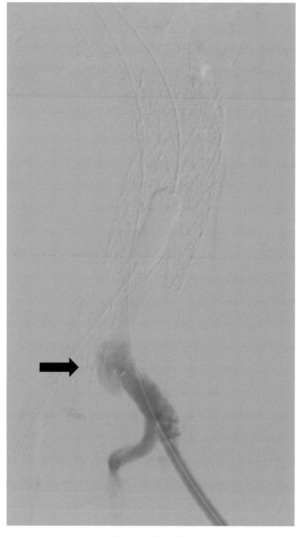

▲ 图 9-2 髂动脉破裂

术前计划是获得良好结果的关键所在。

（二）上肢动脉入路

对于更复杂的主动脉腔内治疗，可能需要上肢动脉入路。尤其是平行支架技术，如植入潜望镜或烟囱支架，因为植入这些支架需要从上方送入[36]。使用上肢入路可能有几个特殊的并发症，包括由于导丝导管在主动脉弓部操作所带来3%～10% 的脑卒中风险[37]。虽然通过左上肢或右上肢血管入路所带来的脑卒中风险差别不大，但通常首选左上肢入路，这样可以避免跨越主动脉弓头部分支血管的操作[38]。无论选择哪一侧，都要尽量减少在弓部的操作，并且在全身肝素化后进行操作。

上肢入路传统上是通过开放或经皮穿刺肱动脉获得[39]。对于大多数个体，可以通过上肢入路血管使用高达 8F 的鞘管，这已经可以满足大多数血管腔内操作。经皮穿刺肱动脉入路比开放性手术显露有更高的并发症风险，特别是肱动脉鞘管口径大于 5F[40]。尤其重要的是发生肱动脉鞘血肿的风险，由于血肿会压迫正中神经而导致永久性神经损伤[40]。开放手术入路可减少这种风险，因为缝合时肱动脉鞘是显露的。因此，我们提倡尽可能通过开放手术获取上肢血管入路。当选择经皮穿刺入路时，最安全的穿刺区域在肘前窝上方几厘米处，可以通过肱骨远端进行手动压迫止血。一般不建议在肱动脉入路使用血管闭合装置。

当需要更大口径的血管鞘时，可以在锁骨上或锁骨下显露腋动脉，通过外科缝合人工血管管道或直接穿刺获得。这种入路已被证明是安全的，并发症发生率较低，主要与邻近结构如腋窝静脉和臂丛神经损伤有关[41, 42]。心脏起搏器或隧道导管的存在可能会使显露变得困难，并增加并发症的风险，病理性肥胖或既往曾接受主动脉夹层外科手术的患者更是如此。

在 6F 鞘管能够满足手术需求的情况下，桡动脉入路也可作为选择。经验丰富的医生在实施经皮桡动脉入路时，并发症如血肿（＜1%）和假性动脉瘤（＜0.1%）的发生率均较低[43, 44]。术前评估来自尺动脉的侧支血流情况非常必要，因为在掌深弓和掌浅弓完整的情况下，即使桡动脉因血栓形成发生闭塞，临床上也可能不会发生手部缺血事件[43]。

三、技术失误

（一）分支血管插管相关并发症

在联合潜望镜技术或开窗技术实施 EVAR 过程中，当目标血管选择性插管并植入分支支架时可能会出现一些问题。如果导丝导管不能选择进入目标血管，那么理论上就不能植入桥接支架。

影响导管插管的解剖学因素包括血管开口部位严重钙化、迂曲和成角等[45]。术前详细评估横断面影像，大部分问题可以预知，并且可以提前准备需要的额外材料，如可控鞘、带角度的导管和不同类型的导丝等。在植入主体支架移植物之前，对任何有难度的目标血管预置导丝及使用融合成像系统，有助于保证手术成功。如果 FEVAR 中插管失败是由于器械设计不佳和开窗位置与目标血管对位不良造成，这可能将是不可恢复的情况。这将在接下来的主题"百叶窗"中进一步展开讨论。

一旦目标血管插管成功，血管自身或它所供应的终端器官就有受损伤的风险。这种情况常发生在肾动脉[46]。金属导丝误入歧途所造成的肾穿孔可能是自限性的，但也可能导致严重的出血或瘘管形成（图 9-3）[45]。在极少数情况下，可能需要进行动脉栓塞甚至急诊外科探查，因此应注意始终保持金属导丝的头端在视野范围之内。应考虑使用软头导丝或弯头加硬导丝，特别是具有挑战角度或较短肾动脉锚定区的情况下。

目标血管夹层可能发生在操作导丝或植入桥接支架的过程中[47]。当发生这种情况并在术中被及时发现时，关注的重点应该放在保持终端器官血流灌注方面。如果夹层很小且不限制血流，则可以保守观察。在更严重的情况下，可以额外植入一个金属裸支架来固定远端的内膜片。对于真、假腔难以即刻分辨等更加复杂的情况，血管内超声（intravascular ultrasound，IVUS）非常有帮助，并有助于确定补救支架的规格型号。

（二）百叶窗

开窗主动脉瘤血管腔内修复术（FEVAR）成功与否，高度依赖于详尽的术前计划。开窗需要精确定位，以便与合适的目标血管准确对位，方允许插管和（或）桥接支架。开窗和目标靶点对位不良会导致"百叶窗"现象，这时会发生部分管腔被堵塞。在严重的情况下，甚至可能导管完全无法进入目标血管，并导致预期的内脏靶分支血管丢失（图 9-4）。Zenith 开窗装置（Cook Medical，Bloomington，IN）最常见的配置包括

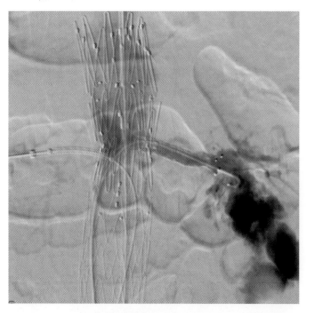

▲ 图 9-3 开窗主动脉瘤修复术中左肾动脉导丝穿孔，可见明显的对比剂外溢，最终为控制出血牺牲肾动脉并行栓塞治疗

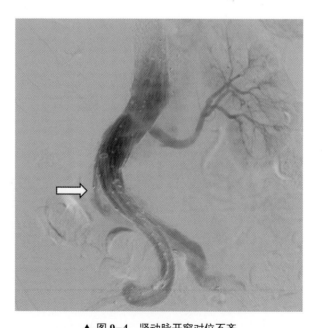

▲ 图 9-4 肾动脉开窗对位不齐
右肾动脉开窗由于严重错位导致插管失败。主动脉造影显示左肾动脉支架充盈良好，而右肾动脉支架无对比剂充盈。对比剂通过开窗窗口外溢引起内漏发生（白箭）

双侧小的肾动脉开窗，通过开窗用覆膜支架进行桥接[48]。分支覆膜支架的作用是纠正和消除任何微小的"百叶窗"问题，并保证肾脏血流。

"百叶窗"现象在肠系膜上动脉更为常见，该位置常常会开一个大的窗或槽，无须植入分支支架[48-50]。虽然经常发生不同程度的"百叶窗"现象，但临床上结果各异。我们的一项研究中，大约50%的患者在不同的血管发生"百叶窗"现象，所导致的管腔缩小为12%~40%，却没有任何后续的临床事件发生[49]。在FEVAR时，对于大的开窗我们通常不植入支架。另外，Lala等发现约43%未植入开窗支架的肠系膜上动脉明确发生"百叶窗"现象，导致多个肠系膜上动脉出现狭窄，还有一个发生闭塞[50]。因此，作者建议在条件允许的情况下，对开槽和大的开窗应常规植入支架。

为了防止发生"百叶窗"现象，决定是否植入支架需要视具体情况而定。一旦装置完全打开，通过在SMA所预置的导丝能够准确指引开窗进行对位。支架释放完成后，若血管造影显示肠系膜动脉血流受到影响时，可以通过球囊膨胀试验或血管内超声进一步了解开窗与目标血管错位的程度。考虑到SMA急性闭塞存在潜在的致命性结果，谨慎起见，如果高度怀疑肠系膜动脉血流受到严重影响，应该植入桥接支架。

四、内漏

任何主动脉血管腔内治疗均有发生内漏的风险。然而，一些近肾动脉瘤腔内修复术所特有的内漏尤其值得关注，主要与近端封闭和分支血管有关。这包括平行支架相关的"沟槽"样内漏（Ⅰa型），以及开窗修复相关的支架接合处（Ⅲ型）和远端分支（Ⅰc型）内漏。

（一）沟槽样内漏

当实施烟囱或潜望镜等平行支架技术时，在平行支架组件之间可能会发生Ⅰa型内漏，这是源于支架的形态呈圆形的特点，通常称之为"沟槽样内漏"（图9-5）[36, 51]。"沟槽"的数量随着平行支架数量的增加而增加，与之相对应的"沟槽样内漏"的风险也在增加[52, 53]。在PERICLES注册研究中，超过500名患者接受了潜望镜技术修复，其中术中"沟槽样内漏"的发生率为7.9%[54]。然而，在采用反复对吻球囊扩张和植入额外的主动脉袖套支架等补救措施后，这一比例下降到2.9%。随访中，CT成像显示除2例患者外，其

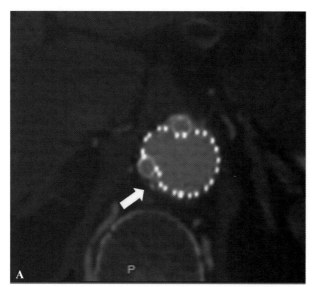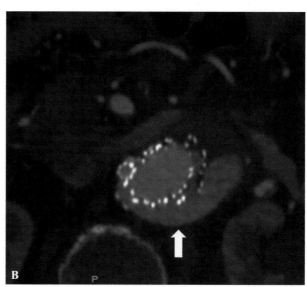

▲ 图9-5 联合烟囱技术腔内修复术（ChEVAR）中"沟槽样内漏"

A. 在主体支架和右肾动脉烟囱支架之间的后方可见一个小的沟槽（白箭）；B. 这与CTA早期显示的内漏有关（白箭）

余患者均恢复正常，尽管这 2 例患者最终都需要移除移植物。虽然"沟槽样内漏"确实影响近端密封效果，但有证据显示，该种内漏与传统的 Ⅰa 型内漏相比具有较为良好的自然病程。在一项单中心研究中，术后首次影像学研究发现"沟槽样内漏"发生率约为 30%。18 个月随访结果显示，88.4% 的患者自行痊愈，动脉瘤腔直径在有无"沟槽样内漏"患者人群中无明显差异[55]。

一种新的策略被用来降低"沟槽样内漏"的风险，即所谓的"虎眼"技术[56]。这里，植入一个有一定放大率的球扩式支架用作烟囱支架，并在其中送入一个自膨式支架，暂不释放。然后在主体移植物近端封闭区用球囊进行扩张，有效挤压并压平烟囱支架。最后，释放其中的自膨式支架，制造一个类似"眼睛"的形状，从而填充"沟槽"空间。

对于持续存在并导致动脉瘤体持续扩大的"沟槽样内漏"，多种补救措施均可以采纳。文献中曾经报道使用弹簧圈或其他栓塞材料对"沟槽样内漏"进行栓塞治疗[57]，也有使用"腔内铆钉"（Medtronic，Minneapolis，MN）的报道[58]。在极少数情况下，甚至可能需要移除移植物后实施开放胸腹主动脉修复术。

（二）分支支架内漏

有几个内漏位置与桥接支架相关，并且是开窗型和分支型主动脉修复术（B/FEVAR）特有的。这主要包括来自移植物 - 分支支架接口处的 Ⅲ 型内漏和分支支架 - 靶血管接口处的 Ⅰc 型内漏。值得庆幸的是，在合适支架尺寸和周密计划下，这些问题相对少见。Mastracci 等报道一组 650 名接受 B/FEVAR 的患者总共包含 1679 个分支支架的研究，显示需要再次干预的分支支架相关内漏概率肾动脉仅为 2.5%，SMA 为 3.9%，腹腔干分支为 2.8%[18]。由于分支支架近端位于主体移植物内，血管造影和 CT 显示内漏发生较早，并且与 Ⅰa 型内漏同时出现，因此很难对这些内漏做出准确诊断[59]。

位于开窗和支架主体连接点的 Ⅲ 型内漏，是瘤腔压力持续存在的潜在来源。为了防止这些情况发生，桥接支架的尺寸需要与开窗的大小相匹配，植入时要有足够的重叠区，并且突入主体内部。尽管可以选择多种不同的桥接支架[60]，我们推荐使用球扩式覆膜支架，如 Gore VBX（W.L. Gore，Flagstaff，AZ）或 iCast（Atrium Medical，Hudson，NH）。可以允许使用超过开窗直径数毫米的普通血管成形球囊对分支支架的近端进行后扩张，并使其呈喇叭状展开。对于标准的 6mm×6mm 或 6mm×8mm 开窗，直径 9~10mm 的球囊可以提供良好的近端扩张效果，并有助于密封重叠区域。当密封不充分时，可以考虑重复球囊扩张，甚至在重叠区域额外植入支架。然而，假如在这些操作后术中血管造影显示仍有少量、持续存在的内漏，大多数可以安全地持续观察，无须干预也可自行消失[59]。

发生于分支支架与靶血管交接处的 Ⅰc 型内漏非常少见[18]，但值得特别关注。这些情况的发生很可能是由于支架直径的选择或释放的位置不当引起的。如果支架直径较小，则对远端密封区域进行轻度扩张也许可以解决内漏问题。如果该方法尝试失败，或者支架植入到较为扭曲或弯曲的血管部位，那么也可以考虑在远端延伸一个自膨式金属裸支架来解决。延展支架可以是覆膜支架或柔顺性较好的自膨式金属裸支架，但需要注意避免覆盖主要分支血管，这样可能会引起终末器官缺血。

最后，一些少见的并发症可能发生在分支支架本身，包括支架断裂和（或）覆膜破损、组件分离（当有多个桥接支架时）、支架与目标血管分离等。这些很容易通过补救性支架植入以最大限度扩大重叠和密封区域的方法来解决。

五、分支支架通畅率与相关再干预

在内脏动脉段以下，近肾腹主动脉瘤血管腔内修复术与任何其他 EVAR 也有类似的失败情况。较为特别之处在于，这些腔内修复术长期成功（或失败）与否，很大程度上取决于内脏动脉分支的通畅情况，以及是否需要再次干预[18]。这些长期并发症确实很重要，但统计数据显示，在大多数情况下分支支架闭塞实际上是一种可以挽救的情况，并且很少导致严重的临床后果，万一发生肾动脉支架闭塞，需要进行永久性肾脏替代治疗等[61]。血管腔内补救措施包括简单的球囊成形术和注射组织纤溶酶原激活剂溶栓治疗，也可以采用不同的血栓抽吸装置清除血栓等更为复杂的技术（图9-6）。

（一）烟囱/潜望镜支架

一直以来，文献报道平行烟囱支架整体通畅率较好。多个系列研究均报道短期（6～12个月）通畅率超过90%[36, 62-65]。最大的系列来自PERICLES多中心注册研究，该研究报道了近900例烟囱支架的结果，平均随访时间为17个月。一期通畅率为94%，二期通畅率为95.3%[54]。其他较小的系列研究也有类似的报道。Lachat等[66]报道在平均25个月的随访中，总体通畅率为98%；Lee等[67]报道2年一期通畅率为95%。平行分支支架通畅情况的长期研究即将进行，这对于建立ChEVAR作为一种合理的治疗策略非常重要。

血管腔内技术挽救烟囱支架闭塞是可行的，

特别是在急性期发现。在PERICLES注册研究中，总体二次干预率为6.6%，其中超过半数是处理分支闭塞问题[54]。这些二次干预手术成功率为62%（8/13例），提示当发现分支支架闭塞时，至少值得尝试重新开通。总的来说，在其他研究中再干预率为4%～15%，侧面证实了ChEVAR的长期持久性[67, 68]。

（二）开窗支架

FEVAR的长期持久性同样依赖于分支支架的通畅情况。在美国，唯一可用的商业化的装置是Zenith开窗支架（ZFEN，Cook Medical，Bloomington，In），在临床试验和真实世界中均表现出色。在平均33个月的随访过程中，ZFEN的关键试验报道了22%的二次再干预率，其中73%是由于分支支架闭塞[69]。幸运的是大部分闭塞的分支支架可以挽救，一期和二期通畅率分别为81%和97%。

GLOBALSTAR注册研究报道了在英国300多名患者接受FEVAR治疗的真实世界结果，同样具有良好的长期通畅率。该项研究中，第1、第2和第3年免于靶血管丢失的占比分别为93%、91%和85%，免于晚期二次干预的占比分别为90%、86%和70%[70]。即使再次闭塞，靶血管的高通畅率也提高了这种情况的可挽救性。最

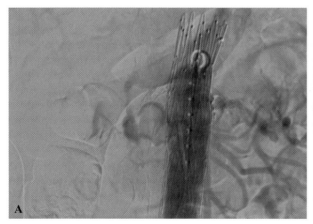 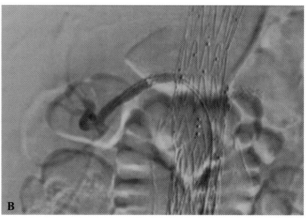

▲ 图 9-6　肾动脉支架闭塞的腔内挽救修复

A. 最初的主动脉造影显示左肾动脉支架充盈良好，但右肾动脉无对比剂充盈；B. 在送入导管、注射 tPA 和球囊血管成形术后，右肾动脉支架血流非常通畅

可靠的单中心经验也证实了这些结果，显示 4～5 年长期通畅率在 85%～92%[18, 71]。

六、结论

近肾动脉瘤的腔内修复非常复杂，并伴有多种潜在的并发症。然而总体来说，ChEVAR 和 FEVAR 结果都非常满意。了解不同治疗技术独特而潜在的陷阱并提前制订计划，将有助于确保成功，并使这些患者具有最好的长期结果。

参考文献

[1] Locham S, Faateh M, Dhaliwal J, Nejim B, DakourAridi H, Malas MB. Outcomes and cost of fenestrated versus standard endovascular repair of intact abdominal aortic aneurysm in the United States. J Vasc Surg. 2019 Apr 1;69(4): 1036–1044.e1.

[2] Westin GG, Rockman CB, Sadek M, Ramkhelawon B, Cambria MR, Silvestro M, et al. Increased ischemic complications in fenestrated and branched endovascular abdominal aortic repair compared with standard endovascular aortic repair. J Vasc Surg [Internet]. 2020 Feb 17 [cited 2020 Apr 25]; Available from: http://www.sciencedirect.com/science/article/pii/S0741521419325364

[3] Glebova NO, Selvarajah S, Orion KC, Black JH, Malas MB, Perler BA, et al. Fenestrated endovascular repair of abdominal aortic aneurysms is associated with increased morbidity but comparable mortality with infrarenal endovascular aneurysm repair. J Vasc Surg. 2015 Mar 1; 61(3): 604–10.

[4] Ultee KHJ, Zettervall SL, Soden PA, Darling J, Verhagen HJM, Schermerhorn ML. Perioperative outcome of endovascular repair for complex abdominal aortic aneurysms. J Vasc Surg. 2017;65(6): 1567–75.

[5] Doonan RJ, Girsowicz E, Dubois L, Gill HL. A systematic review and meta-analysis of endovascular juxtarenal aortic aneurysm repair demonstrates lower perioperative mortality compared with open repair. J Vasc Surg. 2019 Dec; 70(6): 2054–2064.e3.

[6] Katsargyris A, Oikonomou K, Klonaris C, Töpel I, Verhoeven ELG. Comparison of outcomes with open, fenestrated, and chimney graft repair of juxtarenal aneurysms: Are we ready for a paradigm shift? J Endovasc Ther. 2013 Apr 1;20(2): 159–69.

[7] Varkevisser RRB, O'Donnell TFX, Swerdlow NJ, Liang P, Li C, Ultee KHJ, et al. Fenestrated endovascular aneurysm repair is associated with lower perioperative morbidity and mortality compared with open repair for complex abdominal aortic aneurysms. J Vasc Surg. 2018 Dec 12.

[8] Starnes BW, Heneghan RE, Tatum B. Midterm results from a physician-sponsored investigational device exemption clinical trial evaluating physician-modified endovascular grafts for the treatment of juxtarenal aortic aneurysms. J Vasc Surg. 2017 Feb; 65(2): 294–302.

[9] O'Donnell TFX, Boitano LT, Deery SE, Schermerhorn ML, Schanzer A, Beck AW, et al. Open Versus Fenestrated Endovascular Repair of Complex Abdominal Aortic Aneurysms: Ann Surg. 2020 May; 271(5): 969–77.

[10] Mastracci TM, Eagleton MJ, Kuramochi Y, Bathurst S, Wolski K. 12-year results of fenestrated endografts for juxtarenal and group IV thoracoabdominal aneurysms. J Vasc Surg. 2015 Feb; 61(2): 355–64.

[11] Kristmundsson T, Sonesson B, Dias N, Törnqvist P, Malina M, Resch T. Outcomes of fenestrated endovascular repair of juxtarenal aortic aneurysm. J Vasc Surg. 2014 Jan 1;59(1): 115–20.

[12] Boyle JR. Acute kidney injury predicts mortality after endovascular aortic repair. Eur J Vasc Endovasc Surg. 2015 Oct 1;50(4): 431.

[13] Black SA, Brooks MJ, Naidoo MN, Wolfe JHN. Assessing the Impact of Renal Impairment on Outcome after Arterial Intervention: A Prospective Review of 1559 Patients. Eur J Vasc Endovasc Surg. 2006 Sep 1;32(3): 300–4.

[14] Nordon IM, Hinchliffe RJ, Holt PJ, Loftus IM, Thompson MM. Modern Treatment of Juxtarenal Abdominal Aortic Aneurysms with Fenestrated Endografting and Open Repair – A Systematic Review. Eur J Vasc Endovasc Surg. 2009 Jul 1;38(1): 35–41.

[15] Martin-Gonzalez T, Pinçon C, Maurel B, Hertault A, Sobocinski J, Spear R, et al. Renal Outcomes Following Fenestrated and Branched Endografting. Eur J Vasc Endovasc Surg. 2015 Oct 1;50(4): 420–30.

[16] Marzelle J, Presles E, Becquemin J. Results and Factors Affecting Early Outcome of Fenestrated and/or Branched Stent Grafts for Aortic Aneurysms: A Multicenter Prospective Study. Ann Surg. 2015 Jan; 261(1): 197–206.

[17] Tran K, Fajardo A, Ullery BW, Goltz C, Lee JT. Renal function changes after fenestrated endovascular aneurysm repair. J Vasc Surg. 2016 Aug; 64(2): 273–80.

[18] Mastracci TM, Greenberg RK, Eagleton MJ, Hernandez AV. Durability of branches in branched and fenestrated endografts. J Vasc Surg. 2013 Apr 1;57(4): 926–33.

[19] Timaran DE, Soto M, Knowles M, Modrall JG, Rectenwald JE, Timaran CH. Safety and effectiveness of total percutaneous access for fenestrated endovascular aortic aneurysm repair. J Vasc Surg. 2016; 64(4): 896–901.

[20] Cao Z, Wu W, Zhao K, Zhao J, Yang Y, Jiang C, et al. Safety and Efficacy of Totally Percutaneous Access Compared with Open Femoral Exposure for Endovascular Aneurysm Repair: A Metaanalysis. J Endovasc Ther. 2017 Apr 1;24(2): 246–53.

[21] Agrusa CJ, Meltzer AJ, Schneider DB, Connolly PH. Safety and Effectiveness of a "PercutaneousFirst" Approach to Endovascular Aortic Aneurysm Repair. Ann Vasc Surg. 2017 Aug; 43: 79–84.

[22] Souza LR de, Oderich GS, Banga PV, Hofer JM, Wigham JR, Cha S, et al. Outcomes of total percutaneous endovascular aortic repair for thoracic, fenestrated, and branched endografts. J Vasc Surg. 2015 Dec 1;62(6): 1442–1449.e3.

[23] Buck DB, Karthaus EG, Soden PA, Ultee KHJ, van Herwaarden JA, Moll FL, et al. Percutaneous versus femoral cutdown access for endovascular aneurysm repair. J Vasc Surg. 2015 Jul; 62(1): 16–21.

[24] Hajibandeh S, Hajibandeh S, Antoniou SA, Child E, Torella F, Antoniou GA. Percutaneous access for endovascular aortic aneurysm repair: A systematic review and meta-analysis. Vascular. 2016 Dec; 24(6): 638–48.

[25] Inagaki E, Farber A, Siracuse JJ, Mell MW, Rybin DV, Doros G, et al. Routine use of ultrasound guidance in femoral arterial access for peripheral vascular intervention decreases groin hematoma rates in high-volume surgeons. Ann Vasc Surg. 2018 Aug; 51: 1–7.

[26] Kalish J, Eslami M, Gillespie D, Schermerhorn M, Rybin D, Doros G, et al. Routine use of ultrasound guidance in femoral arterial access for peripheral vascular intervention decreases groin hematoma rates. J Vasc Surg. 2015 May; 61(5): 1231–8.

[27] Naddaf A, Williams S, Hasanadka R, Hood DB, Hodgson KJ. Predictors of Groin Access Pseudoaneurysm Complication: A 10-Year Institutional Experience. Vasc Endovascular Surg. 2020 Jan; 54(1): 42–6.

[28] Levin SR, Farber A, Bertges DJ, Ferris M, Cheng TW, Arinze N, et al. Larger Sheath Size for Infrainguinal Endovascular Intervention Is Associated With Minor but Not Major Morbidity or Mortality. Ann Vasc Surg. 2019 Oct; 60: 327–334.e2.

[29] Shah SK, Parodi FE, Eagleton MJ, Bena JF, Clair DG. Iliac injury during abdominal and thoracic aortic endovascular intervention. J Vasc Surg. 2016; 64(3): 726–30.

[30] Dahdouh Z, Roule V, Grollier G. Life-threatening iliac artery rupture during transcatheter aortic valve implantation (TAVI): diagnosis and management. Heart Br Card Soc. 2013 Aug; 99(16): 1217–8.

[31] Obon-Dent M, Reul RM, Mortazavi A. Endovascular iliac rescue technique for complete arterial avulsion after transcatheter aortic valve replacement. Catheter Cardiovasc Interv Off J Soc Card Angiogr Interv. 2014 Aug 1;84(2): 306–10.

[32] Brinster DR. Minimally invasive technique for iliac revascularization after large-bore sheath traumatic avulsion. Innov Phila Pa. 2009 Jan; 4(1): 43–5.

[33] Noori VJ, Eldrup-Jørgensen J. A systematic review of vascular closure devices for femoral artery puncture sites. J Vasc Surg. 2018; 68(3): 887–99.

[34] Dosluoglu HH, Cherr GS, Harris LM, Dryjski ML. Total percutaneous endovascular repair of abdominal aortic aneurysms using Perclose ProGlide closure devices. J Endovasc Ther Off J Int Soc Endovasc Spec. 2007 Apr; 14(2): 184–8.

[35] Bechara CF, Annambhotla S, Lin PH. Access site management with vascular closure devices for percutaneous transarterial procedures. J Vasc Surg. 2010 Dec; 52(6): 1682–96.

[36] Lee JT, Greenberg JI, Dalman RL. Early experience with the snorkel technique for juxtarenal aneurysms. J Vasc Surg. 2012 Apr; 55(4): 935–46; discussion 945–46.

[37] Lavingia KS, Dua A, Stern JR. Upper extremity access options for complex endovascular aortic interventions. J Cardiovasc Surg (Torino). 2018 Jun;59(3):360–7.

[38] Plotkin A, Ding L, Han SM, Oderich GS, Starnes BW, Lee JT, et al. Association of upper extremity and neck access with stroke in endovascular aortic repair. J Vasc Surg. 2020 Nov;72(5):1602–9.

[39] Alvarez-Tostado JA, Moise MA, Bena JF, Pavkov ML, Greenberg RK, Clair DG, et al. The brachial artery: a critical access for endovascular procedures. J Vasc Surg. 2009 Feb; 49(2): 378–85; discussion 385.

[40] Kret MR, Dalman RL, Kalish J, Mell M. Arterial cutdown reduces complications after brachial access for peripheral vascular intervention. J Vasc Surg. 2016 Jul; 64(1): 149–54.

[41] Stern JR, Ellozy SH, Connolly PH, Meltzer AJ, Schneider DB. Utility and safety of axillary conduits during endovascular repair of thoracoabdominal

aneurysms. J Vasc Surg. 2017; 66(3): 705–10.

[42] Wooster M, Powell A, Back M, Illig K, Shames M. Axillary Artery Access as an Adjunct for Complex Endovascular Aortic Repair. Ann Vasc Surg. 2015 Nov; 29(8): 1543–7.

[43] Cortese B, Rigattieri S, Aranzulla TC, Russo F, Latib A, Burzotta F, et al. Transradial versus transfemoral ancillary approach in complex structural, coronary, and peripheral interventions. Results from the multicenter ancillary registry: A study of the Italian Radial Club. Catheter Cardiovasc Interv. 2018 Jan;91(1): 97–102.

[44] Stern JR, Elmously A, Smith MC, Connolly PH, Meltzer AJ, Schneider DB, et al. Transradial interventions in contemporary vascular surgery practice. Vascular. 2019 Feb;27(1):110–16.

[45] Huang IKH, Renani SA, Morgan RA. Complications and Reinterventions After Fenestrated and Branched EVAR in Patients with Paravisceral and Thoracoabdominal Aneurysms. Cardiovasc Intervent Radiol. 2018 Jul 1;41(7): 985–97.

[46] Verhoeven ELG, Vourliotakis G, Bos WTGJ, Tielliu IFJ, Zeebregts CJ, Prins TR, et al. Fenestrated stent grafting for short-necked and juxtarenal abdominal aortic aneurysm: an 8-year singlecentre experience. Eur J Vasc Endovasc Surg. 2010 May; 39(5): 529–36.

[47] Watanabe Y, Aramoto H, Asano R, Furuichi S, Sumiyoshi T, Takanashi S. Iatrogenic renal artery dissection uncommon complication during aortic endovascular repair. JACC Cardiovasc Interv. 2010 Sep; 3(9): 986–7.

[48] Simons JP, Shue B, Flahive JM, Aiello FA, Steppacher RC, Eaton EA, et al. Trends in use of the only Food and Drug Administration-approved commercially available fenestrated endovascular aneurysm repair device in the United States. J Vasc Surg. 2017;65(5): 1260–9.

[49] Ullery BW, Lee GK, Lee JT. Shuttering of the superior mesenteric artery during fenestrated endovascular aneurysm repair. J Vasc Surg. 2014 Oct; 60(4): 900–7.

[50] Lala S, Knowles M, Timaran D, Baig MS, Valentine J, Timaran C. Superior mesenteric artery outcomes after fenestrated endovascular aortic aneurysm repair. J Vasc Surg. 2016 Sep; 64(3): 692–7.

[51] Ullery BW, Lee JT, Dalman RL. Snorkel/chimney and fenestrated endografts for complex abdominal aortic aneurysms. J Cardiovasc Surg (Torino). 2015 Oct; 56(5): 707–17.

[52] Donas KP, Pecoraro F, Torsello G, Lachat M, Austermann M, Mayer D, et al. Use of covered chimney stents for pararenal aortic pathologies is safe and feasible with excellent patency and low incidence of endoleaks. J Vasc Surg. 2012 Mar 1;55(3): 659–65.

[53] Taneva GT, Criado FJ, Torsello G, Veith F, Scali ST, Kubilis P, et al. Results of chimney endovascular aneurysm repair as used in the PERICLES Registry to treat patients with suprarenal aortic pathologies. J Vasc Surg. 2020 May 1;71(5): 1521–27.el.

[54] Donas KP, Lee JT, Lachat M, Torsello G, Veith FJ, PERICLES investigators. Collected world experience about the performance of the snorkel/chimney endovascular technique in the treatment of complex aortic pathologies: the PERICLES registry. Ann Surg. 2015 Sep; 262(3): 546–53; discussion 552–3.

[55] Ullery BW, Tran K, Itoga NK, Dalman RL, Lee JT. Natural history of gutter-related type Ia endoleaks after snorkel/chimney endovascular aneurysm repair. J Vasc Surg. 2017 Apr; 65(4): 981–90.

[56] Minion D. Molded Parallel Endografts for Branch Vessel Preservation during Endovascular Aneurysm Repair in Challenging Anatomy. Int J Angiol Off Publ Int Coll Angiol Inc. 2012 Jun; 21(2): 81–4.

[57] Ikoma A, Nakai M, Sato M, Nishimura Y, Okamura Y. Embolization of a perigraft gutter leak with coils and N-butyl cyanoacrylate through the pseudolumen using a triple coaxial catheter system after endovascular aortic repair with a chimney graft. J Vasc Interv Radiol. 2014 Oct; 25(10): 1648–50.

[58] Donselaar EJ, van der Vijver-Coppen RJ, van den Ham LH, Lardenoye JWHP, Reijnen MMPJ. EndoAnchors to Resolve Persistent Type Ia Endoleak Secondary to Proximal Cuff With Parallel Graft Placement. J Endovasc Ther. 2016 Feb; 23(1): 225–8.

[59] Swerdlow NJ, McCallum JC, Liang P, Li C, O'Donnell TFX, Varkevisser RRB, et al. Select type I and type III endoleaks at the completion of fenestrated endovascular aneurysm repair resolve spontaneously. J Vasc Surg. 2019 Aug 1;70(2): 381–90.

[60] Torsello GF, Beropoulis E, Munaò R, Trimarchi S, Torsello GB, Austermann M. Outcomes of bridging stent grafts in fenestrated and branched endovascular aortic repair. J Vasc Surg [Internet]. 2020 Jan 19 [cited 2020 Apr 25]; Available from: http://www.sciencedirect.com/science/article/pii/S0741521419326436

[61] Heidemann F, Kölbel T, Debus ES, Diener H, Carpenter SW, Rohlffs F, et al. Renal Function Salvage After Delayed Endovascular Revascularization of Acute Renal Artery Occlusion in Patients With Fenestrated-Branched Endovascular Aneurysm Repair or Visceral Debranching. J Endovasc Ther. 2018 Aug 1;25(4): 466–73.

[62] Donas KP, Eisenack M, Panuccio G, Austermann M, Osada N, Torsello G. The role of open and endovascular treatment with fenestrated and chimney endografts for patients with juxtarenal aortic aneurysms. J Vasc Surg. 2012 Aug; 56(2): 285–90.

[63] Tolenaar JL, Zandvoort HJA, Moll FL, van Herwaarden JA. Technical considerations and results of chimney grafts for the treatment of juxtarenal aneursyms. J Vasc Surg. 2013 Sep; 58(3): 607–15.

[64] Igari K, Kudo T, Uchiyama H, Toyofuku T, Inoue Y. Early Experience with the Endowedge Technique and Snorkel Technique for Endovascular Aneurysm Repair with Challenging Neck Anatomy. Ann Vasc Dis. 2014; 7(1): 46–51.

[65] Donas KP, Torsello GB, Piccoli G, Pitoulias GA, Torsello GF, Bisdas T, et al. The PROTAGORAS study to evaluate the performance of the Endurant stent graft for patients with pararenal pathologic processes treated by the chimney/snorkel endovascular technique. J Vasc Surg. 2016 Jan 1;63(1): 1–7.

[66] Lachat M, Veith FJ, Pfammatter T, Glenck M, Bettex D, Mayer D, et al. Chimney and Periscope Grafts Observed Over 2 Years After Their Use to Revascularize 169 Renovisceral Branches in 77 Patients With Complex Aortic Aneurysms. J Endovasc Ther. 2013 Oct 1;20(5): 597–605.

[67] Lee JT, Varu VN, Tran K, Dalman RL. Renal function changes after snorkel/chimney repair of juxtarenal aneurysms. J Vasc Surg. 2014 Sep; 60(3): 563–70.

[68] Suominen V, Pimenoff G, Salenius J. Fenestrated and Chimney Endografts for Juxtarenal Aneurysms: Early and Midterm Results. Scand J Surg. 2013 Sep 1;102(3): 182–8.

[69] Oderich GS, Greenberg RK, Farber M, Lyden S, Sanchez L, Fairman R, et al. Results of the United States multicenter prospective study evaluating the Zenith fenestrated endovascular graft for treatment of juxtarenal abdominal aortic aneurysms. J Vasc Surg. 2014 Dec; 60(6): 1420–1428.e1-5.

[70] British Society for Endovascular Therapy and the Global Collaborators on Advanced Stent-Graft Techniques for Aneurysm Repair (GLOBALSTAR) Registry. Early results of fenestrated endovascular repair of juxtarenal aortic aneurysms in the United Kingdom. Circulation. 2012 Jun 5;125(22): 2707–15.

[71] Grimme FAB, Zeebregts CJ, Verhoeven ELG, Bekkema F, Reijnen MMJP, Tielliu IFJ. Visceral stent patency in fenestrated stent grafting for abdominal aortic aneurysm repair. J Vasc Surg. 2014 Feb; 59(2): 298–306.

拓展阅读

[1] Oderich GS, Greenberg RK, Farber M, Lyden S, Sanchez L, Fairman R, et al. Results of the United States multicenter prospective study evaluating the Zenith fenestrated endovascular graft for treatment of juxtarenal abdominal aortic aneurysms. J Vasc Surg. 2014 Dec;60(6):1420–1428.e1-5.

[2] Donas KP, Lee JT, Lachat M, Torsello G, Veith FJ, PERICLES investigators. Collected world experience about the performance of the snorkel/chimney endovascular technique in the treatment of complex aortic pathologies: the PERICLES registry. Ann Surg. 2015 Sep;262(3):546–53; discussion 552-553.

胸主动脉瘤和主动脉夹层腔内修复术并发症

Complications of endovascular repair of thoracic aortic aneurysms/dissections

Hazel L. Marecki　　Jessica P. Simons　著

翟水亭　译

第 10 章

血管腔内修复术被报道用于治疗腹主动脉瘤后不久，一些医生和创新派就考虑将这种治疗方法用于治疗胸主动脉病变。1994 年，Dake 等首先报道胸主动脉腔内修复术（thoracic endovas-cular aortic repair，TEVAR）治疗胸主动脉瘤，为胸主动脉瘤外科治疗提供一种安全的替代方法[1]。2005 年，首款被应用于 TEVAR 的胸主动脉支架是美国戈尔公司的胸主动脉支架移植物（W. L. Gore & Associates，Flagstaff，AZ）。自此，一些其他品牌的胸主动脉支架相继上市并在设计方面不断迭代更新，包括减小输送鞘直径、加强支架贴壁性，以及增大支架直径和长度等（表 10-1）。

当时，第一代胸主动脉支架仅被美国 FDA 批准用于治疗胸主动脉瘤（尤其是主动脉直径 > 6cm、囊状动脉瘤 > 2cm 和症状性动脉瘤）[2]，现在，TEVAR 应用范围的扩展主要基于来自美国和欧洲国家的专家共识和治疗指南[3-5]，其中包括 TEVAR 用于治疗假性动脉瘤、外伤性主动脉创伤、穿透性溃疡（溃疡直径 > 20mm 且瘤颈 > 10mm）、壁间血肿、症状性 B 型夹层和直径 > 5.5cm 的胸主动脉瘤等[2]。虽然 TEVAR 应用于治疗 B 型主动脉夹层已有研究[6, 7]，但至少在这篇著作发表之时，一直存在争议。相对而言，几乎很少有 TEVAR 治疗严格禁忌证；即使有，也多局限在解剖学考量，即不适当的远 / 近端锚定区或血管入路。结缔组织病[8]和感染性主动脉疾病[9]已被列为相对禁忌证，尽管也有一些文章报道 TEVAR 用于治疗这类疾病[10, 11]。

相较于腹主动脉瘤腔内修复术，目前尚缺乏 TEVAR 与外科手术治疗胸主动脉病变的直接对比研究，大部分研究是基于对特殊支架装置与其之前对比的前瞻性试验[12]，一部分研究与降低病变的术后复发相关，同时反映出一种主流思想，那就是 TEVAR 能显著减少胸主动脉修复术并发症发生率[13-16]。以往的资料显示，在择期外科手术中，胸主动脉疾病外科修复术的相关死亡率和脊髓截瘫发生率分别为 4.8% 和 4.6%[17]，破裂胸主动脉瘤的外科治疗，即使在条件很好的医学中心，死亡率也会高达 25% 以上[9]。

一项来自美国（2006—2007 年）针对胸主动脉瘤患者接受 TEVAR 和外科手术治疗的回顾性对比分析显示，TEVAR 组患者住院时间较短仅 1.3 天，并发症发生率减少约 60%，尽管 TEVAR 组的患者年龄比外科组高约 10 岁[18]。一个系统性回顾研究和 Meta 分析显示，与外科手术相比，TEVAR 30 天全因死亡率和截瘫发生率显著降低[8]。与外科手术治疗破裂降主动脉瘤相比，TEVAR 能明显降低 30 天死亡率（19% vs. 33%）和 30 天心肌梗死、脑卒中和截瘫的发生率。

TEVAR 具有如此令人振奋的临床结果，尤其与以往的胸主动脉外科手术临床研究相比较。值得注意的是，TEVAR 并不能免于发生并发症

表 10-1 截至 2018 年 9 月美国食品药品管理局（FDA）批准用于胸主动脉腔内修复的覆膜支架

器械品牌	生产厂家	FDA 批准时间	适应证	支架材质	覆膜材质	近端锚定	最小非动脉瘤主动脉锚定区长度（mm）近端和远端	输送鞘外径（F）34mm 支架直径尺寸	全部输送鞘直径	支架直径范围（mm）	主动脉血管直径范围（mm）
Relay Plus	Bolton Medical	2012	TAA，PAU	Nitinol	聚酯编织物	无覆膜后释放设计	15～25	23	22～26	22～46	19～42
Zenith	Cook	2015	TAA，PAU	Nitinol	聚酯编织物	倒钩，无覆膜后释放设计	20	18	16～20	24～46	20～42
cTAG	Gore	2011	TAA，BTAI B 型夹层	Nitinol	ePTFE	部分覆膜支架导丝	20	25*	20～24	21～45	16～42
Valiant	Medtronic	2011	TAA，BTAI B 型夹层	Nitinol	聚酯编织物	无覆膜支架导丝	20	24	22～25	22～46	18～44

ePTFE. 聚四氯乙烯；Nitinol. 镍钛；TAA. 降主动脉瘤；PAU. 穿透性动脉粥样硬化性溃疡；BTAI. 钝性创伤性主动脉损伤。*. 需要独立的 22F 干性密封鞘，外径 8.2mm，相当于 25F（引自 Bodell B et al. Thoracic Endovascular Aortic Repair: Review of Current Devices and Treatment Options. Techniques in Vascular and Interventional Radiology 2018; Vol 21: 137–145.）

的风险。这些都将在本章描述，为了清楚起见，诸多并发症会根据时间框和潜在的基本原因进行组织，尽管在许多患者中一些并发症会有更叠和（或）同时共存。在传统的外科手术死亡率和并发症讨论中，公认围术期并发症与手术计划（判断）或手术实施（技术）相关。TEVAR 术后中远期并发症的病因学尚不清楚，也可能是多因素的，或可以反映出这种疾病的自然病程。在这一章里，最常见和（或）具有临床意义的胸主动脉腔内修复并发症都会涵盖其中，从围术期到远期并发症。

一、围术期并发症

TEVAR 围术期并发症总体发生率很低，但是，为确保满意的临床治疗效果，认识这些并发症的特殊风险是非常必要的。为了更好地整理和理解，我们按照引起并发症的基本原因（手术计划错误与手术实施错误）来进行罗列。值得注意的是，这些并发症类型之间可能存在重叠；即使在很好的条件下，也达不到并发症零发生。

在这一章，围术期并发症定义为术后 30 天内发生的并发症和与器械相关的并发症，包括一般并发症的讨论。

二、手术计划错误相关并发症

（一）脊髓缺血

脊髓缺血（spinal cord ischemia，SCI）也许是最为可怕的胸主动脉外科并发症之一，其发生率达 10%[14-16]。几个导致脊髓缺血的危险因素如下。

1. 主动脉的覆盖长度。

2. 主动脉外科手术史(包括腔内和外科手术)。

3. 侧支循环血管闭塞，如髂内动脉和椎动脉。

4. 术中低血压。

5. 围术期贫血。

因此，为避免发生脊髓缺血并发症，每一个危险因素都必须考虑在内[19]。首先，要收集详细的病史资料和进行全面的体格检查，记录既往外科手术史和基线神经系统检查。其次，仔细分析影像学资料。再次把重点放在确认既往外科手术史和侧支循环的通畅性上（图 10-1）。

术前计划应慎重考虑主动脉覆盖的长度。必

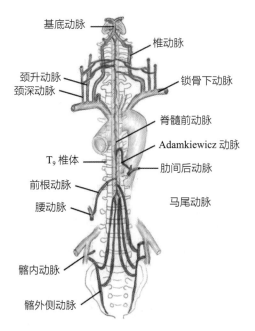

▲ 图 10-1 脊髓血供和侧支循环血管解剖

须在确定远、近端充分锚定之间取得平衡，同时避免覆盖非必须覆盖的主动脉，尤其是最常出现并发症的脊髓前动脉起源水平（Adamkiewicz 动脉位第 9～12 胸椎水平）。近端锚定至少有 20mm 健康血管，支架应平行主动脉壁放置。假如为达到这种放置要求必须覆盖左侧锁骨下动脉，建议行左锁骨下动脉血管重建（TEVAR 同期进行或分期实施），以保持椎动脉的血流。远端也同样需要至少 20mm 的锚定区。高分辨率 CTA 能显示粗大且术中可能牺牲掉的肋间血管，假如有必要，这些区域可作为锚定区[20]。

应尽量避免术中血压过低和失血过多导致的贫血。TEVAR 过程中，入路血管损伤是导致失血的最常见原因，如何减少入路血管损伤将后面讨论。

一旦完成了详细的脊髓缺血风险评估，脑脊液（cerebrospinal fluid，CSF）引流可作为预防 / 治疗脊髓缺血的辅助措施。覆盖主动脉达到或超过 200mm，或存在其他更高危的因素，可术前预置脑脊液引流管[21]。术中，支架一旦释放，便可开放脑脊液引流管，同时升高平均动脉压 > 90mmHg。保持 10～20ml/h 的脑脊液引流量，以

维持脑内压在 10mmHg 或稍低水平[22]。

（二）逆行性 A 型夹层

逆行性 A 型夹层（retrograde type A aortic dissection, RTAD）是比较少见的 TEVAR 并发症，但非常令人恐惧；一个近 9000 例大样本 Meta 分析显示，其发生率约为 2.5%，死亡率为 37%[23]。虽然也有人提出一些有关逆行性 A 型夹层的发生机制，但较低的发生率并不太适合统计学分析。总的来说，当 TEVAR 应用于以下的情况时，发生逆行性 A 型夹层并发症的风险可能会提高。

1. 马方综合征患者。

2. 急性期 / 慢性期夹层（与主动脉瘤相比而言）。

3. 较近端的锚定区（0～2 区）。

4. 近端支架直径超过锚定区主动脉直径的 15%。

5. 导丝操作粗暴或实施球囊后扩张。

也有人对具有近端裸支架设计的移植物结构提出了担忧，然而，这与文献产生了相悖的结果[23, 24]。如果缺乏更有力的证据支持，对于发生逆行性 A 型夹层并发症的个例，以上所列举的各种危险因素都应用考虑在内。

（三）后循环脑卒中

TEVAR 另外一个少见但致命的并发症是后循环脑卒中，发生率约为 3.1%[25]。它通常发生在左侧锁骨下动脉被覆盖的情况下。为获得足够的锚定区，有超过 20% 的主动脉瘤和夹层 TEVAR 修复术需要覆盖左侧锁骨下动脉[26]。左侧锁骨下动脉通过左侧椎动脉供应脑部血流，有超过 60% 的患者为左侧椎动脉优势型。而大多数围术期脑卒中被认为是栓塞事件（将在下面讨论），后循环脑卒中只是所有脑卒中的一部分，发生于椎动脉灌注缺失的区域。通常情况下，上肢对左锁骨下动脉覆盖而造成的低灌注有很好的耐受性。未行血管重建情况下而覆盖左侧锁骨下动脉，脑卒中的风险显著增加（尤其是后循环脑卒中），在覆盖左侧锁骨下动脉的情况下，术前重建左锁骨下动脉，脑卒发生率 < 2%，而不重建时脑卒中

发生率＞ 5%[27]。当计划覆盖左侧锁骨下动脉，又有充足的理由不能进行血管重建时，术前影像学评估就显得非常重要，首先要确认右侧椎动脉的通畅性及其与 Willis 环的连续性。增加后循环脑卒中风险的解剖学因素如下。

1. 计划覆盖左侧锁骨下动脉，但左侧椎动脉为优势型。

2. 右锁骨下动脉迷走、发育不良或缺如。

3. 左椎动脉终止于小脑下后动脉。

4. 左椎动脉起源异常，发自主动脉弓。

上述情况下，应慎重考虑进行椎动脉血管重建。

（四）入路血管损伤

入路血管损伤包括髂动脉夹层、破裂和血栓形成。事实上，仅 70% 的患者可经股动脉入路[28]。一个大系列的报道显示，入路血管并发症发生率为 20%，尽管 20% 以上的患者使用了髂动脉 – 人工血管管道[29]。

血栓形成最常见于术中未适量抗凝和在阻塞或接近阻塞的血管鞘内形成血栓，活化凝血时间目标值推荐＞ 250s。入路血管夹层和破裂的相关危险因素如下。

1. 髂动脉直径较小。

2. 严重和（或）长段狭窄。

3. 重度钙化。

4. 过度迂曲。

特别是髂血管直径必须在 7mm 或以上。虽然对造成髂血管损伤的血管迂曲程度的精确定义并不存在，仔细分析术前影像，并考虑到推进装置的力矢量与迂曲的髂血管相互作用（导致在某个固定点产生剪应力，如髂内动脉起始处），可能会对预防此类并发症有帮助。同样，在推送支架系统的过程中，血管严重钙化和狭窄也会形成额外的摩擦力而导致血管损伤。

术前注意到以上内容之后，建议考虑使用辅助器械以减少入路血管损伤。直径小、不伴有严重钙化的髂动脉可通过具有亲水涂层的系列血管

扩张器械来进行克服。也可以考虑通过外科或腔内的方法建立通道，外科技术建立通道可以通过显露的后腹膜入路，人工血管与主动脉或髂总动脉吻合来完成。腔内技术建立通道需要横跨髂总动脉到髂外动脉远端甚至股总动脉；应选择直径为 12mm 的血管移植物，因为与人体正常的髂血管相比，人工血管本身也会产生额外的摩擦力。

（五）Ⅰa 或Ⅰb 型内漏

就 TEVAR 用于治疗胸主动脉瘤而言，对于可能出现的Ⅰa 或Ⅰb 型内漏，应该在术中给予处理。一个大的国际注册研究显示，其发生率＜ 1%[30]。一般来说，这是由于支架的尺寸不足或将支架意外地植入到大于预期直径的主动脉内造成的。详细的术前计划基于高质量的轴位影像，详读不同品牌器械的使用说明书能很大程度上预防此类并发症发生，一些作者建议采取辅助措施来提高支架释放的精准度，如快速的心室起搏或使用腺苷类药物来暂时停止主动脉搏动[50]。如果术中发现Ⅰa 或Ⅰb 型内漏，应及时予以处理。处理方法包括锚定区的球囊成形或通过增补支架向近端扩大锚定区域，由于可能出现 RTAD（见上文），因此，TEVAR 在用于治疗主动脉夹层时，应谨慎考虑近端锚定区的球囊成形术，以避免发生逆行性 A 型夹层。

三、手术实施相关并发症

（一）脑卒中

围术期脑卒中是另外一个令人恐惧的 TEVAR 并发症，发生率为 3%～5%，相关的住院死亡率为 16%～20%[31, 32]。大多数脑卒中与意外的栓塞事件有关，常发生在主动脉弓和胸主动脉内所进行的操作过程中，具有临床意义的脑卒中发生率较低。大约 60% 的 TEVAR 患者，在术后磁共振弥散加权图像上显示小的栓塞性"静息"脑梗死。本节将简要叙述客观性危险因素，而把重点放在与 TEVAR 围术期脑卒中并发症相关的可预防性危险因素上。

1. 合并症

脑卒中个人史与围术期脑卒中并发症有着紧密的联系，具有脑卒中病史患者的脑卒中并发症发生率至少是正常人的 5 倍[33]。当然，也与缺血性冠心病、肾衰竭合并症和女性性别有关。

2. 术中相关危险因素的考量

鉴于栓塞事件是导致术中发生脑卒中的主要原因，一些药物的应用会有助于减少这类并发症。全身肝素化应在术中置入动脉鞘的同时实施。尽管不同的指南所要求的活化凝血时间目标值不尽相同，一般来说，在主动脉弓内进行治疗性操作时，活化凝血时间期望维持在 250~300s。较长的手术时间往往会增加的脑卒中风险[25]，在实施技术难度较高的手术时，过度操作导丝也会导致意外脑卒中发生。

围术期低血压和贫血可导致颅内灌注量的减少而发生脑卒中[27]。术中失血量超过 800ml 会明显增加发生脑卒中风险[33]。虽然血红蛋白目标值和血压范围的精确阈值尚不确定，但对于不同的并发症个案，这些危险因素者应在考虑之列。

3. 导丝操作

尽管血管腔内修复术是一种微创治疗，但预先考虑到导丝、导管和介入器械对血管造成的潜在性创伤显得非常重要，主要是对血管内膜的损伤。术前应进行仔细的主动脉影像学评估，是否有主动脉内血栓形成和动脉粥样硬化的影像学表现（图 10-2）。EUROSTAR 注册研究分析发现，"粗糙的主动脉"可使围术期脑卒中发生率增加

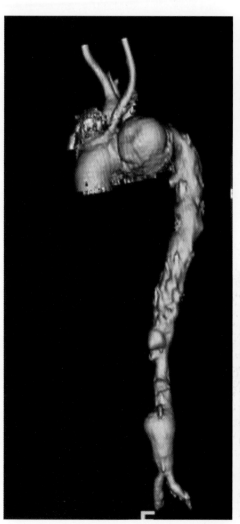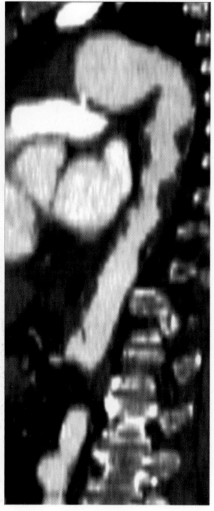

▲ 图 10-2　计算机断层血管造影显示一个"粗糙的"胸主动脉

30 倍有关[25]。其他与导丝操作相关的增加围术期脑卒中发生率的可预测因素包括使用直头导丝或前端未塑形的加强导丝[25]，以及合并主动脉穿透性溃疡和主动脉弓 V 级动脉粥样硬化[31, 32]。虽然这些客观性危险因素已无法改变，但严格来说，这些危险因素的存在会影响到 TEVAR 风险 / 受益比评估和术前患者咨询。

4. 近端锚定区的扩展

足够的近端锚定区是提高 TEVAR 的技术成功率的关键。有时需要覆盖左锁骨下动脉（2 区）或左颈总动脉（1 区）才能达到向近端扩展锚定区的目的，这两种情况都会增加围术期脑卒中发生率。如果覆膜支架释放的太靠近端，可能会意外地覆盖其中的一支或两支血管。覆盖掉这些供应头臂血流的分支血管，可导致脑灌注不良（如果未进行血运重建）、来自于弓部病变的

栓塞事件和覆膜支架本身血栓形成，最终发生脑卒中[31, 32]。已经证明，锁骨下动脉血运重建可以有效预防围术期脑卒中的发生，使发病率从 6.4% 降至 2.3%，尤其是由后循环缺血导致的脑卒中发病率从 5.5% 降低至 1.2%。在计划覆盖左颈总动脉的情况下，建议重建左颈总动脉，虽然还不清楚具体能降低多少脑卒中发生率。

为降低覆盖左颈总动脉的风险，可采取的措施包括支架定位时行主动脉弓造影，并尽可能将支架放置在预定位置。通过仔细分析术前主动脉影像，以预测并确定颈总动脉起源的最佳投射角度（图 10-3）。

（二）肠系膜缺血

上面已经提及关于增加远端锚定区而有计划覆盖腹腔干动脉的问题，一个大的系列报道显示，要实现理想的远端锚定，大约 4% 的病例需

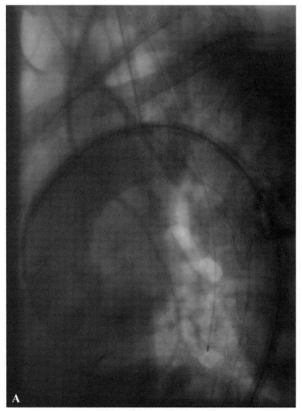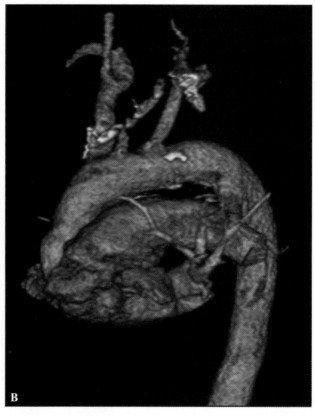

▲ 图 10-3 急性复杂型 B 型主动脉夹层患者

A. 术中主动脉弓造影，左前斜 60°、足头 9°，以显示左锁骨下动脉起始部；B. 术前三维血管重建用于确定主动脉弓最佳成像角度（左前斜 60°、足头 9°），以显示左锁骨下动脉起始部

要覆盖腹腔干动脉[34]。有明显临床症状的前肠缺血发生率，估计在 0%～12%[35-37]。而且这些临床表现不尽相同，包括缺血性胰腺炎、胃溃疡穿孔、脾梗死、非结石性胆囊炎和休克肝等；多器官功能衰竭和死亡也有报道。在考虑腹腔干动脉覆盖所导致的肠系膜缺血原因时，肠系膜上动脉的侧支代偿不足只是其中一个原因，有时即使腹腔干动脉部分覆盖，也同样会导致肠系膜缺血[38]。肠系膜缺血的发生机制可能是微栓塞；因此在实施腹腔干动脉覆盖时，建议完全覆盖而不是部分覆盖[36]。在计划覆盖腹腔干动脉之前，必须对肠系膜动脉主干及分支血管进行充分的影像学评估，CTA 通常可以满足评估这些血管的要求，只有当 CTA 上显示不清时，才进行选择性肠系膜上动脉造影，选择性造影时，采取或者不采取腹腔干动脉球囊阻断等辅助措施[39]。

还有一个相关考量是远端锚定区，为了向远端扩展锚定区，有些患者需要把发出内脏动脉的稍扩张的主动脉作为锚定区而覆盖腹腔干动脉（见上文），在这些情况下，术后肠系膜缺血可能由支架向远端移位和肠系膜上动脉的意外覆盖引起[36]。有些情况是由于主动脉扩张而不能用作锚定区，使用一些替代的治疗方法，包括应用开窗技术和分支支架技术来完成动脉瘤的修复术，从而避免类似并发症的发生，也是一种比较好的选择。

（三）TEVAR 治疗急性 B 型主动脉夹层，误将支架植入假腔

对于一些急性复杂型 B 型主动脉夹层病例，TEVAR 适合用于隔绝位于降主动脉入口。而也有一些试图将支架植入假腔来治疗慢性 B 型主动脉夹层的报道[40, 41]。应特别注意，对于急性 B 型主动脉夹层，支架必须在真腔内释放。误将支架释放在假腔的真实发生率尚不清楚，而且可能会被报道不足，但至关重要的是，要事先考虑到它所带来的潜在的灾难性后果，即所谓的重要脏器的灌注不良和死亡[42]。这种情况一般会发生在夹层广泛撕裂且沿主动脉行程上有多个破口。要想有效的预防该并发症，支架释放前要尽最大努力来确认支架位于真腔内。首先，必须仔细分析术前 CTA，包括真、假腔的识别和关注哪些分支血管是由假腔供血；第二，即使显露股动脉入路血管，术中探查也很难识别真腔和假腔。假如有多个破口存在，即使真腔位于腹股沟区的入路血管，也不能确保导丝逆向推进时一直保持位于真腔内。这时，应借助血管内超声等辅助设备来确认支架是否位于真腔或将被准确无误的释放在真腔内。

第三，术中应多次进行数字减影血管造影（digital subtraction angiography，DSA），以验证真腔通路。可以通过经右上肢动脉送入不透 X 线导管（按 TBAD 定义，该血管由真腔供血）来实现；还可以通过经股动脉送入长 14F 长鞘来完成，经动脉长鞘的侧壁 Y 形阀注入对比剂，行每个内脏血管分支水平的多次主动脉造影，这样可避免反复撤回导丝。再次强调，仔细分析术前 CTA 了解内脏分支血供来源、与术中血管造影对比分析并综合判断真假腔非常重要。

四、中、远期并发症

TEVAR 中、远期并发症，病因通常是多因素、未知和不可避免的，或是多个并发症彼此交合。在这里，主要强调 TEVAR 术后终身监测的重要性，其目的是在并发症出现症状之前，明确诊断并予以治疗。

（一）移植物感染

TEVAR 术后移植物感染的真实发生率尚不清楚，然而据报道，无论是 EVAR 或是 TEVAR，移植物感染的发生率＜1%[43]。在 EVAR 和 TEVAR 造成移植物感染的系统性研究显示，此并发症平均发病时间窗较宽（115～991 天）[10]。移植物感染往往通过支架周围的炎性病变或气体影来确诊（图 10-4）。虽然许多病例出现移植感染的确切机制还不清楚。

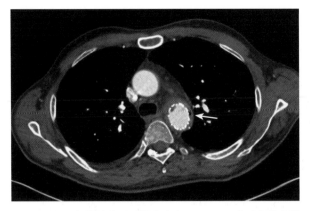

▲ 图 10-4　创伤性主动脉损伤患者，TEVAR 术后身体虚弱 8 年。轴位 CT 成像显示主动脉周围炎症和移植物周围气体影（白箭），诊断为移植物感染

TEVAR 术后移植物感染，其发生机制与所有血管移植物感染相同，包括血性感染、邻近组织感染侵犯或移植物植入时器物无菌消毒不严格等。今后移植物感染的发病率可能更高，因为越来越多的报道 TEVAR 用于治疗感染性动脉瘤、主动脉 – 食管和主动脉 – 支气管瘘等疾病[11, 44, 45]。TEVAR 术后发生移植物感染时，应与感染病专家密切配合，考虑长期应用抗生素和（或）抗真菌药物治疗[46]。

（二）支架移位 / 移植物组件分离

胸主动脉支架所承受的来自主动脉搏动所产生的压力要比肾下主动脉支架大。长远来看，这可能导致支架移位（通常定义为＞ 10mm）或支架组件分离（图 10-5），并因此而造成Ⅰa 型或Ⅲ型内漏。一个 123 例连续 3 年中期系列随访研究报道中，支架移位发生率为 7%，Ⅰa 型或Ⅲ型内漏发生率为 44%[47]。支架移位和（或）组件分离的相关危险因素如下。

1. 瘤颈成角＞ 60°。

2. 瘤颈长度＜ 15mm。

3. 支架重叠不足（＜ 5cm）。

4. 胸主动脉段血管重度迂曲。

术前重点关注这些危险因素可能会减少这些潜在并发症的发生，然而值得注意的是，在一些夹层和动脉瘤的病例，对于长段的主动脉壁病

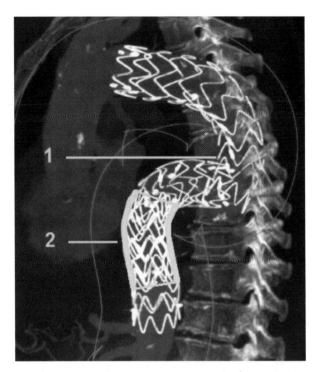

▲ 图 10-5　TERAR 术后 54 个月，支架移位导致的支架断裂（彩色版本见书末）
引自 Geisbusch P, et al. Endograft Migration after Thoracic Endovascular Aortic Repair.J Vasc Surg 2018 Dec 12. pii: S0741–5214(18)32141–4.

变，随着时间的推移，主动脉可能会逐渐变性，这种变性可表现为主动脉的扩张或伸长，进而导致近端 / 近端密封的丧失、支架迁移或两者兼而有之。

至于支架类型和结构，没有哪一类型的支架装置与支架移位显著相关。然而，鸟嘴现象（支架在主动脉小弯侧没有贴壁）与支架的移位有关。反过来，鸟嘴现象又与主体支架缺乏近端裸支架有关[48]。

（三）内漏

据报道，主动脉瘤 TEVAR 术后内漏和（或）残余瘤腔增大 1 年的发生率为 7%～12%，总发生率达 38%[14-16]（图 10-6）。其中，Ⅰ型内漏最常见，这也可以反映出，在主动脉长期承受动脉压力、主动脉弓迂曲及潜在的主动脉径向变性和伸长的情况下，实现动脉瘤持久封闭的复杂性。至于任何一个主动脉瘤的腔内修复，内漏形成可能与术前是否选择了恰当的锚定区和动脉瘤性变

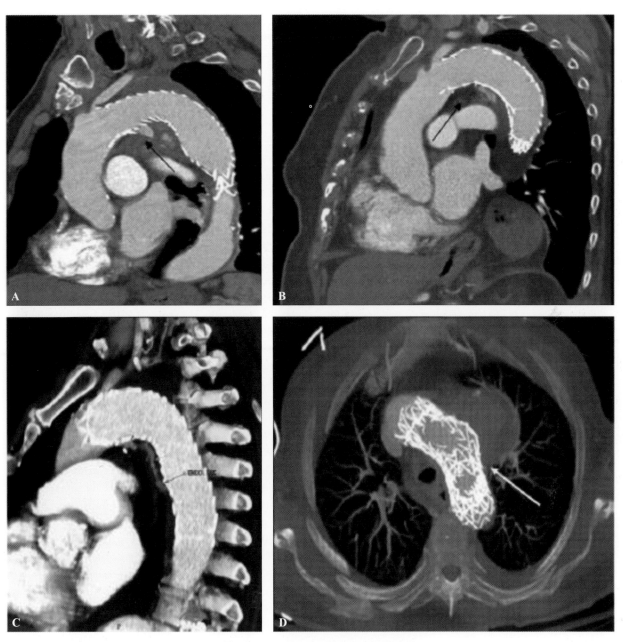

▲ 图 10-6　胸主动脉腔内修复术内漏分型

引自 Ricotta JJ. Endoleak management and postoperative surveillance following endovascular repair of thoracic aortic aneurysms. J Vasc Surg. 2010;52(4 Suppl): 91S–9S. doi: 10.1016/j.jvs. 2010. 06.149

性的自然病程有关。锚定区长度建议在 2cm 或以上，并谨慎按照使用说明书建议的植入支架的放

大率[49]。最后强调，不能低估围绕严格长期随访而进行的患者术前教育和咨询的重要性。

参考文献

[1] Dake MD, Miller DC, Semba CP, Mitchell RS, Walker PJ, Liddell RP. Transluminal placement of endovascular stent-grafts for the treatment of descending thoracic aortic aneurysms. N Engl J Med. 1994;331(26): 1729-1734.

doi: 10.1056/NEJM199412293312601. PubMed PMID: 7984192.

[2] Nation DA, Wang GJ. TEVAR: Endovascular Repair of the Thoracic Aorta. Semin Intervent Radiol. 2015;32(3): 265-271. doi: 10.1055/s-0035-1558824. PubMed PMID: 26327745; PubMed Central PMCID: PMCPMC4540616.

[3] Hiratzka LF, Bakris GL, Beckman JA, Bersin RM, Carr VF, Casey DE, et al. 2010 ACCF/AHA/AATS/ACR/ ASA/SCA/SCAI/SIR/STS/SVM guidelines for the diagnosis and management of patients with Thoracic Aortic Disease: a report of the American College of Cardiology Foundation/American Heart Association Task Force on Practice Guidelines, American Association for Thoracic Surgery, American College of Radiology, American Stroke Association, Society of Cardiovascular Anesthesiologists, Society for Cardiovascular Angiography and Interventions, Society of Interventional Radiology, Society of Thoracic Surgeons, and Society for Vascular Medicine. Circulation. 2010;121(13): e266-369. doi: 10.1161/CIR.0b013e3181d4739e. PubMed PMID: 20233780.

[4] Erbel R, Aboyans V, Boileau C, Bossone E, Bartolomeo RD, Eggebrecht H, et al. 2014 ESC Guidelines on the diagnosis and treatment of aortic diseases: Document covering acute and chronic aortic diseases of the thoracic and abdominal aorta of the adult. The Task Force for the Diagnosis and Treatment of Aortic Diseases of the European Society of Cardiology (ESC). Eur Heart J. 2014;35(41): 2873-2926. doi: 10.1093/eurheartj/ehu281. PubMed PMID: 25173340.

[5] Grabenwöger M, Alfonso F, Bachet J, Bonser R, Czerny M, Eggebrecht H, et al. Thoracic Endovascular Aortic Repair (TEVAR) for the treatment of aortic diseases: a position statement from the European Association for Cardio-Thoracic Surgery (EACTS) and the European Society of Cardiology (ESC), in collaboration with the European Association of Percutaneous Cardiovascular Interventions (EAPCI). Eur J Cardiothorac Surg. 2012;42(1): 17-24. doi: 10.1093/ejcts/ezs107. PubMed PMID: 22561652.

[6] Nienaber CA, Kische S, Zeller T, Rehders TC, Schneider H, Lorenzen B, et al. Provisional extension to induce complete attachment after stentgraft placement in type B aortic dissection: the PETTICOAT concept. J Endovasc Ther. 2006;13(6): 738-746. doi: 10.1583/06-1923.1. PubMed PMID: 17154712.

[7] Nienaber CA, Rousseau H, Eggebrecht H, Kische S, Fattori R, Rehders TC, et al. Randomized comparison of strategies for type B aortic dissection: the INvestigation of STEnt Grafts in Aortic Dissection (INSTEAD) trial. Circulation. 2009;120(25): 2519-2528. doi: 10.1161/

CIRCULATIONAHA.109.886408. PubMed PMID: 19996018.

[8] Cheng D, Martin J, Shennib H, Dunning J, Muneretto C, Schueler S, et al. Endovascular aortic repair versus open surgical repair for descending thoracic aortic disease a systematic review and meta-analysis of comparative studies. J Am Coll Cardiol. 2010;55(10): 986-1001. doi: 10.1016/j.jacc.2009.11.047. PubMed PMID: 20137879.

[9] Crawford ES, Hess KR, Cohen ES, Coselli JS, Safi HJ. Ruptured aneurysm of the descending thoracic and thoracoabdominal aorta. Analysis according to size and treatment. Ann Surg. 1991;213(5): 417-425; discussion 25-6. PubMed PMID: 2025061; PubMed Central PMCID: PMCPMC1358463.

[10] Li HL, Chan YC, Cheng SW. Current Evidence on Management of Aortic Stent-graft Infection: A Systematic Review and Meta-Analysis. Ann Vasc Surg. 2018;51: 306-313. doi: 10.1016/j.avsg.2018.02.038. PubMed PMID: 29772328.

[11] Tigkiropoulos K, Stavridis K, Lazaridis I, Saratzis N. Endovascular Repair of Aortobronchial Fistula due to Saccular Aneurysm of Thoracic Aorta. Case Rep Vasc Med. 2017;2017: 3158693. doi: 10.1155/2017/3158693. PubMed PMID: 29279784; PubMed Central PMCID: PMCPMC5723941.

[12] Wang GJ, Jackson BM, Foley PJ, Damrauer SM, Goodney PP, Kelz RR, et al. National trends in admissions, repair, and mortality for thoracic aortic aneurysm and type B dissection in the National Inpatient Sample. J Vasc Surg. 2018;67(6): 1649-1658. Epub 2018/03/02. doi: 10.1016/j.jvs.2017.09.050. PubMed PMID: 29506945.

[13] Demetriades D, Velmahos GC, Scalea TM, Jurkovich GJ, Karmy-Jones R, Teixeira PG, et al. Operative repair or endovascular stent graft in blunt traumatic thoracic aortic injuries: results of an American Association for the Surgery of Trauma Multicenter Study. J Trauma. 2008;64(3): 561-570; discussion 70-1. doi: 10.1097/ TA.0b013e3181641bb3. PubMed PMID: 18332794.

[14] Makaroun MS, Dillavou ED, Wheatley GH, Cambria RP, Investigators GT. 5-year results of endovascular treatment with the Gore TAG device compared with open repair of thoracic aortic aneurysms. J Vasc Surg. 2008;47(5): 912-918. doi: 10.1016/j.jvs.2007.12.006. PubMed PMID: 18353605.

[15] Fairman RM, Criado F, Farber M, Kwolek C, Mehta M, White R, et al. Pivotal results of the Medtronic Vascular Talent Thoracic Stent Graft System: the VALOR trial. J Vasc Surg. 2008;48(3): 546-554. doi: 10.1016/ j.jvs.2008.03.061. PubMed PMID: 18572352.

[16] Matsumura JS, Cambria RP, Dake MD, Moore RD,

Svensson LG, Snyder S, et al. International controlled clinical trial of thoracic endovascular aneurysm repair with the Zenith TX2 endovascular graft: 1-year results. J Vasc Surg. 2008;47(2): 247-257; discussion 57. doi: 10.1016/j.jvs.2007.10.032. PubMed PMID: 18241743.

[17] Svensson LG, Kouchoukos NT, Miller DC, Bavaria JE, Coselli JS, Curi MA, et al. Expert consensus document on the treatment of descending thoracic aortic disease using endovascular stentgrafts. Ann Thorac Surg. 2008;85(1 Suppl): S1-41. doi: 10.1016/j.athoracsur.2007.10.099. PubMed PMID: 18083364.

[18] Gopaldas RR, Huh J, Dao TK, LeMaire SA, Chu D, Bakaeen FG, et al. Superior nationwide outcomes of endovascular versus open repair for isolated descending thoracic aortic aneurysm in 11,669 patients. J Thorac Cardiovasc Surg. 2010;140(5):1001-1010. doi: 10.1016/j.jtcvs.2010.08.007. PubMed PMID: 20951252.

[19] Khoynezhad A, Donayre CE, Bui H, Kopchok GE, Walot I, White RA. Risk factors of neurologic deficit after thoracic aortic endografting. Ann Thorac Surg. 2007;83(2): S882-9; discussion S90-2. doi: 10.1016/j.athoracsur.2006.10.090. PubMed PMID: 17257946.

[20] Ullery BW, Cheung AT, Fairman RM, Jackson BM, Woo EY, Bavaria J, et al. Risk factors, outcomes, and clinical manifestations of spinal cord ischemia following thoracic endovascular aortic repair. J Vasc Surg. 2011;54(3): 677-684. doi: 10.1016/j.jvs.2011.03.259. PubMed PMID: 21571494.

[21] Hnath JC, Mehta M, Taggert JB, Sternbach Y, Roddy SP, Kreienberg PB, et al. Strategies to improve spinal cord ischemia in endovascular thoracic aortic repair: Outcomes of a prospective cerebrospinal fluid drainage protocol. J Vasc Surg. 2008;48(4): 836-840. doi: 10.1016/j.jvs.2008.05.073. PubMed PMID: 18723308.

[22] Fedorow CA, Moon MC, Mutch WA, Grocott HP. Lumbar cerebrospinal fluid drainage for thoracoabdominal aortic surgery: rationale and practical considerations for management. Anesth Analg. 2010;111(1): 46-58. doi: 10.1213/ANE.0b013e3181ddddd6. PubMed PMID: 20522706.

[23] Chen Y, Zhang S, Liu L, Lu Q, Zhang T, Jing Z. Retrograde Type A Aortic Dissection After Thoracic Endovascular Aortic Repair: A Systematic Review and Meta-Analysis. J Am Heart Assoc. 2017;6(9). doi: 10.1161/JAHA.116.004649. PubMed PMID: 28939705; PubMed Central PMCID: PMCPMC5634245.

[24] Canaud L, Ozdemir BA, Patterson BO, Holt PJ, Loftus IM, Thompson MM. Retrograde aortic dissection after thoracic endovascular aortic repair. Ann Surg. 2014;260(2): 389-395. doi: 10.1097/SLA.0000000000000585. PubMed PMID: 24441822.

[25] Buth J, Harris PL, Hobo R, van Eps R, Cuypers P,

Duijm L, et al. Neurologic complications associated with endovascular repair of thoracic aortic pathology: Incidence and risk factors. a study from the European Collaborators on Stent/Graft Techniques for Aortic Aneurysm Repair (EUROSTAR) registry. J Vasc Surg. 2007;46(6): 1103-1110; discussion 10-1. doi: 10.1016/j.jvs.2007.08.020. PubMed PMID: 18154984.

[26] Biglioli P, Roberto M, Cannata A, Parolari A, Fumero A, Grillo F, et al. Upper and lower spinal cord blood supply: the continuity of the anterior spinal artery and the relevance of the lumbar arteries. J Thorac Cardiovasc Surg. 2004;127(4): 1188-1192. doi: 10.1016/j.jtcvs.2003.11.038. PubMed PMID: 15052221.

[27] Feezor RJ, Martin TD, Hess PJ, Klodell CT, Beaver TM, Huber TS, et al. Risk factors for perioperative stroke during thoracic endovascular aortic repairs (TEVAR). J Endovasc Ther. 2007;14(4): 568-573. doi: 10.1177/152660280701400420. PubMed PMID: 17696634.

[28] Henretta JP, Karch LA, Hodgson KJ, Mattos MA, Ramsey DE, McLafferty R, et al. Special iliac artery considerations during aneurysm endografting. Am J Surg. 1999;178(3): 212-218. PubMed PMID: 10527442.

[29] Jackson BM, Woo EY, Bavaria JE, Fairman RM. Gender analysis of the pivotal results of the Medtronic Talent Thoracic Stent Graft System (VALOR) trial. J Vasc Surg. 2011;54(2): 358-363, 63.e1. doi: 10.1016/j.jvs.2010.12.064. PubMed PMID: 21397440.

[30] Tsilimparis N, Debus S, Chen M, Zhou Q, Seale MM, Kölbel T. Results from the Study to Assess Outcomes After Endovascular Repair for Multiple Thoracic Aortic Diseases (SUMMIT). J Vasc Surg. 2018;68(5): 1324-1334. doi: 10.1016/j.jvs.2018.02.027. PubMed PMID: 29748101.

[31] Ullery BW, McGarvey M, Cheung AT, Fairman RM, Jackson BM, Woo EY, et al. Vascular distribution of stroke and its relationship to perioperative mortality and neurologic outcome after thoracic endovascular aortic repair. J Vasc Surg. 2012;56(6): 1510-7. doi: 10.1016/j.jvs.2012.05.086. PubMed PMID: 22841287

[32] Kotelis D, Bischoff MS, Jobst B, von Tengg-Kobligk H, Hinz U, Geisbüsch P, et al. Morphological risk factors of stroke during thoracic endovascular aortic repair. Langenbecks Arch Surg. 2012;397(8): 1267-1273. doi: 10.1007/s00423-012-0997-6. PubMed PMID: 22956054.

[33] Kanaoka Y, Ohki T, Maeda K, Baba T, Fujita T. Multivariate Analysis of Risk Factors of Cerebral Infarction in 439 Patients Undergoing Thoracic Endovascular Aneurysm Repair. Medicine (Baltimore). 2016;95(15): e3335. doi: 10.1097/MD.0000000000003335. PubMed PMID: 27082585; PubMed Central PMCID: PMCPMC4839829.

[34] Leon LR, Mills JL, Jordan W, Morasch MM, Kovacs M, Becker GJ, et al. The risks of celiac artery coverage during endoluminal repair of thoracic and thoracoabdominal aortic aneurysms. Vasc Endovascular Surg. 2009;43(1): 51-60. doi: 10.1177/1538574408322655. PubMed PMID: 18996912.

[35] Jim J, Caputo FJ, Sanchez LA. Intentional coverage of the celiac artery during thoracic endovascular aortic repair. J Vasc Surg. 2013;58(1): 270-275. doi: 10.1016/j.jvs.2013.04.003. PubMed PMID: 23711693.

[36] Rose MK, Pearce BJ, Matthews TC, Patterson MA, Passman MA, Jordan WD. Outcomes after celiac artery coverage during thoracic endovascular aortic aneurysm repair. J Vasc Surg. 2015;62(1): 36-42. doi: 10.1016/j.jvs.2015.02.026. PubMed PMID: 25937603.

[37] Kawatani Y, Kurobe H, Nakamura Y, Suda Y, Okuma Y, Sato S, et al. Acute pancreatitis caused by pancreatic ischemia after TEVAR combined with intentional celiac artery coverage and embolization of the branches of the celiac artery. J Surg Case Rep. 2017;2017 (2): rjx029. doi: 10.1093/jscr/rjx029. PubMed PMID: 28458836; PubMed Central PMCID: PMCPMC5400475.

[38] Ayad M, Senders ZJ, Ryan S, Abai B, DiMuzio P, Salvatore DM. Chronic mesenteric ischemia after partial coverage of the celiac artery during TEVAR, case report, and review of the literature. Ann Vasc Surg. 2014;28(8): 1935.e1-6. doi: 10.1016/j.avsg.2014.08.001. PubMed PMID: 25108090.

[39] Mehta M, Darling RC, Taggert JB, Roddy SP, Sternbach Y, Ozsvath KJ, et al. Outcomes of planned celiac artery coverage during TEVAR. J Vasc Surg. 2010;52(5): 1153-1158. doi: 10.1016/j.jvs.2010.06.105. PubMed PMID: 20709480.

[40] Simring D, Raja J, Morgan-Rowe L, Hague J, Harris PL, Ivancev K. Placement of a branched stent graft into the false lumen of a chronic type B aortic dissection. J Vasc Surg. 2011;54(6): 1784-1787. doi: 10.1016/j.jvs.2011.05.053. PubMed PMID: 21784607.

[41] Kamman AV, Williams DM, Patel HJ. Thoracic Endovascular Aortic Repair into the False Lumen in Chronic Aortic Dissection. Ann Vasc Surg. 2017;42: 303.e11-e14. doi: 10.1016/j.avsg.2016.11.027. PubMed PMID: 28390917

[42] Han SM, Gasper WJ, Chuter TA. Endovascular rescue after inadvertent false lumen stent graft implantation. J Vasc Surg. 2016;63(2): 518-522. doi: 10.1016/j.jvs.2014.11.072. PubMed PMID: 25595403.

[43] Hobbs SD, Kumar S, Gilling-Smith GL. Epidemiology and diagnosis of endograft infection. J Cardiovasc Surg (Torino). 2010;51(1): 5-14. PubMed PMID: 20081758.

[44] Kan CD, Lee HL, Yang YJ. Role of Endovascular Aortic Repair in the Treatment of Infected Aortic Aneurysms Complicated by Aortoenteric or Aortobronchial Fistulae. Thorac Cardiovasc Surg. 2018;66(3): 240-247. doi: 10.1055/s-0037-1608834. PubMed PMID: 29207434.

[45] Jonker FH, Schlösser FJ, Moll FL, van Herwaarden JA, Indes JE, Verhagen HJ, et al. Outcomes of thoracic endovascular aortic repair for aortobronchial and aortoesophageal fistulas. J Endovasc Ther. 2009;16(4): 428-440. doi: 10.1583/09-2741R.1. PubMed PMID: 19702348.

[46] Sörelius K, Wanhainen A, Wahlgren CM, Langenskiöld M, Roos H, Resch T, et al. Nationwide Study on Treatment of Mycotic Thoracic Aortic Aneurysms. Eur J Vasc Endovasc Surg. 2018. doi: 10.1016/j.ejvs.2018.08.052. PubMed PMID: 30340857.

[47] Geisbüsch P, Skrypnik D, Ante M, Trojan M, Bruckner T, Rengier F, et al. Endograft migration after thoracic endovascular aortic repair. J Vasc Surg. 2018. doi: 10.1016/j.jvs.2018.07.073. PubMed PMID: 30553729.

[48] Banno H, Akita N, Fujii T, Tsuruoka T, Takahashi N, Sugimoto M, et al. Proximal Bare Stent May Reduce Bird-Beak Configuration, Which is Associated with Distal Migration of Stent Graft in the Aortic Arch. Ann Vasc Surg. 2018. doi: 10.1016/j.avsg.2018.08.081. PubMed PMID: 30342207.

[49] Ricotta JJ. Endoleak management and postoperative surveillance following endovascular repair of thoracic aortic aneurysms. J Vasc Surg. 2010;52 (4 Suppl): 91S-9S. doi: 10.1016/j.jvs.2010.06.149. PubMed PMID: 20724097.

[50] Bokoch MP, Hiramoto JS, Lobo EP, Shalabi A. Rapid Ventricular Pacing for Landing Zone Precision During Thoracic Endovascular Aortic Arch Repair: A Case Series. J Cardiothorac Vasc Anesth. 2017;31(6): 2141-2146. doi: 10.1053/j.jvca.2017.03.034. PubMed PMID: 28764987.

拓展阅读

[1] Nienaber CA, Rousseau H, Eggebrecht H, Kische S, Fattori R, Rehders TC, et al. Randomized comparison of strategies for type B aortic dissection: the INvestigation of STEnt Grafts in Aortic Dissection (INSTEAD) trial. Circulation. 2009;120(25):2519–28. doi: 10.1161/CIRCULATIONAHA.109.886408. PubMed PMID:

19996018.

[2] Hiratzka LF, Bakris GL, Beckman JA, Bersin RM, Carr VF, Casey DE, et al. 2010 ACCF/AHA/AATS/ACR/ ASA/SCA/SCAI/SIR/STS/SVM guidelines for the diagnosis and management of patients with Thoracic Aortic Disease: a report of the American College of Cardiology Foundation/American Heart Association Task Force on Practice Guidelines, American Association for Thoracic Surgery, American College of Radiology, American Stroke Association, Society of Cardiovascular Anesthesiologists, Society for Cardiovascular Angiography and Interventions, Society of Interventional Radiology, Society of Thoracic Surgeons, and Society for Vascular Medicine. Circulation. 2010;121(13):e266-369. doi: 10.1161/CIR.0b013e3181d4739e. PubMed PMID: 20233780.

第 11 章

腘动脉瘤支架植入术并发症

Complications of stent grafts for popliteal aneurysms

Nathan J. Aranson Truc M. Ta 著

王 琼 译

　　腘动脉瘤（popliteal artery aneurysms，PAA）是一种较罕见的疾病，其发病率为 7.39/10 万，但它也是最常见的外周动脉瘤，占所有确诊动脉瘤患者的 70%[1, 2]。正常的腘动脉直径在 0.5～1.1cm，腘动脉是股浅动脉在膝部的延续，从大收肌（Hunter）管延伸到膝下的胫前动脉。大多数腘动脉动脉瘤发生在腘动脉的近中段，如果动脉直径超过正常相邻段动脉的 50%，则诊断为腘动脉瘤[3]。腘动脉瘤最常见于男性（95%），多为双侧（39%～54%），同时发生动脉瘤的患者达 60%[1, 4-7]。与腹主动脉瘤不同的是，腘动脉瘤很少破裂（1.4%），其主要临床表现为由于动脉瘤血栓形成或远端栓塞引起的肢体缺血[8]。尽管大多数患者没有症状，但 5 年的随访发现，超过 2/3 的患者会出现不同程度的肢体缺血[5, 9, 10]。因为症状性并发症可导致肢体缺失的风险增加（40%），推荐使用不断改良的外科手术方案[11, 12]。

　　典型的手术适应证是直径大于 2cm 的腘动脉瘤或任何直径大小并附壁血栓的动脉瘤。有症状的腘动脉瘤（压迫、栓塞、血栓形成和破裂）无论其直径如何，都应该进行治疗[9, 12, 13]。既往，多通过手术结扎或压迫阻塞流入道动脉来治疗[14-16]。

　　自 1969 年以来，开放手术行自体隐静脉搭桥和动脉瘤旷置已经成为腘动脉瘤治疗的金标准。尽管一些后来的动脉瘤修补术和血管旁路手术被部分学者推广[17, 18]，1994 年，Marin 等首次报道了 PAA 的血管腔内治疗，此后大量文献显示了腔内治疗效果不亚于开放手术[19-22]。由于治疗效果不断改善和一期、二期通畅率逐渐增加，腘动脉瘤血管腔内修复术（endovascular popliteal artery aneurysm repair，EPAR）的总体应用率正在上升，在一些中心超过 45% 的患者使用此种治疗手段。

一、简要技术概述

　　由于血管腔内修复术在治疗腹主动脉瘤方面的优势，人们对开发一种持久修复腘动脉瘤的成功技术产生了极大的兴趣，许多研究表明，这种血管腔内治疗方案的优势在于减少了手术时间，降低伤口并发症，以及缩短住院时间[6, 7, 22, 23, 26-31]。最初，此种治疗方式的好处被围术期移植物闭塞率、30 天再干预高所抵消[6, 24-27, 31, 32]。随后的研究调整了患者选择标准和手术技术，并获得与开放手术的相媲美的成功率和一期、二期通畅率[29, 33]。

　　许多关于腘动脉瘤腔内治疗的近期文献都集中在 Gore Viabahn 移植物的使用上（W.L. Gore & Associates，Flagstaff，AZ）。作为使用到 2003 年 Gore Hemobahn 移植物的迭代产品，其是一种镍钛合金支架，内衬超薄（100μm）肝素结合膨胀聚四氟乙烯[34]。Viabahn 腔内移植物的优点是柔韧性极佳（使其能够承受膝关节的弯曲），其内衬是聚四氟乙烯，而不是不规则的支架材料，并且结构的近端边缘为波浪形，旨在最大限度地减少端点炎症，以降低狭窄发生率。文献中也有替代性支架及移植物的使用，但其应用较少[21, 35]。

患者可通过最低限度的麻醉治疗，采用静脉镇静和注射局麻药。患者多采用仰卧位，并常在膝关节附近放置不透射线标尺。当解剖条件允许时，可顺行穿刺股总动脉建立通路，术后可应用经皮闭合装置以闭合血管穿刺点。患者膝下腘动脉直径应不小于 4.5mm，并且需在胫前动脉近端有至少 20mm 的正常血管作为远端锚定区。此种疾病进展过程中，腘动脉随着直径增大长度也会伸长，这会在支架和非支架段之间产生曲折的过渡区[5]。由于这种形态变化会导致血管扭结，因此该支架更适用于较直的动脉血管。由于腘动脉瘤有可能致使动脉远端栓塞，胫前动脉流出道可能会受到影响，但为了获得最佳的长期治疗效果，建议至少保持一根远端动脉血管通畅以提高长期效果[33]。使用 Viabahn 覆膜支架，其支架放大率不应超过 15%（或 1mm），并且最好近远端有 10~20mm 正常血管作为锚定区。当多个移植物植入时，支架移植物应重叠 20mm，并且支架直径差不应超过 2mm，以最大限度地减少因支架打折导致的早期血栓形成。应在膝关节弯曲时进行动脉造影，以确保无移植物扭结[28-30, 33, 36]。此外，术后双重抗血小板治疗已被证明可以提高血管一期通畅率[37, 38]。

二、并发症

对于腘动脉动脉瘤的血管腔内治疗，大多数研究者认为，技术成功是指完全隔绝动脉瘤，无内漏发生，并且有效保护术前通畅的膝下动脉[26, 27, 31, 36, 38, 39]。不幸的是，由于膝关节屈曲时重复的生物力学作用会导致移植物移位、内漏发生、支架断裂、支架打折和动脉血栓形成[36]，因此血管腔内治疗的长期效果受到质疑。尽管许多文献表明围术期血栓形成率更高，但没有证据表明其截肢率增加，并且有着较低、可接受的并发

症发生率[6, 21, 23-27, 31]。

（一）入路并发症

为便于应用 Viabahn 覆膜支架治疗腘动脉瘤，需将 7~12F 输送鞘置入股动脉建立入路。故术后需要闭合 3~4mm 的动脉穿刺点，动脉穿刺点可以通过直接缝合、血管腔内闭合装置或手动加压来闭合。大多数手术仍然通过外科切开方式显露股动脉入路[26, 28]。然而，由于微创腔内治疗的巨大优势，越来越多的腘动脉瘤血管腔内手术是通过经皮穿刺入路进行的，而非开放手术建立入路[26, 28]。近年来，越来越多的文献报道，应用 Proglide 缝合装置的"预缝合"技术已被广泛接受，其类似于腹主动脉瘤经皮血管腔内修复术中的大口径动脉穿刺点的处理[40]。

可能由于开放手术和腔内手术在切口处理方面的差异，开放手术治疗刀口并发症发生率比腔内手术高 5 倍[22]。腔内动脉瘤修复术并发症发生率为 0%~7%，出血并发症比刀口并发症更常见[6, 7, 33]。出血并发症包括血肿形成、假性动脉瘤及腹膜后出血，其中血肿最为常见（3%~6%）[7, 38]。只有一篇文献报道了 1 例患者发生腹膜后出血[5]。有三项研究各描述了 1 位患者发生了需要干预的入路出血并发症[9, 28, 31]。总体上来说，入路相关并发症非常罕见。

为了防止穿刺点并发症的发生，应坚持血管腔内操作技术标准流程。超声辅助技术常用于经皮穿刺建立动脉通路，以确保穿刺正常股总动脉前壁。我们应采用并建立类似于 PEVAR 中的操作流程规范和禁忌证标准。此外，某些患者人群发生经皮穿刺部位并发症的风险增加，包括股动脉粥样硬化、动脉管径细和过度肥胖患者[40]。通常，此类患者多采用外科切开的方式建立动脉入路。

（二）血栓形成

1. 描述和发病率

与其他外周血管腔内治疗一样，血管腔内治疗的长期通畅率总是会拿来与开放手术相对

比。当比较开放手术和血管腔内手术治疗腘动脉瘤时，大多数研究纵向比较一期通畅率、一期辅助通畅率和二期通畅率。观察时间点主要是围术期（即时）、30天内（短期）及1年或1年以上（长期）。既往关于腘动脉瘤治疗的金标准是腘动脉瘤旷置及隐静脉移植物旁路术，该术式长期一期通畅率和二期通畅率为80%～95%[23, 25]。近期一项对超过4500名患者进行的大型Meta分析发现，腘动脉瘤腔内治疗的1年一期通畅率显著较低（88.3% vs. 81.2%，$P=0.01$），但无不良后遗症（$P=0.79$）[22]。2018年，意大利一项旨在评估腘动脉瘤血管腔内治疗的短期和长期效果的多中心临床研究，该研究分析48个动脉瘤，共植入79个血管腔内移植物[41]。研究发现，在平均24.5个月的随访中，总共有12个移植物发生血栓形成（25%），并且需要溶栓治疗及血管成形术；在短期或长期随访中均未发现任何Ⅱ型内渗。他们还发现，对于病变较长、流出道较差、再干预的患者，支架移植物血栓形成率会略高，通畅率会降低。血管造影见移植物内血栓形成见图11-1。

2. 预防 / 避免

为了防止血栓形成并发症，外科医生对支架直径和长度的选择要慎重。可通过术前CTA中心线成像处理技术及血管腔内超声辅助下选择支架型号。一旦明确目标血管近远端锚定区内径，应根据支架使用说明书（https://www.goremedical.com/products/viabahn-ifu/instructions）选择合适的支架。数据表明使用较长的支架或多个支架是支架移植血栓形成的独立预测危险因素[42]，建议外科医生优化支架的长度、直径和重叠度，以防止血栓形成。

3. 长期影像 / 结果

尽管大多数研究的技术成功率接近100%，但最大的顾虑仍是手术的长期效果。多数研究主要关注股腘动脉支架植入术后的长期结果，特别是跨膝关节病变支架植入术后的长期效果。大多数研究发现，开放手术和血管腔内手术的1年一期通畅率差异并不明显，一期通畅率均超过

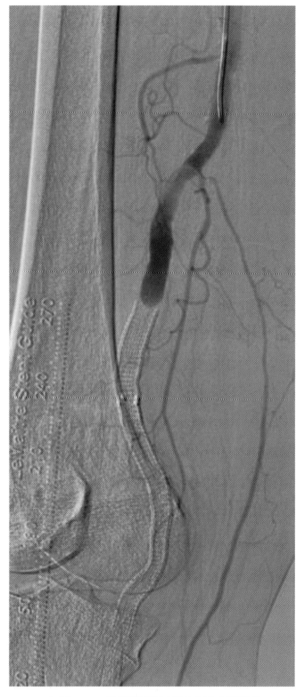

▲ 图 11-1 造影提示腘动脉支架内血栓形成

80%。尽管取得了不错的初步效果，但长达3年的长期随访发现其一期通畅率低于70%[20]，这显著低于开放手术的长期成功率[21, 23, 30]。图11-2分析对比了开放手术与血管腔内手术治疗腘动脉瘤血栓并发症发生情况。然而，行血管腔内手术的患者的二期通畅率较高，大多数研究发

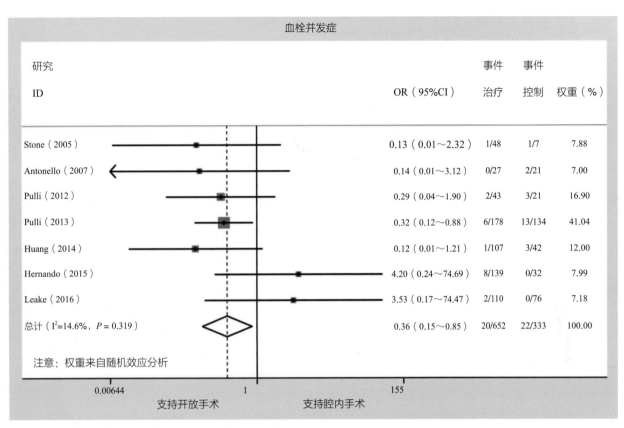

▲ 图 11-2　开放手术及腔内手术治疗腘动脉瘤的 Meta 分析森林图[22]

现，行血管腔内手术的患者发生血栓形成多行微创治疗进行二次干预，如导管接触性溶栓、血管成形术或支架再植入术等[22]，为防止支架内血栓形成，大多数研究建议使用双抗血小板甚至抗凝治疗[37, 3]。

（三）移位 / 内漏

1. 描述和发生率

据报道，腘动脉瘤血管腔内治疗的手术成功率几乎达 100%。腘动脉瘤腔内治疗手术成功是指动脉瘤完全隔绝、无内漏发生和远端流出道成功保留。在后续影像学随访过程中，发现一些患者动脉瘤腔出现再灌注。由于腘动脉瘤的占位效应和瘤体破裂不像血栓形成或动脉栓塞那样常见，故其后续治疗并无争议。腘动脉瘤覆膜支架植入术后内漏类型主要参照腹主动脉瘤血管腔内修复术中的内漏类型[43]。大多数研究表明，腘动脉瘤覆膜支架植入术后造影多无明确的内

漏[36, 37, 39]。腘动脉腔内治疗尽管取得了不错的初期效果，但影像学随访发现有 5%～10% 患者出现内漏[5, 9, 29]。一项研究表明，由于支架移植物移位导致 Ⅰ 型或 Ⅲ 型内漏，超过 15%（8/57）的患者需要长期干预[37]（图 11-3 和图 11-4）。

2. 预防 / 避免

从技术角度来看，支架近远端与正常动脉锚定区重叠不足、支架尺寸过小或膝关节重复性屈曲产生应力是导致支架移位和内漏的重要原因[5]。相关文献都建议使用中心线影像处理技术来测量目标血管的真实直径，以及使用 IVUS 来指导直径的测量及识别正常血管。根据 Viabahn 支架移植物的使用说明书，建议支架直径放大率为 5%～20%，移植物与血管重叠 10mm，移植物与移植物重叠 10mm，重叠支架移植物直径差不超过 1mm，还建议所有患者在膝关节伸直和屈曲 90° 的情况下进行血管造影。许多医生会建议患者术后不要随意屈膝超过 90°，以避免因

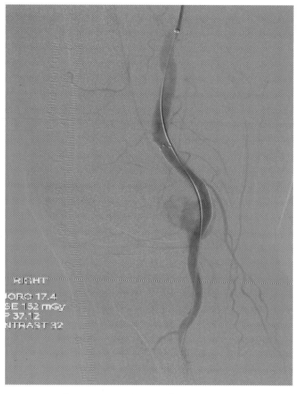

▲ 图 11-3　支架植入后造影可见内漏发生

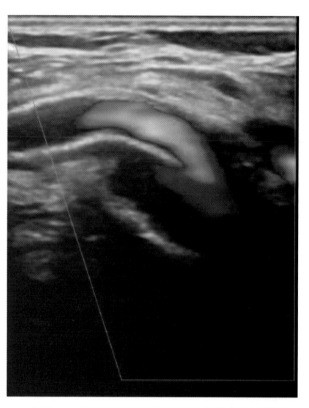

▲ 图 11-4　双功超声随访发现 I 型内漏（彩色版本见书末）

移植物与移植物分离或移植物扭结而发生血管闭塞。

3. 长期影响 / 结果

最近一项使用 Hemobahn/Viabahn 支架进行腘动脉瘤血管内修复的系统综述发现，腘动脉瘤修复后再次干预的常见指征是 I 型或 III 型内漏[20]。该研究发现平均随访 14～54 个月，内漏的发生率为 0%～20%。所有 I 型或 III 型内漏均采用再次植入支架，所有 II 型内漏均采用保守治疗。与开放手术相比，开放手术有超过 30% 的患者出现动脉瘤持续增大[44]。

（四）断裂 / 内翻

1. 描述和发生率

Gore Viabahn 覆膜支架是治疗腘动脉瘤最常用的支架移植物。尽管其柔韧性和抗断裂性和抗内陷性备受赞誉，但仍会发现支架内血栓形成。一项包含了 14 个关于腔内治疗腘动脉瘤研究的 Meta 分析，其中 5 个研究（总共 514 个腘动脉瘤）

检测了支架断裂率。有三项研究随访期间未发生支架断裂；在平均随访 21.3～50 个月的所有研究中，支架断裂的总发生率为 0%～27.3%。所有研究都常规使用 1 个及 1 个以上覆膜支架，以成功地隔绝动脉瘤，并且都有合适的锚定重叠区。在这方面，有一组报道指出血管腔内修复后支架断裂发生率为 16.7%，但是不到 40% 支架断裂患者发生血栓形成[37]。相比之下，移植物内折较少见，但更容易导致移植物血栓形成。一项研究报道支架移植物内折发生率超过 10%，并且所有发生移植物打折的患者都会发生支架移植物血栓形成[5]。

2. 预防 / 避免

支架断裂的预防需从病例和支架的选择开始。有研究表明，年轻患者和支架重叠的患者支架断裂发生率更高[45]。在情况允许的条件下，应尽量减短支架长度，并将支架重叠长度优化在 1～2cm，以避免支架与支架之间的刚性作用力。Viabahn 支架移植物的自膨式支架结构有着极高的柔韧性，PTFE 薄膜覆于其上。如果支架相对于动脉尺寸过大，PTFE 产生内折叠，从而发生支架闭塞和血栓形成。为防止这种情况发生，需根据目标动脉选择合适尺寸的支架移植物。此外，当支架重叠时，内支架的直径不应超过外支架的直径 1mm [5]。这是避免支架断裂和折叠的两种最有效方法。此外，大多数研究者主张在膝关节伸直和屈曲时血管造影以确保支架即时通畅，并且不会因移植物的外力弯曲而产生移植物内陷 [33]。

3. 长期影响 / 结果

关于支架断裂的长期随访数据很少，但在 Golchehr 等的一项随访研究，患者平均随访 5 年以上，超过 25% 的患者在 5 年内发生支架断裂，但其中大部分支架断裂发生在行 Hemobahn 支架植入的患者中。在支架断裂患者中，大多数没有症状，但 1/3 有跛行症状，1 名患者有肢体严重缺血症状。3/4 的支架断裂是环形断裂，但只有不到一半的支架断裂为多处断裂 [7]。比较有支架断裂和无支架断裂的患者，支架断裂组有 38.5% 的患者发生移植物闭塞，而无支架断裂组为 24.6%。然而，他们的分析显示两组在长期通畅率方面并无任何统计学差异。他们还注意到，多个支架植入和患者年轻是覆膜支架断裂的独立预测危险因素 [45]。

关于移植物相关并发症，一项研究显示移植物内折的发生率接近 10%，有趣的是，所有移植物内折病例在长期随访中都发生移植物闭塞，而在移植物脱位或支架断裂的患者中却未发现如此高的移植物闭塞率 [5]。

参考文献

[1] Dent, TL, et al. Multiple Arteriosclerotic Arterial Aneurysms. JAMA Archives of Surgery. 1972;105: 338-344.

[2] Lawrence PF, Lorenzo-Riviero S, Lyon JL. The incidence of iliac, femoral, and popliteal artery aneurysms in hospitalized patients. Journal of Vascular Surgery. 1995 Oct;22(4): 409-416.

[3] Callum KG, Gaunt JI, Thomas ML, Browse NL. Physiological studies in arteriomegaly. Cardiovascular Research. 1974 May;8(3): 373-383.

[4] Ravn H, Pansell-Fawcett K, Bjorck M. Popliteal Artery Aneurysm in Women. Eur J Vasc Endovasc Surg. 2017;54: 738-743.

[5] Maraglino, Cosimo, et al. Endovascular Treatment of Popliteal Artery Aneurysms: A Word of Caution after Long-Term Follow-up. Annals of Vascular Surgery. 2017 May;41: 62-68.

[6] Shahin Y, Barakat H, Shrivastava V. Endovascular Versus Open Repair of Asymptomatic Popliteal Artery Aneurysms: A Systematic Review and MetaAnalysis. JVIR. 2016 May;27(5): 715-722.

[7] Golchehr B, et al. Long-term outcome of endovascular popliteal artery aneurysm repair. Journal of Vascular Surgery. 2018 Jun;67(6): 1797-1804.

[8] Brown SL, Lewis M, Morrow, DB. Endovascular Repair of Ruptured Popliteal Artery Aneurysms: A Case Report and Review of the Literature. European Journal of Vascular and Endovascular Surgery. 2016;32: 24-28.

[9] Golchehr B, et al. Clinical Outcome of Isolated Popliteal Artery Aneurysms Treated with a Heparin-bonded Stent Graft. Eur J Vasc Endovasc Surg. 2016;52: 99-104.

[10] Dawson I, et al. Asymptomatic popliteal aneurysm: elective operation versus conservative followup. British Journal of Surgery. 1994 Octr;81(10): 1504-1507.

[11] Ascher E, Markevich N, Schutzer RW, Kallakuri S, Jacob T, Hingorani AP. Small popliteal artery aneurysms: Are they clinically significant? Journal of Vascular Surgery. 2003 Apr;37(4): 755-760.

[12] Ravn H, Wanhainen A, Bjorck M. Surgical technique and long-term results after popliteal artery aneurysm repair: Results from 717 legs. Journal of Vascular Surgery. 2007 Aug;46(2): 236-243.

[13] Szilagyi DE, Schwartz RL, Reddy DJ. Popliteal Arterial Aneurysms: Their Natural History and Management. JAMA Archives of Surgery. 1981 May;116: 724-728.

[14] Galland RB. History of the Management of Popliteal Artery Aneurysms. Eur J Vasc Endovasc Surg. 2008;35: 466-472.

[15] Perry MO. John Hunter - Triumph and Tragedy. Journal of Vascular Surgery. 1993;17: 7-14.

[16] Clark A. Clinical Lecture on Aneurysm of the Popliteal Artery. British Medical Journal. 1896 Nov;(28): 1557-

1558.

[17] Edwards WS. Exclusion and saphenous vein bypass of popliteal aneurysms. Surg Gynecol Obstet. 1969;128: 829-830.

[18] Beseth BD, Moore WS. The posterior approach for repair of popliteal artery aneurysms. Journal of Vascular Surgery. 2006 May;43(5): 940-945.

[19] Marin ML, et al. Transfemoral endoluminal stented graft repair of a popliteal artery aneurysm. Journal of Vascular Surgery. 1994 Apr;19(4): 754-757.

[20] Patel SR, et al. A Systematic Review and Metaanalysis of Endovascular Popliteal Aneurysm Repair Using the Hemobahn/Viabahn Stent-Graft. Journal of Endovascular Therapy. 201;22(3): 330-337.

[21] Cina CS. Endovascular Repair of Popliteal Artery Aneurysms. Journal of Vascular Surgery. 2010 Apr;51(4): 1056-1060.

[22] Leake AE, et al. Meta-analysis of open and endovascular repair of popliteal artery aneurysms. Journal of Vascular Surgery. 2017 Jan;65(1): 246-256.

[23] Eslami MH, et al. Open repair of asymptomatic popliteal artery aneurysm is associated with better outcomes than endovascular repair. Journal of Vascular Surgery. 2015 Mar;61(3): 663-669.

[24] Bjorck M, et al. Editor's Choice: Contemporary Treatment of Popliteal Artery Aneurysm in Eight Countries: A Report from the Vascunet Collaboration of Registries. European Journal of Vascular and Endovascular Surgery. 2014 Feb;47(2): 164-171.

[25] Cervin A, et al. Treatment of Popliteal Aneurysm by Open and Endovascular Surgery: A Contemporary Study of 592 Procedures in Sweden. Eur J Vasc Endovasc Surg. 2015;50: 342-350.

[26] Antonello M, et al. Open repair versus endovascular treatment for asymptomatic popliteal artery aneurysm: Results of a prospective randomized study. Journal of Vascular Surgery. 2005 Aug;42(2): 185-193.

[27] Huang Y, et al. Outcomes of endovascular and contemporary open surgical repairs of popliteal artery aneurysm. Journal of Vascular Surgery. 2014 Sep;60(3): 631-638.

[28] Curi MA, et al. Mid-term outcomes of endovascular popliteal artery aneurysm repair. Journal of Vascular Surgery. 2007 Ma;45(3): 505-510.

[29] Leake AE, et al. Contemporary outcomes of open and endovascular popliteal artery aneurysm repair. Journal of Vascular Surgery. 2016 Jan;63(1): 70-76.

[30] Dorigo, Walter, et al. A matched case-control study on open and endovascular treatment of popliteal artery aneurysms. Scandanavian Journal of Surgery. 2018;107(3): 236-243.

[31] Pulli R, et al. Comparison of Early and Midterm Results of Open and Endovascular Treatment of Popliteal Artery Aneurysms. Annals of Vascular Surgery. 2012 Aug;26(6): 809-818.

[32] Stone, Patrick A, et al. The value of duplex surveillance after open and endovascular popliteal aneurysm repair. Journal of Vascular Surgery. 2005 Jun;41(6): 936-941.

[33] Del Tatto B, et al. Open and Endovascular Repair of Popliteal Artery Aneurysms. Annals of Vascular Surgery. 2018;50: 119-127.

[34] Mollenhoff, C, Katsargyris, A, Steinbauer, M. Current status of Hemobahn/Viabahn endografts for treatment of popliteal aneurysms. Journal of Cardiovascular Surgery (Torino). 2013;54: 785-791.

[35] Argenteri A, Bianchi G. Use of a Multilayer Flow Modulator in the Treatment of Aneurysms. s.l.: Minerva Medica, 2012.

[36] Rajasinghe HA, et al. Endovascular Exclusion of Popliteal Artery Aneurysms With Expanded Polytetrafluoroethylene Stent-Grafts: Early Results. Vascular and Endovascular Surgery. 2007;40(6): 460-466.

[37] Tielliu IFJ, et al. Endovascular treatment of popliteal artery aneurysms: Results of a prospective cohort study. Journal of Vascular Surgery. 2005 Apr;41(4): 561-566.

[38] Speziale F, et al. Ten Years' Experience in Endovascular Repair of Popliteal Artery Aneurysm Using the Viabahn Endoprosthesis: A Report from Two Italian Vascular Centers. Annals of Vascular Surgery. 2015;29: 941-949.

[39] Wissgott C, Lüdtke CW, Vieweg H, Scheer F, Lichtenberg M, Schlöricke E, Andresen R. Endovascular Treatment of Aneurysms of the Popliteal Artery By a Covered Endoprosthesis. Clin Med Insights Cardiol. 2014;8(Suppl 2): 15-21.

[40] Aranson N, Watkins M. Percutaneous Interventions in Aortic Disease. Circulation. 2015 Apr;131; 1291-1299.

[41] Guzzardi G, Natrella M, Del Sette B, Petullà M, Fanelli G, Porta C, Carriero A, Laganà D. Endovascular repair of popliteal artery aneurysms: an Italian multicenter study. Radiol Med. 2019 Jan;124(1): 79-85.

[42] Garg K, Rockman CB, Kim BJ, Jacobowitz GR, Maldonado TS, Adelman MA, Veith FJ, Cayne NS. Outcome of endovascular repair of popliteal artery aneurysm using the Viabahn endoprosthesis. J Vasc Surg. 2012 Jun;55(6): 1647-1653.

[43] Eliason JL, Upchurch GR. Endovascular Abdominal Aortic Aneurysm Repair. Circulation. 2008;117: 1738-1744.

[44] Mehta M, Champagne B, Darling RC, Roddy SR, Kreienberg PB, Ozsvath KJ, Paty PSK, Chang BB, Shah DM. Outcome of popliteal artery aneurysms after

exclusion and bypass: Significance of residual patent branches mimicking type II endoleaks. Journal of Vascular Surgery. 2004 Nov;40(5): 886-890.

[45] Tielliu IF, Zeebregts CJ, Vourliotakis G, Bekkema F, van den Dungen JJ, Prins TR, Verhoeven EL. Stent fractures in the Hemobahn/Viabahn stent graft after endovascular popliteal aneurysm repair.J Vasc Surg. 2010 Jun;51(6): 1413-1418.

拓展阅读

[1] Shahin Y, Barakat H, and Shrivastava, V. Endovascular Versus Open Repair of Asymptomatic Popliteal Artery Aneurysms: A Systematic Review and MetaAnalysis. JVIR, 2016 May;27(5): 715–722.

[2] Szilagyi DE, Schwartz RL, and Reddy DJ. Popliteal Arterial Aneurysms: Their Natural History and Management. JAMA Arch Surg 1981 May;116: 724–728.

第12章 下腔静脉滤器相关并发症

Complications of inferior vena cava filters

Matthew T. Major　Paul G. Bove　Graham W. Long　著

王琼　译

静脉血栓栓塞性疾病（venous thromboembolic disease，VTE）临床上相对常见，其年发病率为 70/10 万～113/10 万[1]，其中肺栓塞（pulmonary embolism，PE）的死亡率达 15%[2]。VTE 的一线治疗方案是系统性抗凝。然而，部分患者在系统性抗凝治疗期间出现出血并发症或仍然发生肺栓塞。这些患者和其他有相应适应证患者可从下腔静脉滤器置入术中获益。可回收滤器上市后，下腔静脉滤器的置入率从 1994 年的每 65/10 万增加到 2008 年的 202/10 万。然而，下腔静脉置入率自 2008 年开始下降，现为 129/10 万，这可能是由于对下腔静脉滤器置入的长期安全性和有效性的观点发生了改变。尽管置入了大量可回收滤器，但绝大多数滤器未被取出，2015 年仅有 18% 的滤器被取出[3,4]。滤器相关性并发症因滤器类型而异，其中大部分发生于可回收滤器[5-8]。本章将阐述 IVC 滤器置入相关并发症，例如入路问题和滤器异位，晚期并发症如滤器断裂、移位、穿孔和血栓形成，以及与滤器回收相关的并发症。

一、血管入路相关并发症

IVC 滤器入路并发症发生率为 4%～11%，这与中心静脉导管置入术的入路并发症发生率相当。笔者常在超声引导下置入鞘管建立入路，这可能会减少入路部位并发症发生。最为常见的入路并发症有出血和血栓形成，出血发生率为 6%～15%，血栓形成发生率为 2%～35%，需要

输血的大出血更是罕见，其他罕见的并发症有气胸和空气栓塞。动静脉瘘也不常见（0.02%），其多表现为局部疼痛、远端缺血和可触及的局部震颤[9]。小的动静脉瘘，通常保守观察，大部分会自行消退；较大的、有症状的动静脉瘘，若累及股总动脉或股深动脉则需要行开放手术进行修复，若累及髂外动脉或股浅动脉，则需要植入覆膜支架进行血管腔内修复。

二、滤器移位

滤器倾斜定义为滤器长轴与腔静脉长轴的夹角大于 15°（图 12-1）。由于滤器的结构设计，除了鸟巢型滤器（Cook Medical，Bloomington，IN），所有腔静脉滤器都会发生不同程度的滤器倾斜。倾斜角增大可能会增加 PE 发生的风险，但不会增加血栓形成的风险。大多数厂商不建议为了纠正滤器倾斜而调整滤器位置。少数专家主张在滤器发生严重倾斜时放置第二个滤器，尽管大多文献不支持该观点[9]。

下腔静脉滤器的理想位置是其上极顶端刚好低于肾静脉，并且下极高于下腔静脉分叉处。滤器错误放置或移位到肾静脉水平以上，可能会导致肾静脉血栓形成，而放置在单侧髂静脉中则不能保护对侧静脉。缺乏对异常解剖的认识，如双下腔静脉，也可能导致一侧静脉未受到保护（图 12-2）。避免这种并发症的一种方法是选择左股静脉入路及常规行静脉造影。术前认真分析 CT

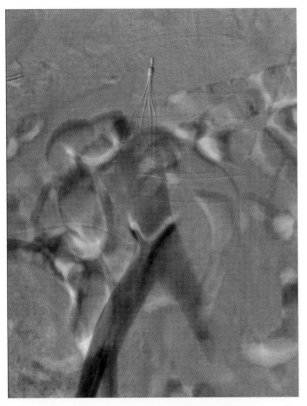

▲ 图 12-1　滤器置入后造影显示滤器倾斜

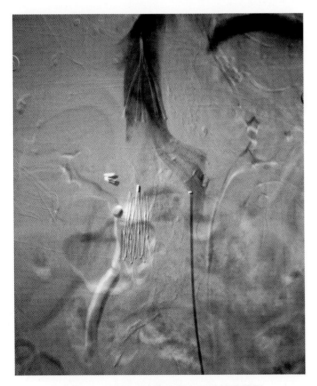

▲ 图 12-2　双下腔静脉患者下腔静脉造影
位于上方的第二个滤器放置在左侧 IVC、左肾静脉与右侧 IVC 的汇合处上方，下方滤器放置在右侧 IVC 中。注意左肾盂与左侧下腔静脉和左肾静脉汇合点同一平面

有助于发现下腔静脉异常并确定下腔静脉直径。也有将滤器置入到生殖静脉或腰静脉的报道[9]。最为罕见的是，曾有人无意中将滤器放到肾下腹主动脉内，其中 1 例 16 年没有任何症状，后在行腹部 CT 时偶然发现[10]。也曾出现过由于导丝 / 鞘穿过静脉进入腹膜后，最终将滤器放置到 $L_{2\sim3}$ 水平的椎管中[11]。由于滤器结构设计的不对称性，也可能发生滤器放置方向的错误，例如经颈内静脉入路置入本应该经股静脉入路的滤器，反之亦然[9]。如果条件允许，应立即取出滤器，然后置入方向正确的滤器。对于永久性滤器，应再置入一个方向正确的滤器，以防 PE 发生。

三、滤器的断裂

对 2014 年的 FDA 制造商和用户设施设备体验（MAUDE）数据库的回顾分析发现，IVC 滤器置入后最常见的晚期并发症是滤器断裂，其占总并发症的 5.9%～27.1%[12]。当滤器材料的结构失去完整性时（最常见于滤器置入后 1 年），可能会发生滤器断裂，并可能发生碎片栓塞。滤器断裂在可回收过滤器中更常见，在永久性过滤器中则并不常见。滤器的断裂可能会导致 IVC 内血流动力学改变，这可能会使这些患者面临更高的血栓形成风险并降低 PE 预防效果。滤器断裂后发生肺血管系统、肾静脉和心脏碎片栓塞的事件均有报道[9]。建议在患者发生滤器断裂时及时取出断裂滤器和碎片[8]。

一项单中心前瞻性研究评估了 82 名下腔静脉滤器断裂的门诊患者。所有患者在确诊后均行血管腔内滤器取出术；如果疑似滤器断裂碎片在血管内且影像上可识别，则尝试取出碎片。所有患者共发现 185 个碎片，最常见于 IVC（81 个），其次是腹膜后（51 个）、肺动脉（33 个）、心脏（16 个）、肝静脉（2 个）、肾静脉（1 个）和主动脉（1 个）。其中，47% 患者尝试经血管腔内取出断裂滤器及碎片，其中 89.7% 患者成功取出。6.9% 的患者出现轻微并发症，1 例出现严重并发症（心包填塞）。有 19 例心肺内碎片未取出，在平均

845 天的随访期内，其中 81% 的患者无症状。2
名患者因持续疼痛和对碎片的焦虑而行手术治疗
（取出 2 个心脏内碎片和 1 个肺部碎片）[13]。

四、滤器栓塞

滤器栓塞定义为滤器置入后移动到远处解剖
部位。这应与滤器移位区分开来，后者被定义
为与滤器置入时相比滤器位置变化＞ 2cm[8]。心
内或肺内栓塞是一种罕见的危及生命的严重并
发症（图 12-3）。2009 年的一项回顾性 Meta 分
析，在 30 年的文献中共有 1498 例这样的病例，
大多数（77%）表现为胸痛、呼吸急促、心律失

常或低血压等一种或多种症状；30% 显示心肌壁
损伤、腱索损伤或三尖瓣损伤，栓塞最常发生在
滤器置入过程中（33%）；另外 14% 出现在急性
期（滤器置入术后 24h 内），17% 出现在亚急性
期（24h 至 1 周），30% 出现在延迟期（1 周以后）。
延迟期病例的平均发病时间为 2.9 个月。本研究
报道中，发生滤器栓塞最常见的原因是滤器置入
过程中术者操作失误，例如过早或随意的放置或
在滤器输送过程中导丝通过困难。其中 12 例患
者因滤器拦截到大的栓子并发生"帆"效应，使
滤器与血栓一起被带入心脏。其他常见原因包括
超粗大下腔静脉（直径＞ 28mm），以及中心静
脉导管置入、体外循环经股插管及体外膜肺氧合
（extracorporeal membrane oxygenation，ECMO）
拔管过程中导丝被卡住或被拖入导管（图 12-4）。
虽然有些患者没有症状，但心内或肺内的滤器的
长期影响尚不清楚，无论发现早晚，在条件允许
的情况下，都建议通过血管腔内技术或开放手术
将其取出[14]。

五、下腔静脉穿孔

IVC 穿孔定义为滤器支柱或锚钩穿出血管壁

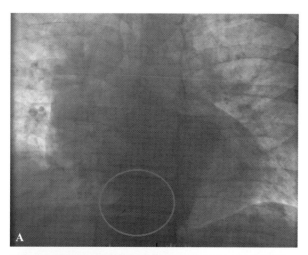

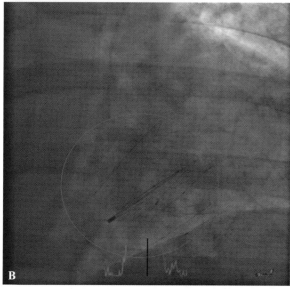

▲ 图 12-3　A. 透视下显示滤器栓塞至右心室；B. 放大图像。
该患者需切开胸骨在体外循环下行滤器取出术

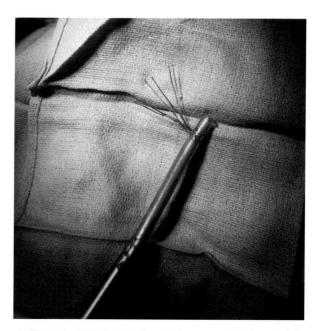

▲ 图 12-4　滤器嵌于静脉 – 静脉 ECMO 插管上，在床边
拔管时带出滤器

> 3mm 并刺入腹膜后或周围其他解剖结构（图 12-5 至图 12-7）。此类患者大多没有症状，部分学者认为滤器穿孔可能比认知的更常见。在一篇关于下腔静脉滤器的文献综述中，9002 例回顾性病例有 19% 报道了腔静脉穿孔。在滤器穿孔的病例中，8% 有症状，其最为常见症状是疼痛（77%）；5% 的患者发生严重并发症并需计划外手术干预，包括手术取出 IVC 滤器（63 例）、主动脉假性动脉瘤腔内支架植入术（8 例）、永久性滤器血管腔内取出术（4 例）、出血动脉栓塞术（2 例）、血管内支架植入合并栓塞术（1 例）、经皮肾造瘘术（1 例）、输尿管支架植入术（1 例）和输尿管支架植入并行经皮肾造瘘术（1 例）。19% 的滤器穿孔累及其他器官或解剖结构，包括十二指肠、腰椎和主动脉，其中主动脉受累合并出血最常见。文献报道中，其不常见的临床表现有胰腺炎、输尿管损伤、腹膜后血肿和慢性疼痛综合征[15]。

IVC 穿透机制尚不清楚，但一些数据表明，与无游离支柱的滤器相比，有游离支柱的锥形滤器具有更高的穿透率。虽然没有游离支柱的滤器穿透率较低，但其可能会增加下腔静脉血栓形成的风险。其他影响滤器穿透腔静脉的因素包括过滤器直径增加、倒钩的锐度、腔静脉血管壁的强度下降、滤器过度倾斜（> 15°）和 IVC 直径过小。随心肺循环的腔静脉运动、体位变化、腹部创伤和腹腔压力也可能对其有一定的影响[16]。

对无症状腔静脉滤器穿孔的治疗是有争议的，但对于累及邻近器官或组织的患者应充分予以重视。对于有症状的滤器穿孔患者，应予以取出。穿透的滤器通过血管腔内技术取出通常是可行的，并且成功率很高；然而，这需要术者有丰富的临床经验和精湛的抓取技术。值得注意的是，腔静脉支柱的医源性断裂已有报道。IVC 滤器引起的腹膜后出血通常是自限性的，可以通过支持治疗控制住，尽管一些患者可能需要动脉栓塞或开放手术来控制出血。曾有文献回顾分析了 21 例下腔静脉滤器致十二指肠穿孔的病例。对这些患者的诊断通常需要多种影像学检查或食管胃十二指肠镜检查，但作者建议对有下腔静脉滤器置入史、持续腹痛或消化道出血的患者应高度怀疑滤器穿孔。在治疗方面，这些患者中只有 1 例经血管腔内成功取出滤器，大多数患者采取了剖腹手术治疗。接受手术探查的患者常发现腔静脉周围炎症反应严重，19% 的患者未能取出滤器。48% 的患者行腔静脉探查并成功取出腔静脉滤器。所有行腔静脉探查术的患者均采用补片血管成形术，除了 1 例直接进行缝合。对于无法取出滤器的患者，常用钢丝钳修剪有问题的支柱。1 名患者在未行下腔静脉探查情况下进行滤器支柱修剪，后发现下腔静脉和双侧髂静脉血栓形成。未见外科手术死亡或肺栓塞事件的报道[15, 17]。

六、下腔静脉血栓形成

据报道，2%～30% 的患者在置入 IVC 滤器后出现下腔静脉血栓形成。症状包括双下肢疼痛和水肿；如果血栓蔓延超出肾静脉水平，可能会发生肾衰竭。如果血栓延伸到滤器的上方，其肺栓塞复发率为 1%～7%。滤器血栓形成可能与患者血栓形成的初始危险因素（患者自身的高凝状态）或体内存在异物并滤器内血栓逐步积累有关。也有可能滤器内血栓是截留的脱落血栓，而不是滤器引起的新形成血栓。恶性肿瘤患者和无恶性肿瘤患者的下腔静脉血栓形成发生率无统计学差异，对于肿瘤转移的患者尽管放置了滤器，但仍可能增加 PE 再发的风险。据报道，发生转移的恶性肿瘤患者的 PE 再发率为 10.4%，而未发生转移的恶性肿瘤患者再发率为 2.3%。肿瘤类型（癌与肉瘤）似乎不影响血栓并发症。

一旦发现腔静脉血栓形成，目前的治疗手段包括全身抗凝，大多数情况无须其他治疗。急性症状患者可以行导管接触性溶栓；然而，这类血栓也可能是亚急性或慢性的，此时则难以通过溶栓治愈。已有在发生血栓性闭塞的滤器内植入支架来治疗此类慢性血栓的报道。值得注意的是，对置入滤器的患者进行预防性抗凝似乎并不能改善下腔静脉血栓形成发生率[9, 18]。

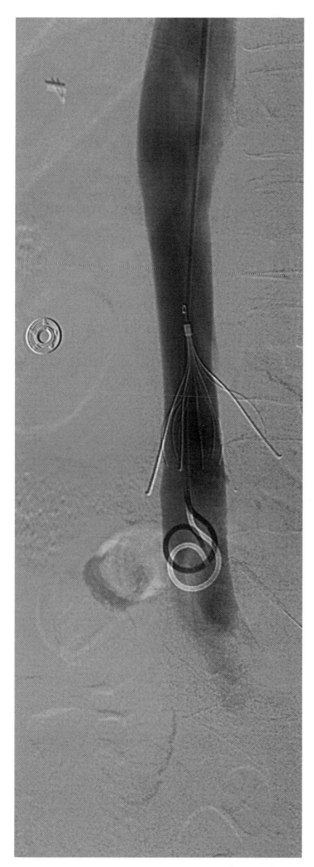

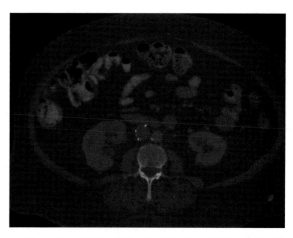

▲ 图 12-6　CT 轴位图像显示滤器支柱穿透主动脉。该患者无症状并行保守治疗

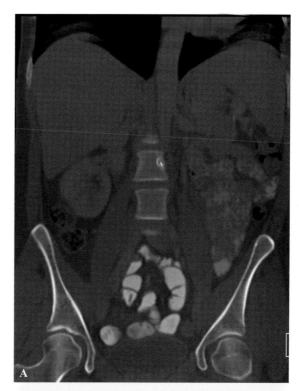

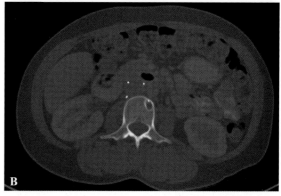

▲ 图 12-5　回收滤器时行腔静脉造影见滤器支柱穿透静脉壁，该滤器放置 2 个月左右

▲ 图 12-7　A. 冠状位 CT；B. 轴状位 CT。滤器支柱刺入 L_3 椎体。该患者无症状，行保守治疗

　　另一种治疗策略包括药物机械血栓清除术。这是一种用于髂 – 腔静脉血栓形成的设备 AngioJet（Boston Scientific，Marlborough，MA），其治疗机制是利用文丘里流体力学效应及伯努利原理，利用高速流动的喷射流（常用组织纤溶酶原激活剂溶液）对血栓进行冲击、浸渍，高速流动的喷射流在导管周围形成低压区，该低压区将血栓碎片经导管抽吸出体外，大大减少了溶栓治疗时间和药物用量。AngioJet 在大直径血管（如 IVC）中的效果可能会受到限制，因为流体力学效果可能无法到达整个血管壁，但它会在血栓中形成血流通道（图 12-8）[19]。另一器械装置是 AngioVac 系统（AngioDynamics，Latham，NY），可清除 IVC 中的大块血栓，它使用体外静脉旁路系统，该系统由 22F 插管和可扩展头端组成，可产生抽吸涡流，从而去除大血栓，同时使用体外离心泵保持血液流动。该装置避免了溶栓药物的使用。已有在下腔静脉滤器保护下使用 AngioVac 成功治疗髂 – 腔静脉血栓的文献报道[20]。第三种治疗大血管静脉血栓形成的装置是 ClotTriever 系统（Inari Medical，Irvine，CA），它也无须使用溶栓药物。这是一种通过导丝跟进导管系统，抽吸导管的核心构造是镍钛合金，附带收集血栓的编织袋，用于机械血栓清除术。也有文献报道其成功用于治疗急性髂 – 腔静脉血栓形成[27]。

复发性肺动脉栓塞和深静脉血栓

　　据报道，置入 IVC 滤器后 PE 复发发生率在

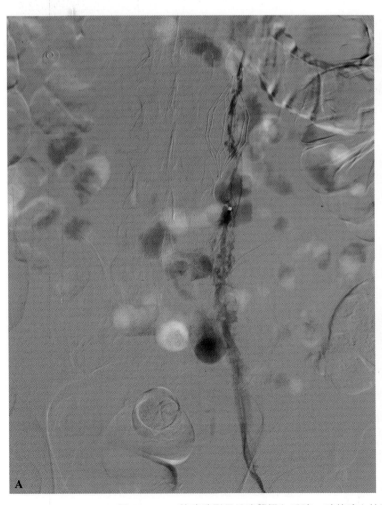
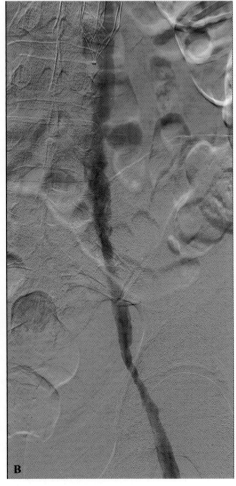

▲ 图 12-8　A. 静脉造影显示滤器置入后髂 – 腔静脉血栓形成；B. 行药物机械抽吸治疗

0.5%～6%，但由于部分患者肺栓塞未报道或未能识别，很难评估其真实发生率。PREPIC 研究将 400 名具有 PE 高风险的 DVT 患者随机分为滤器组或非滤器组，然后进一步随机分配接受低分子肝素或普通肝素抗凝治疗。8 年的随访结果表明，滤器组 PE 发生率为 6.2%，而非滤器组的 PE 发生率为 15.1%，但 IVC 滤器组的 DVT 发生率显著增加（35.7% vs. 27.5%）[21]。目前，对于发生复发性 PE 的置入下腔静脉滤器的患者的建议是，除非有禁忌证，应全身抗凝治疗。滤器的存在不应改变抗凝的持续时间或强度[8]。

DVT 是 IVC 滤器置入的常见晚期并发症，发生率高达 43%。在 PREPIC 研究中，与仅接受抗凝治疗（未植入滤器）的患者相比，接受抗凝治疗的滤器置入患者更容易发生 DVT[22]。使用 IVC 滤器的患者 2 年后发生 DVT 的风险是未使用 IVC 滤器患者的 2 倍。其原因是静脉血流的改变和 IVC 滤器置入患者的凝血功能异常。可回收滤器可以降低此类 DVT 风险，但前提是要及时取出滤器。可回收滤器长期置入患者 DVT 发生率与置入永久性滤器患者 DVT 发生率相当（11.3% vs. 12.6%）[9, 23]。

七、滤器回收并发症

2010 年，FDA 发布了关于 146 例滤器移位和 56 例滤器断裂的警告，这些并发症可能与可回收滤器的长期留置有关，并在文末建议"置入滤器的医生对置入滤器的患者有持续跟踪随访的责任，在不再需要预防 PE 时应尽早取出滤器[16]"。尽管滤器取出术的成功率高且并发症率相对较低，但可回收 IVC 滤器的回收率曾低至 5.2%。一项对 605 名置入可回收 IVC 滤器患者的回顾性研究中，其回收率为 23%，总体技术成功率为 93%。技术失败最常见原因是滤器内大血栓。该研究中滤器平均留置时间为 111 天。其余滤器未取出的预测风险因素包括年龄＞ 80 岁、急性出血、恶性肿瘤、滤器置入后抗凝和 VTE 病史[24]。

滤器取出的相关并发症包括滤器断裂、腔静脉套叠、腔静脉夹层和腔静脉破裂出血。有几个因素会增加滤器取出并发症发生率，包括滤器留置时间过长、滤器倾斜和滤器回收钩包埋嵌入。在滤器置入后 30 天内行取出滤器，其并发症较少，越来越多的文献报道了成功取出较长时间的体内腔静脉滤器。有 1 个极端的病例，即放置了 4753 天的 Gunther–Tulip 过滤器（Cook Medical，Inc.）被成功取出。该滤器的回收钩嵌入腔壁，后通过 Hangman 技术成功将其取出。此技术是将导丝成襻分离组织从而剥离出包埋的滤器。一旦剥离，回收钩被抓捕器捕获，然后推进 16F 鞘管尝试将滤器支柱回缩进行回收。尽管用了很大的回收牵引力，仍未能取出。为了提高滤器支柱上的受力，使用了 CloverSnare（Cook Medical，Inc.）套件，其包括 10F 外鞘和 8F 内鞘，通过 16F 鞘插入，鞘在滤器支柱上逐渐伸缩式前进，将滤器从纤维组织中剥离，从而将滤器支柱回缩并回收。这种特殊的取出技术常与支架植入重建静脉同期进行，用于治疗血栓后髂 – 腔静脉阻塞，常在下腔静脉远端植入 Wallstent 支架（Boston Scientific，Natick，MA），然后在双侧髂静脉内植入两个 Protégé GPS 支架（EV3 Endovascular，Inc.，Plymouth，MN）并对吻到下腔静脉支架内。患者多能耐受此手术且无并发症发生[25]。一种新的取出超长时间滤器的技术是准分子激光消融技术。该技术常被用于取出黏附于静脉起搏器导线的辅助手段。2017 年，发表一项为期 5 年的前瞻性研究，251 名患者行准分子鞘系统激光鞘辅助下腔静脉滤器取出术。下腔静脉滤器平均植入时间为 979 天。在使用 3 次标准回收力（数字测量）失败后，采用激光辅助技术。激光辅助下回收成功率为 99.2%，并发症发生率为 1.6%。回收所需的平均力明显低于激光应用前失败尝试的平均力（约 3.0kg vs.1.7kg）[26]，准分子激光辅助下滤器取出术是滤器取出的激进方法，其需要熟练的导管技术和选择合适的患者。

八、滤器置入术后随访

可回收 IVC 滤器术后随访不足和其整体回收率较低，一些中心成立专门的腔静脉滤器或血栓门诊来缓解这一问题。这些措施提高了滤器回收率并增加了医生对滤器相关并发症的认识。专门人员对置入滤器的患者进行随访预约并对患者数据库进行记录维护，这有效地改善了随访效率并提高滤器的回收率 [28, 29]。其他提高滤器回收率的措施包括制订机构监测方案，识别置入滤器的患者，对患者提供者科普教育，对滤器置入患者进行电子追踪，以及对医生进行定期自动电子邮件提醒。患者病历和出院指导对滤器置入的描述不充分可能是回收率低的另一个原因。有项回顾性研究分析了多家三级医疗机构 12 年置入可回收下腔静脉滤器患者的病历资料，810 例病例中有 342 例（42%）记录了滤器置入，只有 129 例（16.3%）出院指导强调了滤器取出或后期随访注意事项。该研究小组指出，如果仅在出院指导中提及滤器置入，滤器回收率不会改变。但是，如果针对滤器管理给出具体的出院指导，则滤器的回收率可能更高 [28]。

九、结论

对于不能耐受全身抗凝或抗凝无效的患者，下腔静脉滤器可保护患者避免发生致命性肺栓塞。由于滤器置入数量不断增多和所使用滤器类型不同，即使滤器的留置时间一样长，其并发症发生率也不尽相同，特别是影响长期结果，时间越长，差别越大。及时取出下腔静脉滤器可能会降低这些并发症的发生率。同样，对血栓相关的长期风险的认识，可能会对滤器置入的意义产生怀疑。

参考文献

[1] White, RH. The Epidemiology of Venous Thromboembolism. Circulation. 2003. 107(23_suppl_1): p. I4-I8.

[2] Horlander, KT, Mannino DM, and Leeper KV. Pulmonary embolism mortality in the United States, 1979-1998: an analysis using multiple-cause mortality data. Arch Intern Med, 2003;163(14): p. 1711-1717.

[3] Duszak, R, Jr., et al. Placement and removal of inferior vena cava filters: national trends in the medicare population. J Am Coll Radiol. 2011,8(7): p. 483-489.

[4] Morris E., et al. National Trends in Inferior Vena Cava Filter Placement and Retrieval Procedures in the Medicare Population Over Two Decades. J Am Coll Radiol. 2018;15(8): p. 1080-1086.

[5] Abtahian, F., et al., Inferior vena cava filter usage, complications, and retrieval rate in cancer patients. Am J Med. 2014;127(11): p. 1111-1117.

[6] Desai, TR, et al., Complications of indwelling retrievable versus permanent inferior vena cava filters. J Vasc Surg Venous Lymphat Disord. 2014;2(2): p. 166-173.

[7] Wassef, A, Lim, W, and Wu, C. Indications, complications and outcomes of inferior vena cava filters: A retrospective study. Thromb Res. 2017;153: p. 123-128.

[8] Sella, DM and Oldenburg, WA. Complications of inferior vena cava filters. Semin Vasc Surg. 2013;26(1): p. 23-28.

[9] Grewal, S, Chamarthy, MR, and Kalva, SP. Complications of inferior vena cava filters. Cardiovasc Diagn Ther. 2016; 6(6): p. 632-641.

[10] Nguyen, NT, et al. Natural history of an intra-aortic permanent inferior vena cava filter. J Vasc Surg. 2014; 60(3): p. 784.

[11] Cuadra, SA, et al. Misplacement of a vena cava filter into the spinal canal. J Vasc Surg. 2009;50(5): p. 1170-1172.

[12] Andreoli, JM, et al. Comparison of complication rates associated with permanent and retrievable inferior vena cava filters: a review of the MAUDE database. J Vasc Interv Radiol. 2014;25(8): p. 1181-1815.

[13] Kesselman, AJ, et al. Endovascular Removal of Fractured Inferior Vena Cava Filter Fragments: 5-Year Registry Data with Prospective Outcomes on Retained Fragments. J Vasc Interv Radiol. 2018;29(6): p. 758-764.

[14] Owens, CA, et al. Intracardiac migration of inferior vena cava filters: review of published data. Chest. 2009; 136(3): p. 877-887.

[15] Jia, Z, et al. Caval Penetration by Inferior Vena Cava Filters. Circulation. 2015;132(10): p. 944-952.

[16] Ayad, MT and Gillespie, DL. Long-term complications of inferior vena cava filters. J Vasc Surg Venous Lymphat Disord. 2019;7(1): p. 139-144.

[17] Malgor, RD. and Labropoulos, N. A systematic review of symptomatic duodenal perforation by inferior vena cava filters. J Vasc Surg. 2012;55(3): p. 856-861.e3.

[18] Desai, KR, et al. Retrievable IVC Filters: Comprehensive Review of Device-related Complications and Advanced Retrieval Techniques. Radiographics. 2017;37(4): p. 1236-1245.

[19] Golowa, Y, et al. Catheter directed interventions for inferior vena cava thrombosis. Cardiovasc Diagn Ther. 2016;6(6): p. 612-622.

[20] Smith, SJ, et al. Vacuum-assisted thrombectomy device (AngioVac) in the management of symptomatic iliocaval thrombosis. J Vasc Interv Radiol. 2014;25(3): p. 425-430.

[21] Decousus, H, et al. 8-year follow-up of patients with permanent vena cava filters in the prevention of pulmonary embolism: the PREPIC (Prevention du Risque d'Embolie Pulmonaire par Interruption Cave) randomized study. Circulation. 2005;112(3): p. 416-422.

[22] Decousus, H, et al. A clinical trial of vena caval filters in the prevention of pulmonary embolism in patients with proximal deep-vein thrombosis. Prevention du Risque d'Embolie Pulmonaire par Interruption Cave Study Group. N Engl J Med. 1998;338(7): p. 409-415.

[23] Kim, HS, et al. A comparison of clinical outcomes with retrievable and permanent inferior vena cava filters. J Vasc Interv Radiol. 2008;19(3): p. 393-399.

[24] Siracuse, JJ, et al. Risk factors of nonretrieval of retrievable inferior vena cava filters. Ann Vasc Surg. 2015;29(2): p. 318-321.

[25] Doshi, MH. and Narayanan, G. Late endovascular removal of Gunther-Tulip inferior vena cava filter and stent reconstruction of chronic post-thrombotic iliocaval obstruction after 4753 days of filter dwell time: a case report with review of literature. Radiol Case Rep. 2016;11(4): p. 348-353.

[26] Kuo, WT, et al. Laser-Assisted Removal of Embedded Vena Cava Filters: A 5-Year First-inHuman Study. Chest. 2017;151(2): p. 417-424.

[27] Crowner, JR, and Marston, WA. Percutaneous Thrombectomy Using a Novel Single-Session Device for Acute Iliocaval Deep Venous Thrombosis. J Vasc Surg Venous Lympat Disord. 2018;6: 300-301.

[28] Tao, MJ, et al. Temporary inferior vena cava filter indications, retrieval rates, and follow-up management at a multicenter tertiary care institution. J Vasc Surg. 2016;64(2): 430-437.

[29] Minocha, J et al. Improving Inferior Vena Cava Filter Retrieval Rates: Impact of a Dedicated Inferior Vena Cava Filter Clinic. J Vasc Interv Radiol. 2010;21: 1847-1851.

颈动脉内膜切除术并发症

Complications of carotid endarterectomy

Laura T. Boitano　Mark F. Conrad　著

李晓健　译

第 13 章

一、颈动脉内膜切除术概述

（一）适应证

几乎所有可用指南都建议将狭窄程度作为决定颈动脉疾病患者是否干预最重要指标。目前美国颈动脉内膜切除术（carotid endarterectomy，CEA）指征如下：双功超声或轴位成像显示颈动脉狭窄率达 70%～99% 的无症状患者，并且患者预期寿命达 3～5 年，该机构患者围术期脑卒中 / 死亡率总计≤ 3%[1]。尽管无症状颈动脉粥样硬化研究（Asymptomatic Carotid Atherosclerosis Study，ACAS）和无症状颈动脉手术试验（ACST-1）显示 CEA 在预防狭窄率 60% 及以上患者脑卒中方面优于最佳的药物治疗方案，但大多数外科医生认可对颈动脉狭窄达 70%～99% 的无症状斑块进行干预[2-4]。对于有症状患者，CEA 的治疗指征为狭窄率≥ 50%。

（二）手术过程

颈动脉内膜切除术可在局部麻醉、区域麻醉或全身麻醉下进行。麻醉方式由患者的危险因素、外科医生的偏好和机构对不同治疗方法的熟悉程度决定的。进行颈动脉切除术中，当夹闭颈内动脉时应注意患者的神经系统症状。根据选择的麻醉方式，可以采用不同的神经监测方案来降低由于侧支血流不足而导致的围术期脑卒中风险。这将在本章后面讨论。没有随机对照研究表明哪种麻醉方式更具优势[5]。然而，为显露高分叉颈动脉（C_2 以上），必须在全身麻醉下进行包括鼻气管插管和下颌骨半脱位在内的操作辅助显露颈动脉[1]。

置患者于手术台上，颈部转向对侧，将毛巾卷或甲状腺垫置于肩下，使颈部过伸，便于显露颈动脉分叉。重要的是要确保头部在手术台上的稳定性，可用约 2.54cm（1 英寸）的布胶带将头部固定。沿胸锁乳突肌前缘做切口（图 13-1）。此时手术面临的一个问题是若切口太靠内侧，喉部成为障碍；或太靠外侧，可能会损伤脊髓副神经或耳大神经。切口朝向耳朵，应在下颌骨下方 1～2cm 处停止，以减少面神经下颌边缘支损伤的风险。分离颈阔肌，在胸锁乳突肌前切开颈深筋膜，将胸锁乳突肌向外侧牵开。切开颈动脉鞘，然后沿其内侧边缘显露颈内静脉。游离面总静脉以进一步允许颈内静脉向外侧推移。重要的是骨骼化面静脉，以避免无意中结扎舌下神经，高分叉患者中，舌下神经可能位于面静脉的后面。向外侧牵开颈内静脉，显露颈总动脉。此时通常应一次性注射 100U/kg 肝素。

迷走神经通常位于颈总动脉后面，但 15% 的患者可能位于颈总动脉前面，所以在结扎颈总动脉前的任何结构之前要重点确定迷走神经的位置。舌下神经襻也可走在颈总动脉前面，可能在找到迷走神经后被游离出来。舌襻向头端走行并与舌下神经相连，在结扎前应追踪其走行。解剖

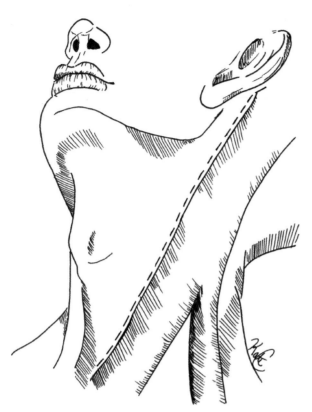

▲ 图 13-1 颈部背伸，头转向病变对侧，沿胸锁乳突肌前缘切开

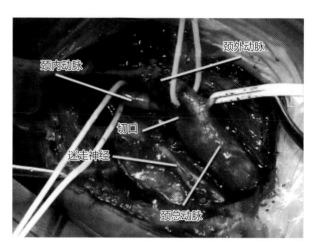

▲ 图 13-2 颈动脉解剖

颈总动脉需用止血带环绕并放置止血钳，如果需要转流，可用于近端控制。从周围组织中分离颈动脉时，注意不要影响到颈动脉窦。甲状腺上动脉是颈外动脉的第一分支，发现后应悬吊起来。然后分离颈外动脉（external carotid artery，ECA）和颈内动脉（internal carotid artery，ICA）。舌下神经在距离颈动脉分叉处附近跨越 ICA，大多数情况下不需要游离。然而，在神经周围通常有一个来自胸锁乳突肌的小动脉或静脉分支将其悬吊，如果需要游离，可用缝线或夹子将其结扎，以使其远离 ICA。一旦 ICA 被游离，应垂直触诊其远端，确定斑块上方柔软部位以便钳夹。如果上方仍能触诊到斑块，则必须游离到更高的位置（图 13-2）。

夹闭顺序如下：在病变区远端夹闭 ICA，然后夹闭 CCA 和 ECA。确保没有把迷走神经和颈总动脉夹在一起。使用 11 号刀片切开 CCA，并

使用 Potts 剪刀将其延伸至 ICA。重要的是切口要足够长并一次性通过斑块，以避免向后形成螺旋状切口。ICA 动脉切口延伸到斑块以外正常的颈动脉。如果需要转流，此时可以先将转流管置入 ICA，然后在将转流管放入 CCA 之前先让转流管逆向充盈，以防止空气进入大脑。转流管内的血流可以用超声进行评估。动脉内膜切除术应去除斑块并在动脉中膜和外膜之间形成一个分界面。斑块远端通常有像羽毛一样的边，如有必要可以用小剪刀剪断。斑块近心端通常需要用 Potts 剪刀剪断。通过外翻技术从 ECA 中去除斑块。去除斑块后，使用肝素盐水冲洗，以确保所有斑块被充分清除，并寻找残余纤维，它可导致局部血小板聚集。接着，将人工或静脉补片按长度裁剪，用 prolene 缝合线缝合到颈动脉上。如果已放置引流管，应在闭合补片和阻断 ICA 和 CCA 之前将转流管移除。在闭合之前，冲洗所有血管以清除任何可能的栓子，然后恢复血流。阻断钳撤出顺序是从 ICA 开始，然后是 ECA，然后用 Debakey 钳封闭 ICA 并打开 CCA，让 5～6 次心跳搏出的血流进入 ECA。然后检查伤口是否彻底止血。可以使用鱼精蛋白对抗肝素化。一旦切口清洁，颈部切口关闭需要缝合三层结构，可吸收缝线缝合胸锁乳突肌筋膜，然后缝合颈阔肌，最后皮钉缝合皮肤。也可以使用皮下缝合术，但应用皮钉可以在导致气道受压之前释放出血，并且

假如在术后 5 或 6 天拆除，将会留下一个满意的美容效果。

二、并发症

（一）脑卒中预防

术中，有几种方法可以用来降低脑卒中风险。颈动脉分叉处斑块特别大时，应尽量减少操作，以减少解剖过程中远端栓塞的风险。血管夹闭之前，应给予肝素静脉推注（100U/kg），并且在夹闭任何血管之前应等待肝素化够 3min。通常在面静脉结扎后和颈动脉操作前给予肝素，以降低在游离过程中发生大的栓塞事件风险。钳夹的顺序很重要，应该从 ICA 开始，以减少在钳夹其他血管时发生栓塞风险，并且钳夹的位置应该远离斑块，在动脉的柔软区域。斑块远端颈内动脉的处理是手术成功与否的关键，远端动脉壁要平齐，肝素生理盐水冲洗时，不得掀起内膜；必要时行内膜固定。

CEA 术中脑保护和监测对于预防由于大脑侧支循环不足而导致的脑卒中至关重要。有三种方法可以用来评估颈动脉夹闭过程中大脑的血流：脑电图监测（electroencephalography，EEG）、颈动脉残端压力和清醒患者的神经症状。神经监测的金标准是清醒状态神经监护，这要求 CEA 在区域神经阻滞或局麻下进行。在这种情况下，若血管阻断钳预置后出现神经症状则要求使用转流管。然而，在手术过程中，清醒的患者往往很难躺着不动，并且许多麻醉医师拒绝局部颈部阻滞麻醉，这使得这种检测方式的可行性依赖于医院环境。在全身麻醉下，有多种方法来监测颈动脉夹闭期间的脑血流。这些包括脑电图、颈动脉残端压力测量、体感诱发电位及经颅多普勒检测大脑中动脉血流或脑血氧测量。脑电图是最常用的检测手段；其灵敏度很高，这导致了假阳性率较高，可能使本可以避免转流的情况下使用转流[6]。然而，在大多数研究中，脑电图检测选择转流率约为 5%。转流管血流量检测是所有神经监测方法中一项重要内容。

事实上，正确使用转流管对于避免栓塞性脑卒中、空气栓塞或夹层风险是有必要的。根据最新血管外科颅外段颈动脉疾病管理指南，常规转流相对于选择性转流没有明显的获益，具体每个病例是否获益，取决于术中应用何种神经监测手段[1]。相反，部分学者提倡转流。最近的一项 Meta 分析发现，常规转流术后脑卒中发生率为 1.4%，而常规不转流术后脑卒中发生率为 2%，根据所采用的神经监测方法不同，选择性转流术后脑卒中发生率为 1.1%～4.8%[7]。脑卒中后颈动脉内膜切除的手术时机存在争议，因为术者必须平衡去除斑块脱落栓塞的风险以预防未来脑卒中风险的需求与脑卒中近期进行手术时出血转化或缺血半暗带恶化的风险[8]。传统上，建议在大的脑卒中事件 6 周后进行 CEA；然而，随着成像技术的发展，可以将患者分为手术后出血转化高风险患者和非高风险患者两个层级。在这种情况下，一些研究试图确定脑卒中后 CEA 的最佳时机；最初的研究倾向于在脑卒中后 48h 内进行治疗[9]，但血管外科学会的最新指南，考虑到所有可用证据，建议症状性颈动脉疾病的治疗应在患者经内科治疗病情稳定后 2 周内进行[1]。最近，Tanious 等提出，CEA 应该推迟在脑卒中超过 48h 后和最佳时间是脑卒中后 2～14 天，并已证明，与早期和晚期干预相比，术后相关脑卒中/死亡和脑卒中发生率也较低[8]。

（二）脑卒中及处理

颈动脉内膜切除术后，所有患者应在麻醉苏醒后进行神经系统检查。如果在前往麻醉苏醒室之前，手术室内就发现神经功能异常，应重新开始麻醉，打开切口，用超声探头检查 ICA 内的血流。如果 ICA 内有血流且显示正常，则需要在手术室进行双功超声或动脉造影进一步检查。在这种情况下，最常见的病因是远端栓塞或夹层；夹闭血管时局部缺血也是一个潜在的病因。这种情况下，血管造影是首选方式，因为如果发现栓子，可以评估颅内血管并可能使用神经系统急救技术进行治疗。这应该与神经外科或神经介入科协同进行。

如果双功超声评估显示 ICA 内没有血流，则必须探查动脉内膜切除术。在这种情况下，高度怀疑动脉内膜切除两端或补片缝合存在问题。在这种情况下，建议避免在 ICA 远端夹闭。在缺乏有反向血流操作的情况下，由于挤压，血栓可能会从动脉切开处挤出；然而，如果血栓持续存在，可能需要球囊取栓术。在这种情况下，应谨慎操作，因为在 ICA 远端如果球囊过度扩张，可能导致颈动脉 – 海绵窦瘘。血栓切除后，必须仔细检查，以辨别是否存在技术问题，并在重新修补缝合前进行修复。这些操作通常需要向动脉近端和远端延长切口，以更好地显示两端并寻找夹层内膜片。

最初神经功能完好，在麻醉后监护室或康复后期出现神经功能缺损患者，应与在手术室苏醒后立即出现神经功能缺损患者管理上有所不同。在这种情况下，应在床边进行双功彩超检查。如果有狭窄、夹层内膜片、闭塞或其他异常的证据，应立即将患者送往手术室进行再次探查。如果医院没有床旁超声检查的能力或颈动脉双功彩超未发现缺陷，患者应先行头部 CT 平扫，然后进行头颈部 CTA 检查。这将识别出是否为出血性脑卒中，并确定颈动脉系统情况，以寻找脑卒中的病因，如夹层、闭塞或具有潜在栓塞的原因等（图 13-3）。如果有栓子，就开始启动抗凝治疗，患者应该立即送入导管室行取栓术。然而，出血性脑卒中需要停止任何抗凝治疗，可能需要与神经外科会诊。颈动脉手术后脑卒中比较罕见，早期识别和迅速慎重处理，可以减少这一可怕并发症的远期后遗症。

（三）心肌梗死及预防

冠状动脉病变常并发颈动脉疾病。心脏并发症，包括心肌梗死，与围术期死亡率升高相关，最近的一项研究发现，此类并发症占 CEA 术后死亡的大多数[10]。颈动脉内膜剥脱术与颈动脉

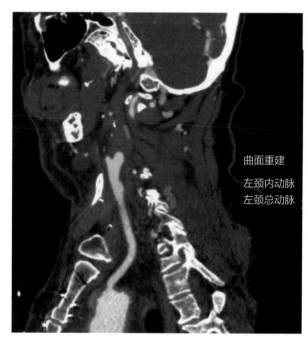

曲面重建
左颈内动脉
左颈总动脉

▲ 图 13-3　CEA 术后急性闭塞颈动脉的三维血管重建

支架成形术对比研究（Carotid Revascularization Endarterectomy Versus Stenting Trial，CREST）发现，伴心电图改变的心肌梗死或术后心肌标志物升高患者，随访期间死亡率即使在调整了其他死亡危险因素后仍明显升高[11]。幸运的是，随着时间的推移，由于术前风险分层、管理及药物治疗方案的改善，心脏并发症发生率已大大降低。事实上，最近的一项系统综述和 Meta 分析发现，目前 CEA 术后心肌梗死发生率已低于 1%[12]。

对于心脏危险分层，认为 CEA 是中度危险手术。功能代谢当量≥ 4.0 的患者，能进行中度活动，不需要进一步的术前心脏评估[13]。过去 5 年内有冠状动脉造影和（或）血管重建史，或在 2 年内有正常心脏运动负荷测试的患者，除非他们的运动能力发生变化和（或）新发症状，如心绞痛或呼吸急促，在 CEA 之前不需要过多的心脏评估。对于没有达到这种功能能力水平或最近出现症状的患者，建议进行心脏评估，包括运动负荷测试。除了适当的筛查外，围术期正确的药物治疗是成功获取远期疗效的关键。围术期缺血性评估（PeriOperative Ischemic Evaluation，POISE）

试验显示，β 受体拮抗药治疗可减少心脏事件发生[14]。最新血管外科学会指南建议，考虑到颈动脉和冠状动脉疾病常同时发病的自然事实，β 受体拮抗药治疗在这一患者群体中是"几乎普遍需要"。除了受体拮抗药治疗外，阿司匹林和他汀类药物及大多数常规药物都应该在围术期继续使用。

（四）心肌梗死及治疗

心肌梗死的诊断除缺血症状外，还有肌钙蛋白升高，或心电图表现与新发心肌梗死相一致，包括 ST 段抬高、T 波改变、新的左束支传导阻滞或病理 Q 波。一旦确诊，应立即请心脏内科会诊。

（五）脑神经损伤及预防

脑神经损伤通常与牵张、牵拉、钳夹和极少数横断有关[15, 16]。文献报道脑神经损伤发生率不尽相同。这种差异与脑神经损伤评估方法和定义有关。例如，在 CREST 试验中，接受 CEA 的患者约 5% 发生脑神经损伤[17]。新英格兰血管研究小组（Vascular Study Group of New England）最近的一份报道也证实了这一点，该报道在出院时统计发生率为 5.6%[18]。相比之下，一项由耳鼻喉科医生检查研究报道，其发生率 27%；然而，只有 7% 的神经损伤是永久性的，并且没有致残[19]。与此一致的是，大多数脑神经损伤是短暂的，大多数研究报道的永久性脑神经损伤患者不到 1%[18, 20]。最常见的损伤神经是舌下神经[18, 20]。可能增加脑神经损伤率的情况包括高危解剖情况，如既往颈部放疗史、颈部手术（如癌症或既往 CEA）和气管切开术史。这些情况会改变组织结构层次，使脑神经的识别更加困难，因此是否决定行 CEA 术取决于影像学评估，以及局部皮肤和颈部情况[21]。

通过解剖学知识和对解剖变异的预测，可以最大限度地减少脑神经损伤。造成潜在脑神经损伤的第一个原因是切口位置。如果切口延伸到下颌骨水平，面神经下颌边缘支可能会受到损伤，这就是为什么切口远端范围应该限制在下颌角下方 1～2cm。如果需要向颅底延伸切口，则应向后弯曲以减少神经损伤风险。万一受伤，微笑表情会有些变形[19]。耳大神经是皮感觉神经，在 CEA 纵向切口上方可能会损伤耳大神经。表现为耳垂麻木及下颌角麻木。

在结扎和横断面静脉后，应立即寻找迷走神经。它通常位于颈总动脉后方，但有时也可能位于其前方[15]。注意不要将此神经与颈襻混淆，颈襻可被离断而不产生任何后果。在极少数情况下，喉返神经从颈动脉分叉处的迷走神经发出，这种现象称为"非折返性喉返神经"。迷走神经或非折返性喉返神经损伤导致同侧声带麻痹，表现为声音嘶哑和咳嗽无力[19]。喉上神经是迷走神经的一个分支，从颈外动脉和颈内动脉后方走向喉部。它在手术视野内不常见，但如果 ICA 或 ECA 钳夹方式不当或在游离甲状腺上动脉时可能会受到损伤。这条神经损伤可能导致发声困难，音调改变或吞咽困难。舌下神经穿过颈动脉分叉的位置不固定，通常在二腹肌后腹后面走行[15]。假如颈动脉分叉高或颈动脉病变较长向上延伸，舌下神经可能会见到，经常需要游离。区分舌下神经襻才可安全游离颈内动脉。应沿此神经后缘继续剥离，以避免损伤舌下神经。需要游离的越多，神经损伤的可能性就越大。舌下神经损伤在术后检查中很容易发现，因为舌无力，舌会偏离患侧（CEA 的同侧）。在离断舌下神经的情况下，患者将表现为吞咽困难和言语不清。双侧神经损伤可导致气道阻塞，一些病例可能需要气管切开术[15]。舌咽神经通常在手术野的头侧。舌咽神经一个重要的分支是 Hering 神经，它支配颈动脉窦；颈动脉分叉处过度游离可能会损伤该神经，导致心动过缓和低血压。

除了熟悉解剖外，手术过程中要格外小心以避免神经损伤，包括锐性分离动脉时，谨慎使用钳子、牵引器、夹子和电刀等[16]。

（六）脑神经损伤及处理

如果怀疑发生脑神经损伤，建议立即请耳鼻喉科医生会诊。神经损伤最常见原因是水肿，而不是神经离断。应用激素和抬高床头常常能缓解症状。然而，一旦发生神经离断，需要立即修复。

（七）出血及预防

CEA 术后出血是一种严重的并发症，需要避免，因为较大的颈部血肿可导致气道受压和死亡 [22]。幸运的是，由于在缝合前对术野进行了细致的检查，严重出血少见。据报道，术后出血发生率低于 3.0% [23, 24]。麻醉团队可采用 Valsava 操作来检查吻合情况。此外，患者应提高血压，模拟术后高血压发作。如果在这些操作中发现明显出血，应该用结扎、缝合或电灼处理。一些外科医生更喜欢在关闭切口前放置引流管以监测出血情况。此外，许多外科医生术中使用鱼精蛋白对抗肝素化，有证据表明，这可以减少 CEA 后出血并发症，并且不增加脑卒中发生率 [24]。在一项区域性 CEA 注册研究中，作者发现需要再次手术干预的术后出血极少，但与使用鱼精蛋白对抗的患者比较，未使用鱼精蛋白处理的患者干预率较高（1.7% 无鱼精蛋白 vs. 0.6% 鱼精蛋白）。此外，围术期应避免高血压，可减少血肿发生（图 13-4）。

（八）出血及管理

如果发现明显的颈部血肿，应立即将患者带回手术室探查切口和血肿清除。应该对抗抗凝。最常见的出血来自动脉，所以在床边处理是不合适的。如果有鲜红色血液涌进引流管，患者应立即送往手术室。如果是出血量少，血肿不进一步增大，可以对抗抗凝并且密切观察出血部位。然而，如果有血肿扩大迹象，随时进入手术室进行处理。

（九）高血压和脑高灌注综合征及预防

脑高灌注综合征是由脑血流量增加导致，若脑血流量突然增加＞ 100%，可能有潜在脑出血

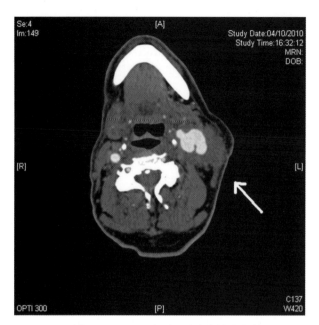

▲ 图 13-4　CEA 术后颈动脉假性动脉瘤

风险 [25]。其发生机制是因为脑组织慢性缺血造成血管最大程度扩张并丧失自身调节能力，颈动脉血管重建术后血流量恢复正常或升高相关，这会导致脑水肿和潜在的出血 [25-28]。虽然是 CEA 后罕见并发症（文献中发生率为 0%~3%），但死亡率高达 50% [26, 27]。该综合征通常发生于术后 3~6 天，是一种迟发性围术期并发症。临床表现包括 CEA 同侧头痛、局灶性神经功能缺损、脑水肿、脑出血和癫痫发作 [26-28]。早期阶段水肿是可逆的，因此早期识别对于预防灾难性后果至关重要。

术前或术中危险因素包括颈动脉严重狭窄、因对侧颈动脉狭窄导致的脑血管储备不足、术中颈动脉反流压小于 40mmHg、术中缺血和近期对侧行 CEA 等 [26, 27]。其也被证明与 CEA 手术时机有关；在缺血事件（短暂性脑缺血发作或脑卒中）的近期进行 CEA，会增加脑灌注过度风险。此外，CEA 应在对侧 CEA 术后至少 3 个月后进行，以降低脑高灌注风险。然而，许多研究认为最重要的危险因素是围术期高血压 [25-27]。已被证实，高血压是发生脑高灌注最重要的因素，因此，必须严格控制血压来预防发生脑高灌注并发症。

（十）高血压和脑高灌注综合征及处理

脑高灌注综合征最重要的治疗策略是预防。这包括严格的血压控制且目标收缩血压应小于150mmHg。静脉用药如拉贝洛尔、硝普钠和硝酸甘油可达到降压目的。出现严重同侧头痛患者应行头部 CT 检查，并严格控制血压。癫痫发作可以用规范的抗癫痫药物治疗。重症患者可通过输注血小板来对抗阿司匹林或其他抗血小板药物的抗血小板作用（表 13-1）。

（十一）再狭窄

CEA 术后再狭窄很少见，但发生率可达 5%。这可以通过行补片血管成形术或外翻动脉内膜切除术来降低再狭窄率。对于补片血管成形术来说，没有哪一种补片更具优势，但就围术期结果（包括脑卒中和再狭窄）而言，补片成形明显优于直接缝合[1, 29]。事实上，最新 SVS 指南建议将直接缝合作为初次修复的标准治疗。应用补片缝合时，在最后打结之前，应松开 CCA 和 ICA 止血钳以排出动脉中的空气和潜在的栓子。值得注意的是，补片血管成形术的替代方法是外翻技术，它对迂曲冗长的颈动脉最合适。EVEREST 研究将外翻与标准 CEA 进行随机前瞻性比较，结果没有发现显著统计学差异[30]。此外，根据最新血管外科学会指南，术后立即影像学检查是否受益仍不明确，这种操作存在个人偏好，因为尚不清楚手术完成后立即成像所有发现的异常是否具有临床意义[1]。CEA 术后患者应定期监测再狭窄情况。

表 13-1　脑过度灌注综合征：预防、体征 / 症状及治疗

	项　目	说　明
预防	控制血压	即使术前血压正常的患者也可能出现血压波动。β 受体拮抗药和可乐定是首选治疗方案，因为它们可以降低脑灌注和平均动脉压，而不会直接影响脑血流量
	CEA 时机	对于需要治疗双侧病变的患者，至少等待 3 个月才能进行对侧血管重建
症状 / 体征	与高灌注相关的脑卒中和颅内出血相关的同侧头痛、癫痫、神经系统症状	头痛通常是第一个出现的症状，随后出现癫痫发作，晚期（和罕见）表现包括梗死进展和脑出血
治疗	控制血压	发现脑高灌注控制血压非常重要。应该使用类似 β 受体拮抗药和可乐定药物
	抗癫痫药物	应该用于脑电图与癫痫发作一致的患者，或有癫痫临床表现的患者
	甘露醇或高渗盐水	应用这些药物治疗脑水肿可能是有效的
	皮质醇	无明显获益

参考文献

[1] Ricotta JJ, Aburahma A, Ascher E, Eskandari M, Faries P, Lal BK, et al. Updated Society for Vascular Surgery guidelines for management of extracranial carotid disease: Executive summary. J Vasc Surg. 2011;54(3): 832-836.

[2] Endarterectomy for asymptomatic carotid artery stenosis.
Executive Committee for the Asymptomatic Carotid Atherosclerosis Study. JAMA. 1995;273(18): 1421-1428.

[3] Halliday AW, Thomas DJ, Mansfield AO. The asymptomatic carotid surgery trial (ACST). Int Angiol. 1995;14(1): 18-20.

[4] Halliday A, Harrison M, Hayter E, Kong X, Mansfield A, Marro J, et al. 10-year stroke prevention after successful carotid endarterectomy for asymptomatic stenosis (ACST-1): a multicentre randomised trial. Lancet. 2010; 376 (9746): 1074-1084.

[5] Group GTC, Lewis SC, Warlow CP, Bodenham AR, Colam B, Rothwell PM, et al. General anaesthesia versus local anaesthesia for carotid surgery (GALA): A multicentre, randomised controlled trial. Lancet. 2008; 372(9656): 2132-2142.

[6] Stoughton J, Nath RL, Abbott WM. Comparison of simultaneous electroencephalographic and mental status monitoring during carotid endarterectomy with regional anesthesia. J Vasc Surg. 1998;28(6): 1014-1021; discussion 21-3.

[7] Aburahma AF, Mousa AY, Stone PA. Shunting during carotid endarterectomy. J Vasc Surg. 2011;54(5): 1502-1510.

[8] Tanious A, Pothof AB, Boitano LT, Pendleton AA, Wang LJ, de Borst GJ, et al. Timing of carotid endarterectomy after stroke: Retrospective review of prospectively collected national database. Ann Surg. 2018;268(3): 449-456.

[9] Ferrero E, Ferri M, Viazzo A, Labate C, Berardi G, Pecchio A, et al. A retrospective study on early carotid endarterectomy within 48 hours after transient ischemic attack and stroke in evolution. Ann Vasc Surg. 2014;28(1): 227-238.

[10] Musser DJ, Nicholas GG, Reed JF 3rd. Death and adverse cardiac events after carotid endarterectomy. J Vasc Surg. 1994;19(4): 615-622.

[11] Blackshear JL, Cutlip DE, Roubin GS, Hill MD, Leimgruber PP, Begg RJ, et al. Myocardial infarction after carotid stenting and endarterectomy: results from the carotid revascularization endarterectomy versus stenting trial. Circulation. 2011;123(22): 2571-2578.

[12] Boulanger M, Cameliere L, Felgueiras R, Berger L, Rerkasem K, Rothwell PM, et al. Periprocedural myocardial infarction after carotid endarterectomy and stenting: Systematic review and meta-analysis. Stroke. 2015;46(10): 2843-2848.

[13] Fleisher LA, Fleischmann KE, Auerbach AD, Barnason SA, Beckman JA, Bozkurt B, et al. 2014 ACC/AHA guideline on perioperative cardiovascular evaluation and management of patients undergoing noncardiac surgery: A report of the American College of Cardiology/ American Heart Association Task Force on Practice Guidelines. Circulation. 2014;130(24): e278-333.

[14] Group PS, Devereaux PJ, Yang H, Yusuf S, Guyatt G, Leslie K, et al. Effects of extended-release metoprolol succinate in patients undergoing noncardiac surgery (POISE trial): A randomised controlled trial. Lancet. 2008;371(9627): 1839-1847.

[15] Schauber MD, Fontenelle LJ, Solomon JW, Hanson TL. Cranial/cervical nerve dysfunction after carotid endarterectomy. J Vasc Surg. 1997;25(3): 481-487.

[16] Kakisis JD, Antonopoulos CN, Mantas G, Moulakakis KG, Sfyroeras G, Geroulakos G. Cranial nerve injury after carotid endarterectomy: Incidence, risk factors, and time trends. Eur J Vasc Endovasc Surg. 2017;53(3): 320-335.

[17] Brott TG, Hobson RW 2nd, Howard G, Roubin GS, Clark WM, Brooks W, et al. Stenting versus endarterectomy for treatment of carotid-artery stenosis. N Engl J Med. 2010;363(1): 11-23.

[18] Fokkema M, de Borst GJ, Nolan BW, Indes J, Buck DB, Lo RC, et al. Clinical relevance of cranial nerve injury following carotid endarterectomy. Eur J Vasc Endovasc Surg. 2014;47(1): 2-7.

[19] Zannetti S, Parente B, De Rango P, Giordano G, Serafini G, Rossetti M, et al. Role of surgical techniques and operative findings in cranial and cervical nerve injuries during carotid endarterectomy. Eur J Vasc Endovasc Surg. 1998;15(6): 528-531.

[20] Cunningham EJ, Bond R, Mayberg MR, Warlow CP, Rothwell PM. Risk of persistent cranial nerve injury after carotid endarterectomy. J Neurosurg. 2004;101(3): 445-448.

[21] Tsantilas P, Kuehnl A, Brenner E, Eckstein HH. Anatomic criteria determining high-risk carotid surgery patients. J Cardiovasc Surg (Torino). 2017;58(2): 152-160.

[22] Greenstein AJ, Chassin MR, Wang J, Rockman CB, Riles TS, Tuhrim S, et al. Association between minor and major surgical complications after carotid endarterectomy: Results of the New York Carotid Artery Surgery study. J Vasc Surg. 2007;46(6): 1138-1144; discussion 45-6.

[23] Nunn DB. Carotid endarterectomy: an analysis of 234 operative cases. Ann Surg. 1975;182(6): 733-738.

[24] Stone DH, Nolan BW, Schanzer A, Goodney PP, Cambria RA, Likosky DS, et al. Protamine reduces bleeding complications associated with carotid endarterectomy without increasing the risk of stroke. J Vasc Surg. 2010;51(3): 559-564, 64e1.

[25] De Rango P. Cerebral hyperperfusion syndrome: the dark side of carotid endarterectomy. Eur J Vasc Endovasc Surg. 2012;43(4):377.

[26] Wang GJ, Beck AW, DeMartino RR, Goodney PP, Rockman CB, Fairman RM. Insight into the cerebral hyperperfusion syndrome following carotid endarterectomy from the national Vascular Quality Initiative. J Vasc Surg. 2017;65(2): 381-389e2.

[27] Farooq MU, Goshgarian C, Min J, Gorelick PB. Pathophysiology and management of reperfusion

injury and hyperperfusion syndrome after carotid endarterectomy and carotid artery stenting. Exp Transl Stroke Med. 2016;8(1): 7.

[28] Sundt TM Jr., Sharbrough FW, Piepgras DG, Kearns TP, Messick JM Jr., O'Fallon WM. Correlation of cerebral blood flow and electroencephalographic changes during carotid endarterectomy: With results of surgery and hemodynamics of cerebral ischemia. Mayo Clin Proc. 1981;56(9): 533-543.

[29] Rockman CB, Halm EA, Wang JJ, Chassin MR, Tuhrim S, Formisano P, et al. Primary closure of the carotid artery is associated with poorer outcomes during carotid endarterectomy. J Vasc Surg. 2005;42(5): 870-877.

[30] Cao P, Giordano G, De Rango P, Zannetti S, Chiesa R, Coppi G, et al. A randomized study on eversion versus standard carotid endarterectomy: study design and preliminary results: The Everest Trial. J Vasc Surg. 1998;27(4): 595-605.

拓展阅读

[1] Halliday A, Harrison M, Hayter E, Kong X, Mansfield A, Marro J, et al. 10-year stroke prevention after successful carotid endarterectomy for asymptomatic stenosis (ACST-1): a multicentre randomised trial. Lancet. 2010; 376(9746): 1074–84.

[2] Boulanger M, Cameliere L, Felgueiras R, Berger L, Rerkasem K, Rothwell PM, et al. Periprocedural Myocardial Infarction After Carotid Endarterectomy and Stenting: Systematic Review and Meta-Analysis. Stroke. 2015; 46(10): 2843–8.

第14章

颅外颈动脉瘤修复术和颈动脉体瘤切除术并发症

Complications of extracranial carotid aneurysm repair and resection of carotid body tumor

Sachinder Singh Hans　Mary Lee　著

崔明哲　译

一、颈动脉瘤修复术

颅外颈动脉瘤常常是动脉粥样硬化性退行性变、肌纤维发育不良或创伤而导致，在临床上并不常见[1, 2]。由于存在脑栓塞导致脑卒中及偶有瘤体破裂的风险，因此，大多数患者应当进行颈动脉瘤修复术[1, 2]。此外，巨大颅外颈动脉瘤的患者可能会出现局部受压症状。在当代临床实践中，动脉瘤切除后可利用间置移植物、补片进行血管成形，由于颈内动脉冗长在切除动脉瘤后可行端端吻合。由于存在周围的炎性病变、颈内动脉直径小且壁薄，甚至有的患者的颈动脉瘤位于颈动脉分叉之上 2～3cm 接近颅底的位置等困难因素，颈动脉瘤的手术修复对外科医生而言是一个临床挑战（图 14-1）。有些报道提倡对那些解剖上适合的高危患者可选择覆膜支架植入进行修复。为更好地显露动脉瘤远端，对于高位近颅底动脉瘤患者，颞下颌关节脱位是必要的。外科修复颈动脉瘤是有效的，但出现死亡或大的脑卒中的概率为 4%～9%[1]。高位颈内动脉瘤的患者，术后脑神经功能障碍的发生率高达 44%[2]。

并发症

颈部神经损伤是常见的颈动脉瘤修复术后并发症，发生率在 3%～17%[2]。未经治疗的颈动脉瘤脑卒中发病率高达 50%，而术后无症状脑卒中发生率可达到 80%～87%[2]。Zhou 等曾在一篇文献中报道 42 例颈动脉瘤患者，并将这些患者分为两组：第一组（1985—1994 年）22 位患者，第二组（1995—2004 年）20 位患者[2]。在第一组中，所有患者行动脉瘤开放手术修复。而在第二组中，14 位患者进行动脉瘤腔内治疗修复，5 位患者在外科切除术后进行了间置血管吻合，1 位患者行颈动脉结扎。在这些病例中，大多数动脉瘤是动脉粥样硬化引起的，其中 36% 是假性动脉瘤[2]。在第一组中，脑神经麻痹的发生率为 14%，而第二组为 5%。30 天内死亡率中大的脑卒中发生率在第一组为 14%，而第二组仅为 5%（$P < 0.04$）[2]。

二、颈动脉体瘤切除术

颈动脉体瘤（颈部副神经节瘤）是最常见头颈部副神经节瘤[3, 4]。这些头颈部副神经节瘤起源于邻近交感神经节的神经嵴迁移而来的副神经节细胞[3, 4]。这些肿瘤可能会因为它们是良性的或是惰性的而不被发现。较大的肿瘤，特别是直径大于 3cm、位于颈动脉分叉处胸锁乳突肌前缘的肿瘤，体格检查时可触及搏动性包块[3, 4]。颈动脉体瘤中段可侧向水平移动。近期

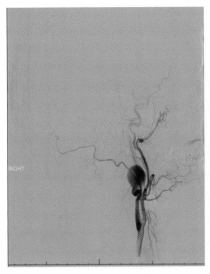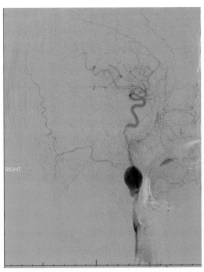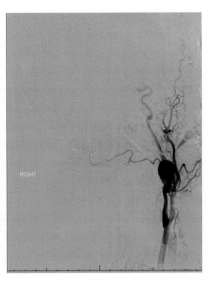

▲ 图 14-1　选择性右颈动脉造影显示高位颈内动脉瘤（远端颈内动脉瘤）

一篇关于颈动脉体瘤的报道显示，患者被诊断颈动脉体瘤的平均年龄 55 岁（18—94 岁），男女比例为 1 : 1.9[3, 4]。57% 的肿瘤位于右侧，25% 位于左侧，17% 发生在双侧。这些肿瘤通常是散发的，但 10%～20% 的患者有家族史[3, 4]。这些肿瘤恶变的概率为 4.3%；最常转移到局部（颈部）淋巴结，而肝脏、肺及骨转移的发生率在所有患者中少于 5%[3, 4]。当瘤体横径大于 5cm 时，应考虑行术前动脉栓塞术[3, 4]，术前栓塞一旦完成，建议在 24～48h 内行颈动脉球体瘤外科切除术，以避免术后发生栓塞性炎症[3, 4]。如果术前影像学检查显示肿瘤向颅底延伸，需要显露颈内动脉远端时就应该考虑经鼻气管插管或颞下颌关节脱位[5]。在我们单位，耳鼻喉科和口腔颌面外科都可以实施这个手术[5]。由于下颌骨向前移位，原本狭窄的三角区域变成了正方形，从而拓宽了远端视野。颞下颌关节脱位之后，由于局部解剖位置变形，舌下神经前面和上面及二腹肌背面位置也发生了变化，颈动脉分叉处及右颈内动脉发生内旋[5]。在行巨大颈动脉体瘤切除术时，应考虑应用脑电图及正中神经诱发电位严密进行监测。第一步，提前确认迷走神经并显露颈根部颈总动脉。在双极电凝的辅助下，对动脉外膜层面进行解剖，Gordon-Taylor 最先把这种无血管的间隙称为"白线"。切开茎突舌骨肌和二腹肌的腹背面更有利于远端显露，从而避免损伤舌咽神经。分离结扎枕动脉有利于更高位显露。如果需要进一步显露，则需要咬骨钳和乳突尖分离茎突舌骨，但这样会增加舌咽神经损伤的风险。

一些作者主张由内向外动脉分离的方法，先分离颈内动脉，再分离颈内动脉的瘤体，最后分离颈外动脉。对于 Shamblin Ⅲ 型肿瘤，动脉完全被肿瘤包裹时需要切除肿瘤和受累动脉。对于血供来自于颈外动脉的特殊动脉体瘤患者，需要分离和结扎多支滋养血管。对于较大肿瘤，分离和结扎颈外动脉有助于术中推移和切除肿瘤。少数案例中，如果伴有颈内动脉损伤，需要颈内动脉侧方缝合修补、补片成形甚至转流手术。对于需要切除肿瘤和动脉的患者，使用从腹股沟和大腿处取出的大隐静脉进行血管移植重建是优先选择的方法。

（一）避免神经损伤

最常见的脑神经损伤是迷走神经和舌下神经。由于有多条脑神经沿颈内动脉的远端外侧走行（第 Ⅶ 对、第 Ⅸ 对、第 Ⅹ 对、第 Ⅻ 对），因此，在此区域的游离应特别小心[3,4]。常规显露舌下神经和迷走神经，如果肿瘤延展至副神经，应分离开副神经[4]。下颌骨回缩太深可能会损伤面神经的下颌缘支[3,4]。

（二）并发症

压力感受器功能障碍十分罕见，但却是双侧颈动脉体瘤切除后很重要的并发症。在肿瘤切除术后 24～72h 内，若患者出现心动过速和不稳定性高血压，应怀疑为压力感受功能障碍[4]，除此之外，还会出现头痛、情绪不稳定和焦虑等症状。及时诊断这类综合征是很有必要的，因为患者会进展为高血压脑病合并脑卒中[4]。目前还没有单侧颈动脉体瘤切除后发生压力感受器反射功能障碍的报道，表明对侧压力感受器的保留足以维持正常的生理功能[4]。阻断压力感受器会造成来自脑干的无对抗性交感神经信号，从而导致心动过速以及极高值的不稳定性高血压，有报道称双侧颈总动脉体瘤切除后压力感受器功能障碍的发生率为 20%[4]。治疗大多是经验性的，推荐使用拉贝洛尔、酚妥拉明、氢氯噻嗪和硝普钠等起效快、半衰期短的药物来对抗高血压并发症。可乐定是长期治疗的首选方案，它通过刺激脑干的 α_2 受体和激活副交感神经来治疗与压力感受器功能障碍相关的高血压和心动过速[4]。

（三）脑卒中、假性动脉瘤和死亡率

在一组超过 500 例病例分析中，颈动脉体瘤切除后脑卒中的发生率报道为大约 4%[4]，在需要动脉切除的复杂病例中死亡率高达 8.8%[3,4]。脑神经损伤是最为常见的并发症，功能障碍的发生率高达 40%。永久性脑神经损伤发生率约为 20%（8%～39%）[3,4]。假性动脉瘤是颈动脉体瘤切除术后罕见并发症[4]。大部分患者可进行颈动脉体瘤完全切除，术后患者生存期和正常人群相似。偶尔会有复发，恶性颈动脉体瘤患者（极为罕见）需要进行后续的放疗，并且有文献报道远期会出现转移[5]。

病例 1

患者，男性，52 岁。以非特异性神经症状就诊于急诊室，既往有高血压病史。头颈部 CTA 显示一个较大的右侧颈动脉体瘤，瘤体上界达 $C_{1～2}$ 椎体交界处。患者行颈动脉和脑血管造影，显示颈动脉体瘤延伸至颅底处，肿瘤长度为 5.3cm，横径为 4.8cm（图 14-2）。在经鼻气管插管下，颌面部外科医生进行颞下颌关节脱位，术中给予脑电图和躯体神经诱发电位监测。弯曲的曲棍球样切口从颈部到耳后，然后打开颈动脉鞘，显露并保留迷走神经。在显露二腹肌的后腹和舌下神经后进行远心端分离。沿着颈内动脉的外侧壁和颈外动脉进行分离，将肿瘤完全从外膜下分离。在颈内动脉的前外侧壁出现一小的撕裂口，需要用心外科 7-0 聚丙烯缝合线进行修补。随着游离的深入，可以观察到脑电图出现颅脑缺血性改变，颈内动脉搏动消失。遂给予患者 10 000U 的肝素钠，钳夹阻断颈总动脉并切开颈总动脉和颈内动脉，清除灰白色的血栓后远端有快速返血。

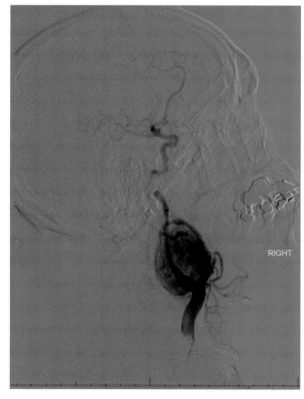

▲ 图 14-2 选择性右颈动脉造影显示较大颈动脉体瘤

在移除血栓栓子后使用牛心包补片行血管重建，然后进行全脑动脉造影，造影显示在补片位置有轻微的不规则（图 14-3）。大脑前动脉和大脑中动脉上干显影良好，而大脑中动脉下干充盈不良（图 14-4）。在复苏室，患者左上肢无力，给予辅助呼吸和鼻饲营养支持，随后进行了气管切开术和放置引流。脑部 MRI 显示大脑中动脉下干供血区有梗死，患者因右下肢深静脉血栓形成而行下腔静脉滤器置入术。脑卒中导致的左上肢运动障碍持续改善后出院并转入后期康复机构继续治疗。随访 1 年，患者左上肢运动功能分级为 4/5 级，但因"冰冻肩"导致肩部活动受限。

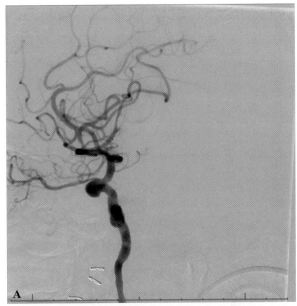

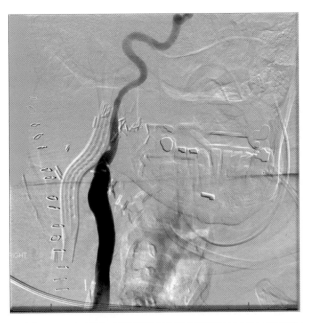

▲ 图 14-3 切除肿瘤后进行术中动脉造影显示补片位置有轻微不规则

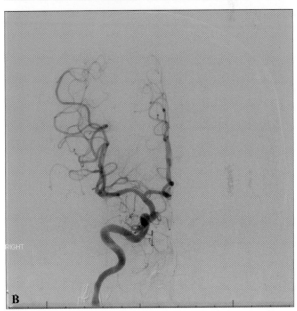

▲ 图 14-4 颅内血管造影侧位（A）和后前位（B）显示大脑中动脉下干充盈不良

参考文献

[1] Hans SS. Extracranial carotid and vertebral artery aneurysms in Extracranial carotid and vertebral artery disease. Edited by Hans SS. Springer International 2018; 261–266.

[2] Zhou W, Lin PH, Bush RL, Peden E, et al. Carotid artery aneurysm: evolution of management of over two decades. J Vasc Surg. 2006;43: 493–6.

[3] Weaver MR, Reddy DJ. Resection of carotid body tumor in endovascular and open vascular reconstruction. Edited by Hans SS, Shepard AD, Weaver MR, Bove PG, Long GW. CRC Press. Boca Raton, FL 2017. 167–172.

[4] Davis FM, Obi A, Osborne N. Carotid body tumors in open vascular and endovascular reconstructions. Extracranial carotid and vertebral artery disease. Edited by Hans SS. Springer International 2018; 253–260.

[5] Hans SS. Resection of a malignant carotid body tumor with carotid artery resection, in Challenging arterial reconstructions: 100 clinical cases. Springer International 2020.

拓展阅读

[1] Surgical and medical management of extracranial carotid artery aneurysms Grant T. Fankhauser, MD, a William M. Stone, MD,a Richard J. Fowl, MD, a Mark E. O' Donnell, MD, a Thomas C. Bower, MD,b Fredric B. Meyer, MD, b et.al

[2] Current surgical management of carotid body tumors Victor J. Davila, MD,a James M. Chang, MD,a William M. Stone, MD,a Richard J. Fowl, MD, a Thomas C. Bower, MD,b Michael L. Hinni, MD,c et.al

主动脉弓分支血管瘤样和闭塞性病变开放手术重建并发症

Complications of open reconstruction for aneurysmal and occlusive diseases of aortic arch vessels

Srihari Lella　Samuel Schwartz　著

徐如涛　译

大血管，即所谓的主动脉弓部血管（无名动脉、左颈总动脉和锁骨下动脉），为头部、颈部和上肢供血。许多疾病可以累及这些血管，包括引起狭窄的动脉粥样硬化、动脉瘤性疾病、夹层，以及一些遗传和炎症因素。重建方案包括动脉内膜切除术和补片血管成形术，血管移植到邻近的大血管，病变切除和移植物血管重建，或各种形式的经胸旁路术。主动脉弓的迂曲使开放修复面临着特殊的挑战，该血管的动态特性也使其在手术过程中面临被损伤的风险。此外，在靠近心脏的这一部位钳夹主动脉有其自身潜在的并发症。许多与手术相关的并发症可能是毁灭性的，从而导致较高的发病率和死亡率。

应特别提及的是 Takayasu 动脉炎（Takayasu's arteritis，TA）。TA 是一种大血管的动脉炎症，往往累及主动脉和（或）其分支血管。在急性期，动脉壁可发生中层变性及随后的动脉瘤形成。随着慢性炎症的加重，动脉壁增厚并纤维化，导致狭窄伴血栓形成[1]。一般在急性炎症阶段采取类固醇/免疫抑制治疗。手术主要在炎症静止期进行。

一、主动脉的钳夹

大血管分支的开放修复通常需要钳夹主动脉，一般行侧壁钳夹。虽然侧壁钳夹未必像完全夹闭主动脉那样引起严重的血流动力学生理改变，但仍可能导致明显的血流动力学反应。

二、心脏反应

主动脉钳夹时，血流的阻抗会使后负荷明显升高。这反过来又导致左心室壁收缩末期应力随左心室扩张而增加，心肌需氧量也有所增加。冠状动脉血流的自我调节一般允许氧需求得到满足，以产生正性肌力反应，从而缓解心肌壁压力。

然而，接受这些手术的大多数患者都有不同程度的冠心病（coronary artery disease，CAD）。因此，其中一些患者可能没有足够的心功能储备进行这种自我调节，从而面临心肌损伤的风险。此外，在 CAD 患者中，后负荷和前负荷的增加会导致左心室充盈压力升高及失代偿。在合并晚期既有疾病的患者中，很少出现急性心力衰竭或急性冠状动脉事件[2]。

三、夹层

医源性夹层是一种少见的并发症，但因其部位特殊故而可能造成毁灭性后果。它既可发生于主动脉钳夹部位，也可发生于吻合口处。主动脉弓部分支血管的夹层，其后果可以从无症状到上肢缺血症状或脑卒中。其中绝大多数是由手术技术方面因素所致。

主动脉钳夹伤可导致 A 型和 B 型夹层。术中早期识别和处理是改善患者预后的关键。它可能会偶尔导致主动脉壁出现可见的蓝紫色改变。术中夹层也可能术中会继续扩张进展并延及主动脉远段。A 型夹层可导致严重的主动脉瓣反流和心包填塞。应立即在心脏外科的协助下予以修复。B 型夹层可采用腔内支架或保守治疗修复[3]。

四、脑卒中

脑卒中应根据原因治疗，它可能由上述因素引起，但更有可能是由栓子引起，也可能是血管显露或夹闭操作过程中沿血管壁脱落的粥样硬化碎片或血栓所致。主动脉弓部病变越严重，越容易引起脑部栓塞。然而，脑卒中的严重程度不尽相同。经胸或头臂动脉内膜切除术后脑卒中发生率在 2.9%～8%[4-7]。

一般来说，在进行右头臂和左颈总动脉手术时，手术结束后，患者一旦脱离镇静麻醉药物马上进行神经检查非常重要。如果存在严重的单侧神经功能障碍，同时存在技术角度的担忧，那么必须对手术部位重新探查。如果担心由栓子引起，也应考虑行神经介入放射学脑血管造影；可以在不额外抗凝的情况下行机械取栓术。如果患者术后出现脑卒中征象，应紧急获取头部影像，结合初次手术有关情况，制订再手术、血管造影或保守治疗计划。

五、胸骨切口感染

除了手术部位浅层感染外，深部胸骨切口感染（deep sternal wound infection，DSWI）（又称纵隔炎）也是一个应深切关注的问题。虽然缺乏对主动脉弓部血管手术后感染的研究，但在心脏外科手术患者中其发病率在 1%～5%[8]。发生 DSWI 的危险因素包括肥胖、慢性阻塞性肺疾病、吸烟、糖尿病、骨质疏松和再次手术[8]。此类患者 DSWI 发病率高，常导致死亡，报告死亡率在 10%～47%[8, 9]。

Pairolero 等将 DSWI 分为 3 型[10]。I 型最早出现，常发生在胸骨切开术后几天内。这些患者可能出现伤口分离、渗液（通常为非化脓性），以及合并或不合并胸骨不稳定。I 型没有广泛的蜂窝织炎、骨髓炎或肋软骨炎。一般采用抗生素和手术清创治疗。II 型通常发生在胸骨切开术后第 1～4 周，是最常见的表现类型。常有蜂窝织炎伴脓性引流及纵隔浅层化脓性感染。骨髓炎在此型感染中常见，但肋软骨炎少见。此类型应行探查、清创术，清除所有坏死组织，切除显露的健康软骨直至骨质，移除所有异体材料。如果有死腔，伤口应采用肌肉组织移植闭合，其中胸大肌最为常用。其他已描述的皮瓣包括网膜和腹直肌皮瓣。最后，III 型是慢性感染，常迁延数月甚至数年，慢性引流窦道深入至胸骨或肋软骨弓内。虽然这种类型骨髓炎和肋软骨炎常见，而纵隔炎较少见。这些伤口一般是包裹性的，可能需要慢性伤口清创。如果伤口被认为是清洁的，可以使用类似于 II 型感染处理中使用的肌肉移植闭合术[10, 11]。

从 DSWI 手术伤口培养中分离出的最常见细菌类型是凝固酶阴性葡萄球菌，常导致 I 型 DSWI，而金黄色葡萄球菌常导致 II 型感染。其他较少见的病原菌包括阴沟肠杆菌、催产克雷伯菌、肺炎克雷伯菌、痤疮丙酸杆菌、大肠埃希菌、脆弱拟杆菌等[12, 13]。这些少见微生物常常是导致 III 型慢性感染的原因。

参考文献

[1] Johnston SL, Lock RJ, Gompels MM. Takayasu arteritis: a review. Journal of Clinical Pathology. 55(7): 481-486. doi:10.1136/jcp.55.7.481.

[2] Gelman S. The Pathophysiology of Aortic Crossclamping and Unclamping. Anesthesiology. 1995;82(4): 1026-1057. doi:10.1097/00000542-199504000-00027.

[3] Singh A, Mehta Y. Intraoperative aortic dissection. Annals of Cardiac Anaesthesia. 2015;18(4): 537. doi:10.4103/0971-9784.166463.

[4] Berguer R, Morasch MD, Kline RA. Transthoracic repair of innominate and common carotid artery disease: Immediate and long-term outcome for 100 consecutive surgical reconstructions. Journal of Vascular Surgery. 1998;27(1): 34-42. doi:10.1016/s0741-5214(98)70289-7.

[5] Crawford ES, Stowe CL, Powers RW. Occlusion of the innominate, common carotid, and subclavian arteries: long-term results of surgical treatment. Surgery. 1983; 94(5): 781-791.

[6] Kieffer E, Sabatier J, Koskas F, Bahnini A. Atherosclerotic innominate artery occlusive disease: Early and long-term results of surgical reconstruction. Journal of Vascular Surgery. 1995;21(2): 326-337. doi:10.1016/s0741-5214 (95) 70273-3.

[7] Rhodes JM, Cherry KJ, Clark RC, et al. Aorticorigin reconstruction of the great vessels: Risk factors of early and late complications. Journal of Vascular Surgery. 2000;31(2): 260-269. doi:10.1016/s0741-5214(00)90157-5.

[8] Gummert JF, Barten MJ, Hans C, et al. Mediastinitis and Cardiac Surgery - an Updated Risk Factor Analysis in 10,373 Consecutive Adult Patients. The Thoracic and Cardiovascular Surgeon. 2002;50(2): 87-91. doi:10.1055/s-2002-26691.

[9] Losanoff J. Disruption and infection of median sternotomy: a comprehensive review. European Journal of Cardio-Thoracic Surgery. 2002;21(5): 831-839. doi:10.1016/s1010-7940(02)00124-0.

[10] Pairolero PC, Arnold PG. Management of Infected Median Sternotomy Wounds. The Annals of Thoracic Surgery. 1986;42(1): 1-2. doi:10.1016/s0003-4975(10)61822-x.

[11] Singh K, Anderson E, Harper JG. Overview and Management of Sternal Wound Infection. Seminars in Plastic Surgery. 2011;25(01): 025-033. doi:10.1055/s-0031-1275168.

[12] Ståhle E. Sternal wound complications—incidence, microbiology and risk factors. European Journal of Cardio-Thoracic Surgery. 1997;11(6): 1146-1153. doi:10.1016/s1010-7940(97)01210-4.

[13] Sjögren J, Malmsjö M, Gustafsson R, Ingemansson R. Poststernotomy mediastinitis: a review of conventional surgical treatments, vacuumassisted closure therapy and presentation of the Lund University Hospital mediastinitis algorithm. European Journal of Cardio-Thoracic Surgery. 2006;30(6): 898-905. doi:10.1016/j.ejcts.2006.09.020.

拓展阅读

[1] Charlton-Ouw KM, Pratt WB, Safi HJ. Brachiocephalic Artery Disease and its Surgical Treatment, in Rutherford's Vascular Surgery and Endovascular Therapy, 9th Edited by Sidawy AN, Perler BA. Philadelphia: Elsevier; 2019: 1291–1303.

第16章

上肢动脉旁路转流术治疗闭塞性和动脉瘤样疾病并发症

Complications of upper extremity bypass grafting for occlusive and aneurysmal disease

Adam Tanious　　Mark F. Conrad　著

王　恒　译

与其他外周动脉病相比,上肢动脉闭塞和动脉粥样硬化疾病很少见,在四肢旁路病例中占比低于 3%[1]。尽管既往结果已证实对外科手术更有利,但是微创工具和技术的改进使许多术者优先采用血管内的方法治疗上肢疾病,这使得开放式手术不太常见。本章将介绍上肢动脉疾病开放式手术的检查及治疗,概述与这些手术相关的发病率和死亡率,提出一些避免不良后果的建议,并详细介绍以系统方式处理每个并发症的方法。

一、上肢疾病发生率

(一)动脉粥样硬化病变

与其他周围动脉疾病相比,上肢动脉闭塞性疾病很少发生[2,3]。荷兰的一项研究发现,2% 的患者上肢动脉搏动有差异,同一人群中 20%~30% 的患者伴发有下肢动脉疾病[3]。闭塞性疾病是上肢最常见的动脉疾病。在一份 20 年的无名动脉病变研究报道中,Brewster 等报道,52% 的病变是由动脉粥样硬化引起的,随后是动脉瘤、夹层、感染和创伤[4]。上肢动脉粥样硬化最常见的病变部位是无名动脉和锁骨下动脉。事实上,锁骨下动脉远端动脉粥样硬化极为罕见。大部分手臂病变无症状,手腕近端血管病变仅占症状病例的 10% 左右。最常见症状是上肢跛行

(通常在头部以上活动时)、手或手指疼痛(通常是栓子)、溃疡或坏疽,上肢缺血最常见的原因是掌或指动脉闭塞。

(二)动脉瘤性样病

上肢动脉瘤也很罕见,占所有动脉瘤的 0.4%~4%[4]。其病理表现为最常见的是退行性变,约 60% 的上肢动脉瘤患者有此症状,其他原因与医源性损伤或创伤有关[3,5]。Cury 等观察了 74 个主动脉以上动脉瘤,发现锁骨下动脉是最常见的受累部位,占整个群体的 50%,只有 3% 位于无名动脉。近 70% 的患者就诊时无症状,但当出现症状时,最常见的临床症状是栓塞而不是破裂,这也是 68% 有症状患者的病因[5]。

二、旁路的指征

急性上肢缺血最常见的原因是栓塞性疾病,通常采用动脉切开取栓术进行治疗,血流恢复成功率很高。无症状动脉粥样硬化患者应通过危险因素调整进行管理,包括戒烟、控制血压、降脂和抗血小板药物及控制糖尿病。跛行患者也应采取类似的保守治疗,同时加强上肢运动。有严重上肢慢性缺血症状患者应该进行干预,尽管许多人会选择腔内治疗,但是由于缺乏成功率和长期通畅率的数据,开放式手术仍然是治疗的金标

准。Hughes 等描述了一个超过 13 年的上肢旁路手术单中心经验，据报道，限制生活方式的手臂跛行是最常见的指征（55%），其次是组织缺损（30%）和静息痛（15%）[6]。

上肢动脉瘤与其他动脉瘤具有相同的风险，包括破裂、血栓形成和压迫引起的局部症状。当患者出现症状时，是干预的明确指征，以往发现高达 50% 的上肢动脉瘤患者是有症状的。然而，随着轴位影像技术的改善，偶然发现的上肢动脉瘤样变病例越来越多，目前，临床上高达 70% 的上肢动脉瘤被发现时是无症状的[5]。目前还没有指南为无症状患者的修复提供一个尺寸阈值。较大样本报道显示，多数情况下，平均大小 3.0～3.5cm 和范围在 2.2～4.5cm 的动脉瘤为治疗指征[5, 7]。

三、开放手术治疗

主动脉弓的开放手术治疗在第 15 章介绍，本章手术重点将是上肢旁路和可能的流入道和流出道的解剖。

（一）锁骨下动脉显露

锁骨下动脉可以从锁骨上方或下方进入（图 16-1）。锁骨上入路可以很好地显露锁骨下动脉、

静脉和椎动脉。患者体位应使头部远离切口，垫高肩部或使用甲状腺袋以扩大颈部和锁骨上窝手术区域。切口在锁骨上方一指宽（1～2cm）处，从胸锁乳突肌（sternocleidomastoid muscle，SCM）胸骨头开始并向外侧延伸。分离颈阔肌、肩胛舌骨肌和 SCM 锁骨头以扩大显露范围。在这个水平，识别颈内静脉并向内侧牵拉。迷走神经通常位于颈内静脉和颈总动脉之间的后方，也可位于前方，应注意避免损伤。另一个需要识别的结构是胸导管，位于左侧靠近颈内静脉流入左锁骨下静脉的地方。

一些作者建议常规结扎胸导管以避免乳糜瘘或乳糜胸。继续游离，牵拉开斜角肌脂肪层，显露前斜角肌（anterior scalene muscle，ASM）。膈神经应该在 ASM 的前表面，它是唯一从外侧向内侧走行的神经。小心分离第 1 肋的 ASM 附着体，以避免损伤锁骨下静脉；一旦 ASM 被分离，锁骨下动脉就可以被分离（图 16-2）。

（二）腋动脉的显露

可以从锁骨下或胸三角入路显露腋动脉进行旁路手术。对于锁骨下入路，患者体位应伸直手臂并转动肩膀以帮助显露。切口在锁骨正中 1/3 以下一指宽处（1～2cm），切开胸筋膜，沿切口

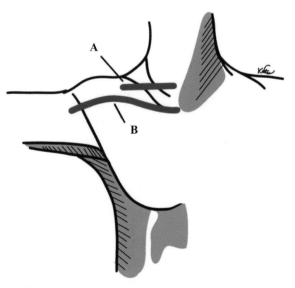

▲ 图 16-1 显露锁骨下动脉切口
A. 锁骨上入路；B. 锁骨下入路

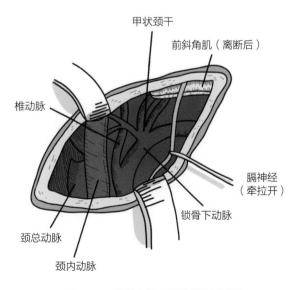

▲ 图 16-2 锁骨上切口显露锁骨下动脉

甲状颈干
前斜角肌（离断后）
椎动脉
膈神经（牵拉开）
锁骨下动脉
颈总动脉
颈内动脉

方向游离胸大肌的纤维组织，显露出胸锁筋膜，将其分离开显露腋窝神经血管束，胸小肌向外侧牵拉可以显露更充分。首先显露的血管结构是腋静脉，因为它走行于动脉的前面，而动脉在静脉的后上方，结扎上面的静脉分支，将静脉向下牵拉以显露动脉。臂丛神经通常位于腋动脉的深处，注意避免意外夹伤，在此基础上，可以放心地游离腋动脉。肩胛外侧神经可穿过腋窝动脉，注意识别避免损伤。

（三）肱动脉的显露

肱动脉显露于肘前窝并不复杂。患者于手臂肩部外展 90°，手掌向前，应避免肩部过伸牵拉损伤臂丛神经。手臂应以圆周准备，以便术中灵活定位并触摸桡动脉搏动。沿肱二头肌内侧沟切开，这是二头肌和三头肌之间的纵向平面，基底静脉位于这个区域，当继续游离时，应识别并向下牵拉。神经血管束位于肱二头肌内缘深筋膜下方，一旦切开，二头肌向上牵拉。最浅表的结构通常是正中神经，它需要在没有牵拉的情况下活动和回缩。肱动脉位于正中神经深处，两侧有成对的肱静脉，尺神经在肱动脉的后面。结扎静脉分支，游离控制动脉时注意避免损伤尺神经。如果这个位置遇到两条动脉，它代表了肱动脉的一个高分支，这些动脉将成为前臂的桡动脉和尺动脉（图 16-3）。

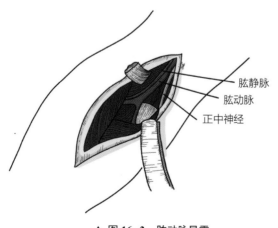

肱静脉
肱动脉
正中神经

▲ 图 16-3　肱动脉显露

（四）桡动脉显露

桡动脉可以显露在前臂中部或腕部，这两种显露方式，手臂周围为术中操作做好准备，肩关节外展 90° 并手掌向前。前臂桡动脉沿肱桡肌内侧缘路径，切口应沿这条线切开，提前用超声体表定位很有帮助，尤其是皮下脂肪层较厚的患者。前臂筋膜很厚，分离开后桡动脉会显露在前臂近 2/3 处，肱桡肌和旋前圆肌之间。桡动脉两侧同样有成对的静脉，必须结扎静脉分支以充分显露动脉。在前臂中 1/3 处，桡浅神经与桡动脉很近，应该被识别并避免损伤。

显露手腕的桡动脉，同样做手和前臂周围准备，肩膀外展 90° 并手掌向前。桡动脉在腕关节桡侧腕屈肌腱处，在肌腱旁行纵向切口可以直接显露动脉，然而在造瘘时，切口应偏外侧，位于桡动脉和头静脉之间，通常是沿桡骨外侧缘。切开前臂筋膜，可以看到动脉和成对的静脉。桡神经浅支位于腕部筋膜表面并于桡动脉和头静脉之间横向行走。

（五）尺动脉显露

尺动脉可以在前臂中部或腕部显露。对于这两种显露方式，手臂周围为术中操作做好准备，肩关节外展至 90°，手掌向前。前臂近端尺动脉穿过浅屈肌下方，因此前臂中段更容易显露。切口沿从肱骨内上髁到手腕豌豆骨的连线进行，当然，提前用超声体表定位很有帮助。分离前臂筋膜、尺腕屈肌和指浅屈肌，显露尺动脉，尺动脉两侧伴行有成对的静脉，必须结扎静脉分支以充分显露动脉。前臂正中 1/3 处，尺神经沿尺动脉内缘走行，注意识别避免损伤。

腕部尺动脉的显露，同样的手和前臂的圆周准备，肩膀外展 90° 并手掌向前。尺动脉在腕关节尺屈肌腱的内侧。在肌腱旁边做一个纵向切口直接显露动脉，切开前臂筋膜，显露动脉和伴行的静脉，注意避免损伤到在手腕筋膜表面的尺神经掌支。

（六）旁路通道

和腿部一样，自体静脉是上肢旁路术的最佳选择，大隐静脉和头静脉均已成功应用。根据静脉的大小和建议的流入和流出目标，静脉可以反转或不反转。人工血管可以使用，但已经证明效果不佳，特别是当它们穿过至少一个关节时[8]。如果旁路起源于锁骨下动脉或腋动脉，最好是解剖途径，以避免肩部运动造成扭曲。如果位置较浅，旁路在肩外展时更容易受伤，可通过留下少量冗余来最小化损伤。如果旁路起源于肱动脉，则常行皮下隧道，以免损伤前臂神经。此外，当上肢静脉质量良好时，使用原位旁路也是非常成功的。

（七）术后影像学

早期移植失败预示长期的不良后果，如截肢和死亡，通常归因于技术问题、低流量或高外周阻力[9]。

一旦旁路开放，这些问题都可以通过术后影像学进行判断。虽然大多数关于术后影像学的数据来自于下肢旁路术文献，但它们也适用于上肢。动脉造影仍然是手术后评估的金标准，但多普勒超声已经非常流行，方便快捷，不仅能检测结构问题，还能检测血流动力学参数，这些参数提示技术上达标的旁路手术可能存在问题[10]。然而，尽管该方法被推荐用于所有上肢旁路手术，但 VQI 数据库回顾显示，术后影像学检查的结果不影响移植物的长期通畅[11]。

四、并发症

（一）动脉和静脉损伤

上肢血管很脆弱，容易损伤，尤其是锁骨下动脉和腋动脉。常见损伤包括动脉闭塞、撕裂、横断、电灼热损伤或远端栓塞[12]。一旦发现损伤，应完全游离并显露动脉，以便直视下安全控制并修复。盲目地在出血区域缝针以控制出血会导致进一步的损伤，年轻外科医生应避

免此类操作。锁骨下动脉近端是最难修复的损伤，因为它容易收缩到胸部，所以重要的是在不使损伤恶化的情况下获得近端控制。确切的修复方法将取决于确定的损伤。对于横断和撕裂，应清理边缘，初步封闭损伤，通常需要双层垫片对脆弱的动脉行加固缝合以防止进一步的损伤。如果不能在没有张力的情况下将动脉两端贴近缝合，则可能需要进行旁路手术，移植物通常很短，并已被证明人工血管与自体静脉效果相当。

静脉损伤比动脉损伤更难识别和控制，因为血液似乎从伤口涌出，但没有明显的直接来源。然而，在创伤相关文献中，与动脉损伤相比，静脉损伤的发病率和死亡率较低[13]。在尝试修复之前，充分显露静脉和识别损伤也是很重要的。如果损伤的静脉脆弱易碎，通常结扎它的并发症发生率很低。

（二）胸导管损伤

胸导管是人体最大的淋巴结构。它起始于第 2 腰椎水平时在，腰干和肠淋巴管汇合，然后它向上移行到脊柱的左侧，最终在第 7 颈椎水平汇入左侧锁骨下静脉。如果胸导管受损，它会漏出乳糜状液体，其含有脂肪微粒和淋巴液。据报道，在颈部解剖时胸导管损伤导致乳糜漏的病例高达 8%，其中 1/4 是因右颈部手术引起[14]，通常情况下，当乳糜在手术中出现时，导管损伤就会被确认，这时应尽快确认并结扎来源。术后，患者会出现颈部肿胀、红斑、胸腔积液或恢复正常饮食后引流增加。引流并不总是乳白色的，收集的液体中甘油三酯水平大于 100mg/dl 将证实诊断[15]，如果术后早期发现漏，应重新探查伤口，发现漏口位置，修复后用肌瓣覆盖，促进愈合。低流量漏（＜ 500ml/d），常通过卧床休息、低脂肪或中链脂肪酸饮食和伤口护理行保守治疗[16]，此外，每 8～12 小时皮下注射 100～200μg 奥曲肽有助于解决乳糜漏，低流量漏在 2～4 天内停

止，高流量漏在 2 周内停止[17]，如果渗漏没有解决，可能需要进行手术探查，但最好在第 1 周内进行。更新的关于导管闭合的腔内技术已有报道，但仍在探索当中[18]。

（三）神经损伤

外周神经损伤可发生在显露上肢动脉期间，因解剖位置而异。如果出现神经损伤将会导致后续的功能缺陷，为了及时识别和治疗损伤，重要的是要对解剖区域的神经血管解剖学有深刻的了解。虽然解剖过程中周围神经离断或结扎通常会在损伤时被发现，其他周围神经损伤如热损伤、压伤或牵拉伤，往往是在术后查体时，患者出现神经功能障碍才会被发现和诊断。

分离锁骨下动脉可导致迷走神经和膈神经损伤。如果在颈总动脉附近损伤迷走神经，患者会因喉返神经引起同侧声带麻痹，这可能会导致危及生命的气道问题，术后一旦出现持续声音嘶哑，都应对声带进行评估。膈神经损伤会导致膈肌麻痹，单侧膈肌麻痹在胸片上表现为肺萎缩，许多患者休息时无症状，但在劳累时会出现呼吸困难。对于牵拉伤，这可能是短暂的，但在某些情况下，患者的情况永远不会改善。

臂丛神经沿锁骨下动脉和腋动脉走行，显露任何一根血管都有可能会遇到它。臂丛的后内侧束在锁骨下动脉的下方，锁骨下动脉在锁骨下穿过时将它们分开。臂丛的上、中、下干环绕着腋窝动脉四边中的三边。偶尔会出现其中一个干走行于腋动脉前方，在分离过程中不应分离索状结构。臂丛神经损伤在临床上可分为上丛和下丛两支，上神经丛损伤可能表现为手臂外展、肩膀内旋、肘部伸展和前臂内旋"服务员收小费"姿势[19]，下神经丛损伤可影响胸背神经，导致肩关节无法内收或部分桡神经、正中神经和尺神经损伤后症状。

当腋动脉移行成肱动脉时，正中神经和尺神经是最近的神经结构。正中神经与肱动脉的相对位置发生变化，从上臂外侧位置变为内侧位

置，两者都通过二头肌腱膜。在前臂，外科医生必须认识尺神经，因为它与尺动脉关系密切，尺神经损伤分低位损伤和高位损伤，如果神经损伤位于尺侧腕屈肌运动分支的远端，则认为是低损伤，患者手掌尺侧部分失去感觉；如果损伤位置高，手尺侧肌肉功能丧失，就会出现"爪形"手，即第 4 和第 5 指掌关节过度伸展而指间关节屈曲[20]。正中神经支配旋前圆肌、掌长肌、桡侧腕屈肌和指浅肌，因此损伤会导致无法对指和握力弱，患者还可能感到前臂、手掌、拇指、示指、中指和无名指的一半手指麻木。最后，桡神经损伤会表现为手腕无力和手指伸展功能丧失。

有各种各样的测试可以用来量化神经损伤的程度。电生理评估与肌电图被认为是验证诊断的金标准，其结果可用于神经损伤患者的治疗计划[21]。在肌电图之前，最初的评估包括外周超声，以确定神经的连续性[22]。如果发现神经被切断，那么治疗方法很简单，患者就接受神经吻合术。如果神经是连续性的，则需要在住院患者中推行肌电图检查，或者给予可能的牵拉伤和热损伤一定的时间来恢复[22]。肌电图可以测量以下数值：感觉神经轴突电位峰值振幅、感觉神经元纤维传递速度、运动神经轴突电位峰值振幅、远端运动潜伏期及运动神经原纤维速度。肌电图确实是识别周围神经损伤的关键工具，一项对大约 2500 名疑似上肢神经病变患者的研究显示，肌电图证实 55% 的患者神经损伤，其余患者神经活动正常[21]。

（四）移植失败 / 长期通畅率

旁路手术通畅率受流入道和流出道血管和所使用转流血管的质量等因素的影响。目前公认转流血管首选自体静脉，因为这可以带来更好的长期通畅率，但 Jain 等研究表明，使用聚四氟乙烯材质人工血管也可以取得很好的效果，他们报道 3 年通畅率为 88%[23, 24]。

除了常见因素外，上肢旁路手术的通畅率还会受到其所穿过关节的数量的负面影响[23]。

由于上肢旁路转流术非常少见，与下肢相比资料文献较少。事实上，在美国西北大学一项 15 年的临床经验中，Mesh 等研究了 31 例上肢旁路转流手术[24]，据报道，开放外科旁路治疗上肢严重肢体缺血通常是成功的，二期通畅率为 91%，肢体挽救率为 100%[25]。在一项为期 10 年、平均随访 34 个月的研究中，Spinelli 等发现移植物血栓形成率为 17%[25]，最近 Cheun 等报道 21 例使用隐静脉行上肢桡动脉或尺动脉旁路术，随访 2 年后，尽管队列中糖尿病和慢性肾衰竭患者的患病率很高，一期辅助通畅率和二期通畅率为 90%，5 年二期通畅率为 67%[26]。

显然，有糖尿病病史的闭塞性疾病患者接受旁路手术有较高的远期旁路并发症的风险，但动脉瘤和闭塞性疾病患者都需要对其修复手术进行随访。无创检测特别是多普勒超声测量血流速度和波形分析比较适用，目前还没有对上肢旁路设定流速标准，但一般的多普勒标准可以帮助外科医生确定旁路的情况，并对未决问题发出警报：频谱增宽、钝化上行或单相信号波形分析，术前或术后即刻评估的收缩速度峰值降低，以及与对侧肢体相比所注意到的差异[27]。应特别注意远端流出道较差（手掌弓不完整）的患者，已被证明术后截肢风险较高[26]。

一旦发现明显的狭窄，应行进一步影像学检查以确认是否再次干预改善症状或挽救移植物。血管造影有助于了解流入道情况及确定可能进行再次介入干预的靶血管。CTA 提供了无创性的血管树状解剖图像，识别如扭曲和外压等结构性问题。

（五）移植物感染

移植物感染是一种罕见但非常严重的上肢旁路术并发症。现有关于上肢旁路移植术治疗闭塞性和动脉瘤性疾病的文献中，感染仅限于切口部位，没有移植物感染的报道[24-26, 28, 29]。Rhodes 等报道，放射性动脉炎和动脉粥样硬化闭塞症患者切口感染率增加[29]，上肢旁路术很少感染的一个解释可能是，绝大多数患者使用自体血管治疗，这可能是抗感染的[25-26]。

旁路感染的诊断通常是直接的，如发热、寒战或精神状态变化等全身症状，应提醒外科医生注意移植相关问题的可能性，特别是在接受假体旁路移植的患者中，应检查所有切口，以确定是否有蜂窝织炎或引流窦道。此外，在旁路隧道上触诊可发现波动或水肿。患者的检查包括血液培养和影像学检查。增强计算机断层扫描为首选，因为它可以识别正常组织层面（脂肪密度）的细微损失，移植物周围液体或气体聚集，以及假性动脉瘤的存在。邻近移植物的气体预计将在手术的第 1 个月消散，即使患者在其他方面无症状，在后期随访中气体的存在也是移植物感染的一个非常具体的标志[30]。CTA 还可以用于规划钳夹部位的解剖，确定流入和流出血管，以及规划清晰的旁路隧道。

旁路感染需要去除移植物材料，并计划在感染区域外重新建立动脉通路，所有受感染的材料都应该被移除，很少出现部分感染移植物能被挽救的情况。扩大手术范围看起来可以避免再次手术，但很少能成功，特别是使用了人工血管；如果感染累及任何一个吻合口而未能及时手术，患者可能会有大出血的风险[31]。由于缺乏针对上肢旁路感染治疗的具体数据，这些建议是基于对其他动脉移植物感染的推断。

参考文献

[1] McCarthy WJ, Flinn WR, Yao JST, Williams LR, Bergan JJ. Result of bypass grafting for upper limb ischemia J Vasc Surg. 1986; 3(5): 741-746.

[2] Dent TL, Lindenauer SM, Ernst CB, Fry WJ. Multiple arteriosclerotic arterial aneurysms. Arch Surg. 1972; 105 (2): 338-344.

[3] Mackaay AJ, Beks PJ, Dur AH, et al. The distribution of peripheral vascular disease in a Dutch Caucasian population: Comparison of type II diabetic and non-diabetic subjects. European Journal of Vascular & Endovascular Surgery. 1995;9(2):170-175.

[4] Brewster DC, Moncure AC, Darling RC, Ambrosino JJ, Abbott WM. Innominate artery lesions: Problems encountered and lessons learned. J Vasc Surg. 1985; 2:99-112.

[5] Cury M, Greenberg RK, Morales JP, Mohabbat W, Hernandez AV. Supra-aortic vessels aneurysms: diagnosis and prompt intervention. J Vasc Surg. 2009;49(1):4-10.

[6] Hughes K, Hamdan A, Schermerhorn M, Giordano A, Scovell S, Pomposelli F. Bypass for chronic ischemia of the upper extremity: Results in 20 patients. J Vasc Surg. 2007; 46: 303-307.

[7] Pairolero PC, Walls JT, Payne WS, Hollier LH, Fairbairn JF. Subclavian-axillary artery aneurysms. Surgery. 1981; 90(4): 757-763.

[8] Roddy SP, Darling RC, Chang BB, Keienberg PB, Paty PSK, Lloyd WE, Shah DM. Brachial artery reconstruction for occlusive disease: A 12-year experience. J Vasc Surg. 2001; 33(4). 802-805.

[9] Johnson BL, Bandyk DF, Back MR, Avino AJ, Roth SM. Intraoperative duplex monitoring of infrainguinal vein bypass procedures. J Vasc Surg. 2000;31: 679-690.

[10] Scali ST, Beck AW, Nolan BW, et al. Completion duplex ultrasound predicts early graft thrombosis after crural bypass in patients with critical limb ischemia. J Vasc Surg. 2011;54(4): 1006-1010.

[11] Woo K, Palmer OP, Weaver FA, Rowe VL. Society for Vascular Surgery Vascular Quality Initiative. Outcomes of completion imaging for lower extremity bypass in the Vascular Quality Initiative. J Vasc Surg. 2015;62(2): 412-416.

[12] Cormier B, Nezhat F, Sternchos J, Sonoda Y, Leitao MM. Electrocautery-associated vascular injury during robotic-assisted surgery. Obstet Gynecol. 2012;120(2 Pt 2): 491-493.

[13] Giannakopoulos TG, Avgerinos ED. Management of Peripheral and Truncal Venous Injuries. Front Surg. 2017;4: 46-46.

[14] Crumley RL, Smith JD. Postoperative chylous fistula prevention and management. The Laryngoscope. 1976;86(6): 804-813

[15] Polistena A, Monacelli M, Lucchini R, Triola R, Conti C, Avenia S, Barillaro I, Sanguinetti A, Avenia N. Surgical morbidity of cervical lymphadenectomy for thyroid cancer: A retrospective cohort study over 25 years. Int J Surg. 2015; 21: 128-134.

[16] Campisi CC, Boccardo F, Piazza C, Campisi C. Evolution of chylous fistula management after neck dissection. Current Opinion in Otolaryngology and head and Neck Surgery. 2013; 21(2): 150-156.

[17] Jain A, Singh SN, Singhal P, Sharma MP, Grover M. A prospective study on the role of Octreotide in management of chyle fistula neck. Laryngoscope. 2015; 125(7): 1624-1627.

[18] Higgins M, Park AW, Angle JF. Chylothorax: Percutaneous embolization of the thoracic duct. Operative Techniques in Thoracic and Cardiovasc Surg. 2015;20(4): 402-412.

[19] Cunningham J, Hoskins W, Ferris S. Upper trunk brachial plexus palsy following chiropractic manipulation. Front Neurol. 2016;7: 211.

[20] Woo A, Bakri K, Moran SL. Management of ulnar nerve injuries. J Hand Surg Am. 2015; 40(1): 173-181.

[21] Cirakli A, Ulusoy EK, Ekinci Y. The role of electrophy-siological examination in the diagnosis of carpal tunnel syndrome: Analysis of 2516 patients. Niger J Clin Pract. 2018;21(6): 731-734.

[22] Houdek MT, Shin AY. Management and complications of traumatic peripheral nerve injuries. Hand Clinics. 2015;31(2): 151-163.

[23] Jain KM, Simoni EJ, Munn JS, Madson DL. Long-term follow-up of bypasses to the brachial artery across the shoulder joint. AJS. 1996;172(2): 127-129.

[24] Mesh CL, McCarthy WJ, Pearce WH, Flinn WR, Shireman PK, Yao JS. Upper extremity bypass grafting. A 15-year experience. Arch Surg. 1993;128(7): 795–802.

[25] Spinelli F, Benedetto F, Passari G, et al. Bypass surgery for the treatment of upper limb chronic ischaemia. Eur J Vasc Endovasc Surg. 2010;39(2): 165-170.

[26] Cheun TJ, Jayakumar L, Sheehan MK, Sideman MJ, Pounds LL, Davies MG. Outcomes of upper extremity interventions for chronic critical ischemia. J Vasc Surg. 2019;69(1): 120-128.

[27] Brumberg RS, Back MR, Armstrong PA, et al. The relative importance of graft surveillance and warfarin therapy in infrainguinal prosthetic bypass failure. J Vasc Surg. 2007;46(6): 1160-1166.

[28] Whitehouse WM, Zelenock GB, Wakefield TW, Graham LM, Lindenauer SM, Stanley JC. Arterial bypass grafts for upper extremity ischemia. J Vasc Surg. 1986;3(3): 569-573.

[29] Rhodes JM, Cherry KJ, Clark RC, et al. Aorticorigin reconstruction of the great vessels: Risk factors of early and late complications. J Vasc Surg. 2000;31(2): 260-269.

[30] Kilic A, Amaoutakis DJ, Reifsnyder T, Black JH, Abularrage CJ, Perler BA, Lum YW. Management of infected vascular grafts. Vascular Medicine. 2016;21(1): 53-60.

[31] Bandyk DF, Novotney ML, Back MR, Johnson BL, Schmacht DC. Expanded application of in situ replacement for prosthetic graft infection. J Vasc Surg. 2001;34(3): 411–9 discussion 419–20.

拓展阅读

[1] Roddy SP, Darling RC, Chang BB, Keienberg PB, Paty PSK, Lloyd WE, Shah DM. Brachial artery reconstruction for occlusive disease: A 12-year experience. J Vasc Surg 2001; 33(4): 802–805.

未破裂腹主动脉瘤开放式修复术并发症

Complications of open repair of unruptured abdominal aortic aneurysm

Sachinder Singh Hans　著

王　恒　译

一、摘要

小梭形动脉瘤（最大 AP/ 横向直径小于 4cm）破裂的风险较低，因此可以安全观察。腹主动脉瘤（abdominal aortic aneurysm，AAA）的修复阈值女性为 5cm，男性为 5～5.5cm，这也是修复术的常规标准[1]，然而在建议采用动脉开放手术之前，应考虑患者的年龄、合并症和预期寿命。一般来说，动脉瘤修补的指征是前后径（anterior-posterior，AP）/ 横径 4.5cm[1]，一个重要的考虑因素是主动脉在肾动脉处或其下方的直径与动脉最大横径 /AP 直径的关系。对于女性，如果 AAA 的 AP 直径是主动脉颈处主动脉直径的 2 倍，则应考虑进行 AAA 修复。例如，如果肾动脉水平处的主动脉只有 20～22mm，则建议对一般情况良好的 4.5cm AAA 患者进行修复治疗。同样，对于主动脉瘤颈较大的男性，如 30～32mm，可以在动脉瘤 AP 直径达到 6cm 时再行修复治疗，尤其是高危患者。对于解剖结构合适的肾下 AAA 患者，腔内修复是首选的治疗方法，开放修复术应用较少。然而，对于解剖复杂的患者，应优先考虑开放性手术，尽管可以应用开窗技术和分支内移植物技术，目前这些技术最好只用于高危患者。外科医生应该熟悉各种开放技术，因为每一种技术都有其独特的优点和缺点[2]。

经腹腔入路是显露肾下主动脉最常见的方法，可采用正中线或横行切口。左侧腹膜后入路对于主动脉瘤颈解剖复杂和严重慢性阻塞性肺疾病的患者非常有用。从横膈膜裂孔到其分支的整个腹主动脉可采用左侧入路，其主要不足是右侧髂总动脉分叉和右肾动脉中远端缺乏良好的显露，对于伴有马蹄肾、巨大的或炎性 AAA、多次腹腔内手术、有回肠造口或结肠造口的患者，强烈推荐此方法[2]。

二、术前准备

术前计算机断层血管造影对于确定主动脉和髂动脉夹闭的位置和计划主动脉重建的方式是非常有用的。此外，应回顾 CT 是否存在静脉异常，如主动脉后左肾静脉、环状肾静脉、腹腔干、肠系膜上、肠系膜下动脉是否存在动脉闭塞性疾病或动脉瘤性疾病。重要的是要明确是否存在腹腔内病理改变或结构异常，包括马蹄形或盆腔肾的存在，以便更好地规划主动脉修复。

三、经腹修复治疗

通过剑突至耻骨联合中线的长切口打开腹腔，胃、大网膜、横结肠向头侧牵拉开，小肠牵拉至右侧并用温盐水毛巾包裹。可以用自动固定的牵开器，如 Bookwalter（Codman and Shurtleff Incorporated Raynham，MA）、Omni（Integra）或 Omni-Tract（Integra Life Sciences Corporation，Plains Borough，NJ）、Thompson 牵开器（Thompson Surgical Instruments，Traverse City，MI）[2]。将

十二指肠悬韧带在一个无血管走行的平面上游离开，十二指肠第三和第四部分与右主动脉周围淋巴管相连，用 2-0 号丝线将含有小血管的结缔组织结扎分开[2]。肠系膜下静脉通常可以保留，游离出左肾静脉并预置阻断带。在中线的右下方切开后腹膜，以保护肠系膜下动脉，避免损伤交感神经丛。如果存在副肾动脉和性腺动脉，解剖时要更加小心[2]，性腺动脉可以分离后结扎，分离主动脉前壁时，直径较大的副肾动脉及异常起源的肾动脉切断时要保留部分主动脉壁，作为 Carrel 补片重新与移植物吻合。

四、肾周主动脉

在腔内修复的时代，大多数需要开放修复的患者要么是近肾主动脉瘤，要么是肾周主动脉瘤。为了获得最佳的肾旁主动脉显露，可能必须在靠近下腔静脉的地方分离并结扎左肾静脉，以保留经肾上腺和性腺静脉的侧支血流。肾动脉上方的每条肾上腺动脉需要用 5-0 聚丙烯线缝合（Ethicon，Somerville，NJ）结扎，切断前在远端银夹夹闭。

在需要主髂动脉重建的患者中，游离主动脉分叉、双髂总动脉时应格外小心。髂总动脉的前、内、外侧壁都是可游离的，但笔者没有完全解剖后壁，以防损伤髂总静脉汇合处。左侧髂总动脉瘤的患者需要把乙状结肠沿着 Toldt 筋膜的无血管平面游离牵开。对于主动脉瘤颈处严重钙化或病变的患者，在腹腔干动脉上方钳夹通常比钳夹明显病变的动脉更安全。除非患者伴有髂动脉闭塞性疾病，否则应避免远端吻合至股动脉，股动脉吻合增加了腹股沟手术部位感染风险和后期吻合部位动脉瘤形成的风险。肠系膜下动脉用硅胶管双重套扎。主动脉钳夹阻断前，静脉注射肝素（100U/kg，以维持 ACT 250～300s）。标准的修复是在瘤腔内完成吻合，感染性动脉瘤患者应将整个动脉瘤切除。主髂动脉移植物重建首选涤纶移植物。去除附壁血栓后，用 2-0 GI 丝线缝合控制腰动脉出血。在主动脉后壁严重钙化的

患者中，可以进行腰动脉开口的局部动脉内膜切除术以确保固定缝合。进行重建的人工血管可选用直筒型或分叉型。准备行主动脉瘤近端吻合时，T 型切开正常主动脉和动脉瘤之间的主动脉壁，使用 3-0 或 4-0 聚丙烯线连续缝合[2]。对于主动脉易碎的患者，笔者倾向于间断水平褥式缝合，并且第二层连续缝合加固，同时应用生物胶（CryoLife，Kennesaw，GA）涂抹在吻合口，最后检查近端吻合口的完整性。主动脉分支或髂总动脉的远端吻合术采用连续缝合。

五、腹腔干上主动脉

打开肝胃韧带后，左三角韧带向右下方分离显露肝左叶。以鼻胃管为指引找到食管，置入手术牵开器显露右膈角，Metzenbaum 剪刀在右膈角开约 5cm 口分离右膈角肌纤维。分离开主动脉周围的筋膜，右手示指和中指置于主动脉侧壁上方，以指导左手应用血管钳。

六、肠系膜上动脉重建

如果患者 IMA 直径较粗，反流血差，并且存在 Riolan 弓，则有必要使用 Carrel 补片技术将 IMA 重建。切除一小片涤纶移植物后，用 5-0 或 6-0 聚丙烯缝线吻合。

七、维持盆腔循环

只有一条髂内动脉（hypogastric artery，HA）而且供血不足可能导致性功能障碍、臀肌跛行和乙状结肠或脊髓缺血。因此，对于不能保证至少一侧 HA 血流的患者，应使用 6mm 或 8mm 涤纶人工血管进行单独的 HA 旁路重建[2]。

八、腹膜后入路

正确的体位对腹膜后显露很重要，患者采用改良右侧卧位，在垫子的辅助下使肩部与手术台呈 60°～70°，髋尽可能向后旋[2]。我们的手术台通常从髂骨上方水平开始是分开的，可以通过折开以显露左侧。在肾下主动脉手术中，从耻骨联

合和脐部中间的左侧腹直肌鞘外侧缘切开标准侧切口，进入第11肋间隙10～12cm[2]。对于显露肾旁主动脉，第10肋间切口更为合适[2]。经切口分离腹壁和肋间肌肉，在第12根肋骨的头端进入腹膜外间隙。腹膜和浅面的腹横筋膜被从腹壁肌肉组织剥离到腹直肌鞘的外侧边缘，左肾后外侧是腰大肌。显露腹主动脉和左髂总动脉，尝试确定左肾动脉。然后显露主动脉后外壁，小心游离显露主动脉近端待钳夹阻断的前、后壁，显露动脉瘤颈。如果夹钳的远端超出主动脉瘤颈，则不需要对主动脉瘤颈进行环周分离。为了控制肾上段主动脉，沿着主动脉外侧壁向左膈肌角继续游离，沿主动脉轴线分开左膈肌角肌束2～3cm[2]，注意避免损伤腰动脉和肾上腺动脉，笔者倾向于在这些血管的近端进行5-0的Prolene线缝合，并在分离前在远端进行银夹夹闭。随着近心端的分离，在术前CTA确定的最理想的钳夹位显露腹腔干近端主动脉并给予钳夹[2]。

应小心地保护输尿管，小心地牵开避免过度拉伸，并保持解剖时贴近动脉瘤壁。输尿管损伤是极其罕见的，如果不采取预防措施，可能会损伤远端1/3处，一旦明确有损伤，据泌尿科医生的建议，加或不加肾造口术的输尿管支架是必需的。

左髂窝分离腹膜囊以显露髂动脉，左侧输尿管与腹膜一起向内前方游离[2]，显露右侧髂总动脉近端时，可能需要在瘤腔内控制血管以免髂静脉损伤。如果要显露右髂总动脉远端，可以延长侧腹切口一直到腹白线。当需要显露更远端时，在腹股沟韧带上方几厘米的右下腹做小切口，并将手术台向左旋转，可能是重要的避免并发症的措施。

九、新英格兰血管研究中心

在接受开放修复的非破裂肾下AAA患者的生命线记录中，围术期发现26%的严重不良事件和11%的主要不良事件。来自国家外科质量改进计划（National Surgical Quality Improvement Program，NSQIP）、新英格兰血管研究中心（Vascular Study Group and New England，VSGNE）的数据，以及来自个别中心的数据表明，并发症的发生率随着手术复杂性的增加而增加[1]。

(1) 谵妄：65岁以上患者开放AAA修复后谵妄很常见，在术前有认知障碍的患者中更常见。谵妄发作可导致不良事件发生率增加和住院时间延长。术后麻醉剂的应用、缺氧和感染也是诱发因素。

(2) 术后呼吸衰竭：在接受开放式AAA修复的患者中有8%～12%发生呼吸衰竭。复杂的AAA术后常需要呼吸机的支持，大多数患者不需要气管切开。术后肺部并发症与长期生存率降低有关。呼吸系统并发症的预测指标包括术前慢性阻塞性肺疾病、充血性心力衰竭、术中输血和术前肾功能障碍[3]。

(3) 术后肾衰竭：接受择期开放式AAA修复的患者术后肾衰竭发生率在5%～12%[1]。欧洲血管中心的结果显示，2347例接受开放式AAA修复的患者中有140例（6%）术后出现肾衰竭。医疗保险人群术后肾功能不全的比例接近10%，0.5%需要肾替代治疗。术后肾衰竭的危险因素包括年龄大于75岁、有症状的AAA、肾上或肾下AAA、术前血清肌酐升高、术中输血和慢性阻塞性肺疾病。术后肾衰竭患者的30天死亡率明显较高。一项对肾旁腹主动脉瘤患者进行开放式修复的Meta分析报道了术后肾功能不全的发生率为15%～20%，其中3.5%的患者需要透析治疗[1]。密切关注肾脏容量状态，并在手术中和术后给予晶体和胶体充分水化，虽然没有临床试验证明在主动脉钳夹过程中使用甘露醇可以降低肾衰竭的发生率，但大多数外科医生会根据经验在手术过程中输注25～50g甘露醇。

(4) 术后心脏并发症：择期行AAA修复的患者中心脏并发症发生率为15%。在接受重大非心脏手术的成人中，心肌损伤发生率3%～8%，并且与1%～1.6%的患者死亡率显著相关[5,6]。使用心血管药物进行二级预防（如阿司匹林和他汀类药物可降低主要心脏并发症和死亡率的风险）。据 Smilowitz 报道，在一个大型数据库（1050 万例医院手术）中，有 3% 的患者出现心肌缺血，1.67% 的人死亡[6]。在他们的研究中，血管手术是非心脏手术患者中出现心脏并发症最大的群体。根据 2014 年 ESC/ESA 指南，对于高危手术，如开放式 AAA 修复，以及临床风险标志物（收缩期心力衰竭、近期心肌梗死和心功能减低）大于 2 项的患者，术前应考虑进行无创检测评估。然而，择期血管手术前的冠状动脉血管重建术并不能显著改善长期的预后，预测心脏并发症的危险因素是基于修订的心脏风险指标（ESC 指南 2014 版）。

- 手术类型：在所有的非心脏手术中，开放式 AAA 导致心脏并发症的发生率最高。
- 缺血性心脏病病史。
- 有心力衰竭病史。
- 有脑血管病史。
- 1 型糖尿病术前胰岛素治疗。
- 肌酐大于 2mg/dl。

(5) 术后房颤： 阵发性房颤发病高峰发生在术后 0～4 天，如果纠正其根本原因，就不会复发。针对这种患者的治疗策略是心率控制[7]，其目标是心室率在每分钟 80～100 次，通常使用 β 受体拮抗药，如美托洛尔、钙通道阻滞药（地尔硫䓬和胺碘酮）[8]。对于血流动力学受损的患者，电复率是首选的治疗方案，对于伴有胸痛、肺水肿和意识丧失的患者也应考虑电复律[8]。尽管恢复窦性心律，新发作的阵发性房颤的患者仍有显著的房颤和脑卒中的长期风险，大多数新发阵发性房颤的患者在术后 2 个月转为正常窦性心律。当持续房颤超过 48h 时，应考虑抗血栓治疗以降低脑卒中和全身栓塞的风险，在开始抗凝前，应考虑近期开放 AAA 修复患者出血的风险。

(6) 肠缺血： 由于诊断标准和诊断方法的不同，肠缺血的发生率为 0.2%～10%。临床上，1%～2% 的患者在腹主动脉瘤重建后出现明显的结肠缺血，致死率 50%～75%，如果肠梗死需要

行切除术，死亡率可达 90%，结肠缺血远比小肠缺血更常见[1]。术后早期如出现腹泻、黑便、血便等症状，必须使用乙状结肠纤维镜等明确诊断。结扎较粗的 IMA，特别是存在蜿蜒曲折的肠系膜动脉（Riolan 弓）、SMA 和腹腔动脉闭塞疾病、动脉粥样硬化栓塞或肠系膜上动脉牵拉伤，结肠切除手术史，均可导致肠缺血。对于 SMA 严重狭窄、肠系膜侧支存在和 IMA 较粗大的患者，可能需要使用 Carrel 补片技术将 IMA 重新植入体内或主动脉 / 主髂动脉移植物上[2]。一旦怀疑肠缺血并经肠镜检查证实，患者应充分复苏，并开始静脉注射针对肠道微生物的抗生素。对于缺血局限于黏膜和黏膜肌层的患者可以期待治疗（保守治疗），而对于全层肠壁梗死的患者则需要紧急开腹和肠切除术。对于局限于黏膜和黏膜肌层缺血的患者，肠狭窄的晚期发展可能需要干预。

(7) 下肢缺血： 1%～4% 的择期 AAA 修复患者出现下肢缺血。远端吻合完成后需检查远端灌注，术前可扪及胫后及足背动脉搏动者；然而，在伴有腹股沟下动脉闭塞疾病的患者中，多普勒超声应至少能探及在踝 / 足部的胫后动脉或足背动脉的血流[2]。对于一些在手术过程中体温下降的患者，应该用保温毯把脚包裹起来[2]。肢体缺血通常提示在远端吻合时技术性的吻合并发症：钳夹损伤引起夹层、急性血栓形成或远端栓塞或其他原因引起的下肢缺血[2]。远端动脉痉挛伴多普勒血流丧失是一个罕见的原因，由于远端吻合口打开后会产生解夹休克，术者和麻醉团队之间的紧密配合非常重要，在缓慢放开腹主动脉阻断钳前，通知麻醉师进行积极的液体复苏。在缝合粥样硬化的动脉时，除了要注意技术，还要注意钳夹部位的选择，以防止动脉粥样硬化栓塞或血管损伤。主动脉阻断期间应维持足够的全身抗凝，并调整肝素剂量以维持激活凝血时间在 250～300s。吻合完成前应进行近远端的放血排气。

(8) 脊髓缺血： 完整的 AAA 修复后脊髓缺

血是非常罕见的（少于 1%），但在 IV 型的胸腹主动脉瘤修复患者中发生率更高 [1, 2, 4]。既往的胸主动脉移植、主动脉横行夹闭、主动脉横行夹闭时间过久、至少有一条髂内动脉血流未建立、术中和术后低血压是导致脊髓缺血的因素。Adamkiewicz 动脉（前根动脉）起源较低也可导致脊髓缺血。典型的最大的脊髓前根动脉起源于 $T_{9\sim12}$ 水平的左侧后肋间动脉，并通过脊髓前动脉供应脊髓的下 2/3。当它受损时，可导致前脊髓综合征伴大便和尿失禁，运动功能受损，但多数患者感觉功能完整。

(9) 静脉血栓形成：AAA 术后很少发生（1%），但在严重静脉损伤（髂静脉一期修复）的患者中，静脉血栓形成的发生率较高。部分患者出院后出现深静脉血栓形成。AAA 修复后的深静脉血栓会导致更高的死亡率。

(10) 胰腺炎、十二指肠梗阻、肠梗阻：胰腺炎、十二指肠梗阻和肠梗阻是 AAA 修复术后的罕见并发症，由于大的腹膜后血肿和胰腺牵开器造成的创伤，这些并发症在切开修补术后更常见。大多数患者通过鼻胃吸引、纠正电解质、静脉输液和必要的全胃肠外营养（total parental nutrition，TPN）改善。输尿管，小肠和结肠的损伤是不常见的，应该由泌尿科医生和普外科医生处理。

(11) 移植物相关并发症：在接受 AAA 修复的患者中，5%～10% 的患者容易发生转流通道闭塞、移植物感染、吻合口旁动脉瘤。最常见的并发症有吻合口假性动脉瘤、移植物血栓形成、移植物肠瘘。大多数并发症出现较晚（3～8 年）[9]。移植物感染的发生率在择期 AAA 修复的患者中低于 1%，植入的主动脉移植物在植入时或随后的血行播散中有感染的危险。这将在其他章节中进行描述。

(12) 吻合处动脉瘤：AAA 开放性修复术后吻合处动脉瘤包括吻合口断裂导致的假性动脉瘤，以及近端吻合口或远端吻合口发生的真性动脉瘤。诱发因素包括高血压、尼古丁滥用和慢性阻塞性肺病，据报道，10 年随访的发病率为 4%～9%。在所有吻合口假性动脉瘤患者中，无痛性移植物感染虽然很少见，但仍应被怀疑。较大而迅速扩张的吻合口旁动脉瘤通常需要根据患者的一般情况和预期寿命进行修复。如果可以最好选择血管腔内治疗。

(13) 切口疝：主动脉瘤腹膜后切口可损伤第 11 肋间神经，导致感觉异常，约 30% 的患者出现侧腹壁"隆起"，7%～15% 的患者出现肌肉萎缩。经腹膜修复与远期小肠梗阻的高发生率相关。AAA 修复术后的前 6 年内切口疝发生率为 10%～15%。

(14) 早期死亡率：开放式 AAA 修复术后的死亡率与患者的年龄、有症状患者的紧急手术、相关的合并症和动脉瘤的近端延伸范围有关 [4]。大多数单中心系列报道的 30 天死亡率为 1.5%～4% [1, 4]。然而，来国家注册中心的数据报道了更高的死亡率，为 4%～8%。多中心术后随机试验的结果显示，随着血管腔内动脉瘤修补术的使用增加，30 天死亡率为 3.0%～4.7% [4]。目前需要开放修补的动脉瘤更为复杂，通常需要肾上或腹腔干上阻断。据新英格兰血管中心研究报道，443 名接受开放式 AAA 修复的复杂动脉瘤患者的死亡率为 3.6%。

十、医源性静脉损伤

主动脉重建过程中发生的静脉损伤（少于 2%）虽然少见，但可导致严重的并发症和死亡率。自从采用腔内修复术和放弃动脉瘤的切除术以来，严重静脉损伤的发生率降低了。主要静脉损伤的相关因素包括左肾静脉（主动脉后左肾静脉和左肾环形静脉）、双侧或左侧下腔静脉、夹闭髂动脉时的静脉损伤、炎症性动脉瘤修复和主髂动脉二次修复。

病例 1

病例为主动脉－肾动脉分流术修复肾旁腹主动脉瘤。

68 岁男性，肾旁腹主动脉瘤长 5cm（AP/ 横径），伴双侧髂总动脉动脉瘤直径 2.8cm，左髂内动脉动脉瘤直径 2cm。术前动脉造影显示左副肾动脉。内科合并症包括房颤病史、高血压和双下肢深静脉血栓后遗症。

方法：经腹中线切口显露 AAA，显露并控制近端主动脉，靠近下腔静脉结扎左肾静脉。动脉瘤出现在左肾动脉水平，呈囊状，左侧有隆起。电灼法分离左膈肌角，分离控制髂总动脉瘤与髂外动脉和髂内动脉起始处。全身性肝素化后，在左肾动脉上和右肾动脉下方钳夹主动脉，使用分叉的 22mm×11mm 针织涤纶移植物（Meadox-Boston Scientific，Malborough，MA）行端 - 端吻合。近端吻合分两层进行，第一层用 3-0 心血管聚丙烯线（Ethicon，Somerville，NJ）间断水平褥式缝合，第二层连续缝合，当近端阻断钳松开时，在缝合线的 7 点方向出现大量出血。在据钳夹几厘米处再次使用阻断钳夹闭导致主动脉撕裂，经移植物左侧分支引入一个 30ml 的球囊，在腹腔干动脉上方充气阻断主动脉。自左肾动脉起始部横断，肾动脉近端残端缝合结扎，并使用 3-0 Prolene 缝合线使用垫片对主动脉的左侧壁水平褥式全层缝合。应用生物胶（Cryolife，Kennesaw，GA）止血，在移植物分叉处开孔，用 5-0 CV 缝合线将直径 6mm 的 PTFE 人工血管（W L Gore，Newark，DE）与涤纶移植物主体吻合，并在远端与游离的左肾动脉进行端 - 端吻合。使用 5-0 CV 缝合线将左副肾动脉缝合在移植物左侧髂支上。左髂内动脉瘤切除，4-0 CV 线缝合控制远端返血。由于左髂外动脉钙化严重，将移植物左肢端侧吻合于左股总动脉。切开左侧髂总动脉瘤，部分切除瘤壁，结扎左侧髂外动脉近端。右侧动脉瘤切除后，将右肢的移植物端对端吻合于髂总动脉分叉处。患者接受 600ml 自体回输血液和 1 个单位的压缩红细胞。患者术后病程并发呼吸衰竭，在通气支持下病情好转。

患者于术后第 3 天拔管，有短暂的肾功能障碍。术后主动脉造影显示主髂动脉和股动脉转流

道通畅，主动脉左肾转流通道通畅（图 17-1 和图 17-2）。患者表现良好，在最初随访 8 年后对左股吻合处 3.5cm 动脉瘤进行了修复（图 17-3）。在 AAA 修复术 12 年后，这位患者死于阿尔茨海默病的并发症。

讨论：肾旁 AAA 的手术修复是一项技术上有挑战性的手术。在不需要关注右髂总动脉远端的情况下（如该患者的情况，因为右髂动脉瘤直

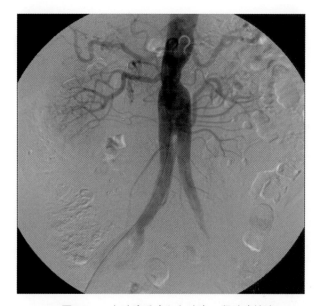

▲ 图 17-1　主动脉重建和主动脉 - 肾动脉转流

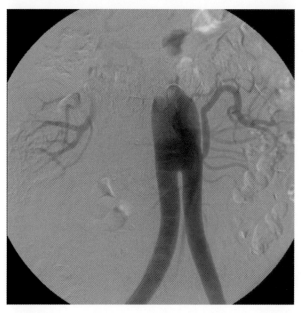

▲ 图 17-2　主动脉造影显示主动脉分叉和主动脉 - 左肾动脉转流通道

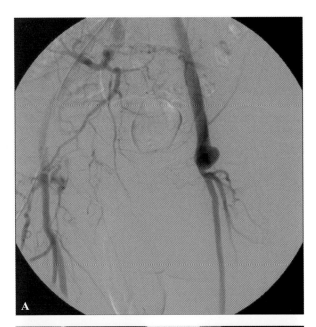

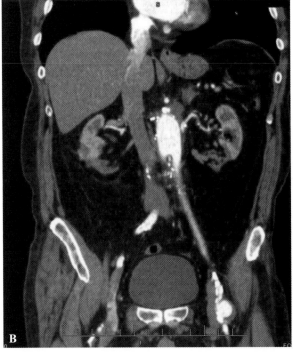

▲ 图 17-3 主动脉造影及 CTA 显示主动脉 - 左肾转流通道及主动脉分叉转流道未见缺损，左股动脉吻合处动脉瘤

同时进行肾动脉旁路手术[1]。由于肾血管性高血压的医疗管理的改善，并发肾动脉转流与开放的 AAA 很少出现。为了进行经腹膜入路肾上分离手术，必须游离控制左肾静脉或在靠近下腔静脉的地方结扎左肾静脉，保留从肾流出的性腺静脉和肾上腺静脉，不切断左肾静脉的游离通常需要结扎肾上腺静脉和性腺静脉。此外，需要分离左膈肌角以显露近端主动脉。

随访主动脉造影显示近端吻合良好，主动脉左肾动脉转流道通畅，下极副肾动脉闭塞（图 17-2），移植物与左股总动脉形成动脉瘤。尽管并非总是可行，但血管移植还是应该尽量选择（主动脉 - 主动脉）或主动脉 - 髂吻合，因为股动脉吻合可能会增加手术部位感染、淋巴囊肿和后期的吻合口动脉瘤[10]。左侧股动脉吻合口动脉瘤采用 8mm 涤纶移植物修复。左侧经第 9 或第 10 肋间隙入路，第 9 肋间隙入路用于累及腹腔动脉的 IV 型胸腹动脉瘤，第 10 肋间隙入路用于肾旁主动脉瘤[10]。长时间近端钳夹可引起肾、内脏及偶发脊髓缺血[10]。在内脏旁动脉瘤开放修复时进行肾动脉重建与急性肾衰竭的发生率和死亡率增加相关[11, 12]。将肾缺血时间减少到 40min 以下对于降低急性肾损伤的风险非常重要。在肾上或腹腔干上水平阻断主动脉时，血流动力学需要优化，可以在主动脉阻断前 30min 给予甘露醇 25g，但它在预防肾功能障碍方面的益处尚未得到证实。Deery 等从新英格兰杂志血管外科组报道了复杂 AAA 修复（根据需要肾上或腹腔干上阻断）的围术期死亡率更高（3.2%，而标准肾下 AAA 修复为 1.2%）[13]，根据他们的研究结果，肾脏或内脏缺血是预测心脏、呼吸和肾脏并发症的独立风险因素[13]。

病例 2

一名 68 岁女性接受了开放式 AAA 修复和双侧髂总动脉瘤修复术，治疗了动脉瘤直径为 4cm 的近肾动脉瘤和 4cm 右髂总动脉瘤及 2.4cm 的

径 2.8cm），左侧腹膜后入路越来越多地用于近端复杂 AAA 患者的开放修复。如果需要探查患者肾动脉近端的主动脉、二次主动脉手术、存在马蹄肾的 AAA 或炎症性 AAA，由于近端主动脉钳夹可能导致肾动脉上方的主动脉撕裂，因此需要

左髂总动脉瘤。右髂内动脉闭塞，继发于远端憩室炎的乙状结肠结肠系膜缩短并明显黏附于输尿管，主动脉 – 右髂外动脉和左股总动脉转流，并在分叉上方结扎左髂总动脉，以逆行方式建立左髂内动脉，术后并发 ATN 和左侧臀区皮肤缺血（图 17–4）。她的下肢没有出现无力症状，左侧臀区缺血性病变 4 周后痊愈。

AAA 开放修复后，至少应保持一条髂内动脉的顺行血流，如果不这样做，可能引起盆腔缺血，导致乙状结肠缺血、截瘫、臀肌和皮肤坏死。由于右髂内动脉慢性闭塞，盆腔侧支循环建立，有助于预防该患者除皮肤缺血外的其他盆腔缺血的表现。

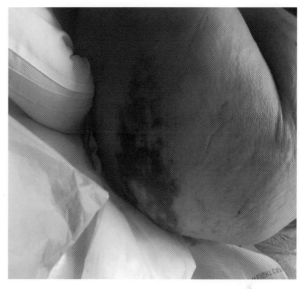

▲ 图 17–4　髂内动脉灌注不良导致左侧臀皮肤缺血

参考文献

[1] Chaikof EL, Dalman RL, Eskandari MK, Jackson BM, Lee WA, Mansour MA, et al. The Society for Vascular Surgery practice guidelines on the care of patients with an abdominal aortic aneurysm. J Vasc Surg. 2018;67(1): 2-77.e72. doi:10.1016/j.jvs.2017.10.044

[2] Shepard A. Open nonruptured infrarenal aortic aneurysm repair. In Hans S, Shepard A., Weaver M., et al (Ed.), Endovascular and Open Vascular Reconstruction: A Practical Approach. Taylor & Francis Group: Boca Raton, FL, LLC; 2017: (197-204).

[3] Zettervall SL, Soden PA, Shean KE, Deery SE, Ultee KH, Alef M, et al. Early extubation reduces respiratory complications and hospital length of stay following repair of abdominal aortic aneurysms. J Vasc Surg. 2017;65(1): 58-64.e51. doi:10.1016/j.jvs.2016.05.095

[4] Nathan DP, Brinster CJ, Jackson BM, Wang GJ, Carpenter JP, Fairman RM, Woo EY. Predictors of decreased short- and long-term survival following open abdominal aortic aneurysm repair. J Vasc Surg. 2011;54(5): 1237-1243. doi:10.1016/j.jvs.2011.05.028

[5] Khan J, Alonso-Coello P, Devereaux PJ. Myocardial injury after noncardiac surgery. Curr Opin Cardiol. 2014;29(4): 307-311. doi:10.1097/hco.0000000000000069

[6] Smilowitz NR, Gupta N, Ramakrishna H, Guo Y, Berger JS, Bangalore S. Perioperative Major Adverse Cardiovascular and Cerebrovascular Events Associated With Noncardiac Surgery. JAMA Cardiol. 2017;2(2): 181-

187. doi:10.1001/jamacardio.2016.4792

[7] Danelich IM, Lose JM, Wright SS, Asirvatham SJ, Ballinger BA, Larson DW, Lovely JK. Practical management of postoperative atrial fibrillation after noncardiac surgery. J Am Coll Surg. 2014;219(4): 831-841. doi:10.1016/j.jamcollsurg.2014.02.038

[8] Davenport DL, Xenos ES. Deep venous thrombosis after repair of nonruptured abdominal aneurysm. J Vasc Surg. 2013;57(3): 678-683.e671. doi:10.1016/j.jvs.2012. 09.048

[9] Hallett JW Jr, Marshall DM, Petterson TM, Gray DT, Bower TC, Cherry KJ, Jr, et al. Graft-related complications after abdominal aortic aneurysm repair: reassurance from a 36-year population-based experience. J Vasc Surg. 1997;25(2): 277-284; discussion 285–276.

[10] Shepard AD. Proximal Abdominal Aortic Aneurysm repair in Endovascular and Open Vascular Reconstruction: A Practical Approach. Hans SS, Weaver MR, Bove PG, Long GW. (Eds.) CRC Press. Boca Raton, FL; 2018: 213-220.

[11] Ultee KHJ, Soden PA, Zettervall SL, McCallum JC, Siracuse JJ, Alef MJ, Vascular Study Group of New England. The perioperative effect of concomitant procedures during open infrarenal abdominal aortic aneurysm repair. J. Vasc Surg. 2016;64(4): 934–940.e1. https://doi.org/10.1016/j.jvs.2016.01.048.

[12] Wooster M, Back M, Patel S, Tanious A, Armstrong P, Shames M. Outcomes of concomitant renal

reconstruction during open paravisceral aortic aneurysm repair. J. Vasc Surg. 2017;66(4): 1149–1156. https://doi.org/10.1016/j.jvs.2017.04.051.

[13] Deery SE, Lancaster RT, Baril DT, Indes JE, Bertges DJ, Conrad MF, Patel VI. Contemporary outcomes of open complex abdominal aortic aneurysm repair. J Vasc Surg. 2016;63(5): 1195-1200. doi:10.1016/j.jvs.2015.12.038

拓展阅读

[1] The Society for Vascular Surgery practice guidelines on the care of patients with an abdominal aortic aneurysm. Elliot L. Chaikof, MD, PhD,a Ronald L. Dalman, MD,b Mark K. Eskandari, MD,c Benjamin M. Jackson, MD,d W. Anthony Lee, MD,e M. Ashraf Mansour, MD,f et.al

孤立性髂总动脉和髂内动脉瘤修复术并发症

Complications following isolated common iliac artery and hypogastric artery aneurysm repair

Monica Abdelmasih   Dipankar Mukherjee   Ahmed Kayssi   著

逯党辉   译

孤立性髂动脉瘤并不常见，尸检分析表明在正常人群中的患病率为 0.03%～0.1%[1, 2]，占所有动脉瘤的比例不到 2%[3-5]。在孤立性髂动脉瘤中，髂总动脉瘤（common iliac artery，CIA）最常见[1, 3, 4, 6-10]，而髂外动脉（external iliac artery，EIA）动脉瘤比较罕见，这可能是由于 EIA 与主动脉和其他髂动脉起源于不同的胚胎细胞。髂总动脉瘤定义为女性髂总动脉直径大于 1.5cm，男性大于 1.8cm[1, 12]。髂内动脉瘤定义为髂内动脉（internal iliac artery，IIA）直径大于 0.8cm[12]。髂动脉瘤通常无症状，或偶然被发现，但其中一些可表现为腹痛或胃肠道、泌尿生殖系统、盆腔静脉的梗阻症状，或出现神经系统症状，部分还可以出现肢体缺血或动脉 - 内脏器官瘘形成等，髂动脉瘤一旦破裂，死亡率极高。超过 50% 的髂内动脉瘤患者有临床症状，如腹痛或肢体相关症状，即便是未破裂也是如此[13]。直径小于 3cm 的髂总动脉瘤的年增长率为 0.5～1.5mm，而直径大于 3cm 的动脉瘤年增长率为 2.5～2.8mm[7]。髂总动脉瘤年增长率的中位数约为 2.9mm[14]。Brin 等报道 38% 的髂内动脉瘤可发生破裂[15]，另一项研究显示，髂内动脉瘤破裂率为 49%，髂内动脉瘤破裂率高于髂总动脉瘤[8]。孤立性髂动脉瘤破裂后的平均死亡率约为 28%，部分报道死亡率高达 60%[5]。

一、手术适应证

髂动脉瘤主要根据瘤体大小及患者的症状决定是否实施手术。McCready 等回顾性分析了 50 例孤立性髂动脉瘤患者，推荐直径大于 3cm 动脉瘤实施手术[16]。同样，Kasirajan 等也建议直径大于 3cm 的髂总动脉瘤考虑修复手术[17]。他们的研究显示直径小于 3cm 的动脉瘤平均随访 57 个月，瘤体没有明显增大。然而对于髂内动脉瘤，一项对 63 名患者的回顾性研究发现只有 6.3% 的破裂髂内动脉瘤直径小于 4cm，因此可作为更合适的修复标准[11]。作者认为，这种破裂率可能类似于直径小于 5.5cm 的腹主动脉瘤（8%）。一项针对欧洲血管外科医生的调查报道表明，大多血管外科医师处理无症状髂总动脉瘤的标准是直径大于 4cm[18]。欧洲血管外科学会（European Society for Vascular Surgery，ESVS）2019 年发布的指南，建议髂动脉瘤修复的标准为直径大于 3.5cm（Ⅱb 类，C 级证据）[12]。突发腹痛或腹痛加重的患者表明动脉瘤可能先兆破裂，此时，无论动脉瘤直径大小均应考虑实施修复手术。

二、手术方法

孤立性髂动脉瘤的传统手术方式是外科开放手术。目前，血管腔内技术的进步使手术更加微创，避免了在骨盆深处进行高难度的手术操作。联合外科开放技术和血管腔内技术的杂交手术也是一种选择。应当根据髂动脉瘤的累及范围、形态特点及患者特征制订合适的手术方案（图 18-1）[5, 11]。许多对比分析髂动脉瘤外科手术和腔内修复术临床效果的研究，发现两者长期存活率没有显著差异[10]。Huang 等研究表明，接受髂总动脉瘤腔内修复术的患者 5 年生存率为 65%。外科手术和腔内修复术在 3 年生存率、一期通畅率（外科手术 97%，腔内修复术 95%）、二期通畅率（外科手术 99.6%，腔内修复术 100%）及免于二次手术方面无显著差异[14]。Patel 等报道髂动脉瘤术后总体通畅率为 98%，并且外科手术和血管腔内修复术之间没有显著差异（外科手术和腔内修复术的通畅率分别为 100% 和 96%）[6]。孤立性髂内动脉瘤外科手术和血管腔内修复术在 30 天和长达 18 个月的存活率均无明显差异[11]。Chaer 等研究表明接受外科手术和腔内修复术的患者在 1 年和 2 年免于二次手术方面没有明显差异[19]。Zhorzel 等也发现孤立性髂动脉瘤不同手术方式术后 1 年和 5 年的生存率没有显著差异，但与血管腔内修复术相比，外科开放手术免于二次干预的比例更高（5 年时外科手术和腔内修复术分别为 97% 与 40%）[9]。

三、外科手术

可以根据瘤体累及的范围及是否为双侧动脉瘤等决定外科手术采取经腹或经腹膜后入路。对

于双侧病变，经腹入路更为方便快捷。手术过程中应谨慎处理髂静脉和输尿管周围，因为它们在术中很容易损伤。根据动脉瘤的解剖特点有不同的手术方式可供选择：对于孤立性单侧髂总动脉瘤可以应用直筒型血管移植物，可以在保证髂内动脉血流灌注的同时修复髂总动脉瘤，除此之外，还可以结扎髂总动脉并行解剖外途径的血管转流术，如股 - 股动脉转流术或髂 - 股动脉转流术。当病变为双侧髂总动脉瘤或合并腹主动脉瘤时需应用分叉型血管移植物。对于累及髂分叉的髂总动脉瘤，可使用分叉型血管移植物以保证髂外动脉及髂内动脉的血流灌注，或者可以用直筒型血管移植物与髂外动脉相吻合，然后将髂内动脉与血管移植物端侧吻合，然而从技术角度来看，将直筒型血管移植物远端与髂内动脉相吻合更方便，因为这样血管移植物再与髂外动脉端侧吻合将更为表浅，也有足够长度的血管可供缝合。这种方法也可用于累及髂内动脉的髂总动脉瘤，前提是病变不累及远端髂内动脉或其分支。在髂总动脉到髂外动脉的人工血管上使用跨越式移植物吻合到髂内动脉远端也是一种方法。如果髂内动脉分支受累及或孤立性髂内动脉瘤，可以切开瘤体，从动脉瘤内部缝合其分支动脉来处理动脉瘤。也有报道单纯的髂内动脉瘤切除并血管移植物端端吻合[4]。

四、血管腔内修复术

血管腔内修复术可以在全身麻醉、脊髓麻醉

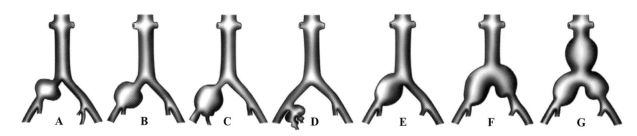

▲ 图 18-1 基于解剖特征的髂动脉瘤分型

A. 孤立单侧髂总动脉动脉瘤，不累及髂分叉；B. 孤立单侧 CIA 动脉瘤累及髂总分叉处；C. 单侧 CIA 累及髂内动脉；D. 孤立单侧髂内动脉瘤伴或不伴其远端分支受累；E 至 G. 单侧或双侧 CIA 动脉瘤，累及主动脉分叉或伴有腹主动脉瘤 [引自 Sandhu RS, Pipinos Ⅱ. Isolated iliac artery aneurysms. Semin Vasc Surg. 2005; 18(4): 209–215.]

甚至局部麻醉下进行。可以在腹股沟区切开或经皮穿刺经股动脉入路实施手术，部分情况下特殊器械需经肱动脉入路。血管腔内修复分为两类：保留或不保留髂内动脉。手术的复杂性取决于动脉瘤的位置、锚定区情况及是否存在多发的对侧或同侧髂动脉瘤。

对于不累及主动脉或髂动脉分叉的单侧孤立性 CIA 动脉瘤，可以使用直筒型覆膜支架，支架的近远端均需要至少 10mm 的锚定区以降低内漏的发生率[20]。对于双侧髂动脉瘤，可以使用分叉型主髂动脉覆膜支架，或者可以行动脉瘤栓塞并植入主动脉 – 单髂动脉覆膜支架，然后行股 – 股动脉转流术。

但在髂动脉分叉或髂内动脉是动脉瘤的情况下，上述方法可能无法完全修复。根据髂动脉分叉处血管直径，可选择喇叭口形态的覆膜支架，目前髂支远端最大直径为 28mm，适应的远端血管直径小于 26mm。据报道，采用这种方法的患者 I b 型内漏发生率为 2.2%～4%[21]。术前应当评估是否保留髂内动脉，如果不能保留髂内动脉，可在髂总动脉至髂外动脉内植入覆膜支架并行髂内动脉栓塞术。髂内动脉栓塞是为了避免反流，促进瘤腔血栓化。也有研究认为单纯覆膜支架覆盖髂内动脉开口而不行髂内动脉栓塞术临床结果也是可以接受的[22]。目前临床上可以应用多种技术来重建髂内动脉血流。Bekdache 等回顾了许多当前可以使用的技术："三分叉"技术使用多个分叉型覆膜支架，需要经左上肢入路进行髂内动脉重建（图 18-2）。也可以使用"潜望镜"技术，即将两个覆膜支架平行植入 EIA 和髂内动脉，然后延伸到分叉型主动脉覆膜支架的髂支中（图 18-3）。

根据动脉瘤的解剖结构，也可以考虑使用髂分支支架系统（iliac branched device，IBD）来保留髂内动脉的血供。目前市场上在售的 IBD 包括 Cook Zenith IBD、Gore Excluder Iliac Branch Endoprosthesis 和 Jotec Iliac IBD[23]。其中，Gore 和 Jotec 的 IBD 装置可以单独使用，但 Cook IBD

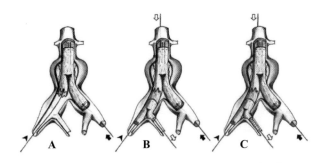

▲ 图 18-2　三分叉技术，使用多个分叉型主体移植物，然后将分支支架移植物植入髂内动脉。除了股动脉入路外，还需经肱动脉入路来送入支架移植物
引自 Bekdache K, Dietzek AM, Cha A, Neychev V. Endovascular hypogastric artery preservation during endovascular aneurysm repair: a review of current techniques and devices. Ann Vasc Surg. 2015;29(2):367–376.

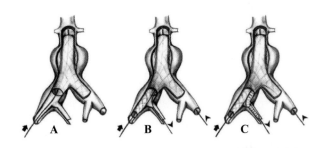

▲ 图 18-3　潜望镜技术，将两个单独的移植物并排释放，其一端放置于主体移植物的髂支，远端放置于髂外动脉和髂内动脉。对于置入髂内动脉的支架，只需要股动脉通路
引自 Bekdache K, Dietzek AM, Cha A, Neychev V. Endovascular hypogastric artery preservation during endovascular aneurysm repair: a review of current techniques and devices. Ann Vasc Surg. 2015;29(2):367–376.

装置需要联合置入腹主动脉覆膜支架[23]。髂动脉瘤的解剖结构决定其是否适合应用 IBD 装置（图 18-4）。一般来说，应用 IBD 装置对解剖结构有如下要求：①髂总动脉长度＞ 5cm；②髂内分叉处髂动脉直径＞ 16mm；③髂内动脉直径 5～12mm；④锚定区＞ 10mm[23]。各种类型的 IBD 装置均需通过股动脉入路，手术技术成功率较高[24, 25]，其 30 天通畅率为 89%～98.8%[23]。研究表明 IBD 术后 5 年临床结果较为满意：总体生存率为 70.4%，通畅率为 91.4%，免于再干预率为 78.2%～81.3%，内漏发生率为 0%[24, 25]，也有报道 IBD 5 年通畅率为 83%～86%[25]。

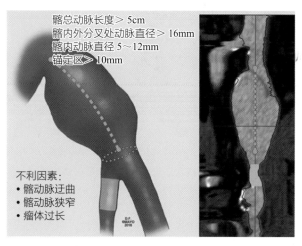

▲ 图 18-4　使用髂分支支架系统治疗髂总动脉瘤的标准尺寸要求（彩色版本见书末）
中线分析对于准确测量很重要。髂动脉迂曲或狭窄及动脉瘤过长等因素均会给修复术带来挑战 [引自 D'Oria M, Mastrorilli D, DeMartino R, Lepidi S. Current status of endovascular preservation of the internal iliac artery with iliac branch devices (IBD). Cardiovasc Intervent Radiol.2019;42(7):935–948.]

对于孤立性髂内动脉瘤，可以行髂内动脉瘤栓塞术，并于髂总动脉及髂外动脉内置入覆膜支架。对于双侧髂内动脉瘤，应尽可能保留至少一侧髂内动脉的血流。Domoto 等报道了 6 例孤立性髂内动脉瘤，这 6 例患者覆膜支架远端均延伸到臀上动脉并栓塞髂内动脉其他分支[26]。在 6~12 个月随访时，支架通畅率 100%，没有支架移位、内漏或需要重新干预等。

当覆膜支架从 CIA 延伸至 EIA 时，是否需要栓塞髂内动脉存在一些争论[27]。一些回顾性研究显示在没有栓塞的情况下覆盖髂内动脉，臀肌跛行发生率较低，并且 II 型内漏发生率也未见明显增加[28, 29]。另外一项研究发现，覆盖髂内动脉后是否进一步栓塞髂内动脉其组间臀肌跛行没有显著差异，内漏发生率也没有差异[30, 31]。Papazogglou 等对 137 名患者的回顾性研究结果表明，6% 未接受髂内动脉栓塞的患者发生了 II 型内漏，但这些患者均不需要再次干预，因此单纯覆膜支架覆盖而未进一步栓塞髂内动脉，其再次干预率没有明显差异[32]。在一个系统综述中，同期覆盖并栓塞髂内动脉的主要并发症（发生率29%）与单独覆盖髂内动脉（发生率 6%）相比更高，而在内漏及再干预率方面没有显著差异[22]。

五、并发症处理

（一）术中出血和损伤

在骨盆深处进行手术有一定难度，术前必须制订术中大出血的处理预案。由于髂静脉位于髂动脉的后内侧，因此在游离髂血管时必须十分小心。术中最好备有血液回收系统，另外球囊阻断导管有利于控制盆腔分支动脉的大出血。如果髂动脉瘤和相邻静脉之间存在动静脉瘘，最好从髂动脉瘤腔内处理瘘口，这样操作视野更清晰，瘘口处理更确切。输尿管可能会因术中操作而变形或粘连，为了避免术中损伤输尿管，可以考虑在术前放置输尿管支架，这也有助于术中输尿管的识别。

（二）盆腔缺血

在修复 CIA 或髂内动脉瘤时，通常会闭塞髂内动脉，一般来说是安全的，因为髂内动脉与旋股动脉、旋髂动脉及对侧髂内动脉均有丰富的交通支。另外，还可以同期或分期闭塞双侧髂内动脉。

髂内动脉闭塞可能会导致盆腔缺血，如臀肌跛行、勃起功能障碍、缺血性结肠炎，严重时还会导致盆腔组织坏死或脊髓缺血等。臀肌跛行的发生率在 1.6%~56%，在术后 30 天内发生率为 29.2%[21, 33]。与单侧闭塞相比，双侧闭塞后的缺血症状更常见，存在于多达 15%~20% 的患者[33, 34]。Patel 等发现在腔内修复术中闭塞髂内动脉并行弹簧圈栓塞术的患者有 22% 出现臀肌跛行，但均在 6 个月内得到缓解[6]。其他也有相关研究报道了臀肌跛行患者在 3 个月至 1 年内得到缓解[35]。Machado 等研究中有 44% 的病例行双侧髂内动脉瘤栓塞术，但只有 1 名患者出现臀肌跛行，无严重的急性盆腔缺血[36]。动脉瘤修复术后勃起功能障碍和结肠缺血发生率在 10%~45% 和 0%~9%，而臀部坏死、阴囊皮肤溃疡和坐骨神经缺血等严重并发症发生率小于 1%[21]。无论用何种方法修复髂动脉瘤，闭塞髂内动脉将会有超过 30% 患者发生盆腔缺血，而保留髂内动脉，盆腔缺血的发生率则小于 4%[33]。

临床应当尤其关注对侧髂动脉粥样硬化或既往行主动脉修复术和结肠切除术的患者。这些患者原本的骨盆组织、脊髓和肠道血液供应可能已经损伤。对于这类患者，在行主动脉外科修复术中应重建肠系膜下动脉，对于高危患者还应考虑脊髓保护。此外，臀肌跛行对活动量较大的年轻患者影响较为明显。

临床可以通过多种方法降低盆腔缺血的风险。如果情况允许，最好在手术过程中保留髂内动脉。如果必须行双侧髂内动脉栓塞术，可以分期栓塞以有利于建立侧支循环。术中建议栓塞髂内动脉近端，保留髂内动脉远端分支，有利于盆腔组织的血流灌注[12, 21]。也可以考虑在不栓塞的情况下覆盖髂内动脉，许多研究表明这样也可以减少臀肌跛行及其他盆腔缺血并发症。在外科开放手术过程中，重建 IMA，从股动脉或髂外动脉到髂内动脉转流术及股 – 股转流术可以最大限度地增加盆腔的血供。如果技术上可行，也可以行髂内动脉前支或后支转流手术。

（三）内漏和移位

血管腔内修复术因其微创而被临床所选择，但需要严密随访术后可能出现的支架移位或内漏（表 18-1）。据报道，在接受髂动脉瘤血管腔内修复术的患者，有 20%～32% 的患者出现内漏[9, 14]。术后监测通常用连续多普勒超声或计算机断层扫描血管成像，多普勒超声对于盆腔深处结构和较为肥胖的患者应用可能受到限制。如果锚定区不足或使用喇叭口形状的支架移植物，可能会发生 I 型内漏，这需要重新手术干预。使用潜望镜技术或 IBD 等多模块移植物修复的患者会增加 III 型内漏的发生率。处理措施包括再次植入支架来拓展锚定区或进一步行栓塞术并密切随访。

（四）肢体缺血

外科开放手术和血管腔内修复术均可并发血栓形成，从而导致下肢或盆腔缺血[19]。有许多因素可以导致血管移植物扭曲或血栓形成，如髂动脉扭曲、髂动脉狭窄 / 闭塞、流出道血流欠佳、手术技术原因等（图 18-5）。Buckley 等报道采用不同腔内修复技术（包括栓塞 / 不栓塞髂内动脉的直筒形支架移植物和喇叭口形支架移植物），随访 54 个月仅 1 例发生肢体闭塞。Fargion 等发现利用一种专用 IBD 装置，随访期间 IBD 装置

表 18-1　术中或术后随访时内漏分型

分　型	定　义
I 型	由于支架移植物近端（ I a 型）或远端（ I b 型）隔绝不完全导致动脉瘤腔持续充盈
II 型	由于分支血管的反流导致动脉瘤腔持续充盈
III 型	由于支架移植物重叠不充分或移植物破裂导致密封不良，血液流入动脉瘤腔
IV 型	由于支架移植物的织物孔隙原因，导致血液通过支架移植物进入动脉瘤腔
V 型	没有明确内漏来源而出现动脉瘤腔扩张

引自 Guimaraes M, Yamada R, Schonholz C. Endoleak and the role of embolization. Endovascular Today. 2015: 68–74.

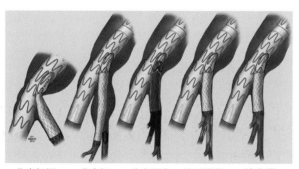

| 分支打折 | 分支长、直径小 | 分支闭塞 | 流出道差 | 流出道夹层 |

▲ 图 18-5　髂内动脉瘤腔内修复术中或术后髂内动脉覆膜支架血栓形成的常见原因（彩色版本见书末）
引自 D'Oria M, Mastrorilli D, DeMartino R, Lepidi S. Current status of endovascular preservation of the internal iliac artery with iliac branch devices (IBD). Cardiovasc Intervent Radiol. 2019;42(7):935–948.

闭塞和单纯髂内或髂外动脉闭塞发生率分别为 5.6% 和 3.5%[25]。根据血栓形成的部位不同，移植物内血栓形成可表现为下肢缺血或盆腔缺血，对于此类患者应首选 CTA 检查，处理方案包括溶栓或血栓清除术，并可以联合支架植入及解剖外旁路股 – 股转流术等。

参考文献

[1] Brunkwall J, Hauksson H, Bengtsson H, Bergqvist D, Takolander R, Bergentz SE. Solitary aneurysms of the iliac arterial system: an estimate of their frequency of occurrence. J Vasc Surg. 1989;10(4): 381-384.

[2] Kunz R. Aneurysmata bei 35380 autopsien. Schweiz Med Wochenschr. 1980;110: 142-148.

[3] Matsumoto K, Matsubara K, Watada S, et al. Surgical and endovascular procedures for treating isolated iliac artery aneurysms: 10-year experience. World J Surg. 2004;28(8): 797-800.

[4] Dorigo W, Pulli R, Troisi N, et al. The treatment of isolated iliac artery aneurysm in patients with non-aneurysmal aorta. Eur J Vasc Endovasc Surg. 2008;35(5): 585-589.

[5] Sandhu RS, Pipinos, II. Isolated iliac artery aneurysms. Semin Vasc Surg. 2005;18(4): 209-215.

[6] Patel NV, Long GW, Cheema ZF, Rimar K, Brown OW, Shanley CJ. Open vs. endovascular repair of isolated iliac artery aneurysms: a 12-year experience. J Vasc Surg. 2009;49(5): 1147-1153.

[7] Santilli SM, Wernsing SE, Lee ES. Expansion rates and outcomes for iliac artery aneurysms. J Vasc Surg. 2000;31(1): 114-121.

[8] Hiromatsu S, Hosokawa Y, Egawa N, Yokokura H, Akaiwa K, Aoyagi S. Strategy for isolated iliac artery aneurysms. Asian Cardiovasc Thorac Ann. 2007;15(4): 280-284.

[9] Zhorzel S, Busch A, Trenner M, et al. Open Versus Endovascular Repair of Isolated Iliac Artery Aneurysms. Vasc Endovascular Surg. 2019;53(1): 12-20.

[10] Garbaisz D, Boros A, Legeza P, Szeberin Z. Open and endovascular repair of iliac artery aneurysms. Orv Hetil. 2018;159(13): 520-525.

[11] Laine MT, Bjorck M, Beiles CB, et al. Few internal iliac artery aneurysms rupture under 4 cm. J Vasc Surg. 2017;65(1): 76-81.

[12] Wanhainen A, Verzini F, Van Herzeele I, et al. Editor's Choice - European Society for Vascular Surgery (ESVS) 2019 Clinical Practice Guidelines on the Management of Abdominal Aorto-iliac Artery Aneurysms. Eur J Vasc Endovasc Surg. 2019;57(1): 8-93.

[13] Wilhelm BJ, Sakharpe A, Ibrahim G, Baccaro LM, Fisher J. The 100-year evolution of the isolated internal iliac artery aneurysm. Ann Vasc Surg. 2014;28(4): 1070-1077.

[14] Huang Y, Gloviczki P, Duncan AA, et al. Common iliac artery aneurysm: Expansion rate and results of open surgical and endovascular repair. J Vasc Surg. 2008;47(6): 1203-1211.e1202.

[15] Brin BJ, Busuttil RW. Isolated hypogastric artery aneurysms. Arch Surg. 1982;117: 1329-1333.

[16] McCready RA, Pairolero PC, Gilmore JC, Kazmier FJ, Cherry KJ, Hollier LH. Isolated iliac artery aneurysms. Surgery. 1983;93(5): 688-693.

[17] Kasirajan V, Hertzer NR, Beven EG, O'Hara PJ, Krajewski LP, Sullivan TM. Management of isolated common iliac artery aneurysms. Cardiovasc Surg. 1998;6(2): 171-177.

[18] Williams SK, Campbell WB, Earnshaw JJ. Survey of management of common iliac artery aneurysms by members of the Vascular Society of Great Britain and Ireland. Ann R Coll Surg Engl. 2014;96(2): 116-120.

[19] Chaer RA, Barbato JE, Lin SC, Zenati M, Kent KC, McKinsey JF. Isolated iliac artery aneurysms: a contemporary comparison of endovascular and open repair. J Vasc Surg. 2008;47(4): 708-713.

[20] Buckley CJ, Buckley SD. Technical tips for endovascular repair of common iliac artery aneurysms. Semin Vasc Surg. 2008;21(1): 31-34.

[21] Bekdache K, Dietzek AM, Cha A, Neychev V. Endovascular hypogastric artery preservation during endovascular aneurysm repair: a review of current techniques and devices. Ann Vasc Surg. 2015;29(2): 367-376.

[22] Kontopodis N, Tavlas E, Papadopoulos G, Galanakis N, Tsetis D, Ioannou CV. Embolization or Simple Coverage to Exclude the Internal Iliac Artery During Endovascular Repair of Aortoiliac Aneurysms? Systematic Review and Metaanalysis of Comparative Studies. J Endovasc Ther. 2017;24(1): 47-56.

[23] D'Oria M, Mastrorilli D, DeMartino R, Lepidi S. Current Status of Endovascular Preservation of the Internal Iliac Artery with Iliac Branch Devices (IBD). Cardiovasc Intervent Radiol. 2019;42(7): 935-948.

[24] Parlani G, Verzini F, De Rango P, et al. Long-term results of iliac aneurysm repair with iliac branched endograft: a 5-year experience on 100 consecutive cases. Eur J Vasc Endovasc Surg. 2012;43(3): 287-292.

[25] Fargion AT, Masciello F, Pratesi C, et al. Results of the multicenter pELVIS Registry for isolated common iliac aneurysms treated by the iliac branch device. J Vasc Surg. 2018;68(5): 1367-1373. e1361.

[26] Domoto S, Azuma T, Yokoi Y, Isomura S, Takahashi K, Niinami H. Minimally invasive treatment for isolated internal iliac artery aneurysms preserving superior gluteal artery flow. Gen Thorac Cardiovasc Surg. 2019;67(10): 835-840.

[27] Kouvelos GN, Koutsoumpelis A, Peroulis M, Matsagkas M. In endovascular aneurysm repair cases, when should you consider internal iliac artery embolization when extending a stent into the external iliac artery? Interact Cardiovasc Thorac Surg. 2014;18(6): 821-824.

[28] Tefera G, Turnipseed WD, Carr SC, Pulfer KA, Hoch JR, Acher CW. Is coil embolization of hypogastric artery necessary during endovascular treatment of aortoiliac aneurysms? Ann Vasc Surg. 2004;18(2): 143-146.

[29] Farahmand P, Becquemin JP, Desgranges P, Allaire E, Marzelle J, Roudot-Thoraval F. Is hypogastric artery embolization during endovascular aortoiliac aneurysm repair (EVAR) innocuous and useful? Eur J Vasc Endovasc Surg. 2008;35(4): 429-435.

[30] Wyers MC, Schermerhorn ML, Fillinger MF, et al. Internal iliac occlusion without coil embolization during endovascular abdominal aortic aneurysm repair. J Vasc Surg. 2002;36(6): 1138–1145.

[31] Bharwani N, Raja J, Choke E, et al. Is internal iliac artery embolization essential prior to endovascular repair of aortoiliac aneurysms? Cardiovasc Intervent Radiol. 2008;31(3): 504-508.

[32] Papazoglou KO, Sfyroeras GS, Zambas N, Konstantinidis K, Kakkos SK, Mitka M. Outcomes of endovascular aneurysm repair with selective internal iliac artery coverage without coil embolization. J Vasc Surg. 2012;56(2): 298-303.

[33] Kouvelos GN, Katsargyris A, Antoniou GA, Oikonomou K, Verhoeven EL. Outcome after Interruption or Preservation of Internal Iliac Artery Flow During Endovascular Repair of Abdominal Aorto-iliac Aneurysms. Eur J Vasc Endovasc Surg. 2016;52(5): 621-634.

[34] Lin PH, Chen AY, Vij A. Hypogastric artery preservation during endovascular aortic aneurysm repair: is it important? Semin Vasc Surg. 2009;22(3): 193-200.

[35] Igari K, Kudo T, Toyofuku T, Jibiki M, Inoue Y. Comparison between endovascular repair and open surgery for isolated iliac artery aneurysms. Surg Today. 2015;45(3): 290-296.

[36] Machado RM, Rego DN, de Oliveira P, de Almeida R. Endovascular Treatment of Internal Iliac Artery Aneurysms: Single Center Experience. Braz J Cardiovasc Surg. 2016;31(2): 127-131.

第19章

破裂腹主动脉瘤外科手术并发症

Complications of open repair of ruptured abdominal aortic aneurysm

Sachinder Singh Hans　著

逯党辉　译

破裂腹主动脉瘤（abdominal aortic aneurysm，AAA）患者多表现为突发的腰背部疼痛和大汗，伴或不伴血压下降，部分患者由于疼痛的刺激可能出现血压升高。多数情况下，破裂 AAA 患者紧急就诊时并不知道动脉瘤的存在。AAA 破裂部位通常位于瘤体的后外侧，血液自破口渗入腹膜后。腹膜后血肿使患者在一定时间内保持血流动力学稳定[1, 2]。自瘤体前部破入空间较大腹腔将导致大出血及严重休克[2]。极少数情况下，AAA 后壁的线性破裂口可被脊柱前纵韧带封闭，AAA 可表现为"慢性包裹性破裂"，这类患者通常没有明显的腹膜后血肿，其血流动力学稳定，患者经常有腰痛症状[2]。

对于怀疑 AAA 破裂的患者应尽早转运至急诊室，急诊处理措施包括以下方面：尽早行主动脉 CTA 检查明确诊断，建议将收缩压维持在 90mmHg 左右，可以使用血液制品进行复苏治疗[1]。超声检查有助于快速诊断有无 AAA，但它无法协助制订腹主动脉瘤手术方案。因此，对于大多数血流动力学稳定患者，腹盆部薄层 CTA 检查非常重要。对于血压较低的患者应尽快送入手术室（最好是杂交手术室），可以在超声引导下穿刺股动脉置入 12F 血管鞘，并将球囊阻断导管送至肾上主动脉进行血流阻断，而后使用标记造影导管行腹主动脉造影，决定实施外科手术或血管腔内修复术[2]。

一、手术技巧

决定破裂 AAA 患者预后的最重要因素之一，是瘤体破裂与动脉瘤近端得到控制的时间间隔[1]。全身麻醉诱导可以减轻疼痛，松弛腹壁肌肉张力，降低交感神经张力，更易于引起循环衰竭，因此应当在术前准备完毕，开始切口前诱导麻醉[2, 3]。在实施血管腔内修复术时，股动脉穿刺及球囊阻断导管的放置可以在局部麻醉下实施，然后再诱导麻醉。手术室应当有紧急输血预案并备有血液制品，还应准备自体血液回收系统（Cell Saver）和患者保温装置[4]。多数情况下可以自剑突做一个腹部正中长切口[2, 3]。对于有回肠／尿道造口或Ⅳ型胸腹主动脉瘤患者，根据动脉瘤累及范围和患者的体型，左侧第 9/10 肋间斜切口可能是更好的选择。

二、近端控制

对于腹膜后血肿广泛的患者，最好在肾上水平主动脉进行阻断。对于存在脊髓缺血，血肿体积不大的患者，松解十二指肠悬韧带后用手指钝性分离肾下动脉瘤颈也是可行的。左肾静脉向上提起，阻断钳阻断主动脉瘤颈部。还可以送入球囊体积为 30ml 的 28 号 Foley 导管行主动脉阻断。用两根手指（示指和中指）将 Pruitt 主动脉阻断导管送至主动脉瘤颈进行近端阻断是另一种有效的方法[2, 5]。在手术过程中，给予输注血小板、血浆及浓缩红细胞等大量输血方案也非常重要。

在第 17 章中已经讲述了腹腔干以上主动脉的显露方法。主动脉近端阻断后，麻醉师可通过输注大量晶体和血液制品来扩充血容量。如果患者血肿较局限，血压稳定，术者一般会让麻醉师给予较小剂量的肝素（75U/kg），并连续监测 ACT。对于腹膜后血肿较大和休克的患者，一般在近端吻合完成后才给予全身肝素化。近端主动脉阻断成功后，远端需阻断于髂动脉；如果髂总动脉是动脉瘤，则需分别阻断髂外动脉及髂内动脉的起始部。不需要完全游离主动脉瘤颈和远端髂动脉，也不需要应用硅胶阻断带，因为这些操作可能会导致严重的静脉损伤。充分游离主动脉瘤近端以及髂动脉前壁和侧壁后，用示指和中指夹持动脉，而后用血管阻断钳进行阻断。用硅胶阻断带结扎肠系膜下动脉，进一步的血管吻合术参照第 20 章未破裂 AAA 并发症中所描述的方法实施。

破裂 AAA 大多数并发症与第 17 章中描述的类似，我们将对一些特殊并发症进行详细描述。

三、并发症

（一）腹腔间隔室综合征

腹腔间隔室综合征（abdominal compartment syndrome，ACS）是破裂 AAA 术后的严重并发症。ACS 继发于活动性出血之后大量补液及内脏器官的再灌注损伤。腹内压力升高可导致下腔静脉受压，从而引起静脉回流减少，导致心输出量减少[7]。腹腔内压力升高也可以压迫肾脏，同时由于心功能下降，可导致肾血流量减少和少尿。腹腔高压还可以使膈肌上抬，从而导致肺顺应性降低，气道压力增加。20% 的破裂腹主动脉瘤外科修复术后会发生 ACS。使用 Foley 导管测量腹腔内压，有 50% 的患者腹内压超过 20mmHg，其中大约 20% 的患者会进展为多器官功能障碍或衰竭。临床处理措施包括神经肌肉阻滞、呼气末

正压通气、输注白蛋白和呋塞米等。未经治疗，继发多器官功能障碍或衰竭将会使 ACS 死亡率接近 100%。对于可能进展为 ACS 的患者，在最初 24h 内纠正凝血功能障碍非常重要。对于某些 ACS 患者，可以延迟关腹，但应避免肠道与腹壁粘连。可以应用负压吸引装置辅助伤口闭合，一段时间后延迟关腹，但应注意适当覆盖显露的肠道以防止形成肠瘘[7]。

（二）多器官功能衰竭

破裂 AAA 患者存在低血压和缺血再灌注损伤过程，这可导致 1%～3% 的患者发生多器官功能衰竭，其死亡率可达 50%～70%，并可明显延长 ICU 住院时间[1-3, 5, 6]。

（三）脊髓缺血

破裂 AAA 修复术后脊髓缺血发生率为 0.26%～0.74%。胸腹主动脉瘤修复术后脊髓缺血发生率明显较高，这是由于主动脉阻断引起脊髓的氧气供需失衡所致。在主动脉阻断期间血流明显减少时增加对脊髓的灌注和氧气供应仍然是脊髓保护的最重要因素。

（四）主动脉移植物感染

主动脉移植物感染通常难以诊断，因为患者的临床表现多无特异性，如全身疲乏无力、厌食、背痛和不明原因的体重减轻。患者有时可能表现为明显的败血症[8]。实验室检查多无特异性，可表现为白细胞增多伴核左移、C 反应蛋白升高和血沉增快等，血培养不一定为阳性。移植物感染常见的病原体包括金黄色葡萄球菌和表皮葡萄球菌。表皮葡萄球菌会产生生物膜并吸附于移植物等异物表面。生物膜含有大量持续性细胞，通过 C3b 受体和免疫球蛋白 G 的沉积保护致病菌免受中性粒细胞和补体系统的杀伤。影像学检查（如 CTA）有助于诊断移植物感染及评估感染程度。

移植物感染的影像学表现包括移植物周围组织强化、软组织肿胀、气泡和假性动脉瘤形成

等。放射性核素标记的白细胞闪烁扫描也有助于移植物感染的诊断。

四、治疗

一旦确诊移植物感染，应尽早开始静脉应用抗生素及对症支持治疗。移植物感染的根本治疗包括移植物清除和周围感染组织清创。在某些情况下，使用抗生素抗感染、加强局部换药，应用肌皮瓣软组织覆盖等措施可能使移植物得以保留[8]。这种方法适用于不累及吻合口及其周围组织的低度感染患者，对于腹腔内移植物感染是不可行的。动脉重建方式大致有以下两种。

1. 主动脉结扎后行腋-双股或双侧腋-股动脉旁路移植的解剖外途径搭桥术。

2. 使用股静脉、螺旋形静脉移植物、冷冻保存的同种异体移植物或抗生素浸泡的移植物进行原位动脉重建。

五、手术方法

手术需要有血流动力学监测的全身麻醉，所有患者均建议应用加温装置。根据手术预案，可以选择经腹前正中入路或左侧腹膜后入路。如果要进行腋股转流，经腹入路更为方便。使用左侧腹膜后入路可避免对腹腔的干扰，并能充分显露胸降主动脉和上段腹主动脉，但是难以显露右侧髂总动脉远端和右侧股动脉。

首先在未感染的主动脉近端和髂动脉远端进行阻断，而后需要控制主动脉各个内脏分支及膈肌上方主动脉的近端[8]。如果感染累及内脏动脉，需要在其周围清创，则可能需要内脏冷灌注技术来灌注内脏动脉。在解剖分离过程中应格外小心，以防止损伤输尿管、肠道和大的静脉血管[8]。在主动脉钳夹阻断之前全身肝素化。移除移植物后必须对周围组织进行彻底清创。通常需要对移植物进行超声波处理并延长培养时间，从而鉴定出具有生物膜的慢生长细菌。清创后，可以行原位主动脉重建或主动脉结扎[8]。分离带有左胃网膜动脉的大网膜蒂，无血管区域朝向横结肠系膜

左侧并覆盖移植物。

主动脉结扎并行双侧腋-股动脉转流术是处理肾下主动脉移植物感染的标准手术方法。这种手术的优势是一期行动脉重建，二期行移植物切除，通过分期手术的方法可以使高危患者接受长时间的复杂手术。其主要缺点是转流血管的远期通畅率欠佳，并且主动脉残端有潜在破裂的风险。如果主动脉-肠瘘出血患者需要先取出主动脉移植物，这种方法会导致肢体缺血时间延长。如果股总动脉没有感染，则远端可以吻合于股总动脉。如果有股总动脉受累，则需对股浅动脉或股深动脉进行远端吻合。相关报道显示这种手术方法的死亡率高达40%，术后腋-股动脉移植物感染的风险较高，主动脉残端破裂的风险可高达25%[8]。

六、原位主动脉重建

在主动脉移植物感染的情况下，用股静脉重建新的主髂动脉系统在动脉重建中具有重要地位。一般情况下，获取的股静脉（直径大于6mm）长度应从股深静脉起始部到腘静脉[9]。沿缝匠肌外侧纵行切开，缝匠肌拉向内侧，必要时切开大收肌肌腱，显露出股深静脉汇合处远端至腘静脉以上的全部股静脉，术中应注意保留股浅动脉和腘动脉的分支血管。获取的静脉外翻切除瓣膜而后用肝素盐水扩张。大多数患者需要重建主髂动脉分叉，需采集两条股静脉，然后在近端侧-侧吻合以形成分叉形静脉移植物。自体静脉重建可以缩短抗感染治疗的时间，并且与其他重建方法相比，其晚期死亡率较低[8]。其不足之处是手术时间较长，但可以通过第二个手术团队的协助来缩短手术时间。主动脉和股静脉的直径不匹配是其另一个缺点。这种手术方案也不适用于活动性出血或败血症等不稳定患者。在随访期间，静脉移植物可发生内膜增生狭窄或瘤样变，另外，也有报道远期可出现下肢肿胀、深静脉血栓形成和骨筋膜室综合征需切开减压等。

七、螺旋形静脉移植物

螺旋形静脉移植物是获取大隐静脉后将其纵行切开，然后用单丝聚丙烯缝线将其螺旋形缝合在 24F 的胸管上。其主要缺点是手术时间较长，并且静脉移植物存在退行性变的可能。

八、冷冻保存的同种异体移植物

冷冻保存的同种异体动脉移植物作为原位主动脉置换的替代方案，可以避免在受感染区域放置人工材料移植物。这些移植物在紧急情况下可能无法使用，并且价格昂贵，还必须直接从厂家获得。冻存的移植物一般在缝合前解冻，缝合时腰动脉朝向前方。冻存的同种异体移植物发生早期穿孔的风险很小。

九、抗生素处理的移植物

用明胶预处理的涤纶移植物易于吸附抗生素，一般将明胶预处理的涤纶移植物浸泡在溶解有 600mg 利福平的 50ml 生理盐水溶液中，浸泡时长 5～30min，在植入前挤出多余的溶液。浸泡处理的涤纶移植物可随时根据需要使用不同的尺寸。其术后主动脉残端破裂的风险很小，解剖外旁路移植物的通畅率也较高。术后随访截肢率较低，5 年生存率在 40%～50%。但其术后再感染的风险高达 22%，其更多见耐甲氧西林金黄色葡萄球菌感染，通过彻底清创和使用网膜包裹可以降低再感染的发生率。

十、继发性主动脉 – 肠瘘

1. 继发性主动脉 – 肠瘘是 AAA 修复术最严重的并发症之一，其在主动脉修复术中的发生率为 0.5%～1.2%。继发性主动脉 – 肠瘘患者处理，首要考虑因素是血流动力学状态是否稳定，即患者是否存在危及生命的活动性出血[8]。

2. 评估重大手术对患者的风险，以及技术是否可以应对这种风险。

3. 远端吻合的位置（远端主动脉、髂总动脉、

髂外动脉或股动脉）。

4. 腹盆部 CTA 检查可以了解瘤颈状况，评估是否有足够的近端瘤颈行主动脉吻合。主动脉移植物和十二指肠第 3 或第 4 段之间关系密切。患者通常在 AAA 修复后 2～3 年出现消化道出血，早期大量出血并不常见，最初可能表现为黑便（先兆出血）。AEF 患者出现败血症的概率高达 50%。胃肠道和移植物之间的瘘管包括吻合口（真正的 AEF）和移植物主体 / 分支（移植物 – 肠侵蚀）之间。在主动脉 – 肠瘘中，出血来自于主动脉，而在移植物 – 肠侵蚀，出血是来自肠壁的表面，大约 25% 的移植物 – 肠侵蚀患者可能会出现败血症。尽管在内镜检查中直接看到移植非常罕见，但在行十二指肠远端的内镜检查时仍要十分小心。CTA 图像可显示移植物周围积液、肠壁增厚、炎性渗出和脂肪肿胀征象，在感染的移植物周围区域也可见气体出现和假性动脉瘤形成。对于确诊或高度疑诊的血流动力学稳定的患者，外科医生可以选择以下两种不同的处理方案：①一期双侧腋 – 股动脉转流，然后二期切除感染的主动脉移植物；②同期主动脉移植物切除，并使用以下移植物行主动脉重建。

5. 股静脉。

6. 冷冻保存的同种异体动脉移植物。

7. 利福平浸泡的涤纶移植物。

在置换之前，需要对移植物周围的炎症组织进行彻底清创，并用带蒂大网膜皮瓣覆盖近端吻合口。一般来说，对于有多合并症的患者，建议分期分别行解剖外途径转流和原移植物切除。

由于主动脉肠瘘可能并发多种微生物感染，因此，患者应使用广谱抗生素抗感染治疗。通过腹部正中切口，可以显露腹主动脉上段（见第 17 章），在全身肝素化并输注甘露醇后进行主动脉近端阻断，在髂动脉或股动脉水平进行远端阻断。在显露主动脉与肠管连通部位之前应该将新的移植物准备到位。如果瘘管部位出血，应立即在动脉近远端钳夹阻断。当显露肾下段主动脉时，近端阻断钳应逐步从肾上位置移动到肾下位

置以减少肾脏缺血时间。如果肾动脉下方主动脉炎性病变广泛，肾上阻断可能更合适。近端肾周主动脉清创后行动脉吻合术，肠壁的裂口用盐水浸泡的海绵隔开。将血管钳移动到近端吻合口的远端以检查止血是否确切。主动脉周围组织清创完成后进行感染移植物的完全切除。在先前实施的远端吻合之外对髂动脉进行远端吻合。大多数情况下，十二指肠缺损相对较小，清创后分两层横向间断缝合。

如果移植物感染累及到股动脉远端，则首先行腹股沟处切开，显露出移植物和股深、股浅动脉起始部，尽管在腹膜后建立新的隧道是比较理想的，但在实际操作过程中损伤髂静脉和输尿管的风险很高。从髂前上棘处横切肌肉后创建缝匠肌旋转皮瓣可以覆盖腹股沟吻合术的切口。两个开放的腹股沟切口可以应用 VAC 装置。

对于高危患者，行双侧腋 – 股动脉转流术后二期移植物切除更安全。这种方法可以缩小腹部手术范围、减少盆腔和下肢长时间阻断相关的缺血再灌注损伤。双侧腋 – 股动脉转流术后 0～3 天，再切除移植物，修复十二指肠缺损，闭合主动脉残端。主动脉残端分两层关闭，第一层用 3-0Prolene 缝线间断缝合，第二层行水平褥式连续缝合。多数患者腋 – 股转流移植物的远端吻合于股深动脉，切口应位于缝匠肌的外侧相对清洁区域。血管腔内修复也是一种选择，可作为极高危患者最终选择方案。

对于血流动力学不稳定的患者，应尽快将患者从急诊室转移至杂交手术室。可以在超声引导下经皮穿刺，然后在股动脉中放置一个大鞘，在送入主动脉球囊阻断导管进行近端阻断控制。如果可以实施血管腔内修复术，则可以作为最终修复的通路。如果不能实施腔内治疗，则行腹部正中切口以获得近端控制。如果感染比较局限，可以在清创后应用利福平浸泡的涤纶移植物进行重建。如果患者基础状况较差，则首选近端主动脉结扎，取出移植物，清创后进行解剖外途径重建。

病例 1

病例为腹主动脉瘤包裹性破裂外科开放术后晚期主动脉十二指肠瘘并移植物感染。

一位 54 岁男性患者，因严重的腹痛和背痛就诊于急诊科。急诊腹部 CTA 显示左肾动脉后部附近包裹性破裂（可见脂肪肿胀）（图 19-1）。患者的合并症包括高血压、长期大量吸烟和酗酒。既往史有双侧股浅动脉慢性闭塞，伴有长期的间歇性跛行。患者被紧急送往手术室，术中发现主动脉近左肾动脉处有一小的局限性血肿。首先显露腹主动脉瘤近端并在下腔静脉附近结扎左侧肾静脉，在肾上水平行主动脉近端阻断，控制髂总动脉后行远端阻断，然后打开动脉瘤瘤腔，动脉瘤腔内含有大量灰褐色（"泥沙状"）血栓，从中留取标本进行培养。使用分叉形针织涤纶移植物（20mm×10mm）行主动脉及双侧髂总动脉重建。

尽管术后恢复时间较长，但患者最终达到出院标准，并在初次修复后第 12 天出院。患者术后 3 年在随访期间出现发热、寒战、黑便及持续 6h 的右下肢急性缺血并伴有食欲减退和乏力。腹部 CTA 显示移植物感染，移植物周围有气泡，右下肢动脉闭塞，右肾无血流灌注（图 19-2 和图 19-3）。患者被紧急送往手术室，由于患者血压较低，因此未行消化道内镜检查。经腹部正中入路对患者进行手术探查，术中发现继发性主动脉肠瘘，病变累及主动脉移植物和十二指肠的第四段。术中结扎主动脉，切除受感染的移植物，十二指肠瘘（累及十二指肠的第 4 段）的修复分两层进行，通过腋双股动脉移植物转流重建下肢动脉血流。术中切除相关感染组织的细菌培养结果为革兰阳性和革兰阴性细菌。患者在术后第 4 天死于多器官功能衰竭。

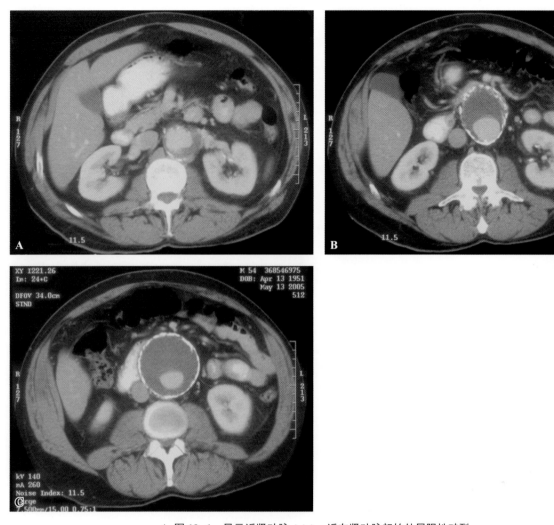

▲ 图 19-1　显示近肾动脉 AAA，近左肾动脉起始处局限性破裂

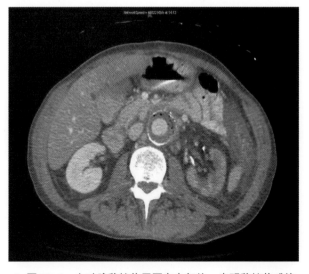

▲ 图 19-2　主动脉移植物周围存在气体，表明移植物感染

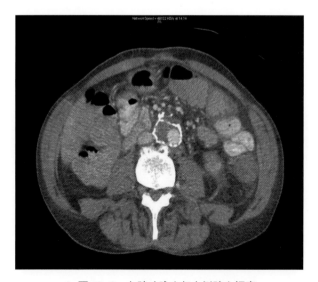

▲ 图 19-3　主髂动脉支架右侧髂支闭塞

参考文献

[1] Hans SS, Huang RR. Results of 101 ruptured abdominal aortic aneurysm repairs from a single surgical practice. Arch Surg. 2003;138(8): 898-901. doi:10.1001/archsurg. 138.8.898

[2] Hans S. Open Ruptured AAA Repair In Hans S, Shepard A, Weaver M, et al (Ed.), Endovascular and Open Vascular Reconstruction: A Practical Approach. Taylor & Francis Group, LLC: Boca Raton, FL; 2017: 205-211.

[3] Noel AA, Gloviczki P, Cherry KJ Jr., et al. Ruptured abdominal aortic aneurysms: The excessive mortality rate of conventional repair. J Vasc Surg. 2001;34(1): 41-46. doi:10.1067/mva.2001.115604

[4] Johansson PI, Stensballe J, Rosenberg I, Hilslov TL, Jorgensen L, Secher NH. Proactive administration of platelets and plasma for patients with a ruptured abdominal aortic aneurysm: Evaluating a change in transfusion practice. Transfusion. 2007;47(4): 593-598. doi:10.1111/j.1537-2995.2007.01160.x

[5] Eslami MH, Messina LM. Ruptured AAA: Open surgical management. Semin Vasc Surg. 2010;23(4): 200-205. doi:10.1053/j. semvascsurg.2010.10.001

[6] Cho JS, Kim JY, Rhee RY, et al. Contemporary results of open repair of ruptured abdominal aortoiliac aneurysms: Effect of surgeon volume on mortality. J Vasc Surg. 2008;48(1): 10-17; discussion 17-18. doi:10.1016/j.jvs. 2008.02.067

[7] Bjorck M. Management of the tense abdomen or difficult abdominal closure after operation for ruptured abdominal aortic aneurysms. Semin Vasc Surg. 2012;25(1): 35-38. doi:10.1053/j. semvascsurg.2012.03.002

[8] Robinson WP, Schanzer A, Li Y, et al. Derivation and validation of a practical risk score for prediction of mortality after open repair of ruptured abdominal aortic aneurysms in a US regional cohort and comparison to existing scoring systems. J Vasc Surg. 2013;57(2): 354-361. doi:10.1016/j.jvs.2012.08.120

[9] Nypaver T. Primary and Secondary Aortoenteric Fistula In Hans S, Shepard A., Weaver M., et al (Ed.), Endovascular and Open Vascular Reconstruction: A Practical Approach. Taylor & Francis Group, LLC: Boca Raton, FL; 2017: (257-262).

胸腹主动脉瘤开放修复术并发症

Complications of open thoracoabdominal aortic aneurysm repair

Daniel Kim　Jahan Mohebali　著

陈小三　译

第 20 章

即使是在经验丰富手术量大的中心，胸腹主动脉瘤（thoracoabdominal aortic aneurysms，TAAA）开放性修复术对患者和手术团队双方来说都是一个艰巨的任务[1-5]。胸腹主动脉瘤累及范围及其修复根据 Crawford 的分型，此分型对于术中管理和术后并发症具有重要指导意义，在其系列文章中进行了描述[6]。更广泛的修复（Ⅱ型＞Ⅰ型＞Ⅲ型）会导致更严重的术中灌注中断和相应的生理紊乱，与更严重的不良后果直接相关，尤其是截瘫、肾衰竭、肠道缺血和死亡。相反，在有经验的团队，修复范围最小的Ⅳ型，死亡率与标准的腹主动脉开放重建术相当。因此，许多术中辅助手段和术后管理的技术已被报道，以减轻修复更广泛动脉瘤时对生理的不良影响。原则上，修复成功取决于两个重要目标。

1. 置换退行性扩张的主动脉，避免破裂或者再次干预。

2. 减轻修复术中和术后供氧减少对器官代谢的影响。

本章开篇简要描述作者对 TAAA 开放性修复的总体指导方法，包括各种全身灌注策略的作用。其余部分将以受影响的器官系统为例，详细介绍减轻不良结果所必需的精确技术步骤，同时也涵盖各种术中用于减少血管床缺血影响的辅助手段。最后部分将回顾我们对 TAAA 开放手术患者在 ICU 期间的标准化术后管理，并将其组织成一个标准的"器官系统"处理方法，应用起来更便捷，指导患者的床边护理。

一、总体术中管理

（一）灌注策略

灌注策略的选择，包括"clamp-and-sew"修复中的无灌注，必须在术前做出决定，因为这对手术和麻醉团队及整个手术的进行都有影响。由于 TAAA 开放修复中，内脏、脊髓和下肢重建时必然存在血流中断，因此计划中必须包括减少这些脏器缺血时间的策略。最简单的策略是一旦近端阻断，快速完成操作。如上所述，Ⅳ型 TAAA 很适合应用这种技术，因为脊髓缺血的风险最小，并且内脏部分的重建可以以斜面的形式进行近端吻合，保留这些脏器的血管开口 +/– 左肾动脉。由于大多数患者能够耐受腹腔干上方阻断且时间小于 30min 的全肠系膜性缺血，因此"clamp-and-sew"技术在有经验的团队是有效的方法。对于需要较复杂且较长时间重建的Ⅳ型病例，应采取相应的替代策略。

开放修复范围更广的 TAAA，通过血管钳阻断可将动脉瘤分成不同的部分，依次修复。这些动脉瘤采用 clamp-and-sew 策略，意味着在近端修复过程中，远端部分仍然是缺血的。因此，便利、简单的分支重建（包括补片样和斜面）策略变得至关重要。单独的旁路手术、针对性的动脉内膜切除术和主动脉壁薄弱（急性或慢性夹层后的退行性变、结缔组织疾病）不适合这种方法，但不会显著增加患者的并发症率和死亡率。

毫无疑问，在更广泛和（或）复杂的修复中，近端重建时维持终末端器官的血流可以获得更优的结果。由于顺序阻断每次只隔离一段主动脉，从远端任意位置的灌注，将为隔离段以外的所有末端器官提供血液。这个概念被称为远端主动脉灌注（distal aortic perfusion，DAP），可以是被动的，以分流的形式；也可以是主动的，以机械循环支持的形式。DAP 在高位胸主动脉阻断的病例中提供了一个额外的关键型获益：左心室后负荷减少。后负荷下降有助于减轻心肌搏出功能急性增加和随之发生的缺血。

此外，DAP 能降低 2 倍截瘫风险。脊髓灌注依赖于脑脊髓灌注压，即主动脉平均压力减去脑脊液压力。由于左心室后负荷突然升高，增加了中心静脉压，并传递压力到脑脊液，因此 DAP 有助于避免脑脊液中出现这些压力峰值。因为同时提高主动脉远端压力和降低脑脊液压力，DAP 可以显著降低截瘫率[7, 8]。

DAP 最简单的形式是被动分流，由 Gott 在 1968 年首次报道，使用肝素涂层聚氯乙烯管道（polyvinyl chloride，PVC）。也可以通过从左腋动脉到左股总动脉缝一个临时的、非隧道的 10mm 涤纶移植物来实现同样的效果。作者倾向于在紧急 / 突发情况下使用该技术作为应急手段，甚至在进入胸腔和腹腔之前建立远端主动脉灌注。当左侧胸膜腔粘连时，如再次手术，这种技术尤其有用。然而，采用这种被动策略，血液流经分流管道，只能由主动脉阻断部分的压力梯度来调节。

因此，增加 DAP 只能通过提高主动脉近端压力，最常经药物来实现。机械循环支持形式的主动分流，可以分为完全体外循环技术和部分体外循环技术。TAAA 开放修复最常用的部分旁路技术是左心房 - 股动脉旁路（左心转流）（图 20-1）。通过左心耳或左下肺静脉的荷包将吸入 / 引

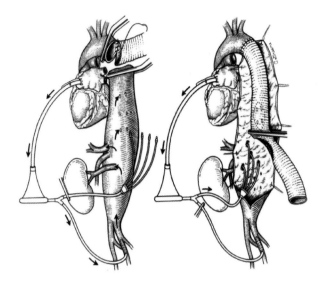

▲ 图 20-1　修复范围广泛的胸腹动脉瘤开放手术中，左心房 - 股动脉旁路术提供远端主动脉灌注

引自 Conrad MF, Cambria RP. Contemporary management of descending thoracic and thoracoabdominal aortic aneurysms: endovascular versus open. Circulation 2008; 117:841–852.

流套管置入左心房。动脉回血管道位于左股总动脉，也可以插入髂动脉或直接插入远端主动脉 / 动脉瘤。一个简单的离心泵推动血液流经管道，因为它抽取的是含氧血液，所以不需要膜氧合器，允许比完全体外循环所需的肝素剂量更低。因为左心房 - 股动脉旁路术将左心的前负荷拉出，它也有助于减少左心室的后负荷。

相反，完全体外循环采用膜氧合器，可以直接从体循环静脉抽血。通常是导引长静脉插管，经股静脉向上进入靠近心房 - 下腔静脉交界的下腔静脉来完成。血液流经膜氧合器后，通过股动脉再次返回远端循环。

深低温停循环（deep hypothermic circulatory arrest，DHCA）是完全体外循环中的一种技术。该技术让循环完全停止，并在一个无血的区域操作。由于该技术的风险包括肺和脑血管并发症，这并非无关紧要，作者倾向于仅在主动脉壁组织受损（急性夹层、结缔组织病），远端弓部不能阻断或在 Safi 等描述的灾难性出血的情况下使用 DHCA[9]。相反，由于低温对缺血组织有保护作用，一些外科医生在 TAAA 修复中常规使用这种

技术。

如上所述，每种策略都有优缺点。虽然我们的机构之前已经证明，机械循环支持在广泛的动脉瘤修复中是有益的，越来越多近期和进行中的研究工作似乎也支持这样一个事实，即在手术量体量大、经验丰富的中心，存在着一种将各种策略交叉融合的趋势[7, 10, 11]。此外，单纯灌注策略的因果效应，很难与 TAAA 开放修复中使用的各种其他辅助措施（将在后续章节中描述）的影响分离开来。

（二）术前准备和麻醉

在修复过程中，发生的相关血流动力学变化和心脏后负荷改变，使得手术计划与经验丰富的麻醉团队的沟通至关重要。如上所述，对于范围广泛的动脉瘤或使用 DAP 的病例，这一点尤为重要。我们的做法是在手术前与麻醉和外科技术 / 护理团队明确讨论手术计划，包括内脏旁路的数量、主动脉阻断的位置、预计的器官 / 区域主动脉缺血时间、灌注策略，以及器官特异性的辅助手段。

对于 I ～ III 型 TAAA，在术前准备区放置脑脊液引流和桡动脉置管。最好将桡动脉置管置入右上肢，因为患者摆体位后，置入左臂的动脉测压管可能导致信号减弱。

在手术室内，对于 I ～ III 型 TAAA 患者需要进入左半胸腔，并隔离左肺以显露近端胸降主动脉，气道内需要使用双腔气管插管。在患者入睡后，留置躯体感觉运动诱发电位监测（Somatosensory motor-evoked potential monitoring，SSMEVP）探针，并放置一条中心静脉置管，通常位于右侧颈内静脉，并放肺动脉漂浮导管（Swan–Ganz）。麻醉团队需要注意的是，在诱导和显露过程中使用的任何麻醉剂都应该是短效的，以免在稍后放置主动脉阻断钳时干扰 SSMEVP。鼻胃管在仰卧位时置入。最后，外科小组一名成员无菌条件下放置一条右股动脉导管。此过程在超声引导下进行穿刺，然后在 3J 导丝引导下插入 4F 或 5F 鞘。将

鞘与皮肤缝合，并在此备用区域覆盖一块贴膜以保持无菌，以便手术中遇罕见情况时能够使用右侧腹股沟区域。

（三）体位

要完整显露整个胸腹主动脉，需要充分显露出膈上和膈下的主动脉。为了达到这一目的，对于 IV 型动脉瘤患者摆体位时，手术床的最大屈曲点，即所谓的"床断点"，位于肋缘下和髂前上棘之间。当动脉瘤范围更广和更靠近近端时，此"断裂点"向头部移位，对于 I 型动脉瘤患者大约在第 6 或第 7 肋间。患者转到右侧卧位，双肩与床成角 60°～90°。左臂由一个臂板支撑在右臂上方（图 20-2）。现在的手术床"断裂"都能够达到想要的弯曲 / 伸展角度。患者左髋伸展，右髋略微弯曲，枕头放在腿中间，以避免受压。然后应用一个豆袋装置保持体位。最后，臀部向后倒向台面，这样躯干沿着纵轴，从头侧的侧卧位旋转到尾侧仰卧位。用力拉起置于患者臀部下方的铺巾来达此体位，同时确保肩部与手术台垂直。该方法可以使躯干在胸腹切开后"解除扭转"。放置合适的衬垫后，就将患者约束固定到合适的位置，并对所有的监测线路、下肢压力监测和 SSMEVP 进行最后检查，以确保没有因固定而移位。

（四）显露和手术路径

根据动脉瘤的范围（图 20-3）选择入路间隙，我们经典的手术路径是如下所示：I 型和 II 型，第 6 肋骨的上缘（第 5 肋间隙）；III 型，第 8 肋骨上缘（第 7 肋间隙）；IV 型，第 9 或第 10 肋骨上缘（第 8 或第 9 肋间隙）。标准的胸腹切口包括左胸切口经肋弓，过渡到左腹旁正中切口，终止于脐水平以下，如果累及髂动脉，切口需要终止于更远的位置。除 I 型和 II 型动脉瘤外，皮肤切口与入路肋间高度大致相同，同时必须保持在肩胛下角以下。在这些病例中，上面的皮瓣成形是使用 Bovie 烧灼器沿着浅筋膜到肩胛下角切开。肩胛下角从前锯肌离断后用 Davidson 肩胛骨牵

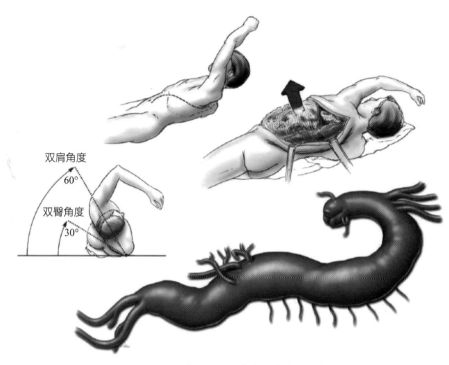

双肩角度
60°

双臀角度
30°

▲ 图 20-2　使用分支血管修复胸腹主动脉瘤

引自 de la Cruz KI, LeMaire SA, Weldon SA, Coselli JS. Thoracoabdominal aortic aneurysm repair with a branched graft. Ann Cardiothorac Surg, 2012 Sep; 1(3):381–93.

开器轻柔地使其与胸壁钝性分离。前锯肌和背阔肌离断的边缘（如果部分离断）可以用长缝线标示，以便关胸时再进行缝合。将一只手滑到肩胛骨下方，可以确定肋间隙。一旦确定了合适的肋间间隙，就用烧灼器从肋骨上缘切断肋间肌，避开神经血管束，注意不要伤及壁层胸膜。一旦胸膜显现出来，左肺放气，通过胸膜安全进入左侧胸腔，避免对肺造成意外的热灼伤。开胸切口延伸到肋弓。在腹侧，标记横断肋弓处筋膜。Kelly钳分离肋弓下膈肌，重剪刀锐性横断肋弓。

显露腹部主动脉可通过腹膜后途径或经腹腔途径。虽然腹膜后入路有助于保持内脏在入路途径之外，从而便于显露并减少肠麻痹和热量丢失，但在需要单独内脏血管重建的病例中，无法直接观察到肠道血供的情况。对于腹膜后显露，可以从膈肌表面开始，游离延伸至腹膜外平面，然后沿腹壁和膈肌下广泛游离腹膜囊，直至腹膜后。如果采用经腹腔途径，必须切开 Toldt 筋膜的左侧白线进入腹膜后。Bovie 烧灼器游离出肾筋膜，显露肾脏向上牵引并从肾床游离，完成左内侧内脏翻转（Mattox 操作）。如遇主动脉后左肾静脉或需要显露更远的 SMA 时，肾脏可以留在原位（改良 Mattox 操作）。一旦内脏或腹膜囊翻转后，作者倾向于使用 Omini 自动牵开器来维持显露。然后沿肋骨膈肌附着处，避开中心腱和膈神经，圆周状离断膈肌，在肋骨上留下足够边缘方便以后重建。离断膈肌时留置标记线便于以后缝合。

左肾向前翻转时，通常有一个腰静脉将左肾静脉固定在脊柱上。缝扎腰静脉，并作为左肾动脉大致位置的标记，从周围组织中锐性分离左肾动脉并套带。然后沿肾动脉游离至其主动脉起始处，以确定主动脉显露的正确层面。清理左肾动脉起始处动脉瘤壁后，游离应该向头侧推进，分离出左侧膈脚，左膈脚正好横跨主动脉上方。这样就完成了之前从肋弓开始的膈肌分离。

胸降主动脉显露始于离断下肺韧带，使用 Duval 肺钳牵引塌陷的左下叶有助于分离。需要

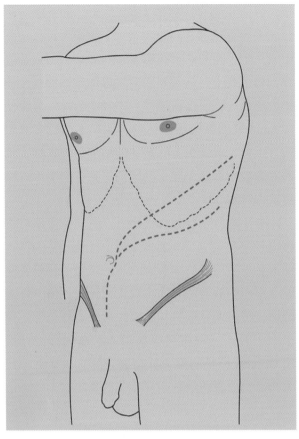

▲ 图 20-3　胸腹联合切开胸部切口的不同取决于动脉瘤的范围

经 Elsevier 许可转载，改编自 Hallett and Mills 修改，引自 Comprehensive Vascular and Endovascular Surgery; 2004.

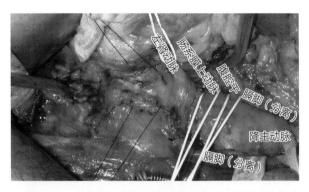

▲ 图 20-4　从识别和控制左肾动脉开始，显露内脏主动脉段。左肾动脉在内脏向左内侧翻转后向上走行。将左肾动脉游离到主动脉起始处，然后在主动脉周围平面，识别肠系膜上动脉、腹腔动脉近端和胸降主动脉

显露降胸主动脉时，单肺通气至关重要。下肺韧带分离至肺门，终止于左下肺静脉，进一步显露游离左下肺静脉可用于左心房 – 股动脉旁路插管（左心转流）。对于Ⅰ型和Ⅱ型动脉瘤，内旋萎陷左肺，可游离纵隔胸膜到主动脉弓的远端。在此水平控制主动脉时，应注意避免损伤喉返神经、肺动脉和食管。为避免食管损伤，鼻胃管或经食管超声探头对确定食管位置非常有用。如果需要在主动脉弓远端或 2 区阻断，离断动脉韧带非常必要。

完全控制近端阻断位置后，继续进行内脏段游离，依次显露腹腔干和肠系膜上动脉并用血管套带控制（图 20-4）。在大多数情况下，显露游离右肾动脉困难且没有必要。相反，一旦打开动脉瘤就可以从瘤腔内控制右肾动脉。当计划 DAP

时，依次全周显露出这些血管阻断位置，以便于内脏和节段动脉的逆行灌注。

（五）吻合与修复

我们偏好使用明胶浸渍的涤纶编织移植物。解剖条件允许，我们处理肾内脏段的首选技术是更加便捷的 Crowford 包含技术，该技术从 clamp-and-sew 重建方法中演变而来[11]。该方法尝试将内脏动脉和肾动脉的开口合并到最小的吻合口中。对于Ⅱ和Ⅲ型动脉瘤，在移植物的侧面椭圆形开窗，在瘤腔内与包含腹腔干动脉、肠系膜上动脉和右肾动脉的原位主动脉片进行吻合（图 20-5A）[11]。缝合应使腹腔动脉和右肾动脉位于椭圆的顶点。按局部解剖关系，左肾动脉通常以移植物的单独分支进行重建。进行重建时，当各开口间距过远，包含各开口的主动脉壁残片过大，或结缔组织病病例，肾内脏血管全部需要单独旁路重建。如果计划进行旁路手术，分支血管会按患者解剖结构，以量身定制的方式缝合到涤纶移植物主体上。对于Ⅰ型动脉瘤，我们首选的内脏段重建方法是主动脉移植物的远端大斜面吻合，足跟处绕腹腔干开口走行，左侧肾动脉以侧臂分支重建（图 20-5B）。这种镜像结构用于Ⅳ型动脉瘤，此时近端主动脉吻合斜面，足跟绕右肾动脉开口，脚尖位于腹腔干后方（图 20-5C）。同样，左侧肾动脉通过独立的分支重建。单个肾

内脏血管重建的更多细节将在相应的并发症部分讨论。

阻断前，适量的肝素化基于灌注策略和机械循环支持的使用情况。打开脑脊液引流管，压力设定为 10mmHg。对于 Ⅰ～Ⅲ 型动脉瘤，近端吻合应与完全横断的主动脉行端 - 端吻合，避免使用 Creech 技术，该技术有损伤该处食管的风险。对于结缔组织疾病患者，我们用毛毡条加固所有吻合口。远端吻合时，后壁通常使用 Creech 技术缝合到肾下主动脉或主动脉分叉处。如果存在髂动脉瘤，可能需要一个吻合到髂动脉或股总动脉的分叉移植物。

一旦解决了近端吻合和胸主动脉，注意力需集中至内脏动脉段。同样，如果可行的话，塑形一个包含腹腔干、肠系膜上动脉和右肾动脉的单独主动脉片。缝合缘尽可能包括血管开口的边缘。如有必要，血管开口可小心进行动脉内膜切除术。也可以在右肾动脉的开口放置球扩式支架，以防止吻合口狭窄（图 20-5）。如果腹腔干和肠系膜上动脉之间距离很远，腹腔干可以切断塑成一个单独的 Carrell 残片。一旦多开口残片缝合到移植物上，近端阻断钳可以向远端移动，使得内脏血管恢复血流灌注。左肾动脉搭桥通常使用 6mm 聚四氟乙烯移植物。如果无法行多开口残片重建，或者患者有潜在的结缔组织疾病，依次对腹腔干和肠系膜上动脉行单独旁路手术以缩短缺血时间。

血管重新连接到移植物上，主动脉钳即可下移以恢复重建血管的血流。主动脉修复完成后，使用鱼精蛋白来中和肝素。尽一切努力让患者复温。对所有缝合缘和吻合口进行止血评估。可能的话，将主动脉瘤壁和腹膜拉近覆盖移植物。如果不可行，可以用网膜瓣覆盖。在胸部，可以用 Goretex 移植物避免移植物与肺直接接触。在关胸前，放置两根胸腔管（一根直的，一根有角度的）。

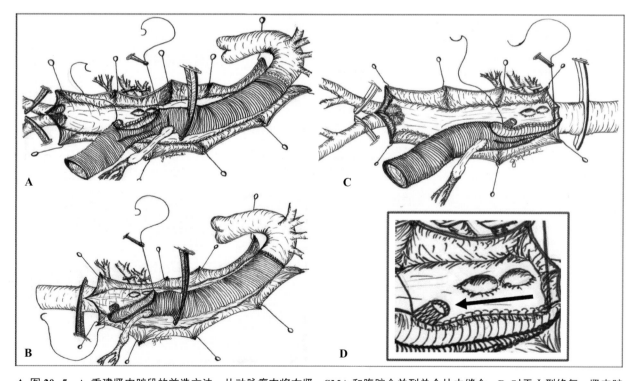

▲ 图 20-5　A. 重建肾内脏段的首选方法，从动脉瘤内将右肾、SMA 和腹腔合并到单个片中缝合；B. 对于 Ⅰ 型修复，肾内脏血管可以合并到一个长斜面远端吻合口中；C. 对于 Ⅳ 型修复，将肾内脏血管并入近端斜面吻合；D. 经主动脉将球囊扩张支架植入右肾动脉口，有助于防止缝合缘导致的开口缩窄 / 闭合，也可治疗一些疾病。请注意，此图中所有窗格内，左肾动脉旁路描绘的是其完成重建后的最终静止位置，而实际上，该旁路重建顺序在主要肾内脏血管重建之后

二、特定的并发症

因为与 TAAA 开放修复相关的主要并发症（截瘫、肾衰竭、肠系膜灌注不良、心肌梗死）主要缘自术中或术后终末器官缺血，所以它们各自的发生率与处于风险中的脏器组织的耗氧量及基础代谢率成正比，同样也和这些组织血管床血流中断程度成正比。反过来，其又受到侧支血液供应的极大影响。因此，减少这些并发症的首要原则在于提高灌注、增加氧供和（或）在修复过程中暂时降低代谢率。氧供量依据以下公式计算。

动脉氧供应 = 心排血量 ×（与血红蛋白结合的氧 + 血液中游离的氧）

$DaO_2 = HR \times SV \times [(1.39 \times Hgb \times SpO_2) + (0.003 \times PaO_2)]$

仔细观察发现，可操作增加氧供的变量仅包括（从左到右）心率、每搏量、血红蛋白浓度、氧饱和度和血液中的氧分压。以下章节将涵盖器官特异性的辅助手段，它们通常与前面讨论过的一种或多种整体灌注策略（DAP、DHCA）协同工作，或最大限度地增加氧供，或减少氧代谢需求。

（一）截瘫

TAAA 开放修复术后最具灾难性的并发症，可能是继发于脊髓缺血的截瘫。最容易出现这种并发症的是有范围广泛的动脉瘤疾病（Ⅰ～Ⅱ型）、存在夹层和急性症状的患者[12-14, 15]。在过去报道中，TAAA 开放术后脊髓损伤率在 20% 以上[16]。因此，各种各样的术中和术后辅助措施被研发并逐步发展，以努力对抗这一被证明会降低长期生存率的可怕结果。如上所述，这些技术包括增加经侧支血管的灌注（DAP、节段动脉再植、脑脊液引流）和降低氧代谢需求（局部硬膜外降温、DHCA 相关的低体温）。然而，根据目前的文献，只有脑脊液引流被证明可以降低脊髓缺血率。虽然如此，大多数有经验的外科医生会常规

采用一个或多个这样的辅助措施，因此，确切有效的单个措施无法与其他的措施分开。虽然数据来源不同，在范围广泛的 TAAA 修复中多种措施联合应用，较单个的措施更能降低永久截瘫的风险。

脊髓的主要动脉血供是三条纵向动脉（脊髓前动脉和两条脊髓后外侧动脉）。锁骨下动脉、甲状腺颈干和肋颈干、节段动脉（肋间和腰椎）和髂内动脉构成脊髓的侧支血管网络，补充脊髓血供[17]。此领域的多位引领者描述和证实了这个侧支网络概念，包括 Wynn、Acher、Griepp、Backes 和 Jacobs[15, 18, 19]。这个概念被腔内血管领域的 Eagleton 等进一步证实[20]。不幸的是，与血管腔内修复主要破坏节段性血流不同，TAAA 修复开放术中，近端主动脉阻断后，必然会影响流入侧支网络的多个血流来源（肋间、腰椎、髂内、远端弓病例中的左锁骨下动脉）。正如预期，阻断越靠近端影响越重。此外，正如 Crawford 的系列文章（36）所述，更长阻断时间与更高瘫痪概率有关，随后许多作者和研究证实了此观点[5-7, 21, 22]。因此，直觉上讲，向侧支血管网络提供额外的血供，应该能减轻这种影响。事实上，通过氢灌注研究，Svensson 证明近端吻合时，DAP 以左心房 – 股动脉旁路的形式，能维持脊髓血流。这些结果得到了 Dr. Safi 团队的进一步支持，他们证明采用左心旁路（left heart bypass，LHB）或体外循环（cardiopulmonary bypass，CPB）时，主动脉阻断时间和Ⅰ型动脉瘤不再是截瘫的重要预测因素[23]。

脊髓灌注也依赖于脑脊液压力，阻碍动脉血流入（脑脊髓灌注压 = 平均主动脉压 – 脑脊液压）。因此，除提高侧支网络的平均动脉压外，降低脑脊液压力也可降低截瘫的风险。Crawford 等进行了第一项脑脊液引流的随机对照试验，并得出结论，实验组与对照组之间没有差异。然而只引流出 50ml 脑脊液，针对该研究的主要批评，仍然是患者没有充分引流从而影响脊髓灌注压[24]。从那时起，Svensson 和 Coselli 都证明了脑脊液引

流对减少瘫痪有显著效果[25, 26]。最近的一项 Meta 分析显示，CSF 液体引流可使脊髓缺血率降低近一半，全部需要治疗的为 14 例，绝对风险降低 7%，这与 Cina 等的系统回顾相似，后者显示 NNT 为 11 例，绝对风险降低 9%[16, 27]。然而，这种益处并没有持续到脊髓缺血晚期，可能与再灌注损伤有关。

脑脊液引流有自己的一系列并发症，具有同样的毁灭性和致病性，包括导管断裂、体位性头痛、椎管内血肿、颅内出血、脑膜炎、脑脊液引流失败，甚至死亡[28]。然而，据报道在有经验的中心，脑脊液引流并发症的发生率为 1.5%～5%。由于这种风险 - 获益比，我们对所有 I～III 型动脉瘤常规采用脑脊液引流，但对 IV 型动脉瘤不采用。在我们的机构中，IV 型动脉瘤的截瘫率与肾旁和肾上动脉瘤开放修复术相似。为进一步减少并发症，如果有创穿刺出现大量血性引流，考虑全身肝素化后椎管内血肿风险太高，作者倾向于取消手术并推迟手术日期。手术过程中，特别是主动脉阻断之后，与麻醉团队保持持续的闭环沟通至关重要，确保脑脊液的引流通畅。术后引流管的护理从下手术台开始，细致护理确保避免引流管意外脱出。此外，无论何时移动患者或改变平卧体位，都必须夹闭引流管，避免过快引流引起颅内出血。

细胞组织的低温保存已经使用了几十年。同样，研究表明低温可以降低神经组织的代谢率和氧耗[15]。基于这一原理，Cambria 和 Davison 在 2000 年研究了一种经硬膜外降温的区域性脊髓低温方法，报道成功率 97%；同期使用 clamp-and-sew 技术和选择性肋间血管重建，总体脊髓缺血率为 7%（I/II 型为 12%，所有其他类型为 2.3%）[29]。虽然我们不再常规使用这种技术，但我们仍在修复过程中继续使用浅中低温（32～34℃）。深低温停循环以假设的方式用于降低瘫痪率，但通常仅代表性地用于涉及远端弓的 TAAA 手术或避免受结缔组织病影响的主动脉阻断[15]。

TAAA 开放修复术中使用 clamp-and-sew 技术联合区域降温，很大程度上已演变为联合 SSMEVP 监测主动脉末梢灌注（图 20-6）。常规肋间动脉再植以前是一种神经保护策略，但已被证实增加手术时间和失血量[26, 30, 31]。SSMEVP 已将了解术中脊髓循环状况从愿景演变成实时数据。这是基于 Griepp 等提出的脊髓循环侧支网络观念[18]。大多数此类侧支自尾部向上至远端主动脉阻断处（即来自盆腔和髂内动脉）[19]。正常 SSMEVP 具有很强的阴性预测价值，无信号丢失的患者，在术后不太可能出现神经功能缺陷[32]。Lancaster 等表明 SSMEVP 监测联合心房 - 股动脉旁转流（atrial femoral bypass，AFB）行远端主动脉灌注，是改善围术期死亡率和截瘫率、I～III 型 TAA 术后患者长期生存率的独立预测因子[7]。AFB 经左下肺静脉行左心房插管引流，经左股动脉回输。旁路以 500ml/min 的流量启动并逐渐增加，直到远端灌注压（经提前留置的右股动脉测压管）至少达到 60mmHg。SSMEVP 由专业的神经科医生管理，需熟悉操作、能解决重大技术问题，例如患者对麻醉剂的反应和电极故障。在我们单位，SSMEVP 波幅从基线突然下降（发生在 2～10min 内）或持续渐进下降（10～40min 内）＞75% 被认为是显著降低[33]。如果这些变化对提高灌注压没有反应，则需要实施包含多个肋间血管的补片样重建。如果 SSMEVP 无变化，则肋间动脉被缝闭。

术后，患者通常带气管插管（IV 型 TAAA 较少）在外科重症监护室复苏。一旦患者血流动力学稳定且体温恢复正常，就减轻镇静，以获得基本的神经系统检查结果。鉴于 TAAA 开放修复存在截瘫 / 轻瘫的重大风险，检查要特别关注下肢的感觉和运动功能。检查应能引出髋屈肌和股四头肌收缩，使膝关节抬离床面。如果骶髓无损伤，脊髓缺血患者仍然能够移动脚趾。此外，查体时双侧力量、感觉应保持对称。如果患者停镇静后无法遵指令行动，则行头颅 CT 扫描以排除任何颅内改变。脑脊液引流管保留 3～4 天。患

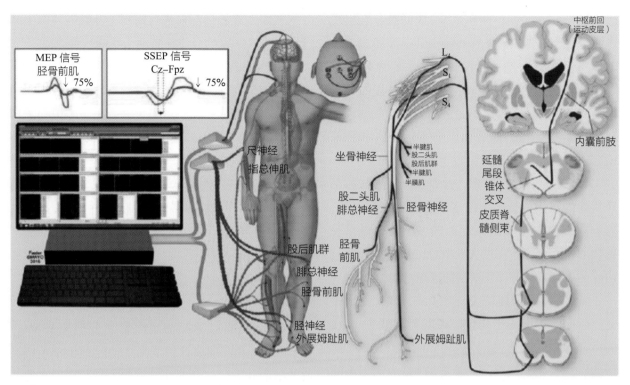

▲ 图 20-6　体感运动诱发电位监测依赖于运动皮层发出并在四肢检测到的运动刺激，以及在四肢诱发并在感觉皮层检测到的感觉刺激

引自 Banga P, de Souza LR, Oderich GS. Neuromonitoring, cerebropsinal fluid drainage, and selective use of iliofemoral conduits to minimize risk of spinal cord injury during complex endovascular aortic repair. J Endovasc Ther, December 2015; 23(1):139–149.

者任何体位变化或转运时，均需夹闭。引流的目标是将脊髓灌注压维持在 60mmHg 以上，对应 CSF 压力通常应该低于 10mmHg。因此，脑脊液引流管保持 10mmHg 的压力，并允许每小时引流 15～20ml 脑脊液。从零点 / 参考点（患者右心房）升高或降低引流管，可以控制引流量。必须调节脑脊液引流速率，因为过度引流与颅内出血有关[34]。

延迟性神经功能障碍可以采用几种方法处理。增加平均动脉压是首要的治疗。增加 MAP 直到症状消失或达到可耐受的 MAP 上限。下一步包括降低 CSF 压力，通过持续脑脊液引流保持压力低于 5mmHg。如果怀疑引流障碍，可以在重症监护室无菌条件下重新置管。

脑脊液淡血性或血性、无神经功能障碍的情况下，我们的方案是停止引流并纠正任何凝血功能障碍和血小板减少。纠正凝血功能障碍后，如

果脑脊液清晰则继续引流；如果脑脊液不清晰，则需拔除引流管必要时再次更换。如果患者出现任何神经系统表现，例如精神状态改变或局灶体征，则进行快速的 CT 扫描以排除颅内出血。有此并发症风险的患者是那些预先存在颅内病变、凝血障碍或脊髓引流速度过快的患者。在颅内出血的情况下，可能需要神经外科减压手术。

我们机构通常在拔管前关闭脑脊液引流管，评估是否出现任何神经系统并发症。没有神经系统并发症的情况下拔除脑脊液引流管，如果可能，停用所有升压药。如果没有症状出现，则拔除引流管。脑脊液漏是一种罕见的情况。初始治疗包括保守措施，例如卧床休息，将患者头部保持在 30° 以下，以及补液。如果在 24h 内没有解决，则行硬膜外自体血充填。

（二）肺部并发症

肺部相关并发症仍然是 TAAA 开放修复术

后最常见的并发症，预计至少 1/3 的患者会出现该并发症 [1, 12, 35]。胸降主动脉和 TAAA 的患者由于常见合并症（慢性阻塞性肺病、心血管疾病高发、吸烟史、高龄），发生肺部并发症的风险很高 [5, 36]。除了这些合并症之外，需要单肺通气和胸腹巨大切口，都潜在影响术后疼痛和肺部预后。

术前，患者整体健康、营养状况会增加肺部并发症的风险。低白蛋白水平与呼吸衰竭有关，随着白蛋白水平降至 3.5g/dl 以下，发生概率呈指数增长。此外，在过去 6 个月内体重减轻超过 10% 的患者发生肺部并发症的风险增加 [5, 35, 37]。

修复术中，膈肌切开与呼吸支持延长高度相关。而保留膈肌与平均住院时间显著减少 4d 相关 [38]。保留膈肌是 72h 内脱离呼吸机的独立预测指标 [39]。在我们医院，用笨重的 Mayo 剪刀剪断肋弓后，沿膈肌的肋骨附着处环状切开，切缘间断留置标记缝线以帮助重建。以这种方式切开膈肌避免了膈神经损伤。IV 型 TAAA 修复时，需行最低程度的膈肌切开。如有需要，可以部分切开膈肌以改善牵引和手术显露。

左侧膈神经起自 $C_{3\sim5}$ 颈神经根，在心包和纵隔胸膜之间向前下行。然后在心脏外侧缘穿膈肌。膈神经损伤引起膈肌麻痹，导致左半膈肌轻瘫。左侧迷走神经越过远侧弓，可以看到喉返神经发出，并在弓下动脉韧带处与之分开。左侧声带麻痹是另一种与 TAAA 开放修复相关的常见并发症。在 Coselli 的文献中，总体发生率为 15.4%，但 I 型修复时更高（26.1%）[5]。这与 Wong 及其同事的结果相似，声带麻痹的总体发生率为 18.3%。理所当然的是，I 型和 II 型 TAAA 的左侧声带麻痹发生率约为 30%，III 型和 IV 型 TAAA 的左侧声带麻痹几乎不存在（分别为 1% 和 0%）[40]。左侧喉返神经损伤可能发生在显露、主动脉阻断或缝合期间，尤其是在左锁骨下动脉附近操作时。左侧声带麻痹对患者气道保护有重大影响。声音嘶哑的患者应怀疑这种损伤，可直接通过软喉镜确认。可以通过直接声带内移

术或聚四氟乙烯注射进行治疗。耳鼻喉科医生和语言病理学家的合作将有助于疾病治疗。

采取一切预防措施避免对肺本身造成不必要的损伤。大部分胸腔外的解剖不需要双腔气管插管。最重要的是，应尽最大努力避免术中和术后低氧血症。Conrad 等证实脊髓缺血与任何肺部并发症的 OR 值最高（4.0）[14]。

TAAA 开放修复结束时放置两个胸管（胸顶和肋膈角）。肋膈角的胸管应保留 5～7 天或直到充分利尿以后。温和的利尿通常在术后第 2 天开始，这时强烈的手术炎性反应开始消退。我们鼓励尽早下床活动（如果可能）和使用诱发性肺活量训练。

TAAA 开放术后患者气管切开概率是 4%～9%。Etz 及其同事评估了降主动脉和 TAAA 修复的肺部并发症。肺部并发症的独立预测因素包括术前尿素氮大于 24mg/dl 和动脉瘤破裂。单变量分析后，COPD 病史、术前或术后肌酐高于 2.5mg/dl 以及输血与肺衰竭有关 [35]。有趣的是，在他们的研究中，气管切开与死亡率无关。其作者指出可能的原因是，有严重肺部并发症的患者早期即进行了气管切开，目的是改善他们的肺部护理和活动能力。这也反映在我们的实践中，因为早期气管切开将有助于患者的肺部清理并减少他们的呼吸机依赖。

（三）心血管并发症

心血管系统术前需要对任何活动性心脏病进行评估，以排除不稳定型心绞痛、近期心肌梗死（或可逆性心肌缺血区域）、急性心力衰竭、有症状的瓣膜性心脏病或显著心律失常的任何证据。在这些情况下，应进行多学科讨论，解决患者主动脉病变治疗中的问题。应在术前通过测量患者的代谢当量，评估他们的功能状态，评价他们的日常活动能力。功能状态是主动脉瘤患者死亡率的预测指标，可用于指导术前评估 [41]。小于 4MET 的患者应评估其临床心脏危险因素，并考虑进行额外的心脏检查。

从手术的角度看，Crawford 提倡的 clamp-and-sew 技术强调简单和快速[42]。此后，出现了几种辅助手段，来减少主动脉阻断期间末端器官的缺血程度。心房股动脉旁路和低温停循环仍然是主动脉阻断期间，远端主动脉灌注的两种主要方法。远端主动脉灌注主要有三个作用。第一个是减轻左心室负荷，这有助于减少与阻断相关的严重生理紊乱。主动脉阻断致左心室前负荷和后负荷急剧上升，随后引发左心室壁应力和心肌需氧量增加[10]。第二是协助控制近端高血压。第三个优势是减轻器官缺血。Crawford 在他的系列研究中证明，即使经过多变量分析，阻断时间延长与早期死亡相关[42]。阻断而不减少后负荷可导致中心静脉压和脑脊液压力增加，从而降低脊髓总体灌注[43, 44]。此外，Mohebali 等证明，当使用体外旁路行远端主动脉灌注时，手术死亡率、肺部并发症和急性肾衰竭显著降低[10]。Svensson 对左心房股动脉旁路的评估证明，主动脉阻断时，血液供应得以维持[12, 25]。随后的研究表明，左心转流确实降低了截瘫和轻瘫的风险[1, 45]。Ⅲ 型动脉瘤的体外旁路使用方式多变（并且取决于解剖形态），Ⅳ 型 TAAA 很少需要。远端主动脉灌注的主要缺点是需要肝素、激活凝血和炎症级联反应。

准备开放修复 TAAA 时，尤其是准备使用辅助装置行远端主动脉灌注时，需要股动脉测压（最好是右侧）来调节旁路流量。左心旁路由一个回路组成，该回路由主动脉近端的流入管、离心泵和远端主动脉或股动脉内的流出管组成。近端流入管通常位于左心耳或左肺静脉。如前所述，旁路以 500ml/min 的流量启动，并逐渐增加，直到远端灌注达到至少 60mmHg。远端灌注可以根据 SSMEVP 或尿量进行调整。

体外循环的深低温停循环也可建立远端主动脉灌注。一些作者支持这种方法来降低脊髓、肾脏和内脏的整体代谢需求，而另一些作者则发现这一方法肺部并发症的发生率很高，并且没有降低脊髓缺血或急性肾损伤的发生率[9]。目前，这种技术最好在因破裂、动脉瘤位置 / 大小，或存在夹层，近端控制无法实施时使用。此外，在同时进行主动脉弓修复的情况下，可以行体外循环治疗 TAAA。最后，在结缔组织疾病的情况下，体外循环可能是有益的，因为外科医生能避免钳夹损伤主动脉[4, 46]。

（四）胃肠道并发症

肠系膜缺血是 TAAA 开放修补术中和术后可怕的并发症，据报道发生率为 2.5%，死亡率为 62%[47]。如果没有发现缺血并在术中或术后立即纠正，死亡率会大幅提高[11]。缺血的确切症状也因所累及血管的供血范围不同而异。腹腔干灌注不良的临床表现，从临床无症状到暴发性肝衰竭、胰腺炎和十二指肠坏死，因患者侧支解剖和基础血管疾病而异。SMA 灌注不良最常表现为肠缺血。如前所述，我们首选的内脏重建是 in-patch 技术（Ⅱ 型和Ⅲ 型），也可用于远端（Ⅰ 型）或近端（Ⅳ 型）吻合。此外，我们在术中还会处理任何可能危及重建的分支血管病变，包括经主动脉外翻式内膜切除术和（或）支架植入术。在这些病例中，必须特别小心，以确保治疗不会导致分支血管的远端夹层。术中，尽管评估腹腔干和 SMA 有强大的多普勒超声已足够，但经腹腔的胸腹主动脉显露，提供了肠道血运重建的可视化评估。一般来说，IMA 的血运重建遵循与腹主动脉瘤修复相同的原则，只要有充足的返血，通常可以不用进行针对性的血运重建。然而，应该注意的是，如果 IMA 没有血运重建，SMA 灌注不良可能因此表现为结肠缺血。

术后肠系膜缺血的临床症状可能是非特异性的，包括腹痛、长时间的肠梗阻、黑粪、便血、发热或腹胀。术后 24～48h 的插管和镇静，使仅根据体检做出诊断更加困难。此外，其他表现可能会在数天内并不明显，如肠梗阻、黑粪、便血和发热，需要高度怀疑才能做出诊断。在术中和术后许多情况下，尽管进行了充分的容量复苏，升压药或强心药用量迅速增加、代谢性酸中毒加重和血清乳酸升高，都必须怀疑到肠系膜缺血。然而，乳酸正常并不能完全排除缺血[48]。在术后早期，如果能够明确检测到腹腔干和 SMA 血流，床旁肠系膜超声检查非常有用，但是如果临床有足够的怀疑，而超声分辨差、结果不明确，应立即进行再次探查。一般而言，在术后早期作者更喜欢再次探查而不是获得断层成像，因为后者不提供干预手段，可能会延迟诊断和（或）干预，另外对比剂增加急性缺血后肾损伤的风险。怀疑缺血时已经过几天顺利的术后早期治疗，此时断层成像变得尤为重要，因为它也可以对肠道受累情况进行评估。在此期间进行结肠镜或软性乙状结肠镜检查也有助于诊断缺血性结肠炎。

除了稀释性凝血障碍和外科手术失血，内脏（特别是肝脏）缺血也与围术期的凝血障碍性出血有关[12, 49]。正如预期，使用 "clamp-and-sew"技术行 TAAA 开放手术，因为没有任何辅助手段来减轻内脏缺血，术后肠系膜缺血的发生率更高。Safi 和同事先前的研究表明，内脏灌注（由主动脉远端灌注提供）是术后碱性磷酸酶、凝血酶原时间和部分凝血活酶时间降低、具统计学意义的预测因子[8]。实际上，内脏灌注可抑制肝脏缺血相关实验室检查指标的上升，特别是在 II型 TAAA 开放术后[8]。以前的研究已经证明，在腹腔干上方主动脉阻断 30min 后，会发生的凝血功能障碍和代谢紊乱[50, 51]。对于先前描述的 IV型 TAAA 近端斜面吻合，如果解剖上可行，作者在腹腔干和 SMA 之间以斜行的方式阻断主动脉，以保持血流顺向流经腹腔干，同时近端斜面的脚尖吻合在腹腔干后面。如果不可行，近端吻合必须在 20～30min 内完成，以避免全肠系膜缺血的不利影响。在 IV型病例中，腹腔干和 SMA 的重建比斜面吻合更复杂，侧壁钳钳夹降主动脉远端健康的主动脉，保持血流顺行流向肾内脏血管和下肢的同时，与分叉涤纶移植物吻合。接下来，可以依次完成对腹腔干和 SMA 远端的吻合，以避免任何完全的肠系膜缺血时间。完成这些吻合后，主动脉可以在分叉移植物的远端阻断，保持

对腹腔和 SMA 的顺行灌注，并有效地将重建操作降至近肾水平。

对于更广泛的动脉瘤（ I～III、V），远端主动脉灌注或肠系膜分流术是必要的，以避免长时间的内脏缺血。临时腋－股动脉旁路的被动灌注，或以体外循环、左心房股动脉旁路形式的主动机械灌注，由主动脉顺序夹闭时的顺行血流，或侧臂灌注导管的顺行血流，提供内脏灌注。深低温停循环可减轻内脏缺血的影响。虽然无脑灌注情况下，完全停循环超过 30min 难以容忍，但在完成近端吻合（恢复弓部的血流）后，下半身可以耐受长达 1.5h 无灌注而没有明显的临床表现。

在广泛的动脉瘤切除术中，当远端主动脉灌注无法实施或不可行时（clamp-and-sew 技术），被动序贯肠系膜分流提供了另一种减轻内脏缺血的辅助手段。Cohen 及其同事首次在动物实验中描述了这种技术[52]。在我们机构，Cambria 等首先描述了序贯肠系膜灌注[53]。一个 10mm 的 Dacron 分支移植物连接到主动脉－人工血管近端吻合口的远端，与一个 12～18F 单级静脉插管通过转换接头连接，无菌扎带扎紧（图 20-7）。近

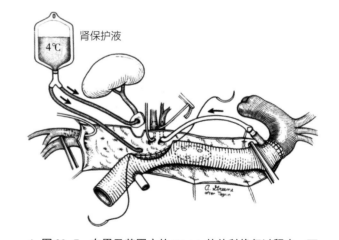

▲ 图 20-7 在累及范围广的 TAAA 的外科修复过程中，可以通过预先缝制到主动脉移植物的分支提供序贯肠系膜分流，该分支连接插管，插管在近端吻合完成后直接插入腹腔干或 SMA 开口。经肾动脉开口直接灌注低温肾脏保护液
引自 Conrad MF, Cambria RP. Contemporary management of descending thoracic and thoracoabdominal aortic aneurysms: endovascular versus open. Circulation 2008; 117:841-852.

端主动脉吻合完成后，在移植物侧臂远端阻断，将静脉插管置入 SMA 或腹腔干口，即开启肠系膜动脉被动分流。充足的分流管灌注，可以通过多普勒和来自非分流内脏血管的回血确认。此外，开始肠系膜灌注后，通常会出现全身动脉压降低或呼气末 CO_2 增加[53]。然后在主动分流导管周围完成补片样吻合，缝合完成前移除导管，通过主动脉移植物恢复肠系膜血流。该技术将总内脏缺血时间减少到完成近端主动脉吻合所需的时间。如果计划行单独的旁路，则用两分支人工血管代替单个分支，将分流管连接到其中一个分支。近端主动脉吻合完成后，通过其中一个分支再次开启分流，另一分支与未分流的血管吻合。一旦吻合完成，通过移植物建立顺行内脏灌注，移除分流管以完成剩余的内脏血管吻合。回血不佳，表明侧支血流不足，可以在分流管周围完成第二次吻合，在缝合最终完成之前再次将其移除。

与 TAAA 开放修复相关的晚期非缺血性胃肠道并发症主要是移植物肠瘘，并且与高并发症发生率和死亡率相关[54, 55]。幸运的是，绝大多数可用适当的技术预防。在近端，胸主动脉与食管位置邻近，退行性动脉瘤会更加明显，并且由于食管缺乏浆膜层增加了瘘管形成的风险。因此，我们的做法是术中使用鼻胃管或经食管超声探头确保正确识别食管。与其他可采用 Creech 技术吻合不同，胸主动脉总是全周横断并清除周围组织，以避免在缝合区域意外损伤食管。此外，我们常规放置鼻胃管或经食管探头，帮助我们在游离胸主动脉时定位食管。如果可行，可在主动脉上方闭合动脉瘤囊；然而，应格外小心以确保缝合远离食管本身。同样，在腹部补片样吻合或 Creech 技术进行主动脉远端吻合时，应注意避免无意中将十二指肠一起缝合。经腹膜外的显露时，这一点尤其重要，因为此时十二指肠可能无法清楚地看到，缝合前应小心地将腹膜囊从主动脉后面游离开来。在解剖上可能的情况下，主动脉瘤壁和腹膜后脂肪应包裹在重建的移植物

上。覆盖组织不足的患者，我们会积极主动地采用带蒂网膜瓣来覆盖。作者的方法是将大网膜自横结肠和胃游离，注意保护胃大弯侧血管弓，做成一定宽度的带血管蒂的大网膜瓣。左胃网膜动脉作为蒂，整个网膜瓣可以穿过小囊，至胰腺尾部外侧和脾门，使其可以很好地覆盖腹膜后移植物。根据所获得的大网膜量，网膜瓣也可以覆盖胸腔内移植物，但应注意避免穿膈肌角和主动脉裂孔过紧，从而避免胸腔部分的网膜瓣缺血和淤血。

（五）肾脏并发症

TAAA 开放修复术后急性肾衰竭的发生率和死亡率都很高[56]。据报道，在择期修复术后有 1.5%～10.7% 的患者进展为依赖透析的肾衰竭，这些患者的死亡率接近 25%～40%[57]。TAAA 开放手术重建从多方面对肾脏造成相当大的生理压力，尽管术后肾功能障碍的最显著的驱动因素是缺血时间[58]。即使灌注充足时，无论是术中还是术后的低血压，以及现有的肾动脉狭窄，输血和血栓栓塞事件都可能导致肾功能受损。幸运的是，尽管肾上主动脉阻断术后急性肾损伤很常见，但大多数患者最终会在术后较长的一段时间内恢复功能[57]。

类似于过去为保护脊髓而进行的区域硬膜外降温，肾实质降温可以降低肾脏的耗氧量和代谢需求。Koksoy 等报道，TAAA 开放修复时给予肾脏低温液体灌注的患者，肾脏并发症显著降低，甚至与常温血液灌注相比，结果更好[59]。Wynn 和 Acher 还证明使用 4℃肾脏灌注液诱导肾低温显著获益，并证明即使这些患者采用简单的 clamp-and-sew 方法，动脉瘤的范围也不再是术后肾衰竭的预测因素[57]。我们的肾低温灌注液混合物包括 4℃乳酸林格溶液、甘露醇（25g/L）和甲泼尼龙（1g/L），使用 12F 单级静脉插管直接灌注肾动脉（图 20-7）。初始给予大剂量 300ml，然后可以通过 Pruitt 灌注导管持续输注，以进行更广泛和更长时间的重建。

我们首选的肾内脏段重建技术已在前面的章节中进行了描述。值得注意的是，当Ⅱ型和Ⅲ型动脉瘤修复采用补片样缝合或Ⅳ型动脉瘤的近端吻合口斜面重建时，当缝合路径邻近，我们临时以12F肾脏冷灌注插管"支撑"打开右肾动脉开口并保持在位，缝合沿周围进行。2005年，我们描述了经主动脉右肾动脉支架植入术，将Palmaz Blue™ 6mm 支架直接置入右肾动脉口，以预防原本存在疾病或继发于缝合线缝合所致开口狭窄/塌陷（图20-8）[60, 61]。作者对该技术稍加修改，肾动脉植入6×22iCAST覆膜支架，包含在主动脉移植物的缝合沿内。这种改良，理论上具有解决任何肾动脉开口的动脉瘤退行性变的优势，从长远看，如果出现该处主动脉壁退行性变，腔内置入分支－开窗移植物可能更便利。如果空间结构不佳，包含右肾动脉的补片样重建，会出现无法接受的大片主动脉组织残留，则需单独的补片或旁路重建血管。然而，它的后外侧位置使侧臂重建特别具有挑战性。以前，为了解决这个问题，我们采用了GORE®杂交血管移植物，将自膨胀支架植入血管后，将膨胀PTFE端缝到主动脉移植物[61]。由于这些移植物已停产，我们现在使用GORE® Viabahn和ePTFE构建自己的杂交血管。用穿刺针和导丝在距离ePTFE移植物一端几厘米处穿刺，导丝推进到肾动脉。GORE® Viabahn沿导丝推进，一半位于肾动脉内，另一半位于ePTFE移植物内，以填补间隙，然后完全释放。在四个象限用6-0丙烯缝合Viabahn到肾动脉口固定。ePTFE中的穿刺部位是需要闭合的，然后将移植物的自由端拉到合适的长度，并缝合到主动脉移植物上。

鉴于常规的开口位置，左肾动脉几乎总是通过单独的旁路重建（图20-5）。作者倾向于带支撑环ePTFE移植物（尽可能为8mm，较小的血

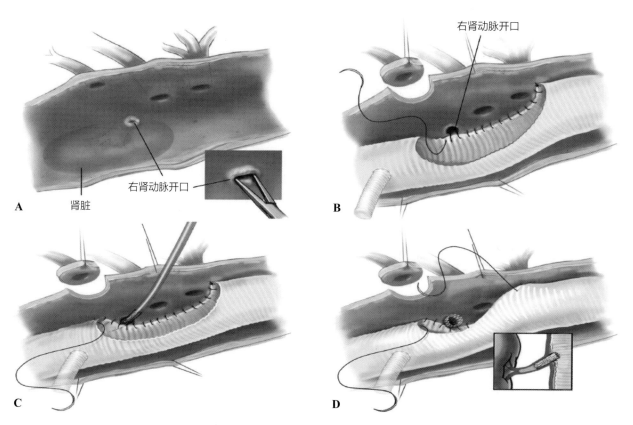

▲ 图 20-8　肾内脏段总体重建期间右肾动脉经主动脉支架植入术的步骤

引自Patel R, Conrad MF, Paruchuri V, Kwolek CJ, Cambria RP. Balloon expandable stents facilitate right renal artery reconstruction during complex open aortic aneurysm repair. J Vasc Surg 2010; 51(2):310–315.

管为 6mm）。这种旁路的缺陷，是肾脏在其解剖位置时，移植物扭曲的潜在可能性。为避免这种情况，旁路移植物长度制成极短或极长。无论使用何种重建技术，肾动脉的总体 5 年通畅率为 96%～97%[11]。然而，重建成功还依赖于附加的开口内膜切除术和（或）支架植入术，来解决原有的疾病（据报道，TAAA 开放修复患者为 15%～45%）[11, 62]。

重建后立即开始评估尿量。尿液的产生通常会有延迟，灌注大量冷溶液后肾脏需待温度恢复才能重获功能。此外，牵开器术中压迫输尿管可能导致少尿。术后，严格监测尿量以指导复苏措施。我们的目标是每小时尿量至少达到 0.5ml/kg。如果患者在到达 ICU 时完全无尿（尽管根据灌注指标复苏充分），则应怀疑肾动脉重建不佳或失败。立即行床旁肾动脉多普勒，证实重建血流通畅或甚至肾门看到搏动性血流才可令人放心。模棱两可时，作者倾向于以积极的态度立刻行血管造影术，快速评估并尽可能挽救。在许多情况下，可以经腔内修复远端吻合口以外的扭曲或限流夹层。血管造影证实重建失败且无法经腔内修复挽救，应再次开放探查。如果需要外科再次重建，则应另行肾脏冷灌注。

（六）血液系统并发症

TAAA 开放修复的患者具出血倾向，原因很多，如大量失血、隐性丢失、大量输血引起稀释性凝血功能障碍且凝血因子 / 血小板输注不足、枸橼酸盐不良反应、低体温、体外循环、肝缺血导致肝功能合成障碍、代谢性酸中毒和全身肝素化导致凝血功能障碍。治疗中积极主动地解决贫血和血小板减少症能得到更好的结果，而非治疗中对实验室结果做出反应。如有关创伤的文献中所述，特别是在大量血液丢失的情况下，我们倾向于以 1 : 1 : 1 的方式恢复凝血功能（1 个单位红细胞，1 个六包血小板，1 个单位新鲜冷冻血浆）。同样，在整个手术过程中与麻醉团队进行积极持续的沟通是必要的，因为外科医生不仅可

以告知失血量，还可以告知手术结束止血时术野血凝块的质量。

在整个手术过程中必须关注患者体温。虽然可接受的浅低温是有益的，但应注意避免状态失控，此时复温变得非常具有挑战性。在 clamp-and-sew 或被动分流的病例尤其重要，因为机械循环支持的加热器无法使用。在这些情况下，使用 Belmont 装置输注加温的血非常有用。除了可以提高手术室的室温外，身体下使用 Bair 加热器可以帮助患者保持体温，但必须在阻断主动脉之前关闭 Bair 加热器，避免无持续远端灌注时患者的热损伤。最后，重视补充适当的钙至关重要，因为储藏血中的枸橼酸酸盐会结合并降低血清钙水平，对于适当的凝血因子功能是必不可少的。

术后出血可能导致患者重新返回手术室，这与额外的并发症和死亡率相关[63]。ICU 的一线治疗应该是恢复正常体温。我们常规在术后的前 12～24h 以 50ml/h 的速度滴注新鲜冰冻血浆，以帮助纠正凝血功能障碍，尤其是在术中有肝缺血时。严格控制血压应该强制执行，以平衡缝合缘出血的风险与脊髓和其他终末器官缺血的风险，后者可能导致持续的酸血症和凝血功能障碍。经典的目标血压是 MAP 维持在 80～90mmHg。有出血证据的患者或结缔组织病患者可以接受较低的目标血压，但我们更倾向于尽早积极地重新探查出血的原因，因为术后长期低血压可能会显著增加脊髓损伤的风险。在许多病例中，由左内侧内脏翻转引起的隐匿性脾损伤是罪魁祸首，需尽快脾切除。冷沉淀包含血管假性血友病因子、因子Ⅷ、因子ⅩⅢ 和纤维蛋白原。

从凝血障碍的角度看，血栓弹力图（ thrombelastography，TEG）是帮助指导恢复凝血功能的有用辅助手段。TEG 是一种快速的即时检测，可测量整个凝血级联反应。TEG 还可以根据温度进行调整，并揭示低体温对患者凝血功能障碍的影响。总而言之，TEG 已被证明可指导管理凝血障碍性出血并减少 TAAA 手术的输血需求[64]，但并非所有医院都能检测。如果术后出血无明确的

凝血障碍，它还能为再次手术探查提供更早的指导。

（七）感染性疾病

据报道，主动脉移植物感染的发生率为0.6%～6%，相关死亡率为20%～24%[62, 65-67]。大多数开放手术主动脉移植物感染病例发生在术后早期。大部分主动脉移植物感染是由革兰阳性菌引起的[68]。在TAAA开放手术期间对抗移植物感染的主要措施是无菌术和围术期抗生素使用。抗生素在皮肤切开1h内给药，关闭切口时也要格外关注。此外，密切关注术后伤口护理，特别是胸腹切口的后背部分。通常覆盖这部分伤口以避免患者身体与床的持续摩擦。如上文胃肠道并发症部分所述，开放性TAAA修复的晚期并发症是肠移植物瘘，通常表现为胃肠道出血和（或）移植物感染。对这些复杂且具有极高死亡性的挑战，全面讨论内科和外科管理技术超出了本章的范围；然而，确保避免术中无意识的食管和小肠损伤，以及如前所述对植入的移植物进行适当的软组织覆盖是极其重要的。

参考文献

[1] Patel VI, Lancaster RT, Conrad MF, Cambria RP. Open surgical repair of thoracoabdominal aneurysms - the Massachusetts General Hospital experience. Ann Cardiothorac Surg. 2012;1(3): 5.

[2] Patel VI, Ergul E, Conrad MF, et al. Continued favorable results with open surgical repair of type IV thoracoabdominal aortic aneurysms. J Vasc Surg. 2011;53(6): 1492–1498. doi:10.1016/j.jvs.2011.01.070

[3] Estrera AL, Sandhu HK, Charlton-Ouw KM, et al. A Quarter Century of Organ Protection in Open Thoracoabdominal Repair: Ann Surg. 2015;262(4): 660–668. doi:10.1097/SLA.0000000000001432

[4] Kouchoukos NT, Kulik A, Castner CF. Outcomes after thoracoabdominal aortic aneurysm repair using hypothermic circulatory arrest. J Thorac Cardiovasc Surg. 2013;145(3): S139–S141. doi:10.1016/j.jtcvs.2012.11.077

[5] Coselli JS, LeMaire SA, Preventza O, et al. Outcomes of 3309 thoracoabdominal aortic aneurysm repairs. J Thorac Cardiovasc Surg. 2016;151(5): 1323–1338. doi:10.1016/j.jtcvs.2015.12.050

[6] Crawford ES. Thoraco-abdominal and abdominal aortic aneurysms involving renal, superior mesenteric, celiac arteries. Ann Surg. 1974;179(5): 763–772. doi:10.1097/00000658-197405000-00032

[7] Lancaster RT, Conrad MF, Patel VI, Cambria MR, Ergul EA, Cambria RP. Further experience with distal aortic perfusion and motor-evoked potential monitoring in the management of extent I-III thoracoabdominal aortic anuerysms. J Vasc Surg. 2013;58(2): 283–290. doi:10.1016/j.jvs.2013.01.042

[8] Safi HJ, Miller III CC, Yawn DH, et al. Impact of distal aortic and visceral perfusion on liver function during thoracoabdominal and descending thoracic aortic repair. J Vasc Surg. 1998;27(1): 145–153. doi:10.1016/S0741-5214(98)70301-5

[9] Safi HJ, Miller III CC, Subramaniam MH, et al. Thoracic and thoracoabdominal aortic aneurysm repair using cardiopulmonary bypass, profound hypothermia, and circulatory arrest via left side of the chest incision. J Vasc Surg. 1998;28(4): 591–598. doi:10.1016/S0741-5214(98)70081-3

[10] Mohebali J, Carvalho S, Lancaster RT, et al. Use of extracorporeal bypass is associated with improved outcomes in open thoracic and thoracoabdominal aortic aneurysm repair. J Vasc Surg. 2018;68(4): 941–947. doi:10.1016/j.jvs.2017.12.072

[11] Mohebali J, Latz C, Cambria R, et al. The Long-term Fate of Renal and Visceral Vessel Reconstruction After Open Thoracoabdominal Aortic Aneurysm Repair. Present Soc Vasc Surg Annu Meet June 2019 Prelim Accept Publ J Vasc Surg. 2019.

[12] Svensson LG, Crawford ES, Hess KR, Coselli JS, Safi HJ. Experience with 1509 patients undergoing thoracoabdominal aortic operations. J Vasc Surg. 1993;17(2): 357–368; discussion 368–370.

[13] LeMaire SA, Miller CC, Conklin LD, Schmittling ZC, Coselli JS. Estimating group mortality and paraplegia rates after thoracoabdominal aortic aneurysm repair. Ann Thorac Surg. 2003;75(2): 508–513. doi:10.1016/s0003-4975(02)04347-3

[14] Conrad MF, Crawford RS, Davison JK, Cambria RP. Thoracoabdominal Aneurysm Repair: A 20-Year Perspective. Ann Thorac Surg. 2007;83(2): S856–S861. doi:10.1016/j.athoracsur.2006.10.096

[15] Wynn MM, Acher CW. A Modern Theory of Spinal Cord Ischemia/Injury in Thoracoabdominal Aortic Surgery and Its Implications for Prevention of Paralysis. J Cardiothorac Vasc Anesth. 2014;28(4): 1088–1099. doi:10.1053/j.jvca.2013.12.015

[16] Khan NR, Smalley Z, Nesvick CL, Lee SL, Michael LM. The use of lumbar drains in preventing spinal cord injury following thoracoabdominal aortic aneurysm repair: An updated systematic review and meta-analysis. J Neurosurg Spine. 2016;25(3): 383–393. doi:10.3171/2016.1.SP INE151199

[17] Melissano G, Bertoglio L, Rinaldi E, Leopardi M, Chiesa R. An anatomical review of spinal cord blood supply. J Cardiovasc Surg (Torino). 2015;56(5): 699–706.

[18] Griepp RB, Griepp EB. Spinal cord perfusion and protection during descending thoracic and thoracoabdominal aortic surgery: The collateral network concept. Ann Thorac Surg. 2007;83(2): S865–869; discussion S890-892. doi:10.1016/j.athoracsur.2006.10.092

[19] Backes WH, Nijenhuis RJ, Mess WH, Wilmink FA, Schurink GWH, Jacobs MJ. Magnetic resonance angiography of collateral blood supply to spinal cord in thoracic and thoracoabdominal aortic aneurysm patients. J Vasc Surg. 2008;48(2): 261–271. doi:10.1016/j.jvs.2008.03.015

[20] Eagleton MJ, Shah S, Petkosevek D, Mastracci TM, Greenberg RK. Hypogastric and subclavian artery patency affects onset and recovery of spinal cord ischemia associated with aortic endografting. J Vasc Surg. 2014;59(1): 89–94. doi:10.1016/j.jvs.2013.07.007

[21] Conrad MF, Ergul EA, Patel VI, et al. Evolution of operative strategies in open thoracoabdominal aneurysm repair. J Vasc Surg. 2011;53(5): 1195–1201.e1. doi:10.1016/j.jvs.2010.11.055

[22] Safi HJ, Bartoli S, Hess KR, et al. Neurologic deficit in patients at high risk with thoracoabdominal aortic aneurysms: the role of cerebral spinal fluid drainage and distal aortic perfusion. J Vasc Surg. 1994;20(3): 434–444; discussion 442–443. doi:10.1016/0741-5214(94)90143-0

[23] Safi HJ, Miller CC, Huynh TTT, et al. Distal aortic perfusion and cerebrospinal fluid drainage for thoracoabdominal and descending thoracic aortic repair: 10 years of organ protection. Ann Surg. 2003;238(3):372–380; discussion 380–381. doi:10.1097/01.sla.0000086664.90571.7a

[24] Crawford S, Svensson G, Hess KR, et al. A prospective randomized study of cerebrospinal fluid drainage to prevent paraplegia after high-risk surgery on the thoracoabdominal aorta. 13(1):11.

[25] Svensson LG, Hess KR, D'Agostino RS, et al. Reduction of neurologic injury after highrisk thoracoabdominal aortic operation. Ann Thorac Surg. 1998;66(1): 132–138. doi:10.1016/s0003-4975(98)00359-2

[26] Coselli JS, LeMaire SA, Köksoy C, Schmittling ZC, Curling PE. Cerebrospinal fluid drainage reduces paraplegia after thoracoabdominal aortic aneurysm repair: Results of a randomized clinical trial. J Vasc Surg. 2002;35(4): 631–639. doi:10.1067/mva.2002.122024

[27] Cinà CS, Abouzahr L, Arena GO, Laganà A, Devereaux PJ, Farrokhyar F. Cerebrospinal fluid drainage to prevent paraplegia during thoracic and thoracoabdominal aortic aneurysm surgery: A systematic review and meta-analysis. J Vasc Surg. 2004;40(1): 36–44. doi:10.1016/j.jvs.2004.03.017

[28] Youngblood SC, Tolpin DA, LeMaire SA, Coselli JS, Lee V-V, Cooper JR. Complications of cerebrospinal fluid drainage after thoracic aortic surgery: A review of 504 patients over 5 years. J Thorac Cardiovasc Surg. 2013;146(1): 166–171. doi:10.1016/j.jtcvs.2013.01.041

[29] Cambria RP, Davison JK, Carter C, et al. Epidural cooling for spinal cord protection during thoracoabdominal aneurysm repair: A 5-year experience. J Vasc Surg. 2000;31(6): 1093–1102. doi:10.1067/mva.2000.106492

[30] Acher CW, Wynn MM, Mell MW, Tefera G, Hoch JR. A quantitative assessment of the impact of intercostal artery reimplantation on paralysis risk in thoracoabdominal aortic aneurysm repair. Ann Surg. 2008;248(4): 529–540. doi:10.1097/SLA.0b013e318187a792

[31] Safi HJ, Miller CC, Carr C, Iliopoulos DC, Dorsay DA, Baldwin JC. Importance of intercostal artery reattachment during thoracoabdominal aortic aneurysm repair. J Vasc Surg. 1998;27(1): 58–66; discussion 66-68. doi:10.1016/s0741-5214(98)70292-7

[32] Keyhani K, Miller CC, Estrera AL, Wegryn T, Sheinbaum R, Safi HJ. Analysis of motor and somatosensory evoked potentials during thoracic and thoracoabdominal aortic aneurysm repair. J Vasc Surg. 2009;49(1): 36–41. doi:10.1016/j.jvs.2008.08.005

[33] Simon M, Borges L, Hart E, Grottkau BE, Peck M, Conrad MF. Intraoperative neurophysiologic monitoring and mapping of the spinal cord. In: Intraoperative Neurophysiology: A Comprehensive Guide to Monitoring and Mapping. Demos Medical; 2010: 177–266.

[34] Estrera AL, Sheinbaum R, Miller CC, et al. Cerebrospinal Fluid Drainage During Thoracic Aortic Repair: Safety and Current Management. Ann Thorac Surg. 2009;88(1): 9–15. doi:10.1016/j.athoracsur.2009.03.039

[35] Etz CD, Di Luozzo G, Bello R, et al. Pulmonary Complications After Descending Thoracic and Thoracoabdominal Aortic Aneurysm Repair: Predictors,

Prevention, and Treatment. Ann Thorac Surg. 2007;83(2): S870–S876. doi:10.1016/j.athoracsur.2006.10.099

[36] Smetana GW, Lawrence VA, Cornell JE, American College of Physicians. Preoperative pulmonary risk stratification for noncardiothoracic surgery: Systematic review for the American College of Physicians. Ann Intern Med. 2006;144(8): 581–595. doi:10.7326/0003-4819-144-8-200604180-00009

[37] Cartin-Ceba R, Sprung J, Gajic O, Warner DO. The Aging Respiratory System: Anesthetic Strategies to Minimize Perioperative Pulmonary Complications. In: Silverstein JH, Rooke GA, Reves JG, McLeskey CH, eds. Geriatric Anesthesiology. Springer New York; 2008: 149–164. doi:10.1007/978-0-387-72527-7_11

[38] Huynh TTT, Miller CC, Estrera AL, Sheinbaum R, Allen SJ, Safi HJ. Determinants of hospital length of stay after thoracoabdominal aortic aneurysm repair. J Vasc Surg. 2002;35(4): 648–653. doi:10.1067/mva.2002.121566

[39] Engle J, Safi HJ, Miller CC, et al. The impact of diaphragm management on prolonged ventilator support after thoracoabdominal aortic repair. J Vasc Surg. 1999;29(1): 150–156. doi:10.1016/s0741-5214(99)70356-3

[40] Wong DR, Parenti JL, Green SY, et al. Open repair of thoracoabdominal aortic aneurysm in the modern surgical era: Contemporary outcomes in 509 patients. J Am Coll Surg. 2011;212(4): 569–579; discussion 579-581. doi:10.1016/j.jamcollsurg.2010.12.041

[41] Endicott KM, Emerson D, Amdur R, Macsata R. Functional status as a predictor of outcomes in open and endovascular abdominal aortic aneurysm repair. J Vasc Surg. 2017;65(1): 40–45. doi:10.1016/j.jvs.2016.05.079

[42] Crawford ES, Crawford JL, Safi HJ, et al. Thoracoabdominal aortic aneurysms: Preoperative and intraoperative factors determining immediate and long-term results of operations in 605 patients. J Vasc Surg. 1986;3(3): 389–404. doi:10.1067/mva.1986.avs0030389

[43] Kahn RA, Stone ME, Moskowitz DM. Anesthetic consideration for descending thoracic aortic aneurysm repair. Semin Cardiothorac Vasc Anesth. 2007;11(3): 205–223. doi:10.1177/1089253207306098

[44] Schepens M, Dossche K, Morshuis W, et al. Introduction of adjuncts and their influence on changing results in 402 consecutive thoracoabdominal aortic aneurysm repairs. Eur J CardioThorac Surg. 2004;25(5): 701–707. doi:10.1016/j.ejcts.2004.01.033

[45] Coselli JS, LeMaire SA. Left heart bypass reduces paraplegia rates after thoracoabdominal aortic aneurysm repair. Ann Thorac Surg. 1999;67(6): 1931–1934. doi:10.1016/S0003-4975(99)00390-2

[46] Kulik A, Castner CF, Kouchoukos NT. Outcomes after thoracoabdominal aortic aneurysm repair with hypothermic circulatory arrest. J Thorac Cardiovasc Surg. 2011;141(4): 953–960. doi:10.1016/j.jtcvs.2010.06.010

[47] Achouh PE, Madsen K, Miller CC, et al. Gastrointestinal complications after descending thoracic and thoracoabdominal aortic repairs: A 14-year experience. J Vasc Surg. 2006;44(3): 442–446. doi:10.1016/j.jvs.2006.05.018

[48] Abboud B, Daher R, Boujaoude J. Acute mesenteric ischemia after cardio-pulmonary bypass surgery. World J Gastroenterol. 2008;14(35): 5361. doi:10.3748/wjg.14.5361

[49] Cohen JR, Angus L, Asher A, Chang JB, Wise L. Disseminated intravascular coagulation as a result of supraceliac clamping: Implications for thoracoabdominal aneurysm repair. Ann Vasc Surg. 1987;1(5): 552–557. doi:10.1016/S0890-5096(06)61439-8

[50] Gertler JP, Cambria RP, Brewster DC, et al. Coagulation changes during thoracoabdominal aneurysm repair. J Vasc Surg. 1996;24(6): 936–943; discussion 943–945. doi:10.1016/s0741-5214(96)70039-3

[51] Illig KA, Green RM, Ouriel K, et al. Primary fibrinolysis during supraceliac aortic clamping. J Vasc Surg. 1997;25(2): 244–251; discussion 252–254. doi:10.1016/s0741-5214(97)70346-x

[52] Cohen JR, Schroder W, Leal J, Wise L. Mesenteric shunting during thoracoabdominal aortic clamping to prevent disseminated intravascular coagulation in dogs. Ann Vasc Surg. 1988;2(3): 261–267. doi:10.1016/S0890-5096(07)60012-0

[53] Cambria RP, Davison JK, Giglia JS, Gertler JP. Mesenteric shunting decreases visceral ischemia during thoracoabdominal aneurysm repair. J Vasc Surg. 1998;27(4): 745–749. doi:10.1016/S0741-5214(98)70242-3

[54] Schoell T, Manceau G, Chiche L, et al. Surgery for secondary aorto-enteric fistula or erosion (SAEFE) complicating aortic graft replacement: a retrospective analysis of 32 patients with particular focus on digestive management. World J Surg. 2015;39(1): 283–291. doi:10.1007/s00268-014-2750-5

[55] Baril DT, Carroccio A, Ellozy SH, et al. Evolving strategies for the treatment of aortoenteric fistulas. J Vasc Surg. 2006;44(2): 250–257. doi:10.1016/j.jvs.2006.04.031

[56] Patel VI, Lancaster RT, Ergul E, et al. Postoperative renal dysfunction independently predicts late mortality in patients undergoing aortic reconstruction. J Vasc Surg. 2015;62(6): 1405–1412. doi:10.1016/j.jvs.2015.07.084

[57] Wynn MM, Acher C, Marks E, Engelbert T, Acher CW.

Postoperative renal failure in thoracoabdominal aortic aneurysm repair with simple cross-clamp technique and 4° C renal perfusion. J Vasc Surg. 2015;61(3): 611–622. doi:10.1016/j.jvs.2014.10.040

[58] Kudo FA, Nishibe T, Miyazaki K, et al. Postoperative renal function after elective abdominal aortic aneurysm repair requiring suprarenal aortic cross-clamping. Surg Today. 2004;34(12): 1010–1013. doi:10.1007/s00595-004-2871-9

[59] Köksoy C, LeMaire SA, Curling PE, et al. Renal perfusion during thoracoabdominal aortic operations: cold crystalloid is superior to normothermic blood. Ann Thorac Surg. 2002;73(3): 730–738. doi:10.1016/s0003-4975(01)03575-5

[60] Patel R, Conrad MF, Paruchuri V, Kwolek CJ, Cambria RP. Balloon expandable stents facilitate right renal artery reconstruction during complex open aortic aneurysm repair. J Vasc Surg. 2010;51(2): 310–315. doi:10.1016/j.jvs.2009.04.079

[61] Setacci F, Pecoraro F, Chaykovska L, et al. The Gore Hybrid Vascular Graft in renovisceral debranching for complex aortic aneurysm repair. J Vasc Surg. 2016;64(1): 33–38. doi:10.1016/j.jvs.2015.12.059

[62] Clouse WD, Marone LK, Davison JK, et al. Late aortic and graft-related events after thoracoabdominal aneurysm repair. J Vasc Surg. 2003;37(2): 254–261. doi:10.1067/mva.2003.62

[63] Cinà CS, Clase CM. Coagulation disorders and blood product use in patients undergoing thoracoabdominal aortic aneurysm repair. Transfus Med Rev. 2005;19(2): 143–154. doi:10.1016/j.tmrv.2004.11.003

[64] Rahe-Meyer N, Solomon C, Winterhalter M, et al. Thromboelastometry-guided administration of fibrinogen concentrate for the treatment of excessive intraoperative bleeding in thoracoabdominal aortic aneurysm surgery. J Thorac Cardiovasc Surg. 2009;138(3): 694–702. doi:10.1016/j.jtcvs.2008.11.065

[65] O'Connor S, Andrew P, Batt M, Becquemin JP. A systematic review and meta-analysis of treatments for aortic graft infection. J Vasc Surg. 2006;44(1): 38–45. doi:10.1016/j.jvs.2006.02.053

[66] Kieffer E, Sabatier J, Plissonnier D, Knosalla C. Prosthetic graft infection after descending thoracic/thoracoabdominal aortic aneurysmectomy: management with in situ arterial allografts. J Vasc Surg. 2001;33(4): 671–678. doi:10.1067/mva.2001.112314

[67] Vogel TR, Symons R, Flum DR. The incidence and factors associated with graft infection after aortic aneurysm repair. J Vasc Surg. 2008;47(2): 264–269. doi:10.1016/j.jvs.2007.10.030

[68] Hodgkiss-Harlow KD, Bandyk DF. Antibiotic Therapy of Aortic Graft Infection: Treatment and Prevention Recommendations. Semin Vasc Surg. 2011;24(4): 191–198. doi:10.1053/j.semvascsurg.2011.10.013

近肾腹主动脉瘤外科修复术并发症

Complications of open repair of juxtarenal aortic aneurysm

Mark F. Conrad　著

梁　凯　译

腹主动脉瘤的形成是由基因和环境因素共同作用的复杂过程。大约 80% 的患者是组织退行性变造成的，15%～20% 的患者继发于慢性夹层，其他的由感染或动脉炎引起。腹主动脉瘤的分类是根据动脉瘤与肾动脉的位置关系及外科手术血管钳阻断的位置来定义的。真正的近肾腹主动脉瘤（juxtarenal abdominal aortic aneurysm，JAAA）起始于或位于最低肾动脉上方，并可延伸至肠系膜上动脉范围，但腹腔干水平的主动脉直径是正常的。近肾腹主动脉瘤的开放修复手术在近端吻合的过程中至少需要阻断一根肾动脉，这个过程中会导致一侧或两侧肾脏的缺血。近肾腹主动脉瘤约占所有腹主动脉瘤的 15%[1]，Ⅳ型胸腹主动脉瘤的上限范围可以延伸至横膈膜的后脚。修复这些动脉瘤需要在腹腔干动脉上方钳夹阻断主动脉，而且在进行血管移植时也将扩展到腹腔干动脉的重建。本章节将重点关注近肾腹主动脉瘤的开放修复术。

近肾腹主动脉瘤的关键问题是破裂风险高，以往认为这与高死亡率有关。最近对医疗保险人口的调查表明，2008 年的年破裂率对比 1995 年下降一半，手术死亡率由过去 44% 降至 36%[2]。动脉瘤破裂最关键的预测参数是动脉瘤直径。研究表明，近肾腹主动脉瘤小于 5cm 时破裂的风险可忽略不计，这也相当于直径 5～6cm 的腹主动脉瘤的开放手术的风险，当直径超过 6cm 时和（或）阶段年增长率 ≥ 10mm 时破裂风险会大幅

增加。以上的发现在男性患者中可以被证实，但与男性患者相比，同样直径的腹主动脉瘤，女性患者动脉瘤破裂的风险是男性的 4 倍[3]。这些研究结果使得以下观点被广泛接受：男性患者近肾腹主动脉瘤直径 6cm，女性患者 5.5cm 作为外科干预的标准，有症状的动脉瘤无论直径大小都需要紧急手术治疗[4]。破裂的其他风险因素包括患者年龄、女性、疼痛（包括不典型性疼痛）、慢性阻塞性肺病、动脉瘤引起的症状和组织退化的动脉瘤进展为夹层。

一、术前计划

（一）医疗评估

近肾腹主动脉瘤外科修复术后的 5 年生存率为 70%，在一些技术水平先进的中心围术期死亡率甚至更低[5]。近肾腹主动脉瘤患者选择外科修复是基于动脉瘤破裂的可能性预测及对比患者既往病史和活动性合并症等手术风险进行权衡。必须准确评估相关的合并症情况，以做出建议外科手术修复的正确指导。患者合并活动性心脏病、容量限制性慢性阻塞性肺病和肾衰竭，在近肾腹主动脉瘤外科修复术后并发症和死亡的风险最高，无论采用何种修复方法，该组患者的远期死亡率主要原因均为心血管和肺部疾病。患者的机体功能也应该被评估，美国血管外科学会 SVS 指南建议代谢当量（metablic equivalent，MET）（MET＜4）达不到中等度能力的患者应进行双

嘧达莫铊扫描或评估围术期心肌缺血的等效方法进行无创性负荷测试[6]，另外所有患者都应该有围术期 30 天内的 12 导联心电图，有心力衰竭病史的患者应该评估左心室功能。由于吸烟是动脉瘤增长的主要驱动因素，患者一般普遍存在肺部隐患；据估计，7%～13% 需要治疗近肾腹主动脉瘤的患者合并有慢性阻塞性肺病[4, 5]。事实上，慢性阻塞性肺病的严重程度和手术前优化肺功能可以预测围术期结果[6]。因此当预期肺储备明显受损时，患者应进行术前肺功能检查并请呼吸科医生会诊以优化药物治疗。近肾腹主动脉瘤术前肾功能不全的患者行外科修复术后结果欠佳。最近的研究表明，如果肾小球滤过率（glomerular filtration rate，GFR）< 30ml/min 或患者正在透析则 30 天死亡率超过 10%，2 年生存率仅为 33%[7]。这显著改变了外科修复术的风险 - 收益比，也是选择患者进行修复术时需要考虑的一个重要因素。对于合并轻度肾脏疾病的患者，术前治疗策略包括液体水化、手术当天继续应用 ACEI 和血管紧张素受体拮抗药等已被证明可降低手术过程中的低血压，从而减轻术后急性肾衰竭损伤的发生[8]。高龄也是一个高风险因素的重要组成部分，因为它伴随着机体的衰退和功能受损，这两种状态都被证明可以预测死亡率。然而功能性年龄比真实年龄更重要，我们中心已经成功地对 90 岁高龄的近肾腹主动脉瘤患者进行外科修复手术治疗。

（二）影像学评估

相关血管疾病和合并疾病在近肾腹主动脉瘤准备治疗的患者中较为常见。在接受近肾腹主动脉瘤评估的患者中，10%～30% 的患者检测出累及胸降主动脉的并发动脉瘤，并且更常见于女性[9, 10]。因此所有患者应在初次诊断时要进行胸部、腹部和盆腔主动脉的基线横断面成像检查。在当今医学实践中，动态的、精细的、加或不加螺旋重建的对比增强 CT 扫描已作为首选影像方法，并可提供准确的评估动脉瘤的大小和范围，

作为一项基线影像对比未来的影像学资料，以及帮助了解重要解剖信息，例如左肾静脉与主动脉（前或后）解剖关系，是否存在血栓和动脉粥样硬化，以及合适的钳夹区域。其他解剖异常，如马蹄形或盆腔移位肾、双侧或左侧下腔静脉及炎性动脉瘤，也可通过 CTA 证实（图 21-1）。

对近肾腹主动脉瘤大小的准确评估，需要在恰当的垂直面上进行测量。腹主动脉和内脏区主动脉三维重建时，要求血流中心线在任何截面测量均垂直于主动脉轴。目前的三维重建 CT 设备质量值得肯定，在我们的实践过程中，这已成为评估和治疗近肾腹主动脉瘤的首选影像方法。

二、外科手术

（一）手术方法

所有开放性主动脉手术均应在全身麻醉下进行。麻醉团队应在术前对患者进行评估，以便有足够的时间制订麻醉计划、管路和其他血流动力学监测手段。术后需要使用硬膜外麻醉控制疼痛。此外，鉴于不可避免的术中失血，需要应用自体血液回收装置。

可经腹腔或腹膜后入路完成近肾动脉的主动脉修复术（图 21-2）。外科医生普遍认为经腹腔入路的优点包括易于游离髂动脉瘤、快速实现主动脉近端血流控制等。然而，这对既往腹部手术史、马蹄肾或已知病因为炎性动脉瘤的患者来说并不合适。此外上腹部器官会限制手术过程中内脏血管区近心段主动脉的游离。而左侧腹膜后入路则很容易游离腹腔干动脉上方的主动脉，对于肥胖、既往手术史或需要高位钳夹阻断的患者更为合适。但是通过这种方法游离右肾动脉和右髂总动脉却是一个挑战，针对这些患者，最好经腹腔切口。最近在国家外科质量改进计划（National Surgical Quality Improvement Program，NSQIP）中对腹主动脉瘤外科修复术的两种入路方法进行了比较，在多变量分析中发现 30 天结果数据没有差异性[11]。

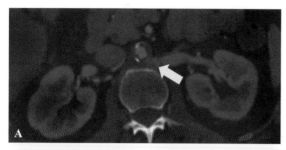

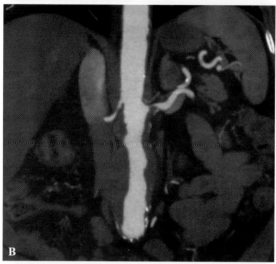

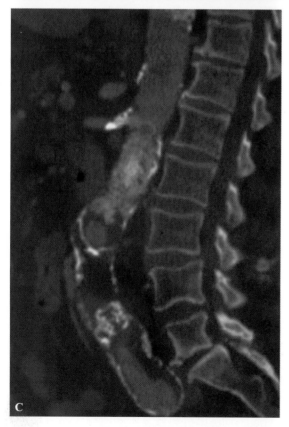

▲ 图 21-1　A. CTA 显示主动脉后肾静脉（箭）；B. 肾动脉三维重建显示血栓延伸至肾动脉水平；C. CT 重建显示内脏动脉区域严重钙化，因此，血管钳阻断应该在腹腔干动脉上方

（二）经腹腔途径方式

患者仰卧在标准手术台上，双臂伸展。消毒范围应包括从乳头连线或乳头平面到大腿中部的区域，以便应对切除范围较高的手术显露，消毒范围也应包括腹股沟区域，以便股部血管的显露游离。剃除毛发，而后在会阴上放一条消毒巾。对准备消毒区域内的所有切口进行标识。使用无菌纱布或绷带将铺巾固定到位。体位固定好后，应检查术中作为监测的肺血管阻力和（或）远端动脉血压监测等设备。

巨大正中切口的范围是从剑突到耻骨中线切开，并一直游离进入腹腔。如果需要更高的游离显露，或在紧急情况下（如血管破裂），则需要立即进入腹腔上方控制主动脉，这时候可能需要沿剑突将切口向头侧延伸。将牵开器固定到位。由于 Omni 牵开器在显露过程中具有不受宽度限制的特点，在手术过程中我们常规使用该装置。操作时常规将大网膜和横结肠向头侧翻转并放置在患者胸前的湿毛巾或垫子里。小肠向患者右侧分离显露并用单独的湿毛巾进行包裹。将小肠轻柔放置在牵开器后方时，注意不要损伤肠系膜上动脉。通过这种方法可以更好地显露十二指肠悬韧带，并可沿空肠游离到主动脉水平。随后重新调整牵开器位置，使尽可能多的小肠游离出手术野，并用电刀切除分离十二指肠悬韧带，在操作过程中注意不要损伤肠道。证实并结扎肠系膜下静脉，这样可以更好地游离到肾下主动脉，也可以方便游离腹膜后组织。根据近端病变需要切除吻合的范围来适当显露主动脉，前方的肾静脉在需要时可向头侧牵拉，同时结扎性腺静脉和（或）肾上腺静脉以更好地显露。

腹腔上方的主动脉可以经腹腔入路显露，切断三角韧带后将肝左叶向侧方牵引。随后分离肝胃韧带显露食管胃底交界区。完成此操作可借助已经留置的鼻胃管作为引导，并向尾部牵引迅速完成整个过程。在分离肝胃韧带时，一定要考虑到变异的左肝动脉在下面穿行的可能性。为了能

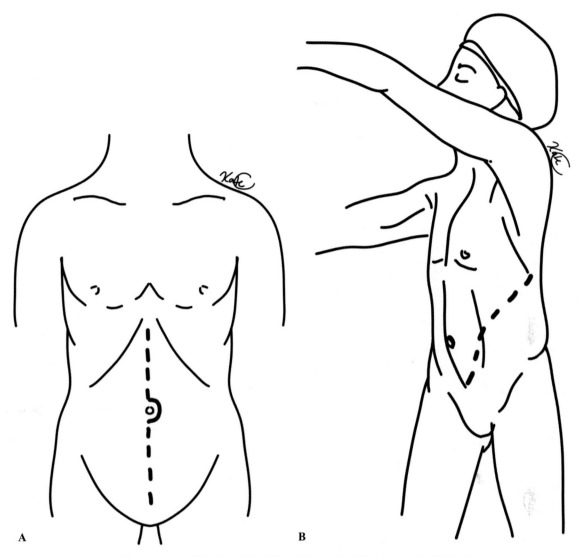

▲ 图 21-2　A. 经腹腔切口入路显露主动脉；B. 经腹膜后切口入路显露主动脉

更好地显露主动脉，食管可以牵引到患者的左侧。在游离非常困难的时候，可以应用主动脉牵引器进行显露；如果患者的情况允许，最好把主动脉周围环周分离并用线绳悬吊。这种显露的办法在腹腔上方动脉紧急进行控制血流的情况下非常有用，缺点是无法完成内脏动脉的显露。在显露内脏动脉时，右侧或左侧中部的内脏器官需要在翻转的情况下才能进行游离。将右中腹脏器翻转可获得对于右肾动脉的显露，对于肾动脉与肠系膜上动脉之间距离有限的近肾腹主动脉瘤患者，将肠系膜上动脉置于 90° 角并保持张力，有助于游离显露预定的阻断位置。将左内侧内脏器

官进行翻转可以显露整个主动脉的内脏动脉区，包括左肾动脉。使用这种方法需要特别注意避免损伤脾脏和胰腺的尾部（图 21-3）。

（三）腹膜后入路途径

患者右侧卧位，人体与床面的角度约为 60°。右上肢伸展固定在手臂架上，并确保为 Omni 或其他牵开器留出正常使用的空间。左上肢应放置在另一个手臂架上，并垫上垫子，以防止神经受压损伤。选择可以调节的手术床以确保能正常打开肋骨和髂前上棘之间的区域，固定下肢时使下方的腿伸直、上方的腿弯曲。用两个枕头垫在两腿之间。使用充气垫固定患者以保持原位，并在

髋部位置使用固定带将患者固定在他 / 她的一侧。理想情况下，患者应放在充气垫上，但在没有的情况下可使用毛毯卷进行前后固定，确保从脊柱后部到脐前部，以及从乳头连线到腹股沟区域都能达到消毒及手术范围。所有骨性突起和压力点都应垫好以避免受伤，去除手术区域的毛发，消毒区域包括腋窝和乳头连线到大腿上部。对准备消毒区域内的所有切口进行标识，使用无菌纱布或绷带将铺巾固定到位，体位固定好后应检查术中作为监测的肺血管阻力和（或）远端脉搏监测等设备。

如果钳夹的位置在肠系膜上动脉水平或高于腹腔干动脉水平，取第 9 肋间（第 10 根肋骨上方）腹膜后入路切口可得到良好的显露。将切口从腋后线延长至腋前线腹直肌的边界。分离腹横筋膜并进入腹膜后空间，不要分破肾筋膜。这样的入路可以完全位于腹膜后间隙里，但如果在游离的过程中分破腹膜，腹部内容物可以用牵引器牵开或者将腹膜用 3-0 铬制缝线连续缝合修复。这种入路方法可以在肾脏的前方（"将肾脏向下牵引显露"）或肾后平面（"将肾脏向上牵引显露"）游离显露主动脉。通常的显露方式是在肾后平面游离主动脉，除非肾静脉横跨在主动脉前方。随着腹膜后入路游离的进行，应识别左侧输尿管并朝向中线方向分离，将其放置在牵开器的后面，以避免在主动脉游离操作过程中受伤。确认肾动脉后可以逆向解剖到起始处确认腹主动脉。

肾动脉应该在肾静脉的头侧，一旦明确后可作为标志并游离到主动脉。腰静脉在手术过程中应及时识别并结扎，以避免损伤导致大出血。一旦确定了肾动脉的起源位置，可沿主动脉表面用直角钳配合电刀游离覆盖在动脉上方的腹膜后组织。这样接近主动脉游离的方法可以避免损伤主动脉周围的腹膜后组织导致大出血。如果计划远端的阻断位置在主动脉分叉，可以解剖至分叉部位并环周游离。在游离分叉部位时要注意避免损伤后方的左髂静脉。显露左髂总动脉的阻断区域通常比较容易，也可以留置阻断球囊去控制右髂总动脉。由于髂静脉通常附着在动脉的侧后方，

髂动脉的环周游离阻断非常容易损伤髂静脉，这将导致快速失血，操作过程中不建议使用这种游离方法。明确肠系膜下动脉的解剖位置，并用血管牵引带进行游离牵引。由于输尿管常走行在髂血管的前方，需要特别注意并仔细辨识，以避免造成医源性的损伤。如有必要，或者切口来自于更高位置的肋间隙，解剖游离可以从远端开始并显露出全内脏节段（图 21-3）。

（四）动脉瘤修复

在动脉瘤的外科修复时，近端钳夹阻断的位置应根据主动脉成像的轴向位进行选择，除了要保证有足够合适的位置，还要尽量减少内脏部分的缺血。一项国家外科改进质量改进计划数据库回顾性分析显示，腹腔干动脉上方钳夹阻断组对比肾动脉上方钳夹阻断组在动脉瘤的修复术后死

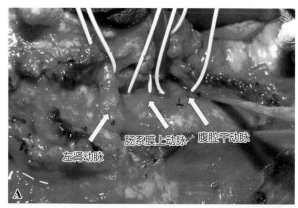

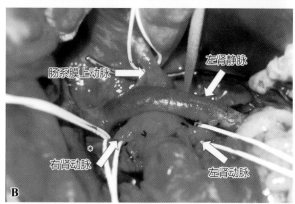

▲ 图 21-3　A. 经腹膜后入路显露主动脉，左侧肾脏朝向上方，可见左肾动脉，肠系膜上动脉和腹腔干动脉的起始部位通过分离膈脚进行良好的显露；B. 主动脉前面显露。通过牵开左肾静脉，肠系膜上动脉在左肾静脉正上方

*. 译者注：原著疑有误，已修改

亡率和肾功能不全的发生率明显升高[12]。一旦钳夹阻断主动脉后，要及时切开并对出血的腰动脉进行结扎。近端的瘤体部分可以根据情况作为动脉瘤顶部环状正常组织进行缝合。传统的手术教学方法是需要切除所有动脉瘤组织，以防止吻合口随着时间的推移而退行性变，从而形成新的病变。然而，对于动脉瘤终止部位在肾动脉水平的情况下，可采用折叠技术来进行吻合修复。

在近肾腹主动脉瘤修复中，切除所有动脉瘤组织后，吻合时需要进行斜角吻合，将一个 6mm 的聚四氟乙烯从人工血管吻合到主动脉人工血管的侧壁，以此作为左肾动脉重建的通道将左肾动脉进行旁路移植。对于大多数动脉瘤，涤纶血管是首选的移植材料，因为它好抓持且易于缝合。然而对于感染性动脉瘤的外科修复材料选择上，聚四氟乙烯因其感染的发生率低应优先选用。手术中对血管进行顺序钳夹阻断时，外科医生与麻醉师需要密切配合。在完成左肾动脉的结扎并切断后，使用柔软的灌注管将肾脏保护液（配比比例：每升保护液由约 300ml 生理盐水、19g 甘露醇和 500mg 甲泼尼龙，温度保持 4℃ 配制而成）注入肾动脉，随后进行肾脏保护液的持续滴注。在进行血管吻合时，从右肾动脉水平进行斜面缝合从而先完成后壁的吻合。特别需要注意的是，主动脉吻合需要贯穿全层，以避免开放阻断后出血。由于后方的缝合线是围绕右肾动脉的下缘，我们需要将 6F 灌注导管更换为 12F 灌注导管，以便对右肾动脉起到临时支撑的作用。当吻合到肾动脉开口周围时，轻柔的调整导管位置，以确保主动脉的透壁缝合没有误缝导管。近来我们也使用 6mm×15mm 或 6mm×18mm 球扩式支架植入技术，以确保缝合时不影响右肾动脉的血流。具体的过程顺序为近端缝合超越动脉口后，直视下植入支架。在完成缝合之前，需要对近端主动脉阻断的部位进行一次冲洗，以确保钳夹的上方部位没有血栓或碎屑残留。应用单独的 6mm 直径的聚四氟乙烯血管与主动脉人工血管端侧吻合对左肾动脉进行重建。当遇到闭塞性病变、多支肾动脉需要吻合及弯曲的动脉病变时，可以使用端端吻合的手术技巧，这些要根据具体情况灵活运用。需要注意的是，要先从端侧吻合的血管开始，以确保左肾动脉吻合归位时血管不会扭曲打折。有些外科医生建议吻合时将肾动脉和内脏动脉修剪在一块进行缝合。除非动脉瘤在内脏动脉区体积小，否则会缝合很多瘤变的动脉壁。在完成主动脉远端吻合前，可将左肾动脉开口吻合到人工血管合适的部位，然后将阻断钳阻断到左肾动脉移植血管位置的下方。

采用折叠技术不涉及左肾动脉的旁路移植。主动脉阻断夹闭后，切开动脉瘤，如前所述对腰动脉进行缝合结扎。近端的动脉瘤阻断后会形成类似被捆住的形态，仅留下狭小的空间来缝合。所以在吻合时缝合线需穿越主动脉壁两次，使动脉瘤壁自行折叠形成自然的组织衬垫环，从而采取动脉瘤腔内或边缘外翻的方式进行血管吻合。根据需要使用间断或连续缝合的方式完成（图 21-4）。近来对比两种吻合技术，5 年死亡率或瘤体吻合组织的变性方面没有差异[13]。

如果近端髂总动脉不存在巨大的瘤样病变，我们需要尽力对主动脉分叉进行血管重建。完成血管重建后要通过术中脉搏-容积记录仪明确下肢有充分的血流灌注，除了在肠系膜根部触摸肠系膜上动脉的搏动外，还要通过多普勒信号检查左肾、腹腔干和肠系膜上动脉的血流。仔细检查动脉瘤囊隐藏的皱褶非常有必要，如果漏掉埋藏在皱褶里面的出血腰动脉，有可能成为术后大出血的根源。

随后将多余的动脉瘤壁包裹缝合在主动脉移植血管上。将左肾恢复其解剖位置，确保肾周脂肪足以覆盖内脏主动脉段区域的人工血管。在关闭切口前，对肾动脉重建部分进行最后一次检查。

三、手术相关并发症

（一）死亡率

在高水平的诊疗中心，近肾腹主动脉瘤外科

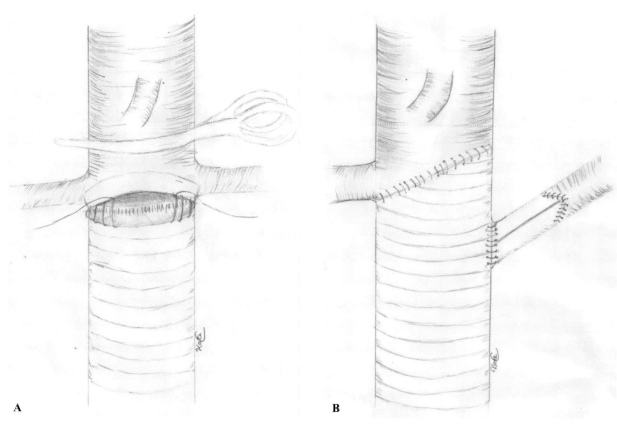

▲ 图 21-4　A. 动脉瘤袖口折叠技术，动脉瘤卷成袖口形状，将袖口形状的主动脉与移植物缝合至肾动脉水平；B. 斜面吻合联合左肾动脉旁路技术，包含右肾动脉起始部的斜面吻合及随后的左肾动脉旁路移植术

修复后手术死亡率对比肾下修复，数据结果相似。回顾我们的经验，30 天死亡率为 2.5%[14]。这与两篇 Meta 分析文献报道的死亡率 2.0%～4.0% 也一致[1, 15]，围术期预后不良的主要预测因素包括使用类固醇药物和处于基线水平的肾功能不全，但多变量模型中，有多个系列均没有显示出预测因素[1, 14, 16]。依据我们的经验，近肾腹主动脉瘤修复术后的长期生存率尚未得到很好的描述，在我们最近的 200 例患者数据系列中，5 年确切生存率为 74%，年龄、肌酐值升高和类固醇药物使用，均可作为负面预测因素[14]。

（二）肾衰竭

近肾腹主动脉瘤外科修复术后最常见的并发症，是继发急性肾小管坏死性肾功能不全。事实上，超过 65% 的患者在近肾腹主动脉瘤外科修复术后会出现不同程度的肾功能下降。幸运的是，大多数均为暂时和轻度异常[17]。由 Jongkind 等报

道的接受近肾腹主动脉瘤外科修复术的 1256 名患者数据回顾分析中，围术期肾功能不全发生率为 18%，新发透析的发生率为 3.3%[1]。在我们自己的患者中，早期透析率为 2%，1 名患者在出院前肾功能恢复[14]。对于大多数患者，术后肾功能不全的发生与多种因素有关，包括肾脏热缺血持续时间（＞30min）、处于基线水平的肾功能不全、术中出现低血压及年龄因素等。

需要重点强调的是，慢性肾功能不全严重影响患者的寿命和生活质量。而且作为依赖透析的肾衰竭是死亡率的预测因子也得到了广泛认同，肾小球滤过率＜60ml/min 的慢性肾功能不全，也与任何原因引起的死亡风险增加有关[18]。在一些描述复杂主动脉疾病的文献发现，肌酐达到基线水平与术后并发症两者之间的关系已得到充分证明，Mayo 诊所的一系列研究表明，肌酐＞1.5mg/dl 是术后死亡率、心肌梗死及近肾腹主动脉瘤修

复术后是否需要透析治疗的预测因素[16]。这也意味着术前肾功能不全和术后并发症之间的关系，对于决定患者是否选择近肾腹主动脉瘤外科修复术至关重要。

近肾腹主动脉瘤外科修复术的转归与术后肾脏并发症密切相关；因此，术中需要常规应用肾脏保护的辅助设备。在阻断前对肾脏灌注甘露醇、呋塞米、多巴胺或非诺多泮均取得了不错的效果。甘露醇被认为是一种自由基清除剂，通常在肾上阻断前 15min 给予 1g/kg。呋塞米作为利尿药，被认为是通过减少肾小管的氧需求机制来保护肾脏。这两种药物虽然没有一级疗效证据，但已经被临床广泛使用。非诺多泮作为选择性多巴胺受体激动药，具体的作用机制为扩张肾动脉的血管床。多项研究表明，当剂量达到每分钟 0.1mg/kg 时，将有助于在主动脉阻断期间保护整体肾功能。最后通过输注肾脏保护液维护肾功能得到了目前众多文献的理论依据支持。我们的方法包括在肾脏缺血期间，直接将肾脏保存液（温度为 4℃，含甘露醇 25g/L 和甲泼尼龙 1g/L 的乳酸林格溶液）注入肾动脉开口。如果在近端主动脉阻断前切断左肾动脉，则将 250ml 肾脏保护液注入动脉血管，然后通过 6F 灌注球囊导管持续滴注。主动脉切开后，可直接通过右肾动脉的开口灌注肾脏保护液，动脉开口位置选择应向下远离外科医生避免影响操作。实践证明，足量的灌注保护液可迅速将肾实质温度降至 15℃。在持续灌注期间，通过肾皮质内的直接温度探头监测肾脏内部温度可以保持在 25℃ 范围内。

（三）呼吸衰竭

吸烟和慢性阻塞性肺病均增加主动脉瘤样变性的风险。毫不奇怪，呼吸系统并发症包括长时间气管插管、再次插管和肺炎的发生率在近肾腹主动脉瘤修复术后可高达 20%[11]。一些研究表明，合并慢性阻塞性肺病并不一定会增加近肾腹主动脉瘤修复术的围术期并发症发病率，但同样也不能改善患者的预后结果[19, 20]。来自 Mayo 诊

所的大量关于近肾腹主动脉瘤肺部并发症发生率数据报道为 16%，并将患者年龄及与肾脏和内脏缺血时间相关的因素作为主要预测因素[16]。有趣的是，尽管在外科组别中 35% 的患者存在慢性阻塞性肺病，但其并不作为术后呼吸衰竭的预测因素。能够降低术后肺部并发症风险的医疗干预措施，包括至少术前 2 周戒烟，以及对有症状慢性阻塞性肺病或肺功能异常病史的患者使用支气管扩张药治疗等[23]。

如何选择最佳的手术入路来减少肺部并发症仍然广被争议。早期多项研究表明，腹膜后手术入路可减少肺部并发[21, 22]，但最近的国家外科质量管理会回顾性数据却得出了相反的结果[11]。根据我们的经验，腹膜后手术入路可减少呼吸系统并发症的发生，我们最近行近肾腹主动脉瘤修复术的患者中，合并肺炎和再插管的发生率不到 10%[14]。事实上，对处于呼吸储备功能边缘的患者，我们更倾向于腹膜后手术入路而非经腹腔手术入路。

（四）出血

近肾腹主动脉瘤的外科修复术是一项巨大的工程，手术中有几个步骤如果不谨慎精确地操作，很有可能会导致快速出血。第一个潜在的危险是在游离主动脉周边腹膜后组织的操作过程中。当经腹膜后入路时，首先必须找到左肾动脉，并以此为标识进行随后的游离操作。如果肾脏方向朝上，腰静脉则位于肾动脉的尾部，应识别并结扎。当静脉的意外横断并向远端脊柱方向回缩时，可能导致大出血。所以当腰静脉（或任何其他静脉）受伤，切记不要急于用镊子钳夹止血，这将造成更严重的损伤。操作的关键是游离好静脉，找到撕裂或横断端，从而控制出血。另外一个潜在的危险，是在主动脉的近端控制时出现可听见声音的大出血。所以在游离过程中，视野要始终保持在主动脉上；如果操作起来较为困难，也不能勉强去做。腰动静脉包括下腔静脉的损伤都将出现较大的风险，特别是下腔静脉粘连

在主动脉上更容易出现高危的情况。当出现损伤时危机几乎难以控制，所以在进行主动脉外科修复前先将其从周围组织中分离出来，便于出现紧急情况时能够及时行操作。最后的风险来自于为控制远端而试图环周游离髂总动脉，很有可能损伤髂总静脉造成严重的后果。事实上，许多外科医生只是切开髂动脉的前壁，以避免损伤粘连的髂静脉。但如果发生损害，无法控制该区域的出血将使情况变得更糟。迅速用手指压迫控制出血，彻底游离出血管并进行基本的修复缝合。如果出血迅速，则要考虑钳夹并横断髂动脉以显露静脉。手术中精细的操作和认真的游离才是避免这种并发症的最好方法。

即将完成近肾腹主动脉瘤外科修复术时，患者仍有持续出血的风险。当远端开放阻断后要积极对出血的腰动脉进行彻底止血，因为压力恢复后会使先前已经止过血的血管再次出血。另外，仔细检查动脉瘤的皱褶边缘也非常重要，这也可能是术后出血的来源。对于主动脉的各个吻合口，仔细检查有无出血，术后血压升高，一个小的渗血都有可能会变成大的出血。脾脏的检查止血同样也不能忽视，脏器表面很小的外膜撕裂损伤都将导致术后脾脏破裂和出血，如果出血难以控制，我们的经验是及时进行脾脏切除来避免情况恶化。

（五）肠道缺血

近肾腹主动脉瘤外科修复术后一种罕见但却具有毁灭性的并发症是肠道缺血。据报道，择期修复术的患者中约 0.5% 发生肠道缺血，如果动脉瘤破裂，急诊手术则更为常见。大多数研究发现尽管此情况很少发生，但一旦出现结肠缺血，死亡率则大于 50%，因此早期诊断识别至关重要[14, 16]。患者出现低血压、酸中毒及复苏后乳酸数值无法纠正均提示肠道缺血的发生，出现早期的血便则表明预后不佳，但只有 1/3 的肠缺血患者出现血便。预防这种并发症的最佳方法是在肠系膜下动脉出血结扎前进行评估（在结扎 IMA 前评估返血情况）。如果血管较粗或横断时没有出血（表明侧支循环供血不良），则需要在手术完成前重新进行移植。如怀疑存在肠道缺血，可使用便携式乙状结肠镜进行评估，该评估最好在 ICU 进行。如发现肠道全层缺血，患者需要返回手术室进行再次探查、切除缺血的肠道并对结肠造口改道，以防止移植的人工血管受到污染。所有缺血性结肠炎患者均应用广谱抗生素，病情较轻的患者可单独使用抗生素治疗。

（六）动脉瘤退行性变

与腹主动脉瘤腔内开窗覆膜支架修复不同，近肾腹主动脉瘤外科修复术的远期移植物相关并发症发生率非常低，但患者应至少每 5 年接受一次随访检查监测[24, 25]。根据我们最近的经验，长期监测中发现 30% 的患者合并其他部位的动脉瘤。其中一半位于胸降主动脉，最终仍需要行胸主动脉覆膜支架修复或外科修复[14]。另外，近端或远端吻合口也有动脉瘤退行性变的风险。文献报道根据随访时间的不同，1%～6% 的患者出现了动脉瘤的退行性变[23]。对此类动脉瘤退化变性，一般采用血管内技术治疗，因为再次行主动脉外科手术，将是一项极具挑战性任务，而且死亡率极高。

参考文献

[1] Jongkind V, Yeung KK, Akkersdijk GJ, Heidsieck D, Reitsma JB, Tangelder GJ, Wisselink W. Juxtarenal aortic aneurysm repair. J Vasc Surg. 52(3):760-7.

[2] Schermerhorn ML, Bensley RP, Giles KA, Hurks R, O'Malley AJ, Cotterill P, Chaikof E, Landon BE. Changes in abdominal aortic aneurysm rupture and short term mortality 1995–2008. Ann Surg. 2012;256(4): 651-658.

[3] The UK Small Aneurysm Trial Participants. Longterm outcomes of immediate repair compared with surveillance of small abdominal aortic aneruysms. N Engl J Med.

2002; 346: 1445-52.

[4] Brown PM, Zelt DT, Sobolev B. The risk of rupture in untreated aneurysms: The impact of size, gender and expansion rate. J Vasc Surg. 2003;37: 280-4.

[5] Conrad MF, Crawford RS, Pedraza JD, Brewster DC, LaMuraglia GM, Corey M, Abbara S, Cambria RP. Long-term durability of open abdominal aortic aneurysm repair. J Vasc Surg. 2007;46(4): 669-75.

[6] Chaikof EL, Dalman RL, Eskandari MK, Jackson MB, Lee WA, Mansour MA, Mastracci TM, Mell M, Murad MH, Nguyen LL, Oderich GS, Patel MS, Schermerhorn ML, Starnes MW. The society for vascular surgery practice guidelines on the cure of patients with an abdominal aortic aneurysm. J Vas Surg. 2018;67(1): 1-77.

[7] Yuo TH, Sidaoui J, Marone LK, Avgerinos ED, Makaroun MS, Chaer RA. Limited survival in dialysis patients undergoing intact abdominal aortic aneurysm repair. J Vasc Surg. 2014;60: 908-13.

[8] Bertrand M, Godet G, Meersschaert K, Brun L, Salcedo E, Coriat P. Should the angiotensin II antagonists be discontinued before surgery? Anesth Analg. 2001;92: 26-30.

[9] Wallinder J, Georgiou A, Wanhainen A, Bjorck M. Prevalence of Synchronous and Metachronous Aneurysms in Women with Abdominal Aortic Aneurysm. Eur J Vasc Endovasc Surg. 2018;56(3): 435-440.

[10] Chaer RA, Vasoncelos R, Marone LK, Al-Koury G, Rhee RY, Cho JS, Makaroun MS. Synchronous and Metachronous Thoracic Aneurysms in Patients with Abdominal Aortic Aneurysms. J Vasc Surg. 2012;56(5): 1261-5.

[11] Buck DB, Ultee KJH, Zettervall SL, Soden PA, Darling J, Wyers M, van Herwaarden JA, Schermerhorn ML. Transperitoneal Versus Retroperitoneal Approach for Open Abdominal Aortic Aneurysm Repair in the Targeted Vascular National Surgical Quality Improvement Program. J Vasc Surg. 2016;64: 585-91.

[12] Varkevisser RRB, de Guerre LEMV, Swerdlow NJ, Dansey K, Latz CA, Liang P, Li C, Verhagen HJM, Schermerhorn ML. The Impact of Proximal Clamp Location on Peri-Operative Outcomes Following Open Surgical Repair of Juxtarenal Abdominal Aortic Aneurysms. Eur J Vasc Endovasc Surg. 2020;59: 411-418.

[13] Wang, LJ, Tsougranis GH, Tanious A, Chang DC, Clouse WD, Eagleton MJ, Conrad MF. The removal of all proximal aneurysmal aortic tissue does not affect anastomotic degeneration after open juxtarenal aortic aneurysm repair. J vasc Surg. 2020;71: 390-9.

[14] Tsai S, Conrad MF, Patel VI, Kwolek CJ, LaMuraglia GM, Brewster DC, Cambria RP. Durability of Open Repair of Juxtarenal Abdominal Aortic Aneurysms. J Vasc Surg. 2012;56: 2-7.

[15] Tallarita T, Sobreira ML, Oderich GS. Results of Open Pararenal Abdominal Aortic Aneurysm Repair: Tabular Review of the Literature. Ann Vasc Surg. 2011;24: 143-149.

[16] West CA, Noel AA, Bower TC, Cherry KJ, Gloviczki P, Sullivan TM, Kalra M, Hoskin TL, Harrington JR. Factors Affecting Outcomes of Open Surgical Repair of Pararenal Aortic Aneurysms: A 10-Year Experience. J Vasc Surg. 2006;43: 921-8.

[17] Saratzis A, joshi S, Benson RA, Bosanquet D, Dattani N, Batchelder A, Fisher O, Ioannidou E, Brown MJ, Imray CH. Acute Kidney Injury in Aortic Intervention: Findings from the Midlands Aortic Renal Injury Cohort Study. Eur J Vasc Endovasc Surg. 2020;59: 899-909.

[18] Go AS, Chertow GM, Fan D, McCulloch CE, Hsu CY. Chronic kidney disease and the risks of death, cardiovascular events, and hospitalization. The New England journal of medicine. 2004;351(13): 1296-305.

[19] Axelrod DA, Henke PK, Wakefield TW, Stanley JC, Jacobs LA, Graham LM, Greenfield LJ, Upchurch GR. Impact of Chronic Obstructive Pulmonary Disease on Elective and Emergency Abdominal Aortic Aneurysm Repair. J Vasc Surg. 2001;33(1): 72-76.

[20] Upchurch GR, Proctor MC, Henke PK, Zajkowski P, Riles EM, Ascher MS, Eagleton MJ, Stanley JC. Predictors of Severe Morbidity and Death after Elective Abdominal Aortic Aneurysmectomy in Patients with Chronic Obstructive Pulmonary Disease. J Vasc Surg. 2003;37(3): 594-599.

[21] Leather RP, Shah DM, Kaufman JL, Fitzgerald KM, Chang BB, Feusted PJ. Comparative analysis of retroperitoneal and transperitoneal aortic replacement for aneurysm. Surg Gynecol Obstet. 1989;168: 387-93.

[22] Peck JJ, McReynolds DG, Baker DH, Eastman AB. Extraperitoneal approach for aortoiliac reconstruction of the abdominal aorta. Am J Surg. 1986;151: 620-3.

[23] Chaikof EL, Brewster DC, Dalman RL, Makaroun MS, Illig KA, Sicard GA, Timaran CH, Upchurch GR, Veith FJ. The Care of Patients with an Abdominal Aortic Aneurysm: The Society for Vascular Surgery Practice Guidelines. J Vasc Surg. 2009;50(8s): 1s-49s.

[24] Kalman PG, Rappaport DC, Merchant N, Clarke K, Johnston KW. The value of late computed tomographic scanning in identification of vascular abnormalities after abdominal aortic aneurysm repair. J Vasc Surg. 1999;29(3): 442-50.

[25] Mantoni M, Neergaard K, Christoffersen JK, Lambine TL, Baekgaard N. Long-term computed tomography follow-up after open surgical repair of abdominal aortic aneurysms. Acta Radiol. 2006;47(6): 549-53.

拓展阅读

[1] Chaikof EL, Brewster DC, Dalman RL, Makaroun MS, Illig KA, Sicard GA, Timaran CH, Upchurch GR, Veith FJ. The Care of Patients with an Abdominal Aortic Aneurysm: The Society for Vascular Surgery Practice Guidelines. J Vasc Surg 2009; 50(8s): 1s-49s.

[2] Tsai S, Conrad MF, Patel VI, Kwolek CJ, LaMuraglia GM, Brewster DC, Cambria RP. Durability of Open Repair of Juxtarenal Abdominal Aortic Aneurysms. J Vasc Surg 2012; 56: 2–7.

[3] Buck DB, Ultee KJH, Zettervall SL, Soden PA, Darling J, Wyers M, van Herwaarden JA, Schermerhorn ML. Transperitoneal Versus Retroperitoneal Approach for Open Abdominal Aortic Aneurysm Repair in the Targeted Vascular National Surgical Quality Improvement Program. J Vasc Surg 2016; 64: 585–91.

内脏动脉瘤外科修复术并发症
Complications of open repair of splanchnic aneurysms

Bjoern D. Suckow　David H. Stone　著

张东宾　译

第22章

内脏动脉瘤尽管比较少见，但在临床实践中，随着先进医学影像技术的广泛应用，诊断出来的内脏动脉瘤越来越多。内脏动脉瘤一旦确诊，包括真性动脉瘤和假性动脉瘤，往往需要一个明确的手术方案。基于导管的血管腔内治疗技术的应用和进展，对内脏动脉瘤的治疗产生了很大影响。然而，在有些情况下，外科手术仍然是首选治疗方案。一些特殊并发症和相关发病率仍与外科手术密切相关，因此在选择治疗方案时应慎重考虑。

总的来说，腹腔动脉及其分支动脉瘤约占内脏动脉瘤的80%以上，不过这一章也会涉及一些相对少见的内脏动脉瘤。

一、脾动脉瘤

（一）临床表现

脾动脉瘤是最常见的内脏动脉瘤，临床上约占60%[1, 2]。尸检研究表明，老年人群中脾动脉瘤的发病率高达10%[3]。多项研究证实脾动脉瘤在女性中更为常见，男女比为1:4[4, 5]。脾动脉瘤常发生在脾动脉中段或远段，形态上多呈囊性（图22-1），对于直径大于2cm的脾动脉瘤和已孕或有近期生育需求的女性确诊的脾动脉瘤，都建议进行干预治疗[5]。

一般来说，具有以下四种潜在因素的患者，以后可能会发生脾动脉瘤：①动脉中层纤维肌发

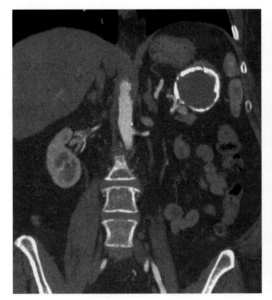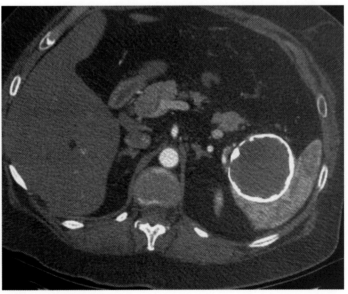

▲ 图 22-1　脾动脉瘤

育不良，影响平滑肌细胞可导致脾动脉瘤形成，也是肾性高血压的潜在病因，动脉中层肌纤维发育不良可直接影响脾动脉血管壁的完整性；②妊娠期间生殖激素调节，引起脾动脉血流动力学变化并促使脾动脉瘤形成；③肝硬化合并门静脉高压和（或）脾肿大，促使脾动脉血流量增加及雌激素水平增高导致脾动脉瘤的形成；④继发于胰腺炎或结节性动脉炎的局限性动脉炎，也可能导致脾动脉瘤形成。

脾动脉瘤通常无症状，当出现症状时，常表现为上腹部隐痛、左上腹或背部疼痛。脾动脉瘤破裂时，患者可出现休克或死于循环衰竭。最初的破裂出血局限在小网膜内，血流动力学表现稳定是暂时的。另一种情况，当出血及血液渗出突破 Winslow 孔或松弛的肝胃大网膜，患者血流动力学表现就会不稳定[6]。

鉴于生殖激素的生理机制对脾动脉瘤的作用，应特别关注怀孕期间所发现的脾动脉瘤。妊娠期间脾动脉瘤破裂的风险增加，并且具有高发病率和致死率，包括母亲和胎儿。因此，当在怀孕期间确诊为脾动脉瘤，是否需要干预治疗取决于孕妇所处妊娠期的阶段[6]。

（二）外科治疗

血管腔内治疗的出现和发展，很大程度上取代了"外科优先"治疗脾动脉瘤。血管腔内治疗包括弹簧圈/栓塞治疗，应用氰基丙烯酸盐胶或不同类型弹簧圈的填塞。覆膜支架植入也可用于治疗脾动脉瘤，尽管有时由于脾动脉迂曲而使之应用受限[7]。然而，在脾动脉瘤治疗方面，无论是择期手术或是破裂脾动脉瘤急诊手术，当介入治疗不可行时，外科手术仍是一种可靠的治疗手段。外科治疗包括脾动脉瘤近远端结扎和脾动脉瘤切除，或者动脉瘤远近端结扎后行脾动脉血管重建。脾切术联合保留或不保留胰腺远端切除，适用于更远端和脾门部的动脉瘤，这些病变无须进行结扎或脾动脉重建。外科显露通常是将脾结肠韧带和结肠脾曲游离出腹壁。

外科手术疗效肯定、生存率高且并发症相对较低。Marrone 等研究表明，外科治疗脾动脉瘤 1 年和 5 年生存率分别为 100% 和 92%[8]。一项大型 Meta 分析报道，通过大样本数据对比外科手术与介入治疗，外科手术远期并发症发生率和再次手术率均较低[9]。另一回顾性对比研究显示，从患者角度看，血管腔内治疗是更具成本效益的方法而且患者术后生活质量高[10]。外科手术并发症包括脾切术后严重的感染，因此，当脾切除作为治疗手段的一部分时，外科医生考虑接种疫苗也是很重要，值得庆幸的是，类似这样的感染事件很少发生。另外，脾切术后左上腹有可能形成脓肿，尽管少见，但也是一种临床中能见到的并发症。如果外科术中需要处理胰腺或行胰腺远端切除，可能导致胰腺炎并发症。术后通常会有胰腺假性囊肿形成，需要内镜或外科手术再次干预治疗[11, 12]。如果行脾动脉瘤近远端结扎，有可能发生脾梗死，但并不常见，因为胃短动脉通常有足够的侧支血流，这也证明保留脾脏的手术方式是合理的。

二、肝动脉瘤

（一）临床表现

肝动脉瘤是第二常见的内脏动脉瘤，占内脏动脉瘤的 13%～20%[13, 14]。绝大多数肝动脉瘤（80%）在解剖学上位于肝外（图 22-2），其余的位于肝外间隙或肝实质内。近 2/3 的肝动脉瘤发生在肝总动脉，1/4 发生在肝右动脉，约 5% 发生在肝左动脉[15, 16]。当考虑外科手术干预时，动脉瘤与胃十二指肠动脉的解剖关系对手术操作有一定的影响。与脾动脉瘤不同的是，已知它与妊娠没有关系。然而，其他潜在的病因，如动脉炎、动脉发育不良或创伤等可导致动脉瘤形成。肝动脉瘤绝大多是因为其他疾病进行影像学检查时被偶然发现的。大多数肝动脉瘤没有症状，尽管近 25% 的较大动脉瘤有破裂可能[17]。在这种情况下，直径大于 2cm 的肝动脉瘤、假性动脉瘤或有

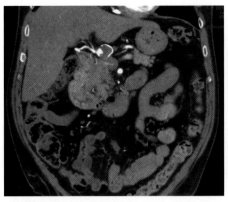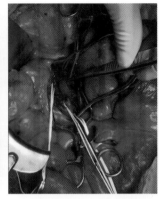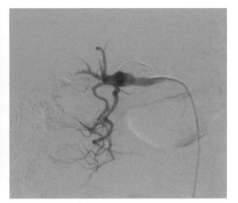

▲ 图 22-2　肝动脉瘤

症状的肝动脉瘤均应予以手术治疗。当出现症状时，相继出现的是腹部不适和背部疼痛。也可能会发生胆道出血、黄疸和（或）消化道出血等，但较为罕见[13, 18]。

（二）外科治疗

像脾动脉瘤一样，介入治疗也广泛用于解剖条件适合的肝动脉瘤。开放手术治疗常伴随着潜在的并发症和（或）副损伤。可通过右侧或双侧肋下做大切口实现充分显露，而不是中上腹小切口入路。通常情况下，如果肝动脉瘤位于胃十二指肠动脉近端，可以结扎动脉瘤，因为有其他侧支循环而不需要血管重建。如果动脉瘤累及到肝固有动脉，则需要做血管重建，但应尽量避免结扎分支血管，结扎血管远端可能会导致肝坏死。另外，与外科手术相关的并发症也包括胆囊坏死，具体来说，如果结扎肝右动脉，应考虑同时切除胆囊，以避免发生胆囊坏死[19]。同时也应考虑肝动脉结扎的其他潜在陷阱，即合并有肝功能不全或肝硬化患者，其血流无法通过门静脉代偿[20]。此外，介入治疗肝实质内动脉瘤具有明显优势，尽管也可以采用肝切除达到治疗目的，但肝切除术有其内在问题，应综合权衡患者其他的合并症及生理健康情况[21]。

三、腹腔干动脉瘤

（一）临床表现

腹腔干动脉瘤非常罕见，占所有内脏动脉

瘤不到 4%，常并发其他内脏动脉瘤或主动脉瘤（40%）[2, 13, 22]。病因学方面，以往认为腹腔干动脉瘤主要是感染（梅毒）所致。现在大多认为是由动脉中层退行性变和（或）动脉硬化引起[23]。妊娠和腹腔干动脉瘤的发生没有相关性。然而，大部分腹腔干动脉瘤是由于中弓韧带压迫导致的腹腔干动脉狭窄后扩张发展而来，因此，有少部分腹腔干动脉瘤也可能见于年轻人[24]。大多数腹腔干动脉瘤是影像学检查中偶然发现并确诊的。据报道，腹腔干动脉瘤破裂发生率为 10%~20%，死亡率为 50%[23, 24]。不幸的是，腹腔干动脉瘤的大小、形态、钙化和病因与破裂风险无关（很可能是一种低发病率现象），因此，传统的共识建议所有已确认的腹腔干动脉瘤都应该治疗，除非患者有禁忌证[25, 26]。然而，目前有系列报道认为直径小于 2.5cm 的未破裂腹腔干动脉瘤无须治疗[13, 26]。我们的临床实践中，对直径大于 2.5cm 的腹腔干动脉瘤实施治疗，而且也没有遇到过小于 2.5cm 的腹腔干动脉瘤破裂的。

（二）外科治疗

开放外科修复腹腔干动脉瘤仍是一个持久、可行的治疗方法。血管腔内治疗通常包括栓塞和（或）隔绝。因为腹腔干动脉主干短，大多数腹腔干动脉瘤限制使用覆膜支架植入进行隔绝治疗。因此，能否成功进行血管腔内治疗，还取决于是否有足够的供应内脏的侧支循环，特别是肝脏。如果侧支供血足够，开放手术结扎腹腔干动脉瘤很容易实现。据报道，约30%的病例进行了结扎而没有进行腹腔干动脉重建，但对于肝病患者和胃侧支血管网缺乏的患者（既往脾切除）应避免进行单纯的结扎[1-3]。其他外科治疗方法包括动脉结扎或动脉瘤切除后行外科旁路手术（腹主动脉 – 腹腔干动脉或肝动脉 – 肾动脉），或者小囊状动脉瘤直接行动脉瘤夹闭术。通过上腹部正中开腹或双侧肋缘下切口都可以直接显露腹腔干动脉，游离中弓韧带和右膈脚后切断肝胃韧带。如果经腹入路有困难，借助左胸腹联合切口经腹膜后途径可能是最合适的入路，可以更好地显露主动脉及其周围组织，但对于肝动脉远端显露有限。

腹腔干动脉瘤外科修复并发症包括解剖游离膈脚时损伤食管，可以通过放置鼻胃管来降低其风险。在侧支血供较差的情况下，如果不进行血管重建，仍有肝脏缺血的风险，而胃缺血更为罕见，除非胃的侧支循环很差。动脉重建术传统上采用主动脉–腹腔干动脉顺行性人工血管旁路术。但由于腹腔干动脉瘤发生率较低，其通畅率报道较少。然而，对于腹腔干动脉闭塞性病变，腹主动脉–腹腔干动脉顺行性旁路术3年和5年的一期通畅率分别为82%和70%，由此推断，没有动脉粥样硬化疾病的患者，其通畅率应相似或更高[27,28]。腹腔干动脉远端形成夹层，特别是脾动

脉或肝动脉近端的夹层，可能导致术后胰腺炎。使用外科牵开器可能导致肝左叶损伤，我们建议通过切断肝三角韧带和肝冠状韧带便于推移肝左叶。也应注意如肠梗阻、老年患者心肌梗死、夹层或吻合口出血等术后常见并发症。

四、肠系膜上动脉瘤

（一）临床表现

肠系膜上动脉瘤占内脏动脉瘤的6%，男性较常见[13]。它们通常发生在肠系膜上动脉近端5cm，尽管也有较多肠系膜远端动脉瘤的报道（图22-3）。与其他内脏动脉瘤不同，病因学上，肠系膜上动脉瘤主要由霉菌感染所致（60%）。葡萄球菌和链球菌也比较常见，通常由静脉用药或细菌性心内膜炎引起。另外，与其他内脏动脉瘤不同的是，肠系膜上动脉瘤通常有症状，这些症状可能是持续潜在的感染和间接影响肠道血流灌注所致，这些都会导致肠缺血。由于小肠血管床的阻力比其他内脏动脉血管高，因此，常容易发生血栓形成和急性肠缺血（图22-4）。肠系膜上动脉瘤的其他病因还有动脉中层变性、结缔组织病、多结节性动脉炎和胰腺炎，其症状通常包括腹痛、体重减轻、餐后腹痛、发热、恶心和呕吐[1,29-31]。肠系膜上动脉瘤破裂的风险为38%～50%，出血和肠缺血的相关死亡率高达

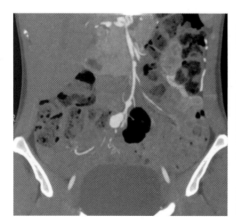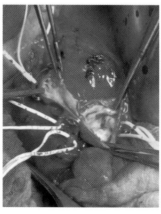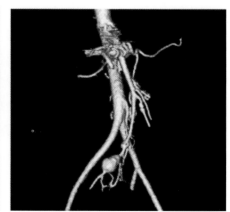

▲ 图 22-3 肠系膜上动脉瘤

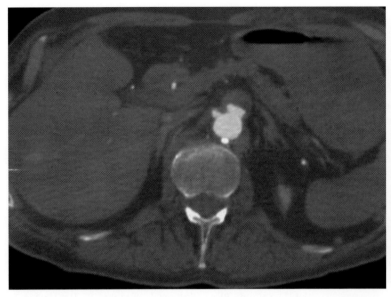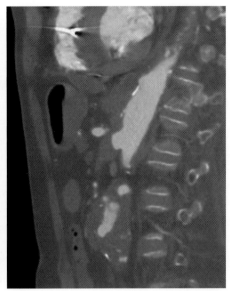

▲ 图 22-4　肠系膜上动脉瘤并血栓形成

90%[29]。治疗适应证包括症状性、感染性或直径超过 2.5cm 的肠系膜上动脉瘤[13, 29]。

（二）外科治疗

肠系膜上动脉瘤的血管腔内治疗已有描述，通常包括覆膜支架隔绝联合 / 不联合弹簧圈或医用栓塞胶封堵侧支血管，以免内漏形成[32]。考虑到肠系膜上动脉瘤多为感染性的，因此不建议应用覆膜支架等移植物，避免发生移植物慢性感染。此外，肠系膜上动脉瘤隔绝可能会覆盖动脉分支导致部分肠段严重缺血。外科治疗方法包括动脉瘤切除、血管重建或直接动脉瘤修补术。与其他内脏动脉瘤不同，考虑到肠系膜上动脉瘤常位于近端，结扎肠系膜上动脉可导致潜在的肠缺血，动脉结扎很少用于治疗肠系膜上动脉瘤。肠系膜上动脉分支动脉瘤虽然少见，但比较适合行动脉结扎联合部分肠管切除。大多数肠系膜上动脉瘤切除是通过腹正中切口，直接显露小肠系膜前面，并向下游离至其根部和控制受累分支。如果肠系膜上动脉瘤位于近端或需要行主动脉 - 肠系膜上动脉旁路手术，则腹膜后侧入路用于显露可能最为合适。动脉瘤切除联合人工血管置换是

肠系膜上动脉近端动脉瘤治疗最常用的方案。对于累及多个侧支血管的肠系膜上动脉瘤，更适合采用动脉瘤折叠缝合术和（或）补片成形手术，以保证小肠分支血供，特别是重要分支，如结肠中动脉。

肠系膜上动脉瘤外科修复术并发症与肠系膜上动脉瘤所处的纵向位置和需要修复的血管长度有关。肠缺血和肠道的切除与临床症状的严重性（闭塞性病变或感染）和肠道再灌注能否恢复有关。如果肠系膜上动脉瘤可能为霉菌性和（或）肠缺血需要行肠切除术，能实施动脉瘤修补术，就不主张人工血管旁路手术、桥接覆膜支架或补片成形术。如果潜在病因是静脉药物滥用或细菌性心内膜炎，除非这些病因得到解决，否则肠系膜上动脉瘤会复发和持续进展。血管炎性病变患者可能表现为多个动脉瘤（图 22-4），或者随着时间推移可能还会发生新的动脉瘤。因此，对于这些患者进行影像学随访很有必要[29, 31, 33]。较常见的外科手术并发症，如术后肠梗阻、肠粘连和肠缺血引起的肠道梗阻、肠系膜近端夹层导致的胰腺炎和心肌梗死等，外科修复术后都应给予足够重视。

参考文献

[1] Shanley CJ, Shah NL, Messina LM. Uncommon splanchnic artery aneurysms: pancreaticoduodenal, gastroduodenal, superior mesenteric, inferior mesenteric, and colic. Ann Vasc Surg. 1996;10(5): 506-15.

[2] Shanley CJ, Shah NL, Messina LM. Common splanchnic artery aneurysms: splenic, hepatic, and celiac. Ann Vasc Surg. 1996;10(3): 315-22.

[3] Bedford PD, Lodge B. Aneurysm of the splenic artery. Gut. 1960;1: 312-20.

[4] Messina LM, Shanley CJ. Visceral artery aneurysms. Surg Clin North Am. 1997;77(2): 425-42.

[5] Dave SP, Reis ED, Hossain A, Taub PJ, Kerstein MD, Hollier LH. Splenic artery aneurysm in the 1990s. Ann Vasc Surg. 2000;14(3): 223-9.

[6] Stanley JC, Veith F, Wakefield TW. Current Therapy in Vascular and Endovascular Surgery, Fifth Edition. Elsevier Saunders; 2014.

[7] Lakin RO, Bena JF, Sarac TP, Shah S, Krajewski LP, Srivastava SD, et al. The contemporary management of splenic artery aneurysms. J Vasc Surg. 2011;53(4): 958-64; discussion 65.

[8] Marone EM, Mascia D, Kahlberg A, Brioschi C, Tshomba Y, Chiesa R. Is open repair still the gold standard in visceral artery aneurysm management? Ann Vasc Surg. 2011;25(7): 936-46.

[9] Hogendoorn W, Lavida A, Hunink MG, Moll FL, Geroulakos G, Muhs BE, et al. Open repair, endovascular repair, and conservative management of true splenic artery aneurysms. J Vasc Surg. 2014;60(6): 1667-76 e1.

[10] Hogendoorn W, Lavida A, Hunink MG, Moll FL, Geroulakos G, Muhs BE, et al. Cost-effectiveness of endovascular repair, open repair, and conservative management of splenic artery aneurysms. J Vasc Surg. 2015;61(6): 1432-40.

[11] Cadili A, de Gara C. Complications of splenectomy. Am J Med. 2008;121(5): 371-5.

[12] Weledji EP. Benefits and risks of splenectomy. Int J Surg. 2014;12(2): 113-9.

[13] Corey MR, Ergul EA, Cambria RP, English SJ, Patel VI, Lancaster RT, et al. The natural history of splanchnic artery aneurysms and outcomes after operative intervention. J Vasc Surg. 2016;63(4): 949-57.

[14] Arneson MA, Smith RS. Ruptured hepatic artery aneurysm: case report and review of literature. Ann Vasc Surg. 2005;19(4):540-5.

[15] Abbas MA, Fowl RJ, Stone WM, Panneton JM, Oldenburg WA, Bower TC, et al. Hepatic artery aneurysm: factors that predict complications. J Vasc Surg. 2003;38(1): 41-5.

[16] Luebke T, Heckenkamp J, Gawenda M, Beckurts KT, Lackner K, Brunkwall J. Combined endovascular-open surgical procedure in a great hepatic artery aneurysm. Ann Vasc Surg. 2007;21(6): 807-12.

[17] Busuttil RW, Brin BJ. The diagnosis and management of visceral artery aneurysms. Surgery. 1980;88(5): 619-24.

[18] Pasha SF, Gloviczki P, Stanson AW, Kamath PS. Splanchnic artery aneurysms. Mayo Clin Proc. 2007;82(4): 472-9.

[19] Iseki J, Tada Y, Wada T, Nobori M. Hepatic artery aneurysm. Report of a case and review of the literature. Gastroenterol Jpn. 1983;18(2): 84-92.

[20] Madding GF, Kennedy PA. Hepatic artery ligation. Surg Clin North Am. 1972;52(3): 719-28.

[21] Salcuni PF, Spaggiari L, Tecchio T, Benincasa A, Azzarone M. Hepatic artery aneurysm: an ever present danger. J Cardiovasc Surg (Torino). 1995;36(6): 595-9.

[22] Hossain A, Reis ED, Dave SP, Kerstein MD, Hollier LH. Visceral artery aneurysms: experience in a tertiary-care center. Am Surg. 2001;67(5): 432-7.

[23] Graham LM, Stanley JC, Whitehouse WM, Jr., Zelenock GB, Wakefield TW, Cronenwett JL, et al. Celiac artery aneurysms: historic (1745-1949) versus contemporary (1950-1984) differences in etiology and clinical importance. J Vasc Surg. 1985;2(5):757-64.

[24] Jimenez JC, Rafidi F, Morris L. True celiac artery aneurysm secondary to median arcuate ligament syndrome. Vasc Endovascular Surg. 2011;45(3): 288-9.

[25] Stanley JC, Wakefield TW, Graham LM, Whitehouse WM Jr, Zelenock GB, Lindenauer SM. Clinical importance and management of splanchnic artery aneurysms. J Vasc Surg. 1986;3(5): 836-40.

[26] Stone WM, Abbas MA, Gloviczki P, Fowl RJ, Cherry KJ. Celiac arterial aneurysms: a critical reappraisal of a rare entity. Arch Surg. 2002;137(6): 670-4.

[27] Jimenez JG, Huber TS, Ozaki CK, Flynn TC, Berceli SA, Lee WA, et al. Durability of antegrade synthetic aortomesenteric bypass for chronic mesenteric ischemia. J Vasc Surg. 2002;35(6): 1078-84.

[28] Scali ST, Ayo D, Giles KA, Gray S, Kubilis P, Back M, et al. Outcomes of antegrade and retrograde open mesenteric bypass for acute mesenteric ischemia. J Vasc Surg. 2019;69(1): 129-40.

[29] Stone WM, Abbas M, Cherry KJ, Fowl RJ, Gloviczki P. Superior mesenteric artery aneurysms: is presence an indication for intervention? J Vasc Surg. 2002;36(2): 234-7; discussion 7.

[30] Lorelli DR, Cambria RA, Seabrook GR, Towne JB.

Diagnosis and management of aneurysms involving the superior mesenteric artery and its branches–a report of four cases. Vasc Endovascular Surg. 2003;37(1): 59-66.

[31] Kordzadeh A, Watson J, Panayiotopolous YP. Mycotic aneurysm of the superior and inferior mesenteric artery. J Vasc Surg. 2016;63(6): 1638-46.

[32] Tulsyan N, Kashyap VS, Greenberg RK, Sarac TP, Clair DG, Pierce G, et al. The endovascular management of visceral artery aneurysms and pseudoaneurysms. J Vasc Surg. 2007;45(2): 276-83; discussion 83.

[33] Zilun L, Henghui Y, Yang Z, Mian W, Guangqi C, Shenming W. The Management of Superior Mesenteric Artery Aneurysm: Experience with 16 Cases in a Single Center. Ann Vasc Surg. 2017;42: 120-7.

拓展阅读

[1] Corey MR, Ergul EA, Cambria RP, English SJ, Patel VI, Lancaster RT, et al. The natural history of splanchnic artery aneurysms and outcomes after operative intervention. J Vasc Surg. 2016;63(4):949-57.

[2] Hogendoorn W, Lavida A, Hunink MG, Moll FL, Geroulakos G, Muhs BE, et al. Open repair, endovascular repair, and conservative management of true splenic artery aneurysms. J Vasc Surg. 2014;60(6):1667-76.e1.

第23章　肾动脉瘤开放修复手术并发症

Complications of open repair of renal artery aneurysms

Chloé A. Powell　Dawn Coleman　著

张东宾　译

肾动脉瘤较为罕见，在普通人群中的发生率约为 0.1%。通过尸体解剖研究发现，其发病率为 0.01%～0.09%，而在血管造影和计算机断层扫描研究中，肾动脉瘤的发病率为 0.3%～2.5%[1]。肾动脉瘤的人口统计学特征主要以 60 岁女性为主。肾动脉瘤与肌纤维发育不良有关，这是因为肌纤维发育不良导致肾动脉多发狭窄及狭窄后动脉扩张所致[2]。在罕见的病例中，影响 Ⅲ 型胶原蛋白的Ⅳ型埃勒斯 – 当洛综合征（Ehlers–Danlos syndrome）可能是由动脉壁脆性增加造成的[3]。

一、分类

根据肾动脉瘤的形态和位置对其进行分类，从而确定治疗方法。约 90% 的真性动脉瘤在肾实质外，并且多数为囊状，常发生在动脉分叉处[1, 4, 5]。约 75% 的囊状肾动脉瘤发生在一级或二级分支。肾动脉瘤也可呈梭形，通常是动脉粥样硬化性病变狭窄后扩张的结果[5, 6]。肾内动脉瘤常与先天性结缔组织疾病有关[5]。

二、临床表现 / 特征

大多数肾动脉瘤是无症状的，通常是在不相关疾病的影像学检查中偶然发现的[4]。在有症状的肾动脉瘤中，高血压是最常见的临床症状[7]。肾动脉瘤和高血压之间的关系尚不明确，然而，有许多与之相关的假说。在肾动脉狭窄的情况下，肾素介导的血管收缩可能导致高血压，继而

导致肾动脉狭窄后梭形动脉瘤形成。高血压的其他发病机制包括末端血栓栓塞或血栓蔓延致使动脉闭塞继而导致的节段性肾实质缺血、邻近肾动脉分支受压导致肾素介导的高血压或血流动力学紊乱，其他症状包括腰痛和血尿。肾动脉瘤最可怕的临床表现是破裂导致的致命性出血。这些患者典型的症状表现为急性腰痛或腹痛和低血压[5, 8]。肾动脉瘤破裂的相关死亡率约为 10%。在动脉瘤破裂的幸存者中，90% 的患者失去了肾脏。在妊娠人群中动脉瘤破裂的死亡率明显偏高，与之相关的产妇死亡率为 50%、胎儿死亡率为 75%。

三、诊断检查

肾动脉瘤大多是在做其他不相关影像检查时发现的。诊断肾动脉瘤的主要方法是计算机断层血管成像（computed tomography angiography，CTA）。CTA 的优点是无创、快速[8]。尽管 CTA 被广泛使用，但数字减影血管造影术（digital subtraction angiography，DSA）仍然是金标准，尽管有相关的并发症风险，如穿刺点部位的出血。其他影像检查方法包括磁共振血管成像和双功多普勒超声[1, 5]。

四、外科治疗

肾动脉瘤介入治疗的适应证包括瘤体直径大于 2cm、育龄女性或孕妇、药物难以控制的高血压，以及伴随腹痛、血尿和破裂等情况。然而，瘤体修复的指征仍存在争议。鉴于瘤体生长缓慢

甚至零增长的良性自然病程，一些人主张在较大尺寸（直径＞ 3cm）时选择介入治疗[53]。

开腹手术具有并发症低发生率、低死亡率及长期通畅率。其采取的方法取决于动脉瘤的位置、大小和形态。单发囊状动脉瘤可以直接切除；如果动脉瘤瘤颈较小，可以通过一期封堵或使用自体 / 人造血管补片行血管成形术；梭状动脉瘤或长节段性动脉瘤可实施动脉瘤切除联合血管旁路手术。其中，主动脉 – 肾动脉旁路术最常用，但如果主动脉严重钙化，则可能需要考虑更多的间接旁路手术，如髂动脉 – 肾动脉、肝总动脉 – 肾动脉或脾动脉 – 肾动脉旁路术等[4, 5, 9]。复杂的远端或肾内动脉瘤涉及多个动脉节段，需要显露肾门并延长热缺血时间。在这些情况下，允许体外重建以充分显露肾脏，并通过冷灌注维持肾脏功能。离体手术结束后，将自体肾脏原位移植或髂窝移植。全肾切除术曾经是治疗肾动脉瘤的标准，特别是对于复杂的远端分支动脉瘤，最常在肾动脉瘤破裂的情况下进行，因为此时患者血流动力不稳定，热缺血时间较长[8]。

五、并发症

（一）技术

1. 移植物选择

进行肾动脉瘤开放手术治疗时，血管移植的选择很重要，如自体血管（包括隐静脉或髂内动脉）或人造血管[10]。大隐静脉是最常用的旁路血管，约占 75%。然而，随时间推移，它有扩张形成动脉瘤的风险，因此，为了避免远期大隐静脉移植物退变风险，髂内动脉通常作为儿童和年轻人的选择[10]。当远端肾脏动脉靶血管直径大小合适时（大于 4mm），可选用涤纶或聚四氟乙烯的人造血管[11]。自体组织由于其抗感染性、易于修复处理分支肾动脉瘤和长期耐久性而受到青睐[12]。早期对用于肾动脉重建的大隐静脉旁路术并发症的回顾研究表明，有 0%～1% 的旁路血管需要再次修复[13, 14]。传统上认为，与 PTFE 人造血管相比，大隐静脉具有更高的初始通畅率。而

且，通畅率是具有可比性的，English 等报道大隐静脉 4 年的通畅率为 96%[10]，Pfieffer 等报道了应用大隐静脉搭桥达到了 95% 的通畅率，其平均随访时间为 8 年零 1 个月，而 Paty 等报道的大样本分析显示，在使用 PTFE 人造血管 9 年时的移植物初始通畅率为 92%[15, 16]。

2. 早期移植失败

当发生急性血栓或狭窄时，需要紧急干预来避免肾脏损伤。围术期移植的旁路血管急性闭塞通常是由于动脉夹层、旁路血管打结 / 扭转或吻合口回缩造成的技术性失败。对移植血管和自体动脉实施端端吻合术可以降低狭窄的风险[13]。对于狭窄的血管实施重建，也可以在狭窄区域植入支架或应用静脉血管实施血管成形术。作为另一种选择，外科医生也可以选择通过血管腔内介入技术来修复狭窄段血管。需要注意的是，如果患者存在的其他合并症，再次手术可能会面临很大的风险。腔内血管成形术植入或不植入支架已经证实是可以解决吻合口狭窄的问题[17, 18]。

肾动脉旁路重建术后血栓形成可能继发于旁路血管的扭转打结；如果使用自体静脉血管，吻合口区域的瓣膜可能会导致血流淤滞和血栓形成。在这种情况下，可能需要再次手术，清除移植物内的血栓，并修复技术相关的缺陷，必要时再次行旁路手术[19]。虽然再次手术是治疗急性闭塞的理想方法，但它可能具有较高的并发症发生率。在一些病例中，也有非手术方法作为替代方案被用于处理移植血管急性血栓的形成。血运重建术包括直接溶栓或经皮取栓术。溶栓虽然有可能恢复血管通畅，但也有许多缺点[19]。溶栓治疗的持续时间可能很长，需要几个小时到数天，如果在此期间肾脏灌注受到损害，肾脏可能丧失功能。对于近期做过腹部大手术的患者，溶栓也有很高的出血风险，因此其在围术期的应用有局限性[19]。经皮取栓术有一定的优势，因为它可以很容易地取出新鲜的血栓而不会承受出血的风险。而且，如果不成功，也不影响再次手术。如果血管重建失败，肾切除术可能是不可避免的[9, 20]。

（二）晚期并发症

1. 移植血管扩张和动脉瘤形成

随着时间推移，移植的隐静脉可能出现扩张。据报道，在主动脉 – 肾动脉旁路手术中，有20%～40% 的移植静脉出现扩张。不过发展为真正的动脉瘤并不常见[21, 22]。据报道，经动脉造影证实有 5%～6% 的移植静脉发生动脉瘤样变[21, 22]。扩张的机制尚不清楚，而 Travis 等认为瘤样扩张可能是由于主动脉 – 肾动脉旁路的低阻力、高流速造成的，类似于血液透析的动静脉瘘成熟导致的静脉扩张[12]。在某些情况下，动脉瘤继发于近端血管狭窄后扩张[13]，吻合口远端肾动脉血管也会扩张，但不常见[23]。肾动脉瘤的并发症包括血栓栓子脱落至远端导致的肾梗死和动脉瘤破裂。动脉瘤破裂必然是致命的，但在文献中只有 2 例主动脉 – 肾动脉的静脉旁路术晚期破裂的报道[12, 24]。Lavigne 等报道了 1 例 42 岁的女性，她曾在 23 岁时采用大隐静脉实施的主动脉 – 肾动脉旁路术，就诊时发现患者体内的旁路血管上有一个直径 6cm 的动脉瘤。由于血流动力学不稳定，旁路血管动脉瘤破裂需实施紧急剖腹探查，甚至最后做肾切除术[24]。Travis 等报道的另一个病例是 1 位 75 岁的女性，她在 22 年前曾接受了采用大隐静脉实施的主动脉 – 肾动脉旁路术，就诊时发现旁路血管上一个直径 6cm 的动脉瘤，术中肾动脉瘤破裂，实施了动脉瘤切除术，并同期选用聚四氟乙烯人造血管实施旁路移植术[12]。

通过外科开放技术处理肾动脉瘤的自体静脉移植血管，移植血管的折叠是限制其进一步扩张的一种手段[13]。或者，切除动脉瘤的部分用人造血血管补片修复[25]。然而随着腔内血管技术治疗先天性肾动脉瘤的出现，也有一些病例将这些技术应用于主动脉 – 肾动脉旁路术后。Novotny 等报道了 1 例 77 岁男性患者，他在 30 年前曾接受应用自体静脉血管实施的双侧主动脉 – 肾动脉旁路手术，结果出现了近端吻合口狭窄和一个4.2cm 的左肾旁路血管动脉瘤，手术采用自膨式覆膜支架隔绝动脉瘤，同时支架也扩张了狭窄病变。在 3 个月时，CTA 复查证实了动脉瘤内的覆膜支架通畅和瘤腔内的血栓机化[26]。在另一份病例报道中，一名 31 岁大动脉炎女性，曾在 5 年前接受了主动脉 – 肾动脉大隐静脉旁路术。就诊时发现她的静脉旁路血管存在一个直径 1.5cm 的动脉瘤，并通过介入栓塞治疗，12 个月后的CTA 随访未见动脉瘤复发[27]。

假性动脉瘤也是肾血管重建术后的罕见并发症[28]。与涉及三层血管壁扩张的真性动脉瘤不同，假性动脉瘤是三层动脉壁完全受损破裂出血，随后血肿被周围结缔组织的反应性纤维化所包裹[29]。假性动脉瘤常继发于血管损伤、不规范的缝合或感染[30]。在肾血管重建中，假性动脉瘤常发生在吻合部位，有时无临床症状，而在影像学检查中被发现。伴有临床症状时多表现为高血压、血尿、肾功能恶化，抑或根据重建部位的不同，也会有侧腹部或腹部疼痛[30]。修复治疗的指征包括有症状的假性动脉瘤、瘤体直径大于2.5cm、瘤体有明显增大或由感染引起[30]。修复手术包括开放性手术或血管腔内治疗。血管腔内治疗可选择弹簧圈、覆膜支架隔绝或栓塞剂[30]。但无论手术技术如何，都存在失去肾脏的风险。

2. 移植物感染和肠瘘

移植物感染是使用人造血管重建肾动脉须着重关注的问题之一。一般来说，血管移植物感染很少见，发生率为 1%～5%，但其并发症可能是灾难性的[31]。导致移植物感染的主要原因是在直视性手术时术区受到了污染[32]，第二个最常见的原因是由邻近部位扩散[31]。其他病因包括菌血症（罕见）或肠糜烂引起的感染，其中主动脉肠瘘可导致移植物感染，反之亦然[31, 32]。

腹主动脉修复后的主动脉肠瘘是一种罕见的并发症，发生率为 0.36%～1.6%，但也有迹可寻[33, 34]。使用人造血管进行肾动脉旁路术后的肠瘘虽然不常见[1]，但如果不加以治疗，那几乎是致命的。在肾动脉血管重建的各种旁路术中，肠造瘘术主要见于接受主动脉 – 肾动脉旁路手术的患者[35-39]。胃肠道出血是最常见的症状，超过50%的患者出现先兆性出血。其他症状包括腹痛、背痛、全身不适、腹膜后脓肿、休克、败血症、脓毒性的栓塞或移植血管闭塞[40, 41]。治疗方案包括抢救和血流动力学支持，合适的广谱抗生素应用，包括覆盖肠道菌群的广谱抗生素及外科手术治疗。主要治疗方法是清除移植物和切除受累的肠道[40]。开放手术治疗与手术死亡率相关，死亡率为 40%～50%。在过去的 20 年中，血管腔内技术已被用于治疗血流不稳定的患者。从长期来看，血管腔内治疗有着较高的复发感染和再出血率[41-43]。此外，血管腔内技术已在那些曾接受过腹主动脉或胸主动脉治疗的主动脉肠瘘的患者中应用，而且不一定需要肾动脉重建。

（三）围术期并发症

1. 术中破裂出血

术中肾动脉瘤破裂可能危及生命，如果出血能在短时间内得到控制，并为肾动脉重建做好相关的解剖显露，则继续进行肾脏的救治是可行的。但是，如果患者血流动力学不稳定，或者热缺血时间过长导致肾衰竭，则首选肾切除术[44]。

一般来说，术中出血的处置需要外科和麻醉团队的共同努力。早期控制出血的首要原则是迅速控制出血源头。在破裂的情况下，上述详细的入路可以控制出血。然而，在腹部大手术中，有许多潜在的出血原因，如动脉或静脉的损伤、重建血管的吻合、邻近器官或全身微血管的出血等。血管出血需要控制其近端和远端，修复血管并恢复血流或结扎责任血管达到止血。以胶原蛋白或纤维蛋白为衍生物的局部止血剂可能对吻合口出血或更广泛的微血管出血有效[45]。

在处理出血过程中，为避免凝血功能障碍、体温过低（温度 ＜ 34℃）和酸中毒（pH ＜ 7.2）这种致命的三联征，必须小心谨慎，因为它有很高的死亡风险[46]。出血抢救应以失血量的多少和速度、器官缺血的证据和血容量状态为指导，

而不是绝对的输血指征。早期补充血容量可以使用晶体，但也应给予血液制品。对于大出血，红细胞、血小板和新鲜冷冻血浆的比例应该是1：1：1，因为它可以降低死亡率（即大量输血方案）[47, 48]。此外，救治措施可根据凝血功能障碍的程度进行调整。血栓弹力图和旋转血栓弹力测定法（ROTEM）等弹力测定方法可以成为有用的救治诊断工具，以减少输血次数[49]。

2. 肾灌注

肾脏热缺血时间延长，超过 30min 会导致肾功能减退，并发展为急性肾小管坏死和急性肾损伤，这可能导致暂时或永久性透析。当预计热缺血延长时，应考虑降低肾脏代谢率和保护肾功能的辅助治疗措施。常见的两种肾动脉灌注技术为离体灌注和原位冷灌注。在离体技术中，肾脏被完全从 Gerota 筋膜中移出，并从周围结构中游离出来，保持输尿管的完整，将其移至骨盆边缘的，输尿管周围的附属物由弹性环保护。一旦游离完成，在肾动脉和静脉结扎之前，须对患者进行全身肝素化。在肾静脉在其与腔静脉的交界处离断，将肾脏置于塑料袋内，并浸入冰泥中，然后用市售灌注液冲洗并冷却至4℃。在原位灌注技术中，肾静脉保持完整，并在冷灌注之前行静脉切开术。与离体灌注技术类似，表面低温是通过将肾脏浸入冰水中来维持的。无论采用何种方法，都应先冲洗肾脏，直至肾静脉流出的灌注液为清亮色为止。在进行肾门其余部分的解剖和肾动脉分支离断前，须再次用灌注液灌注肾脏[10, 50]。大多数灌注液使用冷晶体，或乳酸林格液或 0.9% 生理盐水，也可能加入其他成分，包括甘露醇、前列环素 E、甲泼尼龙或肝素[1, 51]。与原位肾冷灌注相比，离体肾冷灌注在维持肾功能方面没有内在的优势[15]。相反，选择哪种方案，应由最容易促进脏器修复的显露方式决定。

涉及多个分支的复杂肾动脉瘤，由于显露不充分，不利于体内血运重建，并且增加了肾缺血时间延长的风险。在这种情况下，离体肾脏修复是有优势的。肾切除术后，用肾脏保存液灌注肾

脏。修复后，肾脏会再移植到自体髂窝或其原始部位[51, 52]。

3. 术后监测

接受肾动脉瘤修补术的患者应密切监测，无论是开放手术还是血管腔内治疗的患者，每年一次肾动脉双功超声检查，监测血管重建的通畅性，并发现任何需要早期矫正干预的技术缺陷。

双功超声异常可通过 CT、磁共振血管造影或诊断性血管造影确诊[9]。大多数（58%～75%）接受肾动脉瘤修补术的患者要么痊愈，要么血压显著改善[15, 53]。持续性或复发性高血压可能是肾实质疾病或初次血管重建失败导致的结果。上述成像技术可以帮助识别后者，这可能需要再次开放手术或血管腔内介入治疗[13, 54]。

参考文献

[1] Coleman DM, Stanley JC. Renal artery aneurysms. J Vasc Surg. 2015 Sep;62(3): 779–85.

[2] Poutasse EF. Renal artery aneurysms. J Urol. 1975 Apr;113(4): 443–9.

[3] Mattar SG, Kumar AG, Lumsden AB. Vascular complications in Ehlers-Danlos syndrome. Am Surg. 1994 Nov;60(11):827–31.

[4] StanleyJC, Rhodes EL, Gewertz BL, Chang CY, Walter JF, Fry WJ. Renal artery aneurysms. Significance of macroaneurysms exclusive of dissections and fibrodysplastic mural dilations. Arch Surg Chic Ill 1960. 1975 Nov;110(11): 1327–33.

[5] González J, Esteban M, Andrés G, Linares E, Martínez-Salamanca JI. Renal Artery Aneurysms. Curr Urol Rep. 2014 Jan;15(1): 376.

[6] Poutasse EF. Renal artery aneurysms: their natural history and surgery. J Urol. 1966 Mar;95(3): 297–306.

[7] Dzsinich C, Gloviczki P, McKusick MA, Pairolero PC, Bower TC, Hallett JW, et al. Surgical management of renal artery aneurysm. Cardiovasc Surg Lond Engl. 1993 Jun;1(3):243–7.

[8] Calligaro KD, Dougherty MJ. Renal artery aneurysms and arteriovenous fistulae. In: Sidawy AN, Perler BA, editors. Rutherford's Vascular Surgery and Endovascular Therapy. 9th ed. Philadelphia: WB Saunders; 2019. p. 1696–703.

[9] Henke PK, Cardneau JD, Welling TH, Upchurch GR, Wakefield TW, Jacobs LA, et al. Renal artery aneurysms: a 35-year clinical experience with 252 aneurysms in 168 patients. Ann Surg. 2001 Oct; 234(4): 454–62; discussion 462–463.

[10] English WP, Pearce JD, Craven TE, Wilson DB, Edwards MS, Ayerdi J, et al. Surgical management of renal artery aneurysms. J Vasc Surg. 2004 Jul;40(1): 53–60.

[11] Steuer J, Bergqvist D, Björck M. Surgical Renovascular Reconstruction for Renal Artery Stenosis and Aneurysm: Long-Term Durability and Survival. Eur J Vasc Endovasc Surg Off J Eur Soc Vasc Surg. 2019 Apr;57(4): 562–8.

[12] Travis JA, Hansen KJ, Miller PR, Dean RH, Geary RL. Aneurysmal degeneration and late rupture of an aortorenal vein graft: case report, review of the literature, and implications for conduit selection. J Vasc Surg. 2000 Sep;32(3): 612–5.

[13] Stanley JC, Whitehouse WM, Zelenock GB, Graham LM, Cronenwett JL, Lindenauer SM. Reoperation for complications of renal artery reconstructive surgery undertaken for treatment of renovascular hypertension. J Vasc Surg. 1985 Jan;2(1): 133–44.

[14] Hansen KJ, Deitch JS, Oskin TC, Ligush J, Craven TE, Dean RH. Renal artery repair: consequence of operative failures. Ann Surg. 1998 May;227(5): 678–89; discussion 689–690.

[15] Pfeiffer T, Reiher L, Grabitz K, Grünhage B, Häfele S, Voiculescu A, et al. Reconstruction for renal artery aneurysm: operative techniques and long-term results. J Vasc Surg. 2003 Feb;37(2): 293–300.

[16] Paty PS, Darling RC, Lee D, Chang BB, Roddy SP, Kreienberg PB, et al. Is prosthetic renal artery reconstruction a durable procedure? An analysis of 489 bypass grafts. J Vasc Surg. 2001 Jul; 34(1): 127–32.

[17] Garfinkel HB, Rohr RE, Rottenberg RW. Angioplasty of a stenotic aorto-renal artery saphenous vein bypass graft to a single kidney. Am J Kidney Dis Off J Natl Kidney Found. 1984 Sep;4(2): 171–4.

[18] Kusakabe M, Sasaki H, Sato J, Akahane M, Miyata T, Ohtomo K. Percutaneous transluminal renal angioplasty with stenting for stenotic venous bypass grafts: report of two cases. SpringerPlus. 2013;2: 456.

[19] Rivitz SM, Kaufman JA, Cambria RP, Geller SC. Percutaneous aspiration thrombectomy of an acutely occluded aortorenal bypass graft. AJR Am J Roentgenol. 1995 Feb;164(2): 455–8.

[20] Robinson WP, Bafford R, Belkin M, Menard MT. Favorable outcomes with in situ techniques for surgical repair of complex renal artery aneurysms. J Vasc Surg. 2011 Mar;53(3): 684–91.

[21] Dean RH, Wilson JP, Burko H, Foster JH. Saphenous vein aortorenal bypass grafts: Serial arteriographic study. Ann Surg. 1974 Oct;180(4): 469–78.

[22] Stanley JC, Ernst CB, Fry WJ. Fate of 100 aortorenal vein grafts: characteristics of late graft expansion, aneurysmal dilatation, and stenosis. Surgery. 1973 Dec;74(6): 931–44.

[23] Lye CR, String ST, Wylie EJ, Stoney RJ. Proceedings: Aortorenal arterial autografts: late observations. J Cardiovasc Surg (Torino). 1976 Feb;17(1): 84–5.

[24] Lavigne J, Keppenne V, Limet R. Late rupture of a saphenous vein aortorenal graft. J Vasc Surg. 1999 Apr;29(4): 722–3.

[25] Bath J, Cho J-S. Aneurysm of a 32-year-old aortorenal saphenous vein bypass graft. Ann Vasc Surg. 2012 Nov;26(8): 1128.e7–1128.e10.

[26] Novotný J, Peregrin JH, Stríbrná J, Janousek R. Treatment of venous aortorenal bypass graft aneurysm using a stent-graft. Cardiovasc Intervent Radiol. 2010 Feb;33(1): 177–81.

[27] Hu H, Chen X, Wu Z, Zhao J, Huang B, Ma Y, et al. Aneurysmal Degeneration of an Aortorenal Bypass for Takayasu Renal Artery Stenosis: A Novel Endovascular Intervention. Ann Vasc Surg. 2018 May;49: 316.e1–316.e4.

[28] Dimitroulis D, Bokos J, Zavos G, Nikiteas N, Karidis NP, Katsaronis P, et al. Vascular complications in renal transplantation: a single-center experience in 1367 renal transplantations and review of the literature. Transplant Proc. 2009 Jun;41(5): 1609–14.

[29] Ngo TC, Lee JJ, Gonzalgo ML. Renal pseudoaneurysm: an overview. Nat Rev Urol. 2010 Nov; 7(11): 619–25.

[30] Che H, Men C, Yang M, Zhang J, Chen P, Yong J. Endovascular repair of a transplant renal artery anastomotic pseudoaneurysm using the snorkel technique. J Vasc Surg. 2014 Oct;60(4): 1052–5.

[31] Wilson WR, Bower TC, Creager MA, Amin-Hanjani S, O'Gara PT, Lockhart PB, et al. Vascular Graft Infections, Mycotic Aneurysms, and Endovascular Infections: A Scientific Statement From the American Heart Association. Circulation. 2016 15;134(20): e412–60.

[32] Swain TW, Calligaro KD, Dougherty MD. Management of infected aortic prosthetic grafts. Vasc Endovascular Surg. 2004 Feb;38(1): 75–82.

[33] Champion MC, Sullivan SN, Coles JC, Goldbach M, Watson WC. Aortoenteric fistula. Incidence, presentation recognition, and management. Ann Surg. 1982 Mar;195(3): 314–7.

[34] Hallett JW, Marshall DM, Petterson TM, Gray DT, Bower TC, Cherry KJ, et al. Graft-related complications after abdominal aortic aneurysm repair: Reassurance from a 36-year population-based experience. J Vasc Surg. 1997 Feb;25(2): 277–84; discussion 285–286.

[35] Shaigany A, Gillespie L, Mock JP, Vassarhelyi L, Danovitch SH. Aortoenteric fistula. A complication of renal artery bypass graft. Arch Intern Med. 1976 Aug;136(8): 930–2.

[36] Howard RJ, Leonard JJ, Howard BD. Renal arterychol-ecystoduodenal fistula. A late complication of dacron patch angioplasty for renal artery stenosis. Arch Surg Chic Ill 1960. 1978 Jul; 113(7): 888–90.

[37] Keeffe EB, Krippaehne WW, Rösch J, Melnyk CS. Aortoduodenal fistula: complication of renal artery bypass graft. Gastroenterology. 1974 Dec;67(6): 1240–4.

[38] Hobson JD. Endoscopic diagnosis of a bleeding fistula between a grafted renal artery and the duodenum. Gastrointest Endosc. 1976 Nov;23(2): 86–7.

[39] Campbell HC, Ernst CB. Aortoenteric fistula following renal revascularization. Am Surg. 1978 Mar;44(3): 155–8.

[40] Armstrong PA, Back MR, Wilson JS, Shames ML, Johnson BL, Bandyk DF. Improved outcomes in the recent management of secondary aortoenteric fistula. J Vasc Surg. 2005 Oct;42(4): 660–6.

[41] Bergqvist D, Björck M. Secondary arterioenteric fistulation–a systematic literature analysis. Eur J Vasc Endovasc Surg Off J Eur Soc Vasc Surg. 2009 Jan;37(1): 31–42.

[42] Kakkos SK, Papadoulas S, Tsolakis IA. Endovascular management of arterioenteric fistulas: A systemic review and meta-analysis of the literature. J Endovasc Ther Off J Int Soc Endovasc Spec. 2011 Feb;18(1): 66–77.

[43] Antoniou GA, Koutsias S, Antoniou SA, Georgiakakis A, Lazarides MK, Giannoukas AD. Outcome after endovascular stent graft repair of aortoenteric fistula: A systematic review. J Vasc Surg. 2009 Mar;49(3): 782–9.

[44] Orion KC, Abularrage CJ. Renal artery aneurysms: movement toward endovascular repair. Semin Vasc Surg. 2013 Dec;26(4): 226–32.

[45] Chee YE, Liu SE, Irwin MG. Management of bleeding in vascular surgery. Br J Anaesth. 2016 Sep;117 Suppl 2: ii85–94.

[46] Cosgriff N, Moore EE, Sauaia A, Kenny-Moynihan M, Burch JM, Galloway B. Predicting life-threatening coagulopathy in the massively transfused trauma patient: hypothermia and acidoses revisited. J Trauma. 1997

May;42(5): 857–61; discussion 861–862.

[47] Zink KA, Sambasivan CN, Holcomb JB, Chisholm G, Schreiber MA. A high ratio of plasma and platelets to packed red blood cells in the first 6 hours of massive transfusion improves outcomes in a large multicenter study. Am J Surg. 2009 May;197(5): 565–70; discussion 570.

[48] Duchesne JC, Hunt JP, Wahl G, Marr AB, Wang Y-Z, Weintraub SE, et al. Review of current blood transfusions strategies in a mature level I trauma center: were we wrong for the last 60 years? J Trauma. 2008 Aug;65(2): 272–6; discussion 276–278.

[49] Inaba K, Rizoli S, Veigas PV, Callum J, Davenport R, Hess J, et al. 2014 Consensus conference on viscoelastic test-based transfusion guidelines for early trauma resuscitation: Report of the panel. J Trauma Acute Care Surg. 2015 Jun;78(6): 1220–9.

[50] Bhamidipati CM, Coselli JS, LeMaire SA. Perfusion techniques for renal protection during thoracoabdominal aortic surgery. J Extra Corpor Technol. 2012 Mar;44(1): P31–37.

[51] Crutchley TA, Pearce JD, Craven TE, Edwards MS, Dean RH, Hansen KJ. Branch renal artery repair with cold perfusion protection. J Vasc Surg. 2007 Sep;46(3): 405–12; discussion 412.

[52] Dean RH, Meacham PW, Weaver FA. Ex vivo renal artery reconstructions: indications and techniques. J Vasc Surg. 1986 Dec;4(6): 546–52.

[53] Klausner JQ, Lawrence PF, Harlander-Locke MP, Coleman DM, Stanley JC, Fujimura N, et al. The contemporary management of renal artery aneurysms. J Vasc Surg. 2015 Apr;61(4): 978–84.

[54] Ekeström S, Liljeqvist L, Nordhus O, Tidgren B. Persisting hypertension after renal artery reconstruction. A follow-up study. Scand J Urol Nephrol. 1979;13(1): 83–8.

股－腘动脉瘤开放修复术并发症

Complications of open repair of femoral and popliteal aneurysms

Farah Mohammad　Mitchell Weaver　著

李晓健　译

第 24 章

一、诊断、预防和治疗

与涉及主动脉和髂动脉段的动脉瘤相比，血管外科医生遇到股腘动脉段的退行性动脉瘤的频率要低得多，而且这些动脉瘤的修复及其修复术后并发症也是如此。尽管涉及股动脉和腘动脉的动脉瘤通常是开放手术择期修复，而且其效果令人满意，但这些手术像所有的血管外科手术一样，可能伴有并发症，通常为桥血管通畅性下降 / 肢体缺血、伤口并发症 / 感染，以及晚期随访过程中疾病的进展。为了预防并发症并在发生并发症时给患者最好的结局，可以采取以下几个步骤：确保最初手术符合适应证，医学角度上手术能使患者获益，手术方式合适，以及并发症发生时能及时发现并治疗。

（一）初次修复术适应证

股 – 腘动脉段动脉瘤的自然病程和真实发病率不像主动脉瘤那样明确。退行性腘动脉动脉瘤（图 24-1）是最常见的外周血管真性动脉瘤，而且发病率比退行性股动脉瘤低，股动脉瘤通常局限于股总动脉或累及股浅动脉或股深动脉的近端。孤立的股浅动脉或股深动脉动脉瘤并不常见。建议所有适合手术的症状性股动脉瘤或腘动脉瘤患者行修复治疗。症状可能是因动脉血栓形成、血栓栓塞或（极少情况下破裂）引起危及肢体的急性缺血，或表现为跛行或组织坏死的慢性

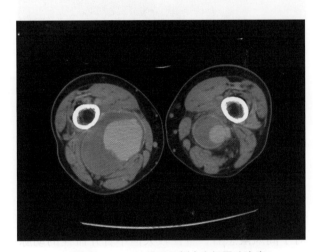

▲ 图 24-1　CTA 显示双侧大直径腘动脉瘤

缺血症状，这些症状由于无症状慢性闭塞隐匿起病。动脉瘤也可能表现为局部神经或静脉因受压引起疼痛、感觉异常或肢体肿胀等症状[1-3]。

在影像学检查中偶然发现的无症状动脉瘤或在体格检查中发现的搏动性肿块均需要进行评估。这些动脉瘤的理想治疗方法尚不清楚。多项研究发现，多达 35% 的腘动脉瘤患者在随访中会出现缺血性并发症，而出现症状的患者需要截肢可能性高达 25%，因此传统认为腘动脉瘤直径 ≥ 2.0cm 可考虑择期修复[1-3]。传统上认为股动脉瘤手术干预的直径标准是 ≥ 2.5cm（图 24-2），但最近一项研究建议择期股动脉瘤修复的直径标准应增加到 ≥ 3.5cm[4]。动脉瘤修复时需要考虑其他因素，包括存在血栓，因为对于合并血栓的

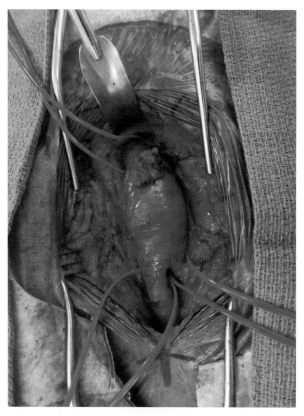

▲ 图 24-2　常见股动脉瘤术中照片

低风险患者，直径较小的动脉瘤也应择期修复；对于高风险患者，直径较大但不合并血栓的动脉瘤也可进行保守观察。还应考虑动脉远端流出道，因为远端动脉闭塞可能是其他无症状患者慢性栓塞的证据。在手术决策上，要权衡非卧床／功能良好、总体健康状况和多种合并症等，还要充分考虑卧床高危患者接受择期和预防性手术的风险获益比。

尤其对于腘动脉瘤，严重扭曲或成角可能会增加血栓形成的风险，决定干预时应充分考虑。另外一个需要特别提及情况，是腘动脉瘤完全血栓形成并且患者无症状或仅有跛行时，这些患者并不是想当然的认为需要外科干预，其他干预的指征与动脉粥样硬化性周围血管闭塞性疾病引起的跛行相同。

（二）股动脉瘤修复术及并发症

初次股动脉瘤修复术通常比较简单，通常是沿股动脉走行纵向切开。通过牵拉腹股沟韧带显露髂外动脉远端以获得足够的近端显露。在少数情况下，如果需要更多的近端显露，可以在腹股沟上做斜切口并游离到腹膜后间隙，以获得较好的髂外动脉显露。如果是孤立股总动脉末端动脉瘤，可以在远端股总动脉分叉处用环形阻断带阻断。如果累及股浅动脉或股深动脉近端，可能累及一支或两血管，如果两根动脉都通畅，可以行其中一支动脉血管重建，另外一支血管行直接移植或借助一个短的人工血管完成移植术。患者在动脉阻断前需进行全身肝素化。采用类似于腹主动脉瘤修补术的技术，在不切除动脉后壁的情况下，理论上可以减少对周围结构的损伤。重建通常采用聚四氟乙烯（Goretex）或聚对苯二甲酸乙二醇酯（Dacron）人工血管移植，这样可以实现良好的尺寸匹配，并已证实具有良好的通畅性；当然，也可以使用大小合适的静脉移植物。孤立股浅动脉或股深动脉动脉瘤也可以通过切除或结扎动脉并通过间隙旁路术来修复。

手术结果通常满意，并发症发生率和死亡率较低。最近 Lawrence 等对 182 例 236 个退行性股动脉瘤患者进行了 177 次外科修复术和 3 次腔内修复（孤立股浅动脉瘤），早期死亡率非常低，仅死亡 2 例（1 例心肌梗死和 1 例多器官衰竭）。报道的并发症有感染（6%）、出血（2%）和血清肿（3%）。无近远期截肢的报道[4]。短段和良好的流入和流出道使得这些旁路术具有良好的通畅率和保肢率。因此，如果这种旁路手术合并早期血栓形成，首先考虑是否存在吻合技术上的失误或动脉流入道或流出道病变导致失败。切口相关并发症的处理将在第 26 章进一步阐述。

二、腘动脉瘤修复及并发症

关于腘动脉瘤开放手术修复，需要两方面的考量：一是入路，内侧入路或是后入路；二是所使用的桥血管，是自体静脉血管或人工血管。报道中，内侧入路（图 24-3）是最常见的入路，其优点是大多数外科医生对该入路比较熟悉，并且该入路灵活性较大，便于近端和远端显露。这在

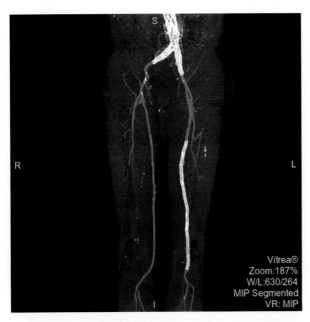

▲ 图 24-3　双侧胭动脉动脉瘤患者 CTA 显示右下肢股总动脉至膝下胭动脉旁路术（原位大隐静脉）修复右胭动脉动脉瘤，左下肢腔内修复左胭动脉动脉瘤。注意：主动脉－双髂覆膜支架植入修复主动脉瘤

动脉瘤向近端延伸并累及股浅动脉，或以更远端 / 胫动脉为目标作为流出道的情况下很重要。内侧入路也可方便显露大隐静脉。使用内侧入路，结扎动脉瘤的近端和远端并通过血管旁路重建。应尽可能结扎所有动脉瘤分支，以防止动脉瘤腔持续压力和增大。对于较大的动脉瘤，也可能需要打开动脉瘤并从瘤腔内结扎分支血管，以降低瘤腔内压力。内侧入路通常需要较长的旁路血管，特别是远端流出道受累时（图 24-4），应首选大隐静脉。

后入路（图 24-5）是在胭动脉瘤上做 S 形或阶梯状切口，注意避免切口垂直跨越膝关节皱褶。在接近动脉时，应保持在神经主干和静脉内侧游离。这种入路对于局限性胭动脉瘤非常理想，特别是神经或静脉受压的病例，因为这种入路可以完全切除动脉瘤并解除占位效应。然而，

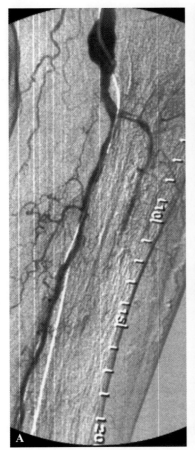
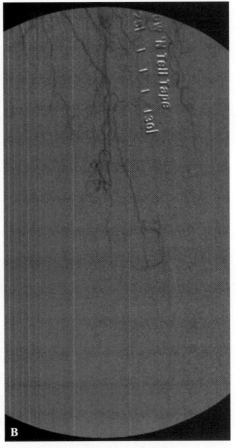

▲ 图 24-4　DSA 显示左下肢重度缺血和胭动脉动脉瘤合并血栓

A. 接触性导管溶栓治疗后，一支血管胫动脉（腓动脉）血流恢复，但胫动脉流出道血流仍严重受损；B. CDT 治疗前，未见胫动脉

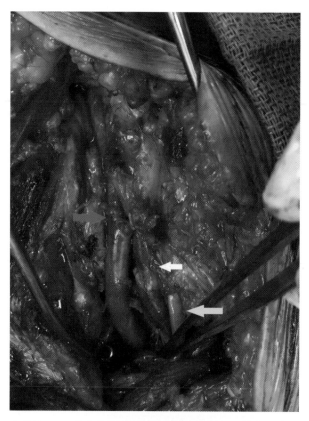

▲ 图 24-5 后入路腘动脉瘤修复术中照片，红箭为原位动脉与内侧的移植静脉吻合，蓝箭为腘静脉，黄箭为神经（彩色版本见书末）

这种入路会严重限制动脉瘤近端和远端的显露。而且该入路向近端延伸是内收肌管，向远端延伸是胫前动脉开口。由于该入路无法取得合适大小自体大隐静脉，并且这是我们首选的移植物，这种入路通常也允许进行非常短的旁路，据报道在该位置使用人工血管修复腘动脉瘤也具有令人满意的结果。Phair 等最近的一项 Meta 分析显示，包括 1427 名患者（338 名后入路和 1089 名内侧入路）的 7 项研究表明，在通畅性、动脉瘤切除和再干预方面，后入路优于内侧入路；然而，作者也承认因为这些研究是回顾性分析而不是随机对照研究，缺乏高级别对比数据[5]。

总的来说，腘动脉瘤择期修复术的结果非常令人满意，其效果明显优于急诊修复手术。静脉移植物的长期通畅性要比人工血管好。Huang 等对 336 例腘动脉瘤修复后移植物（242 例静脉移植物和 94 例人工移植物）的通畅度进行了研究。

该系列研究显示，5 年一期和二期通畅率非常高，静脉移植物（94% 和 85%）与人工血管（63% 和 50%）[6]。Dawson 等在对文献的回顾分析中，报道 1673 例患者的 2445 例腘动脉瘤，静脉移植物 5 年通畅率为 77%～100%，而人工移植为 29%～74%，由此得出结论，桥血管类型、出现的症状和远端血管质量与手术结果相关[1]。然而，在其他系列数据中对人工血管更有利，Pulli 等报道了 152 例腘动脉瘤修复术、118 例 PTFE 移植物（71.5%）和 34 例静脉移植物（79.9%），60 个月时通畅性统计无明显差异[7]；Beseth 等回顾了一系列 30 例经后入路腘动脉瘤修复术，25 例患者使用 PTFE 人工血管和 5 例患者使用涤纶人工血管，中位随访时间为 21.5 个月，25 名患者有两支或三支流出道。2 年一期和二期通畅率分别为 92.2% 和 95.8%，保肢率为 100%[8]。也可能是因为这些患者具有良好的流出道，或重建的血管旁路非常短。

据报道，腘动脉瘤并发症发生率和死亡率都很低。与所有血管重建手术一样，它们通常包括全身并发症、伤口/感染并发症和移植物失功/肢体缺血并发症。通过选择合适的患者、确保改善心肺状态、戒烟及控制高血压、血脂异常、慢性阻塞性肺疾病和贫血等合并症，可以最好地避免全身并发症。通过恰当的组织处理和细致的切口闭合，可最好地避免伤口并发症。减少伤口感染的方法包括确保适当的围术期抗生素应用、适当的皮肤准备、术中患者保暖及避免出血。若人工移植物感染，通常需要取出移植物并通过未感染区域重做旁路。关于伤口和感染处理的进一步探讨见第 26 章。

一旦出现早期移植物失功，应该怀疑是否存在手术技术失误，这可能包括近端或远端吻合口并发症，或移植物迂曲或扭结。应评估流入道是否有足够的血流，并确保近端没有明显异常血流动力学的病变影响其通畅性，同时还应评估流出道，流出道较差和血流量不足可能会导致早期移植物血栓形成。应检查吻合口是否存在缝合技术缺陷。还应检查旁路血管整个行程上有无迂曲、扭结或可能受压的部位。对于静脉旁路，应检查静脉是否哪个节段有问题或残留有静脉瓣。考虑到患者高凝状态和桥血管血栓形成，还应抗凝治疗。可通过球囊导管取栓，也可局部灌注溶栓药物，如组织纤溶酶原激活因子。一旦桥血管的血流恢复，移植物及其近端和远端动脉可以进一步行 DSA 检查（如果未发现充盈缺损，可以使用多角度投影）或双功超声检查。如果认为是桥血管导致手术失败，若原移植物是人工血管，并且有质量满意的静脉，可考虑重新做静脉旁路。如果原来的桥血管是静脉，感觉质量较差，可考虑用质量更好的静脉（如果有）或人工血管重新做血管重建。

对于晚期移植物失功，是否治疗取决于症状的严重程度。晚期移植物失功可能表现为常规随访中踝肱指数下降和（或）术前缺血症状复发，甚至严重急性肢体缺血。对于急性下肢缺血患者，可使用 Rutherford 分级评估下肢缺血程度[9]，包括感觉功能、运动功能和是否有足部血流信号。那些神经功能存在缺陷的患者需要更紧急的

干预，以期实现保肢。另外，对于无症状或轻度跛行的患者，仅需保守观察。

移植物闭塞的诊断，常通过体格检查发现移植物和远端搏动消失，并能通过双功超声确诊。CT 血管成像和经动脉造影不仅能明确移植物闭塞，还可以评估流入道和流出道情况。如果认为移植物内为急性血栓形成，在患者情况允许的情况下，可在血管造影时直接行 CDT 治疗。这可能会挽救旁路血管并显露血栓处病变，对其进行治疗，以防止血栓复发。

其他治疗方案包括在评估可能存在的潜在病变能被处理后，尝试手术行移植物取栓术，或在确定合适的流入和流出道，并且管腔足够情况下重新行旁路术。通过结扎和旷置动脉瘤行旁路手术进行腘动脉瘤修复的另外一个晚期并发症是可能导致动脉瘤继续生长。原因是手术时未结扎腘动脉的膝关节分支而导致动脉瘤腔内持续保持动脉压力。动脉瘤持续生长可能引起类似神经受压的症状、静脉受压后引起肿胀和疼痛。治疗方法包括切除动脉瘤或动脉瘤探查并清除其内容物，同时从动脉瘤腔内充分缝合反流的分支。

参考文献

[1] Dawson I, Sie RB, van Bockel JH. Atherosclerotic popliteal aneurysm. British journal of surgery. 1997;84(3): 293-9.

[2] Szilagyi DE, Schwartz RL, Reddy DJ. Popliteal arterial aneurysms. Their natural history and management. Archives of surgery (Chicago, Ill: 1960). 1981;116(5): 724-8.

[3] Vermilion BD, Kimmins SA, Pace WG, Evans WE. A review of one hundred forty-seven popliteal aneurysms with long-term follow-up. Surgery. 1981;90(6): 1009-14.

[4] Lawrence PF, Harlander-Locke MP, Oderich GS, Humphries MD, Landry GJ, Ballard JL, et al. The current management of isolated degenerative femoral artery aneurysms is too aggressive for their natural history. Journal of vascular surgery. 2014;59(2): 343-9.

[5] Phair A, Hajibandeh S, Hajibandeh S, Kelleher D, Ibrahim R, Antoniou GA. Meta-analysis of posterior versus medial approach for popliteal artery aneurysm repair. Journal of

vascular surgery. 2016;64(4): 1141-50.e1.

[6] Huang Y, Gloviczki P, Noel AA, Sullivan TM, Kalra M, Gullerud RE, et al. Early complications and long-term outcome after open surgical treatment of popliteal artery aneurysms: is exclusion with saphenous vein bypass still the gold standard? Journal of vascular surgery. 2007;45(4): 706-13; discussion 13-5.

[7] Pulli R, Dorigo W, Troisi N, Innocenti AA, Pratesi G, Azas L, et al. Surgical management of popliteal artery aneurysms: Which factors affect outcomes? Journal of vascular surgery. 2006;43(3): 481-7.

[8] Beseth BD, Moore WS. The posterior approach for repair of popliteal artery aneurysms. Journal of vascular surgery. 2006;43(5): 940-4; discussion 4-5.

[9] Rutherford RB. Clinical staging of acute limb ischemia as the basis for choice of revascularization method: when and how to intervene. Seminars in vascular surgery. 2009;22(1): 5-9.

第25章 主股动脉旁路术并发症

Complications of open aortofemoral bypass

Elizabeth A. Blazick　著

刘剑扬　译

动脉粥样硬化性的主髂动脉闭塞症虽然不如下肢动脉硬化闭塞症常见，但仍是中老年患者下肢缺血的常见原因。单纯的主髂动脉闭塞症由于侧支循环充足很少引起严重的下肢缺血，但仍会导致部分患者髋部、臀部、大腿和小腿的致残性跛行。当合并下肢动脉病变时，可能会出现严重的肢体缺血。男性患者可能因为阴部内动脉灌注不足而导致阳痿。Leriche 综合征的三联征，即阳痿、大腿和臀部跛行、股动脉搏动减弱，可用于主髂动脉闭塞症的诊断。有时尽管有良好的静息灌注压和远端动脉搏动，主髂动脉内的粥样硬化斑块碎片脱落也可导致远端的足部末梢血管栓塞，出现"蓝趾综合征"，并导致严重的疼痛和潜在的截趾风险。

通常，尽管主髂动脉闭塞症患者与下肢动脉疾病患者有许多相同的危险因素，如吸烟、糖尿病、高胆固醇血症和高血压等，但出现跛行症状时往往更年轻。对于严重的、生活受限的跛行患者，在合并症得到充分药物治疗后，可考虑行开放手术重建主髂动脉血供。对于任何有肢体严重缺血或有动脉栓塞事件的患者，也应考虑手术治疗。

术前检查传统上使用正规的诊断性血管造影确定病变的范围，但目前很大程度上已被 CTA 或 MRA 等无创轴位成像检查所取代。TASC Ⅱ 根据疾病范围制订了一线治疗方案。其中经皮球囊扩张术是治疗 TASC A 或 B 级病变（局灶性，3～10cm 短节段病变，单侧或双侧）的一线方案。而开放手术通常用于治疗长节段闭塞或弥漫性病变[1]。随着血管内技术和设备的进步，长期以来被认为是治疗主髂动脉闭塞症金标准的主动脉双股动脉旁路术（aortobifemoral bypass，ABF）越来越多地用于更复杂的患者。考虑到围术期并发症，这种影响表现在两方面：开放手术量正逐渐减少；开放手术目前用于一些经皮穿刺失败，对解剖要求更高的复杂病变。治疗主髂动脉闭塞症的这一趋势，使所有做此手术的外科医师意识到了 ABF 并发症的重要性，以降低风险，并及时识别和处理可能发生的任何并发症。

一、简要技术总结

术前计划对手术顺利成功实施至关重要。注意近端病变的范围，以确定合适的阻断区域，确认近端吻合时有合适的主动脉。还应注意左肾静脉的解剖位置在主动脉前面还是后面，以避免在游离或阻断过程中意外损伤。近端吻合可以采用端端吻合或端侧吻合的方式。多数外科医生倾向于端端吻合，但对于重要分支失去灌注，如髂内动脉或肠系膜下动脉仅由主动脉顺行血流灌注，因髂外动脉闭塞不能由股动脉吻合口逆向血流灌注的患者仍应采用端侧吻合（图 25-1）。另外术前应仔细研究股动脉影像，以明确手术时是否需进一步行动脉内膜切除术或股深动脉成形术。一般来说，移植物的型号应根据股动脉的直径来选

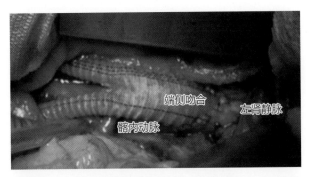

▲ 图 25-1　在主动脉的肾血管水平行端侧吻合，注意要确保将人工血管的主干修剪的较短

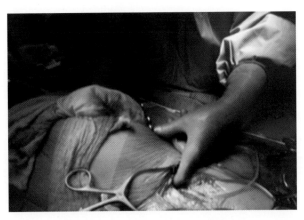

▲ 图 25-2　使用手指钝性分离隧道

择，以免吻合口出现严重的大小不匹配。

　　患者采用仰卧位，两侧消毒范围由乳头至膝盖。传统上，为避免腹部切口的隐性热量损失，一般先做两侧腹股沟切口。但我们的经验表明，手术时间越长，显露的腹股沟切口感染的风险越高，因此我们的做法是先做腹部正中切口显露主动脉。对于有多次腹部手术史的患者，可采用腹膜后入路。开腹后将横结肠向上方反折，并用湿纱垫包裹。随后使用电刀切断十二指肠悬韧带，并结扎肠系膜下静脉。将小肠放置到腹腔右侧，用湿纱垫包裹，并使用 Omni 或 Bookwalter 栅栏样或类似的宽大的牵开器牵开小肠。如果是前位肾静脉，需要进行仔细辨认和游离，并用硅胶管悬吊。随后游离出肾动脉用硅胶管悬吊。结扎肠系膜下动脉。此时游离股动脉，应注意结扎跨越髂外动脉的静脉分支血管，以避免在做隧道时损伤。为避开输尿管，应钝性游离隧道，术者可将手指直接放在髂血管上方，以确保隧道位于输尿管的后方（图 25-2）。隧道游离好后，使用烟卷式引流管穿过隧道，然后开始肝素化。

　　做端端吻合时，如果可以在肾动脉下方阻断，就不需中断肾脏血流。但如果病变的近端位于肾动脉水平，则需在肾上阻断，即使是短暂阻断。为防止栓塞，肾动脉可用环线或哈巴狗夹阻断。横断主动脉时要注意确保有足够的空间将阻断钳移到肾下，同时留下足够吻合空间。应切除一部分肾下主动脉以确保人工血管可以按直行解剖位置摆放。可以使用 Penfield 或类似的剥离子

对主动脉残端进行环状动脉内膜切除术。随后冲洗肾动脉，肾动脉下方再次阻断主动脉，移除肾上阻断钳，最大限度减少肾缺血时间。如果做端侧吻合，通常使用打孔器在肾动脉水平或肾动脉下方打孔，然后修剪两分支人工血管，留下较短的人工血管主干，3-0 Prolene 线完成吻合（图 25-1）。

　　近端吻合完成并止血后，使用隧道钳沿预留的引流管下方穿过隧道，夹住人工血管分支，牵引穿过隧道，再次小心避免损伤输尿管或静脉血管。血管分支需保持足够牵引的张力，以避免过长或扭曲，随后完成端侧吻合，如有必要，同时行股动脉内膜切除术和修补术。最后分层缝合腹部和腹股沟[2-6]。

二、死亡率和并发症

　　总体而言，选择性 ABF 的死亡率为 1%～3.6%[7-9]，而并发症的发生率则高达 20%。死亡率会随着并发症的增加而升高，无并发症患者的死亡率可低至 0.5%，如发生一个主要并发症则死亡率升至 10%，如伴随三个或以上主要并发症则死亡率可高达 36%。并发症和死亡率因高龄、组织缺失、基础肾功能不全（死亡风险将增至 3 倍）、冠心病（死亡风险会增至 2 倍）升高。高血压、吸烟、不同手术方式（中线 vs. 腹膜后）、糖尿病或不同 BMI 患者的并发症差异无统计学意义。内科治疗的并发症（如心脏病、肺部疾病等）

（15%）比手术并发症（8.2%）发生率更高[7]。术前适当的患者选择和精细的麻醉与围术期管理，可使内科并发症预防与治疗的结果大幅改善。因此本章的其余部分将集中讨论手术并发症的相关问题[10-13]。

三、并发症

1. 血栓形成 / 移植物失功。

2. 移植物感染。

3. 出血。

4. 非血管剖腹手术并发症（腹疝、肠梗阻）。

5. 肠缺血。

6. 腹股沟并发症（淋巴囊肿、血肿、局部伤口感染 / 裂开）。

7. 主动脉肠瘘 / 糜烂。

8. 输尿管损伤 / 梗阻。

9. 性功能障碍。

10. 乳糜性腹水。

11. 吻合口假性动脉瘤。

（一）血栓形成 / 移植物失功

1. 概述和发生率

主动脉双股动脉旁路术具有良好的早期和晚期通畅性。多项研究表明，其 5 年通畅率为 85%～ 92%，10 年 通 畅 率 为 70%～75%[9, 14-16]。而移植物内血栓形成是该手术最常见的晚期并发症。导致移植物内早期血栓形成的可能原因是栓塞、技术性错误，如移植物扭曲、移植物受压、吻合口狭窄或远端血流量不足等。晚期血栓形成可能与动脉粥样硬化性疾病的进展有关。

2. 预防 / 避免

近端采用端端吻合或端侧吻合在远期通畅率方面没有差别。事实上，移植物 – 股动脉吻合是预防移植物内血栓形成的术中关键技术环节，也是保证移植物晚期通畅最重要的决定因素。股深动脉血流通常无阻至关重要，须务必术中加以证实（图 25-3）。如果股深动脉有狭窄，应同时行股深动脉成形术，或将移植物与股动脉吻合口下

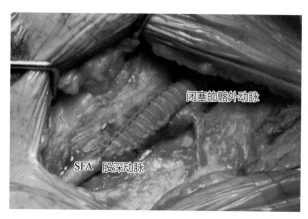

▲ 图 25-3　股动脉吻合，确保股深动脉以远血流通畅

移跨越做在病变部位。有作者建议所有移植物与股动脉吻合口均应采用图中所示方法进行吻合，以防止动脉粥样硬化的进展或吻合导致的股深动脉"功能性"梗阻[6, 17]。

移植物两分支血栓形成或完全性的移植物闭塞比单侧分支血栓形成更为罕见，其通常是由流入受阻所导致。将近端吻合口的位置做的尽量靠近肾动脉，可避免吻合口上方自体主动脉粥样硬化病变进展对吻合口血流的影响。

3. 治疗

早期移植物内血栓形成通常需要手术干预以切除血栓，并修复潜在的手术技术层面的问题，或者干预下肢动脉以改善流出道问题。晚期单侧分支的血栓形成可以通过经皮导管定向溶栓或切开取栓治疗。经常溶栓成功后，会发现血栓形成的原因是流出道口的狭窄，仍需进一步开放手术处理。所以开放手术行血栓切除可能更为可取，因为可以同时处理远端吻合口狭窄的问题，使患者只需一次手术，避免多次手术。最初可以使用标准的 Fogarty 取栓导管来取栓，但使用专门的螺旋形黏附性导管或移植物取栓导管比单独使用球囊导管对于清除纤维蛋白更好，更能清除粘连的血凝块。取栓应在透视引导下进行，并使用球囊堵塞对侧血管，以防止栓塞碎片冲入。如果血栓切除不成功，则股 – 股转流术可作为重建患肢血供的"救命稻草"，所以只要行单侧血栓切除，就需要做好转流的相应准备。

通常单侧肢体血栓由于侧支循环的存在往往临床表现为跛行，但仍有近 1/4 的患者会出现急性严重的肢体缺血。此类患者通常伴随有膝下动脉疾病，应在术前询问相关病史。在给他们行血栓切除时可能需要做额外的下肢动脉转流术。

双侧或完全性的移植物闭塞通常是由于血流流入问题，此时应该考虑移植物原位替换或腋 - 双股动脉旁路术，而不是经腹股沟行双侧血栓切除术。

4. 远期影响 / 结果

在出现严重肢体缺血的患者中，修正后的长期通畅率为 68%，肢体保留率为 85%[18]。

（二）移植物感染

1. 概述和发生率

主动脉移植物感染是一种罕见（0.2%～5%）[19] 但严重的并发症。感染通常由手术时患者体内其他部位的细菌入侵导致。其中来源于皮肤的细菌最为常见，另外术后的皮肤破损也可导致细菌入侵[7, 20]。更罕见的情况是，移植物与胃肠道之间的接触也可能导致感染，我们在关于主动脉肠瘘的章节中会对此有更深入的讨论。众所周知，移植物感染很难诊断，但如果漏诊并任其发展可能会导致全身脓毒症，当感染侵及股动脉或主动脉吻合口时，可能会导致吻合口破裂、形成假性动脉瘤或出血。虽然移植物感染可发生在术后任何时期，但从最初的手术到出现感染症状的平均时间为 41～62 个月。如果治疗不当，死亡率（40%）、肢体丧失率（11%）和再感染率（18%）都很高[21]。

2. 预防和避免

伴随或院内感染，特别是血流感染败血症、尿路感染和伤口感染是移植物感染的强预测因子。此外，高龄也被确定是移植物感染的独立危险因素。因此术前检查应特别注意任何形式的感染源，如果患者临床情况允许，手术应推迟直到感染得到充分控制。术后应精心护理以免切口溃破。

3. 治疗

移植物感染的患者可能表现为暴发性脓毒症，但更多的是很难诊断无症状性感染。患者可能会表现出腹部或背部疼痛或压痛。切口尤其是移植物更靠近皮肤的腹股沟切口，可能显示为皮肤红斑或窦道（图 25-4）。实验室检查可能显示白细胞增多或炎性标志物升高。影像学通常显示移植物周围有液体或气体影（图 25-5）。

除应用抗生素外，治疗主动脉移植物感染的主要方法是完全切除移植物，并对局部感染组织进行清创。清创完成后有以下几种重建方式可供选择：解剖外旁路术或使用低温保存（尸体）的同种异体移植物、牛心包、利福平浸泡的假体和自体静脉的新主 - 髂动脉系统（neo-aortoiliac system，NAIS）进行原位重建。所有的手术方法都有优缺点，对于感染的主动脉移植物没有单一的"最佳方法"。治疗应该基于感染细菌的致病力、手术的紧迫性（是破裂的感染性假性动脉瘤还是无症状感染），以及患者的整体健康状况、是否有合并症。

解剖外旁路术一直以来被认为是感染的主髂动脉移植物切除后进行重建的金标准。该手术被公认的好处是使新的移植物材料通过隧道远离原感染部位，理论上降低了再次感染的风险。而缺点是需要在原 ABF 的近端吻合处横断缝合并留下存在压力的主动脉残端。为此还必须将自体主动脉组织一直清除到健康组织，这个过程中通常

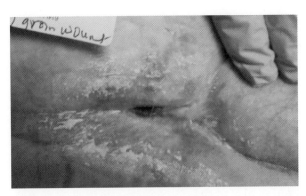

▲ 图 25-4　1 例潜在的移植物葡萄球菌感染患者，腹股沟切口显示轻度红斑和慢性窦道

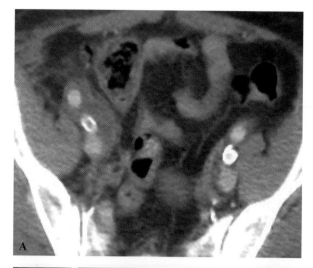

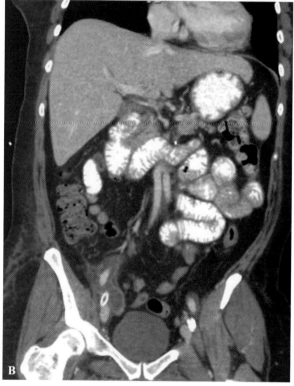

▲ 图 25-5　主动脉双股动脉旁路术后 1 个月，CT 扫描显示右侧分支血管周围可见边缘强化的液体聚集

需要 Prolene 线多次缝合。一些作者主张，如果主动脉壁较脆弱，缝合时可用毛毡条加固，但这有将异物存留在感染区域的风险。需将大网膜瓣放置在适当的位置以加固残端，并使之与肠道隔离。远端可以重建到股深动脉甚至腘动脉，以避免在污染的腹股沟区重建，并用肌瓣覆盖吻合口。

冷冻保存的同种异体移植物重建是最快速的重建方法之一，并且是上述方法中再感染率最低的方法之一，仅略次于使用自体静脉重建。使用通常受限于移植物供体的可用性和有限的大小或长度，特别是在急诊或限期手术的情况下。因为大多数机构没有可以立即使用的移植物，必须预订合适的方可进行。当冷冻保存的同种异体移植物不能立即获得，用牛心包自制移植物可能是一个更好的选择，并且两种方法显示出同样低的再感染率[22]。使用抗生素浸润的涤纶移植物是另外一种选择，尤其是对于那些被低毒力细菌感染的患者，方法通常是在术中用 20ml 生理盐水稀释的 1200mg 利福平溶液浸泡移植物。

NAIS 手术中使用的自体静脉，通常是获取的双侧股静脉，然后将其近端拼接在一起做成分叉的静脉移植物。这是抗再感染率最好的（＜ 2%），但也是目前为止最具有创性和最费力的重建手术，在虚弱或病情不稳定患者中应用受限。该手术需由两个外科团队完成，一个团队进行"干净的"静脉采集和移植物构建，而另一个团队同时或顺序进行原移植物切除和清创。下肢取静脉切口关闭后，将新的主髂静脉移植物植入原位。NAIS 手术的长期通畅率很高，5 年为75%～91%[23, 24]。

在特定情况下，也可以考虑保留原移植物。对于那些局灶性感染的患者，例如感染仅限于单侧腹股沟或分支、细菌毒力低、没有全身脓毒症表现，不完全切除移植物也能够治疗成功。而对另一种极端情况，如虚弱或腹部症状严重的患者，如果完全切除移植物，死亡率将非常高，这时也可以考虑保留移植物。在治疗上，一般仍包括对感染部位的系列清创手术，最好使用静脉管道进行节段性血管重建，考虑使用抗生素浸泡移植物，以及长期静脉应用抗生素等。另外，术中微生物培养数据是最重要的，对于强毒力菌株如假单胞菌感染的病例，应行标准的移植物彻底清除[23, 25]。

4. 长期影响 / 结果

预后很大程度上取决于移植物受累的部位和程度、再次行紧急术控制脓毒症及患者的基本情况[26]。抗生素应在术中培养的指导下应用，术后至少持续应用 6 周，但在某些情况下可能需要长期甚至终身使用。

这些患者再感染率可高达 25%，因此必须进行长期监测[27]。尽管最初解剖外旁路术被认为再感染的风险很低，因为它距离受感染的部位较远，但在文献报道中却被证实其再感染率高达 27%[28]。另外，在对移植物感染行血运重建时血栓形成也更为常见，可导致多达 1/3 的患者失去肢体[29]。

解剖外旁路患者，影响长期发病率和死亡率的最大风险之一是主动脉残端破裂，其发生率可高达 23%。这使得许多外科医生更愿意采用前述的其他原位重建的方法，而且研究表明，使用抗生素浸泡的移植物重建的患者，死亡率比接受解剖外旁路死亡率要低[30]。

22% 的主动脉肠瘘手术患者发现有葡萄球菌或潜在生物膜的移植物感染，这表明未经治疗的无症状感染可能在瘘管的发展中发挥了作用。细菌的形成更多地表明其是一种致病性作用，而不是胃肠道定植的结果[31]。

（三）出血

1. 概述和发生率

术后早期出血是相对少见的并发症，发生率为 1%～2%[2, 4]。纵向研究表明 ABF 术中的失血量有所增加，这可能是由手术复杂性增加和外科医生开放血运重建的经验减少所致，因为主髂动脉疾病的腔内治疗越来越普遍，以至于开放手术仅用于更为复杂或之前血运重建失败的病例[20]。最后，术后出血（> 28 天）通常是由侵袭性移植物感染导致的吻合口破裂所致。

2. 预防和规避

避免术中出血的最佳方法是熟悉解剖结构，尤其是静脉结构评估，基于术前影像和对高危静脉结构的认知。大多数患者在手术前接受 CT 扫描，了解是否有异常的主动脉后型肾静脉或异常的下腔静脉（左侧或双侧）是必要的，以免在解剖或钳夹过程中造成损伤。其他在解剖过程中容易损伤的静脉包括肠系膜下静脉、肾上腺静脉、性腺静脉、腰静脉和髂静脉。

抗血小板或抗凝药物治疗的患者，术前用药应根据具体情况进行管理。阿司匹林尽管与出血性并发症的风险略高有关，但已被证明可以降低术后死亡率，通常可以在手术过程中继续使用。心脏外科文献显示服用氯吡格雷的患者出血性并发症显著增加，所以除非有绝对禁忌，建议至少应在手术前 7 天停用该药。因机械瓣膜、心房颤动、肺栓塞或深静脉血栓形成而接受华法林或新型抗凝药物治疗的患者应在术前停药。而对其中有机械瓣膜或 CHA2D2-VASC 评分较高的患者应考虑使用肝素桥接[32]。

术前认识到出血性倾向，术中合理应用抗凝药物是非常必要的。如果需要行大范围的主动脉内膜切除术，并且吻合口处主动脉壁较薄，在缝合前预先放置毛毡条可能有帮助。也可以在修剪人工血管主体后保留 1～2cm 宽的袖，在缝合完成后将其翻过缝线位置以充当环形衬垫。但只能在开放主动脉之前才能将其放置到合适位置。主动脉吻合完成后，夹闭一侧人工血管分支，通过无菌注射器注入肝素生理盐水，检查近端吻合口的出血点，这样可在不失血的情况下进行修复。补针不应在有压力的情况下进行，应该在主动脉阻断的情况下进行。修复吻合口时应仔细，因多次阻断和再阻断主动脉会导致血流动力学不稳定，并容易发生如心功能不全等其他并发症。

3. 治疗

术后在 ICU 或类似的高级别护理中需采用积极的术后管理，以便尽早发现可提示失血性失代偿的血流动力学改变。应通过监测 PTT、PT、INR、血小板计数和纤维蛋白原水平等指标来评估凝血功能障碍，而非红细胞压积，因后者不是出血的敏锐指标。这些患者通常会出现稀释性凝血功能障碍，应当根据这些结果进行纠正。理想情况下，如果患者病情稳定，应在返回手术室之前纠正凝血功能障碍、低体温和酸中毒。

4. 长期影响/预后

关于主髂动脉重建术后因出血再次手术的长期预后的数据很少。

（四）非血管剖腹手术并发症

1. 概述和发生率

与剖腹手术切口和腹腔内解剖操作相关的并发症包括腹壁切口疝和远期小肠梗阻。腹壁切口疝，即腹腔内容物通过与切口相关的筋膜缺损突出（图 25-6），在所有接受腹部手术的患者中的发生率达 10%。而接受血管手术的患者发生率则更高，在开放的动脉瘤修复术患者中发生率超过 30%，对此我们之前已经有过详细描述。但是在接受主髂动脉闭塞症治疗的患者中，这种情况的发生率较低（3%～20%）[33, 34]。据推测，与动脉瘤性疾病相关的胶原蛋白缺陷是这一亚群患者切口疝发生率更高的原因。

小肠梗阻（small bowel obstruction，SBO）可在开腹手术后的任何时候出现，通常是由粘连性疾病所致，也有少数患者与内疝相关。ABF 术后 7.5% 的患者出现 SBO，4.6% 的患者需要进行

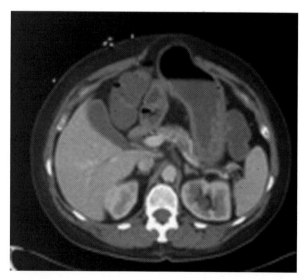

▲ 图 25-6　行主动脉双股动脉旁路术的患者，腹壁疝内容物为部分胃

手术干预。

2. 预防和规避

在普外科文献中有大量关于避免和预防疝的数据。最近一项针对主动脉手术患者的 Meta 分析显示，用缝线缝合、切口长度比大于 4∶1 的患者和应用补片缝合的患者，疝形成减少。正中切口和腹膜后切口对比无明显差异[35]。对于高危患者，特别是对于那些以前接受过腹壁修复手术的患者，提前咨询精通复杂的腹壁缺损修复的普外科医生可能会有所帮助。

3. 治疗

疝修补术的主要适应证通常包括疝的大小、疼痛、肠管或大网膜嵌顿。手术修复方式有很多，包括一期修复、组织结构分离，以及在开腹或腹腔镜手术中使用补片或其他假体修复。通常使用组织结构分离与补片修复相结合来获得最佳效果。

4. 长期影响/预后

腹壁疝的预后和复发取决于疝的大小和修复的类型。组织结构分离或补片修复后的复发率约为 20%，采用腹腔镜手术或使用补片与组织结构分离联合手术的复发率略低[36]。

虽然缺乏对接受主髂动脉手术患者的亚组分析，但对腹部手术后发生 SBO 患者进行的大样本研究表明，接受 SBO 手术的患者复发风险（13%）低于接受内科治疗的患者（21%）[37]。

（五）肠缺血

1. 概述和发生率

广泛主髂动脉疾病患者的其他血管床也易有动脉粥样硬化，包括肠系膜血管。术中重要侧支阻断也可能使患者肠系膜缺血。肠系膜缺血患者的危险因素包括高龄、潜在的心脏病（包括心律失常、低心排量、瓣膜疾病）和腹腔内恶性肿瘤[38, 39c]。2%～3% 的主动脉重建患者会发生肠缺血[40]，最常见的缺血部位是直肠乙状结肠。

2. 预防和避免

由于潜在心脏病患者的肠缺血发生率很高，

在 ABF 手术之前，应行细致的术前检查并改善心功能。此外，对于肠系膜动脉粥样硬化性较重的患者，可以采用分期治疗的方式。作者目前已经在 ABF 术前几周至几个月时间段内，对一些合并有慢性肠系膜缺血和下肢跛行的患者成功进行了肠系膜血管重建，以降低手术风险，同时在行主髂动脉血管重建之前改善患者营养状况[41]。

术中应尝试采用各种方式保留未闭的髂内动脉的血流，因为在闭塞性疾病患者中，结肠的血供依赖于 SMA 和髂内动脉的侧支。如果 IMA 是通畅的，可考虑近端行端侧吻合，或在完成端端吻合后再移植 IMA。术中应避免低血压过程。

3. 治疗

诊断需要反复鉴别，因为最初的症状和体征可能是不明确的和非特异性的。对于栓塞性疾病，症状和体征一开始就可以比较典型和显著，而对于潜在的动脉粥样硬化引起的闭塞性病变则可能更为隐蔽。临床上，患者可能出现腹部压痛和腹胀，最常见的表现是腹泻。对肠道缺血而言，实验室检查包括白细胞增多、乳酸升高或代谢性酸中毒都是非特异性的，可能较晚才表现出来。多普勒超声检查敏感（> 92%）[42]，但从技术上讲，这一检查的价值可能有限，因为它取决于操作者的技术水平，并受腹腔气体和腹部绷带的影响。虽然经导管血管造影长期以来被认为是诊断的金标准，但因 CTA 具有无创性和便捷性，同时仍有 94% 的特异性和 96% 的敏感性，已经开始取代传统的血管造影成为首选检查方法[43]。对于疑似结肠缺血的患者，行乙状结肠镜检查应更为积极。

病情稳定、临床表现和实验室检查逐渐改善的患者，仅涉及黏膜的缺血通常可通过非手术方式，使肠道休息来处理。这通常会导致黏膜松弛，几天后就会好转。对不稳定的患者、酸中毒加重、体检或乙状结肠镜检查有糜烂或坏疽样改变的患者，应即返回手术室探查并行肠切除术。

4. 长期影响 / 预后

透壁性结肠缺血有很高的死亡率，如果不进行积极治疗，死亡率可高达80%～100%，因此如果存在肠缺血的可能，就必须高度怀疑并迅速处理。

（六）腹股沟并发症（淋巴囊肿、血肿、局部伤口感染 / 裂开）

1. 概述和发生率

腹股沟并发症出现在 1/5 的患者中，在最近的一份报道中显示 6.8% 的患者需要手术干预。大多发在前 3 个月内。一些患者的因素与易发生腹股沟并发症有关，如体重指数增加、糖尿病和既往腹股沟手术史[44, 45]。

最常见的并发症是皮下积液 / 淋巴囊肿，这两个术语在定义和治疗规范上尽管略有不同，但经常会被交叉使用。当组织有死腔和（或）对异物（如移植物）有反应时，会出现皮下积液。周围组织内的炎症反应会导致浆液渗出，浆液外观呈稻草色，与胸腔或腹膜积液类似。淋巴囊肿常发生在腹股沟解剖过程中，未对淋巴管道进行适当的结扎或烧灼，导致非上皮化的淋巴聚集。临床上它们表现相同，即腹股沟柔软、球形隆起，通常无表面皮肤改变。这很容易与血肿鉴别，因为血肿在影像学上看起来更加不均匀且致密，而淋巴囊肿或皮下积液则表现为囊性。如果淋巴囊肿与皮肤形成交通会发生淋巴瘘，表现为从小窦道（通常是切口）排出透明的液体。根据引流淋巴通道的大小，液体的量可以很大，也可以仅在活动时有少量漏出。

关于血肿我们在本书其他部分有详细描述，它是血液聚集，通常是手术时止血不充分的结果（图 25-7 和图 25-8）。

手术伤口裂开可浅可深，处理方式通常取决于是否合并感染表现和累及深度，尤其与下方的移植物和血管相关。常使用 Szilagi 分型，Ⅰ 型仅限于皮肤坏死、浅表伤口裂开和（或）局部感染。Ⅱ 型包括伤口深度裂开和脂肪坏死，而Ⅲ型累及

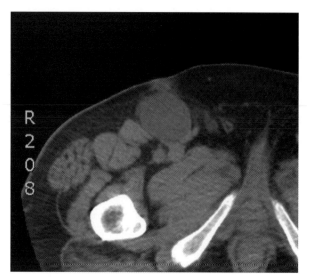

▲ 图 25-7　腹股沟淋巴囊肿，边界清楚且均匀

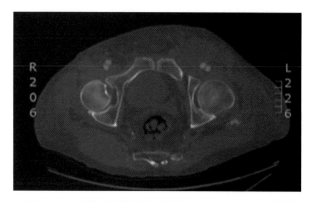

▲ 图 25-8　血肿，异形外观，周围组织有明显的对比剂滞留

下方移植物。

2. 预防和规避

以前曾有作者假设，腹股沟横切口比纵切口更能预防并发症[46]。但对于需要做股动脉内膜广泛切除的患者而言，横切口是一项技术挑战，最近的数据显示横切口的淋巴囊肿形成没有差别，预防感染的证据也有限[47]。尽管如此，对于合适的患者，如结合术前影像学不需要或行局限动脉内膜切除术的患者，横切口可能有一定程度的保护作用。

细致解剖至关重要，包括对任何可见的血管或淋巴管电灼联合缝线结扎。据推测腹股沟解剖中使用超声刀可以更好地闭合淋巴管，但在血管相关的文献中证据有限，另外在肿瘤相关

文献中，涉及腹股沟解剖的淋巴结切除，但该推测也没有得到证实[48,49]。术中发现任何明显清亮淋巴积液，均应缝扎。关闭腹股沟时应多层缝合。

腹股沟并发症在腹股沟下方重建术中比主动脉股动脉重建术中更为常见。早期的肢体活动、感染和再次手术是腹股沟并发症的危险因素，特别是皮下积液或淋巴囊肿。术后应该考虑限制患者的活动，尤其以前有腹股沟显露史的患者[50]。

目前已经使用过的各种类型的敷料包括纱布、浸银敷料和氰基丙烯酸酯胶敷料等，均没有被证明哪一种更具优势。为了减少伤口并发症，在手术时使用局部负压伤口治疗系统受到了极大的关注。该系统由海绵和封闭敷料组成，放在闭合切口之上，并连接到一个便携式的保持负压的真空设备上，有助于减少伤口内的积液，保持皮肤边缘的贴合，并保持最小限度的外部污染。这些敷料在皮肤闭合时使用，并保持到术后第5~7天。这些类型的敷料已被证明可以将切口裂开和手术部位感染率从之前报道的20%降至5%~11%，但腹股沟切口其他并发症的发生率没有差别，目前大多数研究并没有刻意采用这种方法[51-54]。

3. 治疗

小的或无症状的皮下积液可以安全地观察，并可自行消退。较大的特别是伴有皮肤破裂的皮下积液，应积极进行手术干预。手术应打开先前的切口，排空积液。仔细查找淋巴引流的来源，如果发现应结扎。术前从足部注射异硫丹或亚甲蓝可能有助于识别淋巴通道。充分冲洗伤口，一些人主张使用必妥碘激发组织炎症反应，以起到硬化剂的作用。组织边缘用单股可吸收缝线缝合，仔细对合，最大限度地减少死腔。如果有较大的缺损或怀疑有感染，则可能需要使用肌瓣填塞。远离初始手术部位的淋巴囊肿必须警惕移植物感染，并进行相应的治疗，包括术中积液培养。

伤口裂开的治疗取决于组织受累的深度和程

度。浅表裂开可在门诊通过局部伤口护理来处理。除非有蜂窝组织炎、脓肿或其他局部感染的迹象，否则通常不需要使用抗生素。深入脂肪层但没有显露移植物的裂口应在手术室清创，这样可以使患者更为舒适并能确定移植物受累的程度。负压真空创面疗法对 Szilagi Ⅱ 型创面的患者有用，但如果存在潜在的移植物或血管外露，则必须谨慎使用这些系统。

4. 长期影响 / 预后

60% 的并发症是在首次出院后诊断出来的，是患者再次住院的最常见原因，也是医疗保健系统经济负担的重要来源。伤口并发症使整个康复时间从几周延长到几个月，并使患者面临移植物感染和血栓的风险。

（七）主动脉肠瘘 / 侵蚀

1. 概述和发生率

在以前做过主动脉手术的患者中，有 0.36%～1.6% 的患者会在移植物和胃肠道之间发生瘘或侵蚀，平均发病时间为术后 2～6 年[28, 55, 56]。传统上，最常见瘘发生的部位是近端缝合缘和十二指肠远端之间，但肠移植物侵蚀可以发生在任何部位，通常是由于高压搏动的移植物造成肠段的压迫性坏死。这两种情况的主要区别在于，瘘形成时可能会发生大出血，而侵蚀的发病可能更隐蔽，类似于移植物感染，因为细菌可以从胃肠腔内转移到移植材料上[57]。

主动脉肠瘘通常表现为"先兆出血"，由于血管痉挛和血栓形成，出血可能是自限性的，但如果不进一步治疗，它将进展为严重的胃肠道出血，这可能发生在几个小时至几个月后。只有 73% 的患者有消化道出血症状，其他的症状包括脓毒症、背痛或腹痛、血栓形成或腹膜炎[56]。

2. 预防和规避

据推测，端侧吻合易导致主动脉肠瘘，但并没有显著的临床预测意义[58]。术中必须确保关闭后腹膜，完全覆盖移植物包括近端吻合口。对于消瘦或没有足够腹膜将移植物充分隔绝在肠道之外的患者，可能有必要提前放置大网膜瓣。

3. 治疗

对于任何有主动脉手术史并出现消化道出血的患者，必须高度怀疑 AEF，即使是临床上出血可能已经停止的稳定患者也是如此。进一步检查应在患者临床表现稳定的基础上进行，治疗目标包括控制出血、切除感染的移植物和组织、治疗肠源性脓毒症及血运重建。

大出血时应启动大量输血方案并紧急手术探查，同时使用广谱抗生素以防止来自胃肠道的细菌侵犯。患者术前消毒范围应广泛，包括胸部和腿部，以防需要行解剖外旁路术或采集下肢静脉。如果可能，应采用球囊阻断近端血管。一旦控制好主动脉的近端和远端后，就应该将肠道从主动脉上剥离。对于小的肠缺损可以进行一期修复，否则需节段性切除。这些操作应该在血管修复完成且血流恢复后进行。血管修复方式取决于受污染的程度，如果污染程度轻，则可以使用股静脉、自体主动脉或利福平浸泡的移植物的进行安全的原位修复。如存在局部脓毒症，应该切除移植物，缝合主动脉残端，并行解剖外旁路术。应制作大网膜瓣，放置在肠道与修复的主动脉或主动脉残端之间。

病情稳定的患者可以行进一步的诊断，这有助于制订下一步的治疗计划。CTA 已经成为首选的检查方式，因其可以显示移植物周围的气体、肠道与主动脉之间软组织平面缺失，以及移植物周围液体聚集情况，而且它在所有可用的检查中具有最高的 AEF 检出率。这也有助于更明确地显示瘘管的范围和解剖结构。明显的对比剂外渗并不常见，不能据此排除 AEF 的诊断。因为在大多数病例中无法直接看到移植物材料，所以上消化道内镜也是一项必要的检查，主要用于评估其他来源的消化道出血。对于诊断性研究，必须通过内镜看到十二指肠的升部，操作应该由经验丰富的内镜医生进行，并提示其注意潜在的 AEF，因为上消化道内镜有破坏覆盖在出血位置起填塞作用的血凝块并导致出血的风险。

血管腔内修复可适用于不适合外科手术的患者，但与高复发率和出血率相关，它通常被用作对不稳定患者进行外科手术的过渡治疗[57]。

4. 长期影响 / 预后

如果不治疗，AEF 通常是致命的，即使迅速处理，平均病死率也可达 30%～40%，在有些研究中则高达 86%。尽管长期预后和并发症如感染复发和主动脉残端破裂等与移植物感染相似，但 AEF 患者的预后比仅有移植物感染的患者更差，3 年内死亡率为 50%[58]。

（八）输尿管损伤 / 梗阻

1. 概述和发生率

输尿管损伤发生的概率小于 1%，通常与三个方面的手术技术有关：髂动脉附近的解剖，隧道的建立，后腹膜的关闭。损伤部位通常在远端输尿管。

隧道建立过程中无意间置于输尿管上的移植物分支可能会导致输尿管受压，或在极少数情况下导致输尿管动脉瘘，这是一种极其罕见的并发症，仅见于文献中的病例报道。即使移植物分支放置正确，也可能发生继发性输尿管梗阻，这可能与术后炎症反应有关。

2. 预防和规避

坚持精细的手术操作是避免这种损伤的必要条件。应最大限度地减少在髂血管分叉处的游离，因为输尿管经常由此穿过。在盆腔手术操作时识别出输尿管并频繁查看是避免损伤的关键。在其他高危的非血管盆腔手术中，术前放置输尿管支架并不能预防输尿管损伤，但这在血管患者中还没有进行专门的研究[60]。

将移植物分支通过隧道从腹部切口引到股动脉切口时应尽可能在直视下完成，理想的做法是外科医生用手指钝性分离，以确保隧道正好在髂动脉上方并确保移植物位于输尿管深面。

3. 治疗

如果术中发现输尿管损伤，则需立即请泌尿科医生介入。没有明显破坏管腔的挫伤可以仅用

输尿管支架治疗。输尿管远端损伤可以通过直接将输尿管重新植入膀胱或腰大肌悬吊手术来治疗。小于 3cm 的缺损可以行输尿管 - 输尿管吻合术。手术后通常会置入输尿管支架以保护输尿管修复，虽然患者进行主动脉双股动脉旁路手术时的体位通常不允许进行术中膀胱镜检查，但可以在手术结束后、全麻未醒前进行[61]。

大多数（50%～70%）输尿管损伤在术中没有发现。在术后早期出现腰部疼痛、腹膜炎或其他非特异性感染症状的患者，如有发热或白细胞增多，应怀疑有输尿管损伤。CT 扫描显示腹膜后积液提示可能为尿性囊肿，如可疑程度高，可行 CT 延迟扫描以提供 CT 静脉肾盂造影图像，如果阳性，将显示液体积聚增强，提示损伤导致对比剂渗漏。这些患者除了进行泌尿外科手术修复外，可能还需要长期留置输尿管支架和肾造瘘管[62]。

偶然发现的无症状性术后输尿管 / 肾盂积水可保守治疗，并且经常可以自愈（图 25-9）。对于出现疼痛、持续感染或肾功能恶化的患者，可采用外科治疗包括球囊扩张、输尿管松解或输尿管横断并在移植物上方重新吻合。在罕见的自发性大量血尿和疑似输尿管移植物瘘的情况下，同时放置输尿管支架和移植物内假体已被成功报道[63]。

4. 长期影响 / 预后

在没有记录损伤的情况下，输尿管梗阻发生率可能小于 5%[64]。在输尿管损伤的患者中，如果损伤在当时就被识别和修复，其远期预后非常好。行输尿管 - 输尿管吻合术的患者中有 10% 会出现狭窄。行输尿管移植的患者可能会发生反流，但在成人患者中通常不会有导致感染或肾功能恶化的问题，这与儿科人群不同。在那些泌尿系统并发症严重到需要后期进行手术治疗的患者中，55% 的患者继续发展为移植物并发症（血栓形成、感染、瘘），因此血管外科医生应提高对此类问题的重视[65]。

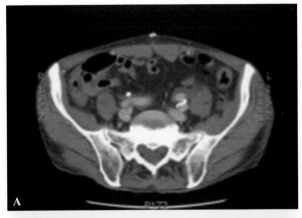

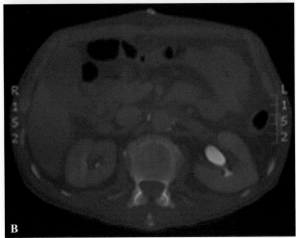

▲ 图 25-9　A 和 B. CT 延迟成像提示左侧输尿管在 ABF 分支血管下方，右侧在移植物表面正确位置。可见由此引起的肾盂积水（B），1 个月后复查显示肾盂积水消失

（九）性功能障碍

1. 概述和发生率

据报道，高达 80% 的主髂动脉闭塞症患者存在勃起功能障碍（erectile dysfunction，ED）；然而，在这类患者中，ED 有许多非血管的原因，包括年龄、激素水平、神经病变、糖尿病、药物、泌尿系问题或酒精 / 肝脏等原因。只有 5%~15% 的 ED 患者的主要病因是盆腔灌注不足[10, 13]。虽然据报道多达 60% 的患者阴茎功能有所退化（包括在术前报告有部分功能下降的患者），但 25%~37% 的患者在 ABF 后出现新的勃起功能障碍，被认为是医源性的[32, 66, 67]。

现代研究曾报道过在接受主髂动脉手术的患者中有 3%~9% 出现逆行性或"干性"射精。要发生顺行性射精，膀胱颈必须关闭，这依赖于 T_{11}~L_3 交感神经所控制，解剖学上位于主动脉分叉处，走行于主动脉远端左侧和左髂总动脉左侧的组织内。

2. 预防和规避

由于多种原因，外科医生有必要在术前评估髂内动脉的通畅性，并准确记录勃起功能病史，以确定阴茎功能是否存在，若存在则给予保留，若不存在则维持现状。确定阴茎功能的重要性，并为患者制订未来可能的生育计划是有意义的。对于特定的患者，可以考虑对阳痿进行正规的泌尿系统评估，以更好地明确 ED 是血管性的还是其他病因导致的。这种会诊对于适当的培养和设定患者对主动脉手术可能影响勃起功能和可能导致逆行射精的风险性的预期是很重要的。这种会诊对正确教育、让患者对主动脉手术影响勃起功能及逆行射精的风险有预期很重要。

术中，至少保留一条术前开放的髂内动脉对于维持勃起功能非常重要。对于髂外动脉闭塞和髂内动脉通畅的患者，应进行端侧吻合，或再植通畅的髂内动脉。在主动脉分叉和左髂总动脉区域的游离应限制在最小范围，以最大限度地减少逆行射精的风险。

3. 治疗

由于血管性阳痿可能是医源性的，所以通常口服磷酸二酯酶抑制药无效。对口服药物治疗和其他盆腔手术治疗无效的患者，联合血管活性药物（前列地尔、罂粟碱和酚妥拉明）进行海绵体内注射，有效性高达 89%。手术植入阴茎假体治疗 ED 患者的成功率也很高[68]。

逆行射精一般不能通过手术纠正，如果未来有生育需求，则需求助有不孕症专业知识的泌尿科医生。

4. 长期影响 / 预后

92% 的患者术前没有被告知可能会发生性功能障碍，26% 的患者表示，如果他们知道这是手术的直接风险，他们会拒绝接受手术[66]。

（十）乳糜性腹水

乳糜性腹水是开放主动脉手术的一种非常罕见的并发症，其原因是在主动脉近端游离过程中损伤乳糜池，导致腹膜内淋巴漏。在开放的主动脉瘤修复术中更常见，因为通常需要更多的主动脉近端游离操作，但也可以在 ABF 中看到。乳糜性腹水通常在术后几天到几周后才表现出来，在影像学上表现为无痛性腹胀或大量腹水（图 25-10）。血清白蛋白低可以提示这一疾病，抽取腹水样本呈乳白色则可做出明确诊断。使用显微镜对腹水进行分析提示，高甘油三酯水平，低

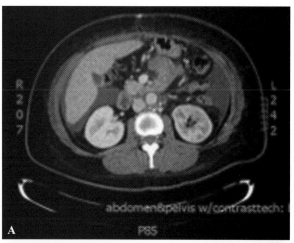

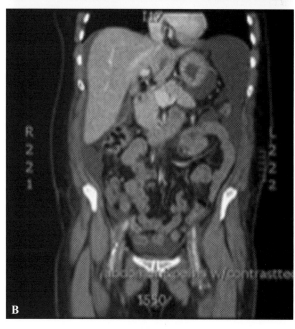

▲ 图 25-10　乳糜性腹水的 CT 影像

胆固醇和低葡萄糖水平，血清/乳糜白蛋白梯度 < 1.1 [69, 70]。乳糜性腹水发病率极低，可能是真实发病率被低估了。

1. 预防和规避

乳糜池是胸导管在腹部的末端，也接受来自肠道和腰部淋巴干的淋巴。它位于腹膜后间隙，最常见的位置是在前两个腰椎水平的腹主动脉左外侧间隙。应该避免这一区域的广泛游离，因为可能破坏这些淋巴管并导致乳糜漏。

2. 治疗

已发表的数据大多是病例报道，报道的治疗方法包括保守治疗 [71-73]、腹腔 – 静脉转流术、开放、腹腔镜淋巴瘘结扎术，淋巴瘘结扎术被证明是最有效的治疗方式 [75]。采用其他更具有创性的治疗方式之前，应尽全力保守治疗，有时努力坚持长达 8 周。单纯的穿刺通常不能解决问题，普遍推荐结合改变饮食，包括全静脉营养，减少脂肪摄入，或摄入中长链甘油三酯至少 3 个月，但小型综述并未表明这会影响预后 [72]。

3. 长期影响 / 预后

主动脉手术后的乳糜性腹水比其他腹腔手术后的乳糜性腹水预后更好。文献中报道的死亡有 3 例，死亡原因分别是脓毒症、肺栓塞和营养不良 [74]。开放手术结扎还没有复发的报道 [75]。

（十一）吻合口假性动脉瘤

1. 概述和发生率

假性动脉瘤（pseudoaneurysms，PSA）是一种晚期并发症，在股动脉吻合口（6%～8.7%）远比主动脉吻合口（2.9%）常见。有 3% 的患者出现双侧股动脉假性动脉瘤 [32]。通常是由于吻合口的纤维或组织结构衰败退化，而吻合口周围的纤维化组织限制了即刻出血，随着时间推移而扩张导致的。久而久之，纤维组织破裂或动脉瘤表面的皮肤受损可能导致出血。无症状感染不常见但必须考虑此可能性（图 25-11）。

2. 预防和规避

修剪移植物吻合时，避免过度拉伸和细致的

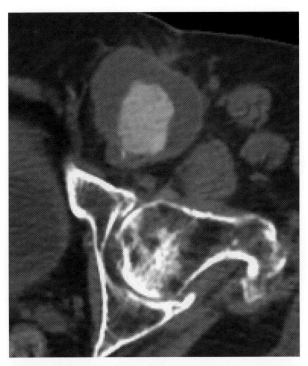

▲ 图 25-11 主动脉 - 双股动脉旁路术后 2 年发生的巨大股动脉吻合口假性动脉瘤。修复方法是使用移植物连接旧移植物和股深动脉

覆膜支架植入。如果解剖上不支持腔内治疗，则需要开放手术。如果没有感染的风险，主动脉组织健康可以对吻合口进行加固缝合，或植入移植物来替代原吻合口。

小于 2.5cm、无症状的股动脉 PSA，尤其是高危患者，可以频繁监测下保守观察治疗，但对于那些直径增大或出现症状的患者，需要进行手术治疗。瘢痕组织会使游离变得困难，近端和远端的阻断通常离 PSA 越远越好，以避免出现无法控制的破裂。在游离过程中，经上肢动脉入路至腹主动脉，使用球囊阻断有一定帮助，但需要在肝素化的情况下进行游离。修复 PSA 最佳方法是行移植物桥接，根据原血管的完整性端端吻合于股总动脉、股深动脉或 SFA 联合股深动脉再植。或者采用腔内和杂交技术，在 SFA 闭塞的患者中使用覆膜支架从移植物分支放入股深动脉，或者植入 SFA 联合开放手术再植股深动脉，这样可避免再次游离腹股沟[76, 77]。

由于有感染的风险，术中应取动脉和周围组织进行培养。

4. 长期影响 / 预后

主动脉 PSA 腔内修复的长期通畅率为 81%～91%[78]。股动脉 PSA 修复术为 80%～95%。股动脉 PSA 急诊修复术的死亡率远高于择期修复术（46.6% vs. 0%）[28]。

缝合技术是最重要的。移植物修剪应既避免过长冗余，又不能太短导致过度绷紧。术者缝合吻合口时，助手应牵引移植物分支远端，避免张力下吻合。

3. 治疗

由于担心累及肠道，主动脉 PSA 应手术修复。如果与肾动脉之间有足够的距离，可以采用

参考文献

[1] Norgren L, Hiatt WR, Dormandy MR, et al. Intersociety Consensus for the Management of Peripheral Arterial Disease (TASC II). J Vasc Surg 2007; S5A.

[2] Brewster DC. Aortofemoral bypass. In: Fischer JF, Bland KI, eds, Mastery of Surgery, 5th ed. Philadelphia: Wolters Kluwer/Lippincott Williams & Wilkins; 2007: 2063–2074.

[3] Brewster DC. Clinical and anatomic considerations for surgery in aortoiliac disease and results of surgical treatment. Circulation 1991 Feb; 83(2 Suppl): 42–52.

[4] Brewster DC. Current controversies in the management of aortoiliac occlusive disease. J Vasc Surg 1997 Feb; 25(2):

365–79.

[5] Menard MT, Shah S, Belkin M. Aortoiliac Disease: Direct Reconstruction. In: Sidawy AN, Perler BA, eds, Rutherfords's Vascular Surgery and Endovascular Therapy, 9th ed. Philadelphia: Elsevier Saunders; 2019: 1397–1415.

[6] Brewster DC. Aortofemoral Bypass for Atherosclerotic Aortoiliac Occlusive Disease. In: Stanley JC, Veith F, Wakefield T, eds, Current Therapy in Vascular and Endovascular Surgery, 5th ed. Philadelphia: Elsevier Saunders; 2014: 418–422.

[7] Bredhal K, Panduro Jensen L, Schroeder TV, et al.

Mortality and complications after aortic bifurcated bypass procedures for chronic aortoiliac occlusive disease. J Vasc Surg. 2015 Jul; (62(1): 75–82.

[8] Van der Akker PJ, van Schilfgaarde R, Brand R, et al. Long term results of prosthetic and non-prosthetic reconstruction for obstructive aorto-iliac disease. Eur J Vasc Surg. 1992 Jan; 6(1): 53–61.

[9] DeCarlo, et al. Laparotomy- and groin-associated complications are common after aortofemoral bypass and contribute to reintervention. J Vasc Surg. 2020 Apr 10; S0741-5214(20): 30322.

[10] Brewster DC. Complications of aortic and lower extremity procedures. In: Strandness DE, van Breda A, eds, Vascular Disease: Surgical and Interventional Therapy. New York: Churchill Livingstone; 1994: 1151.

[11] de Vries SO, Hunink MG. Results of aortic bifurcation grafts for aortoiliac occlusive disease: a metaanalysis. J Vasc Surg. 1997;26(4): 558–69.

[12] Szilagyi DE, Elliott JP Jr, Smith RF, et al. A 30-year survey of the reconstructive surgical treatment of aortoiliac occlusive disease. J Vasc Surg. 1986;3(3): 421–36.

[13] Crawford ES, Bomberger RA, Glaeser DH, Saleh SA, Russell WL. Aortoiliac occlusive disease: factors influencing survival and function following reconstructive operation over a 25-year period. Surgery. 1981;90(6): 1055–67.

[14] Nevelsteen A, Suy R. Graft occlusion following aortofemoral Dacron bypass. Ann Vasc Surg. 1991 Jan; 5(1): 3207.

[15] Johnson WC, LoGerfo FW, Vollman RW, et al. Is axillo-bilateral femoral graft an effective substitute for aortic-bilateral iliac/femoral graft? An analysis of ten years experience. Ann Surg. 1977 Aug; 186(2): 123–9.

[16] Friedman SG, Lazzaro RS, Spier LN, et al. A prospective randomized comparison of dacron and polytetrafluoroethylene aortic bifurcated grafts. Surgery. 1995 Jan; 117(1): 7–10.

[17] Burguer R, Higgins RF, Cotton LT. Geometry, blood flow, and reconstruction of the deep femoral artery. Am J Surg. 1975 Jul; 130(1): 68–73.

[18] Erdoes LS, Bernhard VM, Berman SS. Aortofemortal graft occlusion: strategy and timing of reoperation. Cardiovasc Surg. 1995 June; 3(3): 277–83.

[19] Blom AS, Dougherty MJ, Calligaro KD., In-situ treatment of aortic graft infection with prosthetic grafts and allografts. In: Stanley JC, Veith F, Wakefield T, eds, Current Therapy in Vascular and Endovascular Surgery, 5th ed. Philadelphia: Elsevier Saunders; 2014: 418–422.

[20] Herscu G, Wilson SE. Prosthetic infection: Lessons from treatment of the infected vascular graft. Surg Clin North Am. 2009 Apr; 89(2): 391–401.

[21] Vogel TR, Symons R, Flum DR. The incidence and factors associated with graft infection after aortic aneurysm repair. J Vasc Surg. 2008 Feb; 47(2): 264–9.

[22] Almasi-Sperling V, Heger D, Meyer A, et al. Treatment of aortic and peripheral prosthetic graft infection with bovine pericardium. J Vasc Surg. 2020 Feb; 71(2): 592–598.

[23] Back, MR. Graft Infection. In: Sidawy AN, Perler BA, eds, Rutherfords's Vascular Surgery and Endovascular Therapy, 9th ed. Philadelphia: Elsevier Saunders; 2019: 588–602.

[24] Chung J, Clagett GP. Neoaortoiliac System (NAIS) procedure for the treatment of the infected aortic graft. Semin Vasc Surg. 2011 Dec; 25(4): 220–6.

[25] Calligaro KD, Veith FJ, Yuan JG, et al. Intraabdominal aortic graft infection: Complete or partial graft preservation in patients at very high risk. J Vasc Surg. 2003 Dec;38(6):1199–1204.

[26] Swain TW, Calligaro KD, Dougherty MD. Management of infected aortic graft. Vasc Endovascular Surg. Jan-Feb 2004; 38(1): 75–82.

[27] Charlton-Ouw KM, Sandhu HK, Huang G, et al. Reinfection after resection and revascularization of infected infrarenal abdominal aortic grafts. J Vasc Surg. 2014 Mar; 59(3): 684–92.

[28] O'Hara PJ, Hertzer NR, Beven EG, et al. Surgical management of infected abdominal aortic grafts: Review of a 25-year experience. J Vasc Surg. 1986 May; 3(5): 725–31.

[29] Quinones-Baldrich WJ, Hernandez JJ, Moore WS. Long-term results following surgical management of aortic graft infection. Arch Surg. 1991 Apr; 126(4): 507–11.

[30] O'Connor s, Andrew P, Batt M, et al. A systematic review and meta-analysis of treatment for aortic graft infections. J Vasc Surg. 2006 Jul; 44(1): 38–45.

[31] Armstrong PA, Back MR, Wilson JS, et al. Improved outcomes in the recent management of secondary aortoenteric fistula. J Vasc Surg. 2005 Oct; 42(4): 660–6.

[32] Hunter GC, Westerband A. Noninfectious complications in vascular surgery. In: Moore WS, ed, Vascular and Endovascular Surgery A Comprehensive Review, 8th ed. Philadelphia: Elsevier Saunders; 2013: 919–956.

[33] Takagi H., Sugimoto M, Kato T, et al. Postoperative incision hernia in patients with abdominal aortic aneurysm and aortoiliac occlusive disease: a systematic review. Eur J Vasc Endovasc Surg. 2007 Feb; 33(2): 177–181.

[34] Altieri MS, Yang J, Jones T, et al. Incidence of ventral hernia repair after open abdominal aortic aneurysm and open aortofemoral or aortoiliac bypass surgery: An

analysis of 17,594 patients in the state of New York. Am Surg. 2018 Aug 1; 84(8): 1388–1393.

[35] Nicolajsen CW, Eldrep N. Abdominal closure and the risk of incisional hernia in aneurysm surgery: A systematic review and meta-analysis. Eur J Vasc Endovasc Surg. 2020; 59(2): 227–236.

[36] Liang MK, Holihan JL, Itani K, et al: Ventral Hernia Management: Expert consensus guided by systematic review. Ann Surg. 2017; 265(1): 80–89.

[37] Behman R, Nathens AB, Mason S, et al. Association of Surgical Intervention for Adhesive Small-Bowel Obstruction with Risk of Recurrence. JAMA Surg. 2019; 154(5): 413.

[38] McKinsey JF, Gewertz BL. Acute mesenteric ischemia. Surg Clin North Am. 1997; 77(2): 307–18.

[39] Wadman M, Syk I, Elmstahl S. Survival after operation for ischemic bowel disease. Eur J Surg. 2000;166(11): 872–7.

[40] Steele SR: Ischemic colitis complicating major vascular surgery. Surg Clin North Am. 2007;87(5): 1099–114.

[41] Makhija N, Singh R, Kiran U, et al. Mesenteric ischaemia occurring as a late complication afteraorto-femoral bypass. Indian J Anaesth. 2011;55(1): 57–60.

[42] Brandt LJ, Boley SJ. AGA technical review on intestinal ischemia. Gastroenterology. 2000;118(5): 954–68.

[43] Kirkpatrick ID, Kroeker MA, Greenberg HM. Biphasic CT with mesenteric CT angiography in the evaluation of acute mesenteric ischemia: Initial experience. Radiology. 2003;229(1):91–8.

[44] Giles KA, Hamdan AD, Pomposelli RB, et al. Body Mass Index: Surgical Site Infections and Mortality after Lower Extremity Bypass from the National Surgical Quality Improvement Program 2005-2007. Ann Vasc Surg. 2010;24(1): 48–56.

[45] Inui T, Bandyk DF. Vascular surgical site infection: Risk factors and preventive measures. Semin Vasc Surg. 2015;28(3-4): 201–7.

[46] Swinnen J, Chao A, Tiwari A, et al. Vertical or transverse incisions for access to the femoral artery: a randomized control study. Ann Vasc Surg. 2010;24(3): 336–41.

[47] Canteras M, Baptista-Silva JC, do Carmo Novaes F, Cacione DG. Transverse versus vertical groin incision for femoral artery approach. Cochrane Database Syst Rev. 2020 Apr 22;4: CD013153.

[48] Matthey-Gié ML, Gié O, Deretti S, et al. Prospective Randomized Study to Compare Lymphocele and Lymphorrhea Control Following Inguinal and Axillary Therapeutic Lymph Node Dissection With or Without the Use of an Ultrasonic Scalpel. Ann Surg Oncol. 2016;23(5): 1716–20.

[49] Gié O, Matthey-Gié ML, Marques-Vidal PM, et al.

Impact of the Ultrasonic scalpel on the amount of drained lymph after axillary or inguinal lymphadenectomy. BMC Surg. 2017;17(1): 27.

[50] Kalman PG, Walker PM, Johnston KW. Consequences of groin lymphatic fistulae after vascular reconstruction. Vascular Surgery. 1991;25(3): 210–213.

[51] Hasselmann J, Bjork J, Svensson-Bjork R, et al. Inguinal Vascular Surgical Wound Protection by Incisional Negative Pressure Wound Therapy: A Randomized Controlled Trial-INVIPS Trial. Ann Surg. 2020;271(1): 48–53.

[52] Matatov T, Reddy KN, Doucet LD, et al. Experience with a new negative pressure incision management system in prevention of groin wound infection in vascular surgery patients. J Vasc Surg. 2013;57(3): 791–5.

[53] Lee K, Murphy PB, Ingves MV, et al. Randomized clinical trial of negative pressure wound therapy for high-risk groin wounds in lower extremity revascularization. J Vasc Surg. 2017;66(6): 1814–1819.

[54] Kwon J, Staley C, McCullough M, Goss S, et al. A randomized clinical trial evaluating negative pressure therapy to decrease vascular groin incision complications. J Vasc Surg 2018;68(6): 1744–1752.

[55] Milner R, Minc S. Local complications: Aortoenteric Fistula. In: Sidawy AN, Perler BA, eds, Rutherfords's Vascular Surgery and Endovascular Therapy, 9th ed. Philadelphia: Elsevier Saunders; 2019: 615–623.

[56] Batt M, Jean-Baptiste E, O'Connor S, et al. Early and late results of contemporary management of 37 secondary aortoenteric fistulae. Eur J Vasc Endovasc Surg. 2011;41(6): 748–57.

[57] Antoniou GA, Koutsias S, Antoniou SA, et al. Outcome after endovascular stent graft repair of aortoenteric fistula: A systematic review. J Vasc Surg. 2009;49(3): 782–9.

[58] Melliere D, Labastie J, Becquemin JP, et al. Proximal anastomosis in aortobifemoral bypass: end-to-end or end-to-side? J Cardiovasc Surg (Torino). 1990;31(1): 77–80.

[59] McCann RL, Schwartz LB, Georgiade GS. Management of abdominal aortic complications. Ann Surg. 1993; 217(6): 729–34.

[60] Chou M, Wang C, Lien R. Prophylactic ureteral catheterization in gynecologic surgery: A 12-year randomized trial in a community hospital. Int Urogynecol 2009;20(6): 689–93.

[61] Schapira HE, Li R, Gribetz M, et al. Ureteral injuries during vascular surgery. J Urol 1981; 125(3): 293–297.

[62] Gayer G, Zissen R, Apter S, et al. Urinomas caused by ureteral injuries: CT appearance. Abdom Imaging. 2002;27(1): 88–92.

[63] Borges LL, Torricelli FC, Ebaid GX, et al. Urological complications following aortoiliac graft: Case report and review of the literature. Sao Paulo Med J. 2010;128(3): 174–6.

[64] Santucci RA, Doumanian LR. Upper urinary tract obstruction and trauma. In: Wein AJ, Kavoussi, Novick AC, et al, eds. Campbell-Walsh Urology, 10th ed. Philadelphia: Elsevier; 2007: p.1169.

[65] Wright DJ, Ernst CB, Evans JR, Smith RF, Reddy DJ, Shepard AD, Elliot JP. Ureteral complications and aortoiliac reconstruction. J Vasc Surg. 1990;11(1): 29–35.

[66] Braz AC, Castro-Ferreira R, Gonçalves Dias P, et al. Quality of life and aortobifemoral bypass: The importance of hypogastric arteries. Rev Port Cir Cardiotorac Vasc. 2016;23(3-4): 145–151.

[67] Karkos CD, Wood A, Bruce IA, et al. Erectile dysfunction after open versus angioplasty aortoiliac procedures: A questionnaire survey. Vasc Endovascular Surg. 2004;38(2): 157–65.

[68] Coombs PG, Heck M, Guhring P et al. A review of outcomes of an intracavernosal injection therapy programme. BJU Int. 2012;110(11): 1787–91.

[69] Cárdenas A, Chopra S. Chylous ascites. Am J Gastroenterol. 2002;97(8): 1896–1900.

[70] Talluri SK, Nuthakki H, Tadakamalla A, et al. Chylous ascites. North Am J Med Sci. 2011;3(9): 438–40.

[71] Kara H. Chylous Ascites Developing after Open Thoracoabdominal Aortic Aneurysm Repair in a Patient with Marfan Syndrome. Braz J Cardiovasc Surg. 2019 Sep 3. [Epub ahead of print]

[72] Williams RA, Vetto J, Quiñones-Baldrich W, et al. Chylous ascites following abdominal aortic surgery. Ann Vasc Surg. 1991;5(3): 247–52.

[73] Galanopoulos G, Konstantopoulos T, Theodorou S, et al. Chylous Ascites Following Open Abdominal Aortic Aneurysm Repair: An Unusual Complication. Methodist Debakey Cardiovasc J. 2016;12(2): 119–121.

[74] Duncan AA. Local complications: Lymphatic. In: Sidawy AN, Perler BA, eds, Rutherfords's Vascular Surgery and Endovascular Therapy, 9th ed. Philadelphia: Elsevier Saunders; 2019: 644–652.

[75] Barakat HM, Shahin Y, McCollum P. Chylous ascites complicating elective abdominal aortic aneurysm repair: Case report and review of treatment options. Vasc Endovascular Surg. 2012;46(8): 682–5.

[76] Derom A, Nout E. Treatment of femoral pseudoaneurysm with endograft in high risk patients. Eur J Vasc Endovasc Surg. 2005;30(6): 644–7.

[77] Naddaf A, Hasanadka R, Hood D, et al. Repair of an anastomotic pseudoaneurysm with a novel hybrid technique. Ann Vasc Surg. 2020 Feb; 63: 439–442.

[78] Lagana D, Carrafiello G, Mangini M, et al: Endovascular treatment of anastomotic pseudoaneurysms after aortoiliac surgical reconstruction. Cardiovasc Intervent Radiol. 2007:30: 1185–1191.

拓展阅读

[1] Menard MT, Shah S, Belkin M. Aortoiliac Disease: Direct Reconstruction. In: Sidawy AN, Perler BA, eds, Rutherfords's Vascular Surgery and Endovascular Therapy, 9th. Philadelphia: Elsevier Saunders; 2019: 1397–1415.

腋-股、股-股和髂-股动脉搭桥术并发症诊断、预防和治疗

Complications of axillofemoral, femoral–femoral, and iliac–femoral grafts Diagnosis, Prevention, and Management

第 26 章

Farah Mohammad　Mitchell Weaver　著

李攀峰　译

在血管外科发展的今天，腔内治疗已成为主髂动脉闭塞性疾病的主要治疗方式。当无法成功实施腔内介入治疗时，具有良好血流动力学属性和长期通畅率的主-双股动脉搭桥术，通常是首选治疗方法。由于腋-股、股-股和髂-股动脉搭桥术在重建动脉时比腔内技术创伤更大，也比主-双股动脉搭桥术长期通畅率更低，因此仅作为备选方案。当腔内技术不成功或不适合时，或者由于生理/解剖的原因，例如患者在医学上不适合进行主-双股动脉搭桥术或腹部条件不良时，就可以利用这些动脉重建技术恢复血供。手术并发症通常包括移植物闭塞/肢体缺血、伤口并发症/感染及在随访过程中疾病本身进展到终末期。为了预防并发症，并在并发症发生时为患者提供最佳的治疗效果，可以采取以下三个步骤：①确保对符合适应证的患者进行手术；②根据患者情况优化手术方案，审慎实施手术；③当出现并发症时，要及时识别和治疗。

一、腋-股动脉搭桥术

Blaisdell 和 Hall 于 1963 年对手术风险极高的动脉闭塞性疾病患者实施了第 1 例腋-股动脉搭桥术[1]。

该术式是基于腋动脉具有向同侧上肢和同侧/双侧下肢供应足够血液的能力，可以两侧分别进行腋-股动脉搭桥术，也可以单侧腋-股动脉搭桥联合股-股动脉搭桥术。作为主髂动脉重建的替代方法，通常适用于治疗双侧髂动脉闭塞性疾病、主动脉移植物感染或因多次腹部手术、腹部造口、放射治疗而导致不良腹部条件的患者。

结果和并发症

腋-股动脉搭桥术的手术风险低于主-双股动脉搭桥术，因为它避免了腹部探查和主动脉阻断的生理学影响。治疗的结果取决于对手术适应证的把控，感染和急诊手术患者的临床效果明显较差[2]。

二、切口并发症

Mishall 等报道切口并发症发生率为 15%[3]。相对常见的并发症包括感染、皮下积液、血肿和淋巴性囊肿形成。切口并发症是移植物感染的预后不良因素。

（一）移植物感染

既往多次手术，尤其是创面重复暴露，细菌定植的风险更高，从而增加了移植物感染的风

险[4]。文献报道移植物感染风险高达 15%[5]。在对严重肢体缺血患者进行腋–股动脉搭桥时，移植物感染更常见[6]。Bandyk 等报道 26 个月的随访结果显示，原位人工移植物替代被感染血管移植物后再次感染的风险为 10%[7]。

（二）移植物血栓形成 / 通畅率

由于腋–股动脉搭桥术的通畅率是有限的，文献报道 5 年通畅率为 35%～80%[8]，所以它只能是血运重建的一种备选方案。影响移植物通畅率的预测因素包括对动脉闭塞病变手术指征的把控、移植物的材料（涤纶与聚四氟乙烯）和腹股沟以下动脉闭塞的程度。使用非支撑涤纶移植物的初步研究结果显示，由于移植物容易受压狭窄，血栓发生率较高。然而，也有将涤纶与有支撑环的聚四氟乙烯移植物进行对比的多项研究，结果显示两者并没有任何显著差异[9]。多篇文献指出，股浅动脉病变才是移植物血栓形成的不良预测因素[3]。

（三）肢体缺血

值得庆幸的是，上肢缺血比较罕见，Mawatri 等报道的结果显示移植物闭塞的风险为 25%，而上肢缺血的风险为 2.5%[10]。Kempczinsk 和 Penn 报道的病例表现为动脉窃血综合征[11]，Rashleigh–Belcher 等报道了 3 个腋动脉血栓形成的病例，并认为可能是由于移植物的张力过大导致腋动脉成角或下拉引起狭窄的[12]。腋–股动脉移植物失功后近端吻合口残端血栓也可能是同侧上肢动脉远端栓塞的栓子来源（图 26-1），如果发生这种情况，除了进行上肢动脉取栓术外，还应切开腋动脉–移植物吻合口，并对腋动脉吻合口残端进行补片修补成形术，以防止再次发生不良事件。

（四）吻合口破裂和假性动脉瘤形成

文献中有多篇病例报道描述了关于吻合口破裂的并发症。如果发生在术后早期，可能是由于手术操作失误所致，如果发生在后期，破裂则

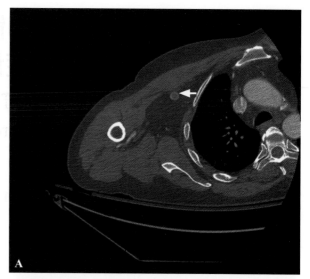

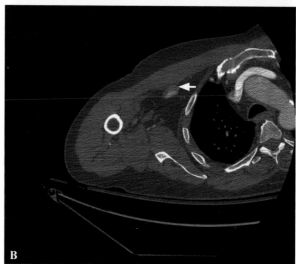

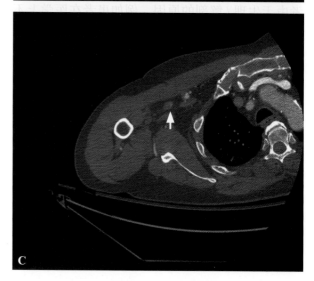

▲ 图 26-1 CT 血管成像
A. 腋–股动脉搭桥移植物内血栓形成（箭）；B. 血栓向腋–股动脉搭桥近端吻合口处延伸（箭）；C. 吻合口远端的腋动脉血栓栓塞性闭塞（箭）

与感染高度相关。术中未能预留足够长的移植物，导致张力过高，即使是轻微的外力也可能会导致吻合口破裂。有多种策略可以预防这种并发症的发生。一是在腋动脉的第一段（胸小肌内侧段）构建近端吻合口，因为随着手臂的运动，该段动脉的活动度较小；二是移植物在胸小肌后方隧道沿腋动脉走行，然后再逐渐转向尾侧方向（图 26-2）；三是吻合一定要在手臂外展的情况下进行，以避免张力过高。如果破裂发生于亚急性期，一般考虑是存在潜在的感染因素，而不是技术的原因。也有报道认为由于移植物材料的降解导致后期吻合口无菌性破裂，从而形成假性动脉瘤[13]。

腋 - 股动脉近端吻合口破裂也可能与同侧上肢的强烈运动有关，例如手臂的外展或肩部的抬高。症状和体征包括疼痛、肿胀和搏动性肿块。如有必要，需行确诊性的影像学检查，包括双功能超声和 CTA。手术修复通常需要在锁骨上皮肤切口显露锁骨下动脉以控制吻合口近端血管，另外一种控制近端血管的办法是腔内技术，使用球囊进行阻断。然后用补片修补成形或短段血管移植物对动脉进行修复。随后在修复好的动脉和原移植物之间桥接一段血管移植物，注意确保移植物没有张力。

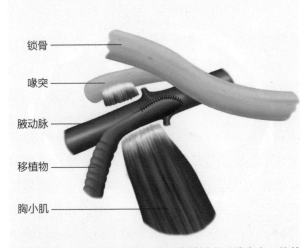

▲ 图 26-2　示意图显示腋 - 股动脉搭桥术近端吻合口的首选在腋动脉第一段（胸小肌内侧段）。移植物也在胸小肌后方隧道走行，或者如图所示，沿腋动脉走行离断胸小肌，移植物逐渐转向尾侧方向

图中标注：锁骨、喙突、腋动脉、移植物、胸小肌

（五）隧道和隧道解剖损伤

腋 – 股动脉搭桥术的隧道较为独特，相关的隧道解剖损伤也较为特殊，包括腋动脉、腋静脉和臂丛神经的损伤，以及在构建隧道时无意中进入腹膜腔或胸膜腔[11]。在构建隧道时最好应小心操作来避免这些损伤。如果进入腹腔并损伤了肠道会导致灾难性的败血症，需要切除受累的移植物、修补或切除受累的肠管，并在可能的情况下通过干净未感染的平面进行动脉重建。

（六）股 – 股动脉搭桥术

Vetto 于 1962 年报道了第一批接受股 – 股动脉人工血管搭桥术的患者。对于需要较大手术重建血管的单侧髂动脉闭塞性病变的高风险患者，股 – 股动脉搭桥术是一个不错的选择。通畅的对侧髂动脉可作为股 – 股搭桥手术的流入道。该手术方式也被用于主动脉 – 单侧髂动脉覆膜支架植入后需要重建对侧下肢血供的患者。通常使用的移植物是人工血管，在担心感染的情况下也可以使用自体血管。股 – 股动脉搭桥术比主 – 双侧股动脉搭桥术创伤更小，尽管大多数外科医生将其定义为简单技术，但它仍存在一些独特的技术挑战。

（七）死亡率

与主 – 双股动脉搭桥术相比，股 – 股转流术对血流动力学的影响更小，因此手术死亡率应低于 5%。然而，在另一份文献中报道的死亡率高达 10%，并且在急诊手术病例中死亡率甚至更高[14]。这是危重患者病情严重的一种反映。

（八）移植物血栓形成

在一些研究中，报道股 – 股转流术的 5 年通畅率高达 70%[15]，通畅率主要取决于手术适应证的把控。与跛行患者相比，严重肢体缺血患者的治疗效果欠佳。Pursell 等报道的结果显示，严重肢体缺血的患者在 1、3 和 5 年时的一期通畅率分别为 88%、82% 和 74%；跛行的患者一期通畅率分别为 93%、92% 和 90%[16]。Nguyen 等报道显示 PTFE 材质的人工血管搭桥术 1、2 和 3 年一期通畅率分别为 83.7%、73.7% 和 69.8%，而自体静脉搭桥在所有随访时间点的一期通畅率均为 100%[17]。两组之间的一期辅助通畅率和二期通畅率没有显著差异。

失败的原因可能是技术上的或者疾病本身进展。如果供血侧的流入道有问题，应该事先解决。供血侧髂动脉腔内血管成形术和支架植入术被认为是一种安全的选择。虽然有一些研究论证了非严重病变的股浅动脉病变是其作为流出道的重要条件，但是，也有足够的数据支持通畅的深股动脉也可作为良好的流出道[18, 19]。

（九）隧道损伤

Van Nieuwenhuizen 等报道了 1 例股 - 股动脉搭桥术中构建隧道时造成小肠损伤的病例[20]。在筋膜后创建隧道时造成内脏损伤（如肠管或膀胱）会造成灾难性的结果，有时会导致诊断延误并出现败血症。同样，Hinchliffe 等回顾分析了股 - 股动脉搭桥术后相似的内脏器官损伤[21]。在我们中心，我们更喜欢用手指分离来创建隧道以避免这种并发症。患有疝气、既往盆腔手术和放疗史的患者并发症发生风险更高。创建隧道的另一个应该避免发生的技术问题是移植物可能会在双侧股动脉的吻合部位产生扭曲，这可能会导致手术的失败。通过创建更大半径、均匀一致的弧形隧道，可以更好地避免这种情况发生。

（十）感染和切口并发症

感染可表现为窦道不愈合、积液、移植物裸露和吻合口动脉瘤。Pursell 通过对 144 例股 - 股动脉搭桥术进行回顾性研究，发现移植物感染发生率为 6%[16]。

（十一）髂 - 股动脉搭桥术

髂 - 股动脉搭桥术是患有症状性单侧髂动脉病变高危患者的另一种治疗选择。它避免了股 - 股动脉搭桥术中涉及的双侧腹股沟区显露。创建隧道通常很简单，然而，如果近端吻合口靠近髂总动脉分叉处或涉及髂总动脉时，应注意避免损伤横跨髂动脉走行的输尿管，任何从髂总动脉引出的移植物都应在输尿管的下方构建隧道，以防止压迫输尿管导致肾积水。

（十二）移植物血栓形成

髂 - 股动脉搭桥术 5 年通畅率可达 93%[14, 22]。在 Defraigne 的回顾性研究中，1 年的一期和二期通畅率分别为 94% 和 100%，5 年的一期和二期通畅率分别为 76.7% 和 95%[23]。

（十三）并发症治疗的特别注意事项

移植物周围积液

所有的人工移植物都容易受到周围积液的影响，这是一种聚集在移植物周围的无菌性积液，带有假包膜（图 26-3）。移植物周围积液的确切病因和最佳治疗方式尚未明确。通常这些积液会随着时间逐渐消退。可以抽出积液以防止感染，但积液可能会再次产生，而且抽吸本身也可能会导致积液感染。对有症状的患者，冲洗、切除假包膜并更换不同材质的新移植物（例如用涤纶代替 Goretex）可能是一种解决方案。

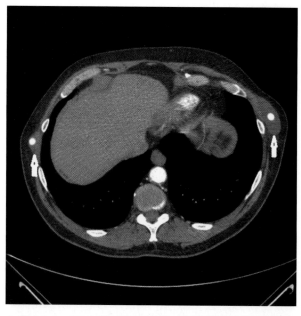

▲ 图 26-3　CT 血管成像显示腋 - 股动脉搭桥移植物周围液体（箭），符合移植物周围积液的表现

三、移植物血栓形成 / 搭桥失败

术后即刻和远期的移植物血栓形成 / 失功仍然是血管外科医生面临的重大挑战。移植物失功的潜在原因是多方面的，包括患者特定的因素，如人口统计学特征、合并症、高凝状态、流入道和流出道血管的质量及移植管道的质量，手术相关的技术因素或技术失误也可能导致移植物失功，疾病的长期进展也会导致移植物失功。

早期移植物失功的预防涉及术前的评估，包括流入道没有显著影响血流动力学的阻塞性病变，如果存在，则应同期进行治疗。同样也要确保流出道令人满意。这就涉及 "流入道血管手术"的情况，就如本章中讨论的除了要确定搭桥手术外，还需要确定是否进行股总动脉或股深动脉的内膜切除术。术中血流恢复后，应检查肢体远端是否有明确的血流再灌注的征象，触诊远端动脉搏动情况，以及远端动脉是否有多普勒血流信号。必要时可以使用双功超声或 DSA 进行进一步的评估。

早期移植物失功通常需要二次手术，首先进行球囊导管取栓术，然后检查吻合口是否存在技术缺陷，并纠正任何发现的问题。重新评估流入道和流出道血管是否足够通畅，如果发现不足应予以解决。应评估移植管道材料的质量及是否存在扭曲或裂缝，在血栓清除后通过血管造影可能有助于发现技术方面的缺陷。所有患者应接受抗凝治疗，如果是高凝状态应特别注意。

对于远期出现移植物失功的病例，是否治疗应取决于症状的严重程度。临床表现包括常规随访中踝肱指数下降和（或）再次出现术前的缺血状态，或出现严重的急性肢体缺血。对于急性肢体缺血的患者应按 Rutherford 标准[24] 进行评估，包括感觉功能、运动功能和足部多普勒检查血流信号是否存在。对于神经功能损伤的患者需急诊手术，以期实现保肢。另一方面，对于没有症状或仅有跛行症状的轻微患者可能只需要临床观察。

移植物闭塞通常在体格检查发现流入道侧股动脉搏动正常而流出道侧股动脉搏动消失时即可诊断，确诊需要通过影像学检查，如双功超声、CTA 和 DSA。双功超声具有无创的优势，但可能无法全面评估流入道和流出道血管情况以制订手术计划。CT 血管成像检查也非常方便，不仅可以对移植物进行成像，也可以对流入道和流出道血管进行成像，缺点是需暴露在放射线下和静脉注射对比剂。传统的血管造影术也是非常有效的，可以选择合适的患者同期进行经导管接触性溶栓治疗，例如移植物内血栓相对比较新鲜并且移植物的结构允许溶栓导管通过的患者。经导管接触性溶栓治疗可以挽救移植物并能在清除新鲜血栓后显露导致移植物血栓形成的潜在病变，然后再对其进行治疗以防止血栓复发（如股总或股深动脉发现阻塞性病变，行内膜切除术）。也可以尝试包括外科切开取栓在内的其他治疗方式，然后再评估并治疗潜在的责任病变。

另外，也可以考虑进行新的动脉重建手术。尽管患者既往已经接受了开放的解剖外搭桥手术，如股 – 股动脉搭桥术或腋 – 股动脉搭桥术，但仍应重新评估是否适合再次进行腔内 / 联合髂动脉支架的杂交手术，或者主 – 双股动脉搭桥术，以期为患者提供疗效更持久的手术方案（图 26-4）。

四、股动脉吻合口假性动脉瘤

股动脉吻合口动脉瘤（图 26-5）可表现为腹股沟区无症状搏动性肿块，伴有血栓形成引起的缺血症状、远端的血栓栓塞症状、静脉功能不全症状、深静脉血栓形成症状或局部压迫引起的股神经功能障碍。孤立的假性动脉瘤可能是移植物感染的征象。动脉瘤如有临床症状都是手术修复的指征，对于无症状的动脉瘤，如果直径≥ 2.0cm 和（或）含有大量附壁血栓时，也应考虑修复。直径小于 2cm 的动脉瘤并不常见，较大的动脉瘤常伴有局部症状和肢体缺血症状[25, 26]。

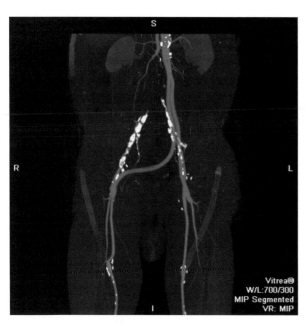

▲ 图 26-4 CT 血管重建图像显示双侧腋 – 股动脉搭桥术失败后再次行主 – 双股动脉搭桥术

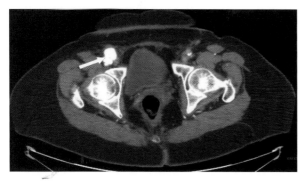

▲ 图 26-5 CTA 显示股动脉吻合口假性动脉瘤（箭）

首选腹部、盆腔和下肢的 CTA 检查，其他检查如 MRA、双功超声和经导管的 DSA 检查也是有用的。检查范围应包括移植物及吻合血管的在内的完整血管成像，以找出可能同时存在的动脉瘤。如影像上发现吻合口周围积液和（或）吻合口处移植物缺失，应警惕感染的可能。双下肢的踝肱指数（ankle–brachial indices，ABI）可用来评估肢体血流灌注情况。

这些患者再次进行手术本身难度非常大，遇到致密的瘢痕组织时难度就更大，最好使用锋利的手术刀（15 号刀片）进行游离，当游离到外膜和中膜之间时（通常这个分离层次看起来更像

一个简单的自然分离层次），应注意不要"切除"动脉壁，以免导致残留的动脉壁太薄而无法缝合。在致密瘢痕区内显露血管通常需要借助先识别和游离瘢痕相对较少的股浅动脉近端，一旦明确了这条血管，就可以逐渐向近端游离。

二次手术通常比较复杂，需要充分显露切口，这会增加淋巴相关并发症的风险[27]，应仔细结扎所有可能包含淋巴管的组织，避免单独使用电刀切割覆盖在动脉瘤上的组织。在进入动脉瘤之前，应尽量控制流入道和流出道血管。必要时应扩大切口，显露腹股沟以外的移植物以便控制较大动脉瘤的近端流入道。由于股动脉吻合口动脉瘤经常合并有致密的瘢痕组织，在进入动脉瘤之前可能无法完全控制血管，此时可以使用球囊暂时阻断血流（图 26-6）。

在大多数情况下，在原移植物和自体动脉之间吻合新的人工移植物是最可靠的修复方法。先切除动脉瘤，并把流入道和流出道血管修剪至正常管壁结构，移植物近端应缝合在正常健康的动脉上，并确保吻合口无张力。

股动脉吻合口动脉瘤修复效果良好，据报道择期手术死亡率 < 5%；但急诊手术中的并发症发生率和死亡率较高。报道显示修复后动脉瘤复发率为 6%～19%[26–29]。

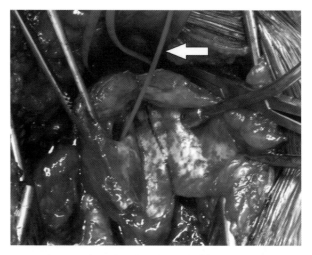

▲ 图 26-6 术中照片显示，在不良腹股沟区游离时使用球囊导管（箭）对动脉进行控制

五、移植物感染

　　移植物感染是显著增加患者的并发症发生率和死亡率的危险因素。患者可表现为明显的感染征象，例如发热或在移植物上方皮肤 / 手术切口发红、肿胀、硬结和渗出（图 26-7）。阳性但非特异性实验室检查，包括白细胞增多，伴或不伴核左移，炎症标志物升高，如红细胞沉降率和 C- 反应蛋白。应该行细菌血培养试验，即使存在有明显感染也不会出现阳性结果的情况，也应该努力鉴别病原微生物，常见的病原体包括金黄色葡萄球菌和表皮葡萄球菌，后者因其产生生物膜的特性容易定植于移植物[30]。

　　CTA 可帮助明确诊断、评估感染程度并指导制订手术计划，以获得最佳的治疗。符合移植物感染的征象包括移植物周围组织强化、邻近的软组织水肿带、积气、假性动脉瘤形成，甚至吻合口明显破裂。如果移植物感染的诊断仍然不能确定，短期内 CTA 随访或白细胞标记核素扫描可以进一步明确感染的存在（图 26-8）。

　　治疗原则包括预防或控制出血，通过切除感染的移植物、清除所有无活性组织并合理使用抗生素控制感染，在尽可能的情况下确保远端肢体的血流灌注，包括绕过感染区在未感染的组织平面进行搭桥，或者在原来的位置使用自体血管 / 冷冻处理的同种异体血管搭桥并覆盖肌肉皮瓣。对于某些严重感染或高危患者，直接结扎血管不再进行行动脉重建可能使患者获益更大，尽管这样会导致肢体的丧失，但是反复的感染和移植物破裂可能会导致致命性大出血。

　　在感染早期，对低毒力的移植物感染患者行救治手术是合理的。选择此策略时，不应有全身感染的征象，也不应显露吻合口。负压吸引闭合伤口联合应用抗生素的局部创面护理模式已成功应用于临床[31]。创面负压疗法有助于创造一个湿润的环境，并能引流过多的液体，从而加速伤口肉芽形成和愈合[32, 33]。Acosta 等在他的 Meta 分析中报道此法的移植物挽救率为 83%～100%[34]。

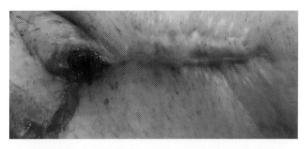

▲ 图 26-7　移植物感染患者的腹股沟手术切口照片

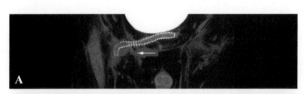

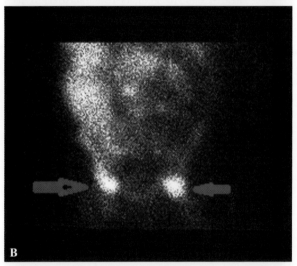

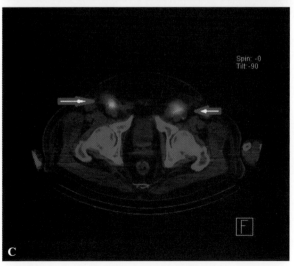

▲ 图 26-8　A. CTA 显示股－股动脉搭桥术移植物周围积液，不排除感染；B. 核素扫描显示放射性标记的白细胞集聚在双侧腹股沟区（箭）；C. CTA 和放射性核素扫描的融合成像显示移植物周围有放射性标记的白细胞（彩色版本见书末）

Mayer 对 44 名 Szilagy Ⅲ 级感染患者治疗的回顾性研究结果显示，负压治疗后移植物或自体动脉的挽救率为 84%[35]。

六、淋巴皮肤瘘

股动脉重建后形成的淋巴皮肤瘘可能会导致更严重的并发症，以及伤口感染和随后的移植物感染。淋巴液渗出的根本原因可能是腹股沟区分离过程中对淋巴管造成损伤。目前还没有定义淋巴瘘大小的标准，也没有治疗的标准方法。建议的基本策略包括卧床休息、抗生素应用和局部伤口护理[20, 27, 36]。已提倡加强伤口负压治疗作为局部伤口护理的一个重要辅助手段。对于存在明显淋巴液渗漏，特别人工移植物患者，我们的做法是尽早进行二次手术结扎责任淋巴管。带血管的肌肉皮瓣覆盖也已成功用于治疗淋巴皮肤瘘[36]。

参考文献

[1] Blaisdell FW, Hall AD. Axillary-Femoral Artery Bypass for Lower Extremity Ischemia. Surgery. 1963;54: 563-8.

[2] Dickas D, Verrel F, Kalff J, Koscielny A. Axillobifemoral Bypasses: Reappraisal of an Extra-Anatomic Bypass by Analysis of Results and Prognostic Factors. World journal of surgery. 2018;42(1): 283-94.

[3] Mishall PL, Matakas JD, English K, Allyn K, Algava D, Howe RA, et al. Axillobifemoral bypass: A brief surgical and historical review. Einstein J Biol Med. 2016;31(1-2): 6-10.

[4] Turtiainen J, Hakala T. Surgical wound infections after peripheral vascular surgery. Scand J Surg. 2014;103(4): 226-31.

[5] Passman MA, Taylor LM, Moneta GL, Edwards JM, Yeager RA, McConnell DB, et al. Comparison of axillofemoral and aortofemoral bypass for aortoiliac occlusive disease. J Vasc Surg. 1996;23(2): 263-9; discussion 9–71.

[6] Ott E, Bange FC, Sohr D, Teebken O, Mattner F. Risk factors associated with surgical site infections following vascular surgery at a German university hospital. Epidemiol Infect. 2013;141(6): 1207-13.

[7] Bandyk DF, Esses GE. Prosthetic graft infection. Surg Clin North Am. 1994;74(3): 571-90.

[8] Martin D, Katz SG. Axillofemoral bypass for aortoiliac occlusive disease. Am J Surg. 2000;180(2): 100-3.

[9] Kenney DA, Sauvage LR, Wood SJ, Berger K, Davis CC, Smith JC, et al. Comparison of noncrimped, externally supported (EXS) and crimped, nonsupported Dacron prostheses for axillofemoral and above-knee femoropopliteal bypass. Surgery. 1982;92(6): 931-46.

[10] Mawatari K, Muto Y, Funahashi S, Ikeda T, Komori K, Sugimachi K. The potential risk for upper extremity thromboembolism in patients with occluded axillofemoral bypass grafts: Two case reports. Vasc Surg.

2001;35(1): 67-71.

[11] Kempczinski R, Penn I. Upper extremity complications of axillofemoral grafts. Am J Surg. 1978;136(2): 209-11.

[12] Rashleigh-Belcher HJ, Newcombe JF. Axillary artery thrombosis: A complication of axillofemoral bypass grafts. Surgery. 1987;101(3): 373-5.

[13] Piazza D, Ameli FM, von Schroeder HP, Lossing A. Nonanastomotic pseudoaneurysm of expanded polytetrafluoroethylene axillofemoral bypass graft. J Vasc Surg. 1993;17(4): 777-9.

[14] Perler BA, Burdick JF, Williams GM. Femorofemoral or ilio-femoral bypass for unilateral inflow reconstruction? Am J Surg. 1991;161(4): 426-30.

[15] Park KM, Park YJ, Kim YW, Hyun D, Park KB, Do YS, et al. Long Term Outcomes of Femorofemoral Crossover Bypass Grafts. Vasc Specialist Int. 2017;33(2): 55-8.

[16] Pursell R, Sideso E, Magee TR, Galland RB. Critical appraisal of femorofemoral crossover grafts. Br J Surg. 2005;92(5): 565-9.

[17] Nguyen KP, Moneta G, Landry G. Venous Conduits Have Superior Patency Compared with Prosthetic Grafts for Femorofemoral Bypass. Ann Vasc Surg. 2018;52: 126-37.

[18] Todd GJ, Voorhees AB, Nowygrod R, Reemtsma K. Femorofemoral bypass for unilateral iliac artery occlusion in the presence of bilateral superficial femoral artery occlusions. J Cardiovasc Surg (Torino). 1985; 26(1): 12-4.

[19] Schneider JR, Besso SR, Walsh DB, Zwolak RM, Cronenwett JL. Femorofemoral versus aortobifemoral bypass: Outcome and hemodynamic results. J Vasc Surg. 1994;19(1): 43-55; 7.

[20] Van den Brande P, von Kemp K, Aerden D, Debing E, Vanhulle A, Staelens I, et al. Treatment of lymphocutaneous fistulas after vascular procedures of

the lower limb: Accurate wound reclosure and 3 weeks of consistent and continuing drainage. Ann Vasc Surg. 2012;26(6): 833-8.

[21] Hinchliffe RJ, Alric P, Wenham PW, Hopkinson BR. Durability of femorofemoral bypass grafting after aortouniiliac endovascular aneurysm repair. J Vasc Surg. 2003;38(3): 498-503.

[22] Carsten CG, 3rd, Kalbaugh CA, Langan EM 3rd, Cass AL, Cull DL, Snyder BA, et al. Contemporary outcomes of iliofemoral bypass grafting for unilateral aortoiliac occlusive disease: A 10-year experience. Am J Surg. 2008;74(6): 555-9; discussion 9-60.

[23] Defraigne JO, Vazquez C, Limet R. Crossover iliofemoral bypass grafting for treatment of unilateral iliac atherosclerotic disease. J Vasc Surg. 1999;30(4): 693-700.

[24] Rutherford RB. Clinical staging of acute limb ischemia as the basis for choice of revascularization method: When and how to intervene. Seminars in vascular surgery. 2009;22(1): 5-9.

[25] Ylonen K, Biancari F, Leo E, Rainio P, Salmela E, Lahtinen J, et al. Predictors of development of anastomotic femoral pseudoaneurysms after aortobifemoral reconstruction for abdominal aortic aneurysm. American journal of surgery. 2004;187(1): 83-7.

[26] Skourtis G, Bountouris I, Papacharalambous G, Mahera E, Besias N, Antoniou I, et al. Anastomotic pseudoaneurysms: Our experience with 49 cases. Annals of vascular surgery. 2006;20(5): 582-9.

[27] Tyndall SH, Shepard AD, Wilczewski JM, Reddy DJ, Elliott JP, Jr., Ernst CB. Groin lymphatic complications after arterial reconstruction. Journal of vascular surgery. 1994;19(5): 858-63; discussion 63–4.

[28] Markovic DM, Davidovic LB, Kostic DM, Maksimovic ZL, Kuzmanovic IB, Koncar IB, et al. False anastomotic aneurysms. Vascular. 2007;15(3): 141-8.

[29] Ernst CB, Elliott JP, Jr., Ryan CJ, Abu-Hamad G, Tilley BC, Murphy RK, et al. Recurrent femoral anastomotic aneurysms. A 30-year experience. Annals of surgery. 1988;208(4): 401-9.

[30] Lawrence PF. Conservative treatment of aortic graft infection. Seminars in vascular surgery. 2011;24(4): 199-204.

[31] Berger P, de Bie D, Moll FL, de Borst GJ. Negative pressure wound therapy on exposed prosthetic vascular grafts in the groin. Journal of vascular surgery. 2012;56(3): 714-20.

[32] Monsen C, Acosta S, Mani K, Wann-Hansson C. A randomised study of NPWT closure versus alginate dressings in peri-vascular groin infections: Quality of life, pain and cost. Journal of wound care. 2015;24(6): 252, 4-6, 8-0.

[33] Zannis J, Angobaldo J, Marks M, DeFranzo A, David L, Molnar J, et al. Comparison of fasciotomy wound closures using traditional dressing changes and the vacuum-assisted closure device. Annals of plastic surgery. 2009;62(4):407-9.

[34] Acosta S, Bjorck M, Wanhainen A. Negativepressure wound therapy for prevention and treatment of surgical-site infections after vascular surgery. British journal of surgery. 2017;104(2):e75-e84.

[35] Mayer D, Hasse B, Koelliker J, Enzler M, Veith FJ, Rancic Z, et al. Long-term results of vascular graft and artery preserving treatment with negative pressure wound therapy in Szilagyi grade III infections justify a paradigm shift. Annals of surgery. 2011;254(5):754-59; discussion 60.

[36] Twine CP, Lane IF, Williams IM. Management of lymphatic fistulas after arterial reconstruction in the groin. Annals of vascular surgery. 2013;27(8):1207-15.

第27章

股腘动脉和膝下动脉旁路手术并发症

Complications of femoropopliteal and infrapopliteal arterial bypass

Frank M. Davis　Peter K. Henke　著

牛　浩　译

据统计，有 800 万～1200 万美国人受到外周动脉疾病（peripheral arterial disease，PAD）的困扰，并且其患病率将呈持续上升趋势[1]。腹股沟下旁路手术仍然是治疗 PAD 患者最常见的血管外科开放手术之一。在现阶段，血管腔内治疗作为独立术式正越来越成功。然而，由于动脉粥样硬化斑块的负荷或腔内治疗的失败，相当多的患者需要进行开放式旁路手术来治疗下肢缺血性疾病。开放手术重建血供后，由于并发症发生率高达 20%，术后患者较高的并发症发生率和死亡率仍然是一个需要积极改善的方面。了解开放性下肢血运重建术后并发症的病因和临床表现，对于 PAD 患者获得最佳和最持久的疗效至关重要。在此，本章节重点介绍腹股沟下旁路手术，简要讨论下肢血管疾病的术前准备和手术方法，并详细回顾围术期并发症，特别关注这些并发症的诊断和治疗。

一、适应证

腹股沟下旁路手术的两个主要适应证仍然是严重肢体缺血（critical limb ischemia，CLI）和跛行。对于定义为静息痛、组织缺失或踝部压力低于 40mmHg 的 CLI 患者，如果不进行血运重建，只有 5% 的患者在 1 年内可以保存肢体[2]。对于跛行患者，病程发展趋势是跛行距离进行性下降。尽管进行了强化的药物治疗，但仍有

20%～30% 的患者会出现更多的残疾[3]。跛行的干预措施是为了改善严重残疾患者的肢体功能。

二、术前评估及影像学检查

腹股沟下旁路手术需要仔细评估动脉病变的严重程度，以及流入道和流出道的详细解剖特征。一般来说，动脉造影是大多数 CLI 患者诊断的"金标准"。然而，计算机断层扫描血管造影的进步使越来越多的患者接受 CTA 检查，尤其是对于严重肢体缺血的患者。然而在外周血管中，尤其是 CLI 患者的血管，腹股沟下动脉管腔直径较小及多支血管钙化的存在限制了 CTA 的适用性。术前影像学检查应识别主要解剖病变、流入道和潜在的流出道血管。在几乎所有需要进行腹股沟下旁路手术的患者中，如果正确进行诊断性血管造影，都可以确定合适的靶血管。双功超声检查有时也可以识别合适的足部靶血管。

股总动脉（common femoral artery，CFA）通常是首选的流入道血管，但更远端位置的如股浅动脉、股深动脉或腘动脉因其具有相似的通畅度也可被用作流入道。手术中，如果不确定流入道是否合适，可将直接动脉压与桡动脉压进行比较。静息压力梯度 > 10mmHg 具有非常重要的意义，应考虑将旁路流入道选择在更近的部位。另外，应慎重考虑行股总动脉内膜剥脱术。关于远

端流出道，腹股沟下重建的一般原则是远端靶血管应绕过所有动脉粥样硬化病变到最近端的肢体动脉，而该动脉至少有一条是直接供应足部的动脉血管。因此，膝关节以下腘动脉是最常用的靶血管。远端靶血管选择不当会降低移植物的长期通畅率。尽管大多数跛行患者仅需行股腘动脉旁路术，但很大比例的 CLI 患者需行胫前动脉或足部旁路术。流出道远端的动脉应无明显的血流动力学病变。

自体血管在腹股沟下动脉重建中通畅性最佳[4]。自体血管首选大隐静脉（great saphenous vein，GSV）。GSV 的倒置和原位结构同样有效；然而，一些支持原位 GSV 旁路移植术者认为它提供了更好的尺寸匹配[5]。为了获得最佳的通畅性，尽管可以使用直径在 2～3mm 的可压缩静脉，但是静脉血管直径应至少为 3mm。研究表明，选择合适的 GSV 进行膝上动脉旁路手术，5 年通畅率＞70%[4]。而膝下动脉旁路手术术后 3 年通畅率为 50%～70%[6]。对于没有合适自体静脉的患者而言，可以使用人工血管。与倒置的 GSV 相比，PTFE 在最初 2～3 年内相较于膝上的静脉旁路具有相同的通畅率，但此后自体静脉移植物具有更高的长期通畅率[7, 8]。膝下腘动脉旁路移植物通畅率则均较差（PTFE 3 年通畅率为 54%，GSV 3 年通畅率为 61%）[9]。随机对照试验表明，加用华法林可显著改善膝下动脉旁路移植物的通畅率（带静脉袖套的 PTFE 2 年通畅率为 52%，不带静脉袖套的 PTFE 为 29%）[10]。

三、手术技术

股总动脉最常用作腹股沟下旁路手术的流入道血管。在耻骨结节和髂前上棘连线的内侧 1/3 处作一垂直切口。应充分结扎和烧灼所有淋巴管，以降低淋巴囊肿的风险。打开股动脉鞘后，应在腹股沟韧带处解剖股总动脉近端，股总动脉远端分为股浅动脉和股深动脉。旋股外侧静脉在股总动脉分叉水平跨过股深动脉前方。在游离并识别所有血管后，每根血管分别套橡胶带以便控

制各血管。

对于远端靶血管，通过内侧切口进入膝上腘动脉，并将小腿外旋、膝关节屈曲 30°。相比之下，膝下腘动脉的显露则是通过胫骨内侧缘后方 1～2cm 的内侧切口来实现，并将小腿外旋、膝关节屈曲 30°。如果根据术前影像选择胫骨远端靶血管，则在胫骨内侧缘后方 2cm 处作一长 10cm 的切口，从而进入胫骨近端的胫前动脉和胫后动脉。最后，在小腿中部 1/3 处胫骨后缘 2cm 处垂直切开以显露腓动脉。腓动脉位于趾长屈肌前表面胫后动脉的深处。一旦腓动脉获得足够的显露，通过触诊分析远端靶血管的健康节段，并在近端和远端分别放置血管阻断带。

在显露近端和远端靶血管之后，创建血管隧道。隧道装置从股动脉的皮肤切口通过向远端穿过缝匠肌后面到达膝盖上方或下方的腘窝。在选定的血管上标记方向以防止扭曲，然后连接到隧道器上并拉入到合适位置，并检查确定血管的正确位置。首先以端-侧方式进行近端吻合，对于远端吻合，应注意确定远端动脉切开部位，避开过度钙化血管。检查移植物的方向并松开血管夹以确保有搏动性出血。使用与近端吻合类似的技术，在移植血管和远端靶血管之间进行端侧吻合。完成近端和远端吻合后，术中双功多普勒超声通过分析流速或谱宽的变化来检测移植血管状况，对腹股沟下旁路进行定性评估。如果存在顾虑，可以通过在近端吻合口内注射对比剂来完成血管造影。

四、并发症

腹股沟下旁路手术的主要术后并发症包括全身并发症和局部并发症。PREVENT Ⅲ 试验在 CLI 患者中进行了 1404 例腹股沟下旁路移植术，报道了围术期系统并发症的主要发病率（17.6%）、心肌梗死（4.7%）、肺炎（1.6%）、脑卒中（1.4%）和死亡率（2.7%）。关于血管重建后全身并发症的评估和处理的详细回顾已在前面的章节中讨论

过。在本节中，我们将回顾下肢血运重建术后的局部和移植物相关的并发症，包括其诊断和处理。

（一）出血

游离过程中必须严密止血。研究表明，下肢开放性血运重建术后血肿的发生率为 6.0%，少数患者因出血需要再次手术[11]。在手术过程中，预防术后出血的重要措施包括规范获取静脉血管和确保所有侧支都充分结扎。静脉血管一侧不应使用止血夹，因为它们可能会在建立隧道过程中脱落。如果在静脉移植物隧道中发现局灶性出血，可以直接切开相应部位进行止血。对于吻合处的局灶性出血，通常需要单线缝合，但对于易撕裂的血管，建议使用双线缝合。然而，如果发现吻合口严重出血，这可能是由于操作技术不当、未能缝合动脉壁的全层、血管完整性差或张力过大所致。对于这种情况，可能需要重新进行吻合以实现止血。

（二）伤口并发症

1. 手术部位感染和移植物感染

手术部位感染（surgical site infection，SSI）是下肢旁路手术常见的术后并发症，研究表明，浅表和深部 SSI 的发生率约为 11%[12]。对于浅表 SSI，应仔细检查移植物植入的部位是否存在炎症迹象。如果存在，患者应接受针对常见皮肤微生物菌群的口服抗生素治疗，并应考虑开放和包扎伤口的相关区域以进行二次愈合。深部 SSI 和移植物感染发生在 0.9%～3.5%，并受植入部位、干预指征、潜在疾病和一系列患者相关危险因素的影响。与围术期发生的浅表 SSI 相比，下肢旁路移植感染可在初次手术后数月乃至数年发生。几乎任何微生物都可以感染人工血管移植物。然而，金黄色葡萄球菌是最常见的病原体，占所有感染的 1/4～1/2。近年来，表皮葡萄球菌或革兰阴性菌感染的频率有所增加。革兰阴性菌如大肠埃希菌和假单胞菌、克雷伯杆

菌、肠杆菌、沙雷菌和变形杆菌的感染具有特别强的毒性。吻合口裂开和动脉破裂的发生率很高，这是因为这些细菌生物体能够产生破坏血管壁结构完整性的内毒素（如弹性蛋白酶和碱性蛋白酶）。

如果担心深部 SSI 和（或）移植物感染，应仔细检查手术切口是否有红斑和窦道。白细胞计数升高伴分类计数细胞核左移和红细胞沉降率增加是常见但非特异性的表现。血培养阳性并不常见（＜5%），但如果出现，则表明移植物感染或有毒性微生物。血管成像对于移植物感染的诊断和治疗至关重要。移植物感染的解剖学特征，如移植物周围脓肿或吻合口动脉瘤，可以通过结合超声、CT、磁共振成像或动脉造影等影像来准确识别（灵敏度＞90%）。符合感染的诊断标准包括正常组织层面的丧失、移植物周围积液或积气、假性动脉瘤或邻近的骨结构感染。当移植物周围感染的解剖学特征不明确时，功能性放射性核素显像（[111]In 标记的白细胞或 [99m]Tc- 六甲基甲氧基嘧啶标记的白细胞）可以证实临床疑似移植物感染的存在。

治疗血管移植物感染的目标包括早期消灭和长期根除局部和全身的脓毒症过程，以及维持受累肢体组织的正常动脉灌注。具体治疗方式的选择标准主要基于临床结果、移植物受累程度和微生物学。伤口消毒是治疗移植物感染的重要辅助手段，尤其是在考虑保留移植物时，包括分期清创／"冲洗"术以最大限度地减少残余细菌数量，尽量切除受累动脉壁和移植物周围组织至健康组织层面，术中使用细胞毒剂进行机械和被动伤口冲洗，用血管化良好的肌肉或筋膜皮瓣覆盖软组织修复动脉，创面负压治疗及延长培养特异性抗生素[13-15]。

几个一般性的治疗原则必不可少。涉及人工血管移植物生物材料的感染通常需要部分或完全切除移植物，以根除局部脓毒症过程，尝试保留人工血管移植物仅适用于有限的情况。然而，对于大多数涉及自体组织重建（静脉

搭桥或补片）的动脉感染，移植物保留是可能的，但是由假单胞菌属或其他潜在毒性革兰阴性菌（如克雷伯菌属、变形杆菌属、大肠埃希菌）引起的侵袭性感染（即产生局部或系统性感染的脓毒症）除外。MRSA 也是一种毒力特别强的病原菌，与吻合口裂开有关。在这种情况下，建议采用自体移植物切除加非原位血供重建术。

对于感染的下肢旁路移植物，可接受的处理方案从单纯结扎和切除，到选择性结扎血运重建，再到常规血运重建。手术应从探查受累肢体的近端吻合口开始，最常见的是股总动脉。在显露旁路移植物后，由于受感染动脉组织的易碎性，应获得最佳的近端血管控制条件。如果在显露过程中遇到化脓性或感染性血肿，应将其送革兰染色和培养，以便在术后期间调整抗生素应用。一旦血管得到控制，术中夹闭旁路试验和多普勒四肢检查有助于评估是否可以耐受结扎。在旁路闭塞的情况下，持续存在的足部动脉脉冲信号和大于 40mmHg 的踝部压力可能允许初步切除移植物，并考虑在局部感染根除后延迟血运重建。如果认为患者可以耐受结扎，则需要对包括皮肤、皮下组织、肌肉、移植物和邻近静脉在内的相关组织进行广泛清创，以防止复发。切除受感染的移植物后，可以在静脉补片或低温保存的血管植入物的辅助下进行闭合动脉创面。

然而，当肢体活力不能保证，并且认为有必要进行动脉重建时，必须立即开始重建，因为肢体对严重缺血的耐受性相对较差。对于继发于受感染的下肢移植物的血运重建，重要的考虑因素包括重建近端流入道、确定远端流出道及选择合适的桥血管。在切除受感染的旁路移植物及其近端吻合口后，理想情况下是通过清洁的手术野，显露出新的近端流入道。

近端流入道的选择可以包括股深动脉，它可以作为一个有用的替代流入道。股深动脉中段或股深动脉远端通常通过大腿上部、缝匠肌外侧的

纵向切口显露（图 27-1）。切开软组织，直到缝匠肌可以向内侧牵开。在内侧可以看到股浅动脉并将其向内侧牵拉。在大收肌和股内侧肌之间进行解剖以显露股深动脉。可能需要分离股深动脉上方的旋股外侧静脉以提供足够的术野。此外，没有近端阻塞性病变的股浅动脉也可用作替代的流入道。如果在腹股沟作了垂直切口，可以向远端延伸。缝匠肌向外侧牵拉以进一步显露股浅动脉。股浅动脉中段和股浅动脉远端可通过靠近缝匠肌后缘、大腿内侧近乎垂直的切口进入。

如果这些近端流入道血管因存在动脉粥样硬化性病变或因受感染累及，都不能用作为流入道的选择，其他近端流入道可能包括闭孔旁路、腋-股旁路或腋-腘旁路。对于腋-股或腋-腘

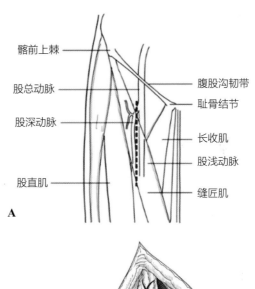

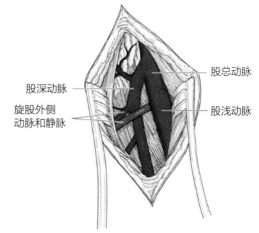

▲ 图 27-1　A. 通过在常规股总动脉显露下方的切口显露股深动脉中远段，并在缝匠肌外侧进行解剖（虚线）；B. 股深动脉近中段有多个分支，显露时必须加以控制，注意结扎旋股静脉以避免损伤

移植物，它们可以沿远离感染区域的侧面穿过隧道，并且可以使用完全侧方入路进行远端吻合。通过未感染的组织层面到股深动脉或股浅动脉的单侧髂 - 股分流术的通畅率是可以接受的（6个月通畅率为94%），但腘动脉远端吻合早期容易出现问题（6个月通畅率为42%）[16]。对于远端吻合口，就像建立原位旁路一样，远端靶血管应当绕过所有严重的动脉粥样硬化血管到最近端的肢体动脉，该动脉至少发出一条能到达足部的动脉。当最初的远端吻合口发生移植物感染时，应避开原有的隧道建立新的旁路移植物隧道，以减少再次感染的可能性。

血运重建的管道一般应为自体组织，大隐静脉或上肢浅静脉可用于切除感染移植物后腹股沟下的血运重建。在非急诊情况下，进行 GSV、上肢静脉和股静脉的术前超声评估，选择与修复部位血管直径最佳匹配的自体血管。当发现 GSV 或上肢静脉直径小时（＜4mm），可以通过超声确认股静脉的充盈性（无急性/慢性血栓，直径＞5mm）。此外，对于腹股沟下移植物感染，用 PTFE 或聚酯人工血管行原位置换发生复发性感染的比例为10%～20%，主要是革兰阴性菌和 MRSA 感染。这些结果增加了人们对抗生素结合人工血管移植物的兴趣，以便可能改善结果[17]。原位移植的第三种选择是使用从移植供体中获取的、通过冷冻保存变得无抗原性的主动脉和髂股动脉节段。与其他原位移植方法相比，肢体缺失、再发感染和中期患者存活率更好。然而，在随访后期（平均40个月），尤其是早期新鲜的同种异体髂股移植物节段，发生了同种异体移植物扩张、动脉瘤形成（17%）、狭窄/闭塞（20%）[18]。

在对皮下和移植物周围组织进行清创以防止潜在血运重建的感染后，局部软组织覆盖是防止感染复发的关键。因此，当周围组织不足或存在过多皮肤缺损时，可能需要移植或旋转局部软组织以覆盖原有或新的移植物材料。在腹股沟区，缝匠肌皮瓣移植已成为最常用的辅助覆盖移植物

的技术。通常在股血管外侧游离、显露该肌肉，并在髂前上棘的近端附着处分离。肌肉向内侧反折，显示肌肉下方股浅动脉的分支。放置肌肉皮瓣以覆盖股血管和相关移植物并消除残留的死腔（图 27-2）。应尝试尽可能少的切断节段性滋养血管，以最大限度地减少皮瓣缺血。通常，真空辅助闭合（vacuum-assisted closure，VAC）装置直接放置在皮瓣上，以促进愈合和肉芽生长。缝匠肌皮瓣可用于移植物保留或原位置换，已被证明对于局部组织缺失和预防复发感染具有良好的中远期效果[15]。另一种治疗腹股沟局部感染或组织缺失的选择是股直肌旋转皮瓣，在这个皮瓣内，肌肉从干净的组织床上被转移，这是基于独立于感染部位以外的带蒂血液供应。这种皮瓣的血管分布非常好，很少有证据表明这种皮瓣可能是比缝匠肌皮瓣更好的选择[19]。具体使用的肌肉取决于患者的动脉解剖及正在治疗的伤口大小和解剖要求。许多肌肉可以被转移以覆盖受感染腹股沟的移植物，包括腹直肌、阔筋膜张肌和

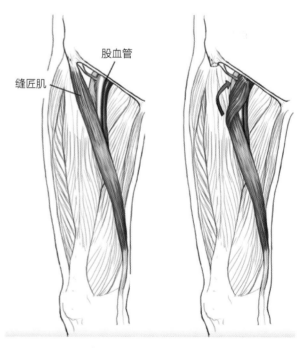

▲ 图 27-2　对于软组织覆盖最少的高危腹股沟区，缝匠肌皮瓣是改善伤口愈合的可行性选择。缝匠肌从其近端分离、反折，并从内侧包绕股血管。应注意保留节段性滋养血管以确保皮瓣血供丰富

股薄肌。

最后，应根据特定的移植物周围 / 移植物培养结果选择肠外抗生素。抗生素调整应基于治疗过程的每一阶段的培养结果，以证明灭菌成功或确定细菌耐药性的发展。肠外抗生素应至少持续 2 周。侵袭性感染或进行原位置换（人工血管移植物或同种异体移植物）或保留有原移植物的患者需要接受 4～6 周的肠外抗生素治疗。建议人工血管移植患者长期口服抗生素预防再感染，自体血管移植则很少推荐。

2. 淋巴水肿和淋巴瘘

由于淋巴管和淋巴结邻近相应的动脉和静脉，腹股沟下旁路术后的淋巴相关并发症很常见。术中游离可导致淋巴损伤和（或）横断。幸运的是，淋巴管可以自愈；然而，淋巴管断裂可导致下肢水肿、淋巴瘘或淋巴囊肿。

因慢性缺血行腹股沟下动脉重建的患者中 50%～100% 会发生下肢水肿。严重的水肿可导致行走障碍和局部伤口并发症。当富含蛋白质的间质液的产生速度超过了淋巴系统清除淋巴液的能力时，就会产生淋巴水肿。在一项有趣的研究中，患者在腹股沟下旁路术后接受了淋巴管造影术，与正常平均值 9.5 根相比，每名患者可见的通畅浅表淋巴管的平均数量减少至 1.7 根[20]。尽管有人提出静脉血栓形成是术后腿部水肿的原因，但研究表明，在旁路术后腿部水肿的患者中，深静脉血栓形成的发生率很低[21]。为了尽量减少淋巴水肿的发生，保护淋巴的外科游离很重要。对于腹股沟下旁路，应在股动脉稍外侧作垂直腹股沟切口，以保持淋巴结的通畅和完整性。腹股沟淋巴管应向内侧牵开，在股动脉鞘上作一个垂直切口以解剖、游离股动脉。淋巴管应小心保护，如果必须离断，应结扎或烧灼，以免淋巴液渗漏。应尽量保留隐股交界处和股动脉之间的淋巴组织。最后，如果使用大隐静脉，前瞻性随机研究已经证明，与开放取静脉相比，内窥镜取静脉可降低淋巴和感染性伤口并发症的发生率，并可改善美容效果[22, 23]。

对于出现淋巴水肿的患者，通常在股腘或股胫旁路手术后恢复行走时，腿部肿胀会变得明显，并具有依赖性。凹陷性水肿通常在重建术后 2～3 个月内消退，但在某些患者中可能会持续存在。淋巴水肿通常是单侧的，可累及足背（"水牛背"）和脚趾（"方形"）。病史和体格检查有助于鉴别蜂窝织炎，深静脉超声检查是排除深静脉血栓形成的首选检查。术后肢体轻度水肿应通过频繁抬高肢体和限制活动来治疗。中度至重度旁路术后水肿用加压包扎治疗直至切口愈合，然后穿膝长型、压力 30～40mmHg 的弹力袜。对于膝下、原位旁路或胫骨远端动脉或足部动脉旁路的患者，个体化处理以避免直接压迫皮下静脉移植物。

由于股三角区有明显的淋巴网，下肢血管重建术后淋巴瘘的发生率约为 1.1%[24]。淋巴瘘发生的重要因素包括未能结扎或烧灼淋巴组织，各层组织闭合不充分，以及患者因素，如糖尿病或并发感染等。临床上通过观察腹股沟切口持续渗出透明或黄色液体可诊断为淋巴瘘，很少需要淋巴显像，除非在手术后数月延迟发生的淋巴瘘，此时可使用计算机断层扫描和瘘管造影排除血管移植物感染。

淋巴瘘的早期诊断和治疗对于防止住院时间延长、伤口愈合延迟和再入院非常重要。在最初的几天里，抗生素保守治疗、局部伤口护理和卧床休息抬高患肢以减少淋巴流量是有必要的。然而，当移植物材料存在感染风险时，保守治疗作用不大。

不幸的是，如果瘘口在保守治疗后仍继续产生大量的瘘管，则需要更多的有创性治疗。最近，真空辅助闭合（vacuum-assisted closure，VAC）疗法被广泛用于治疗淋巴皮肤瘘，平均治疗时间为 16 天，并且无复发[25]。然而，如果创面 VAC 治疗失败，则需要进一步手术干预。为了进行手术干预，术前将异硫氰蓝染料注射到足部的第一和第三足趾间隙，并在患肢上放置一个连续的加压泵，以增加淋巴和静脉回流，然后重新探查腹股沟切口，通过蓝色染料的渗漏以确定淋巴损伤的部位，缝合该区域并关闭伤口。

淋巴管囊肿是指在两个组织层面之间形成且无法被再吸收的局部淋巴聚集。与浆液瘤不同，淋巴管囊肿通常与一个或多个淋巴管有良好的局部沟通，因此，淋巴闪烁造影术可以很容易地显示淋巴管囊肿。腹股沟下区域是血管重建后淋巴管囊肿最常见的部位。大的淋巴管囊肿会引起局部不适、疼痛和下肢肿胀。应与血肿、浆液囊肿和伤口感染相鉴别。囊肿质地柔软、充满液体并通过瘘管间歇性排出透明淋巴液，可证实淋巴管囊肿的诊断。超声检查有助于区分实性致密血肿和囊性淋巴管囊肿。当术后数周至数月出现淋巴管囊肿时，需进行 CT 检查。CT 有助于排除移植物感染或识别延伸至腹股沟的腹膜后淋巴管囊肿。至于淋巴管囊肿的治疗，小的淋巴管囊肿可以观察，随着时间的推移可能会被缓慢地重吸收。相反，大的淋巴管囊肿或人工移植物附近的淋巴管囊肿应进行手术干预，以降低移植物感染的风险。将异硫氰蓝染料注射到足部有助于识别供应淋巴管囊肿的淋巴管。切除淋巴管囊肿，结扎或缝合淋巴蒂。硬化剂也可用于治疗腹股沟淋巴管囊肿，但效果好坏不一。

（三）移植物血栓形成

移植物血栓形成仍然是血管外科实践中的重大临床挑战。无论是早期的或是迟发的移植物内血栓形成，在需要血管干预治疗的患者中都有显著的发病率、截肢率和死亡率。临床医生有责任及时记录移植物血栓形成。临床体征 / 症状很容易识别，例如脉搏消失或患者缺血症状复发。在不确定的情况下，有必要进行无创血管成像，包括踝肱指数和使用双功超声来确定其通畅性及阻塞的部位。一旦确诊移植物血栓形成，接下来就要根据评估患者的肢体状态，准确判断积极干预的必要性和紧迫性。如果需要限期血运重建，则必须立即抗凝以最大限度地减少或阻止血栓进展。如果没有神经系统损害，并且组织缺血程度

最小，则可以考虑进行诊断性或替代性治疗方法，包括溶栓治疗。尽管如此，腹股沟下旁路移植物血栓形成治疗后的二次通畅率通常较差。如果初始重建是针对持续的组织损失进行的，并且溃疡随后愈合，则可能不需要限期血运重建。在考虑动脉重建失败的时间和病因时，应考虑两个时间类型：早期（植入后 30 天内）和晚期（30天后）。

1. 早期移植物血栓形成（＜30 天）

早期移植物血栓形成具有重要的预后意义，因为重建失败与不良的临床结果相关，特别是在进行保肢手术指征的情况下。尽管血运重建技术有所改进，但仍有 5%～10% 的移植物在植入后 30 天内失败[26]。通常认为早期移植物失败归因于手术时的技术失误。然而，最近的一项综述表明，技术失误约占早期移植物失败的 25%[27]。这种技术改善可能归因于初次手术时术中双功超声和血管造影术的使用增加。导致早期移植物失败的其他因素包括移植物不适合，以及血流量低或远端流出道欠佳。

在早期移植物失败确诊后，治疗选择包括手术取栓或溶栓。对于开放式手术翻修，返回手术室后，可以首先检查远端吻合口。如果移植物近端有搏动，可以进行动脉造影以确定关注点。如果近端无搏动，则将其打开，并可以使用适当口径的球囊导管进行远端取栓和移植物内血栓清除术。值得注意的是，如果移植物是反向静脉，则近端和远端吻合口通常均需要探查。具体来说，一个未扩张的球囊导管从近端送到远端，将第二根球囊导管从远端绑在第一根导管头端，然后在未扩张的情况下将第一根导管向近端收回，并将第二根导管头端从移植物近端拉出；然后切断结扎线，充盈第二根球囊导管，从近端到远端对移植物取栓。肝素化的生理盐水冲洗移植物以清除残余的移植物内血栓。仔细检查两个吻合口，以确定技术缺陷所在。如果确定，可以延长手术切口以修复缺陷并通过补片血管成形术进行闭合。此外，如果遇到先前未确定的流出道疾病，应使

用跳跃移技术将移植物延伸到病变段以远，或应选择不同的流出道血管。最后，如果在初始手术时使用的是远端末梢静脉血管并且没有发现技术缺陷，可以考虑更换静脉血管或改用人工移植物。

2. 晚期移植物血栓形成（＞ 30 天）

上述许多诊断和治疗决定也适用于迟发或晚期移植失败的情况。然而，有几个区别：与早期移植物血栓形成相比，对于植入后 30 天以上闭塞的移植物，技术失误不再是移植物病变的重要原因。相反，新生内膜纤维增生、移植物（自体静脉或人工血管）结构异常和进行性动脉粥样硬化会导致晚期移植物闭塞；关于治疗选择，只有当患者的症状严重到需要根据 Rutherford 肢体缺血标准进行干预时，才应对晚期移植物闭塞进行治疗。当静脉血管受限时，溶栓、机械取栓或两者同时进行，并治疗导致移植失败的潜在病变是一种有价值的治疗选择。例如，Ⅰ级或Ⅱa级缺血患者，通常有时间进行血管造影和作为半择期手术行溶栓治疗；而Ⅱb级和早期Ⅲ级的缺血患者，通常需要立即进行血供重建。

以往的研究表明，动脉重建后的时间间隔可以作为成功应用溶栓治疗的积极预测因素。具体而言，移植物放置的时间越长，溶栓治疗使移植物通畅的可能性就越大[28]。如果进行溶栓，在全身肝素化后，该患者的初始诊断试验是主动脉造影。然后可以使用亲水性 0.035 英寸导丝选择近端吻合口的残端，并将其插入闭塞的旁路移植物的中部。经皮机械血栓切除术联合脉冲式喷洒组织纤溶酶原激活剂 10mg 于 50ml 生理盐水中，贯穿整个血栓范围。复查动脉造影通常会显示血栓的消除并显示潜在的原始血管狭窄部位。如果血栓切除后仍有大量血栓持续存在，可以使用 1mg/h TPA 和普通肝素 500U/h 联合泵入，持续治疗一整夜。在 24h 内进行复查动脉造影。在移植物通畅后，有充分的证据表明，多达 85% 的病例可能需要进一步的腔内或手术治

疗，以纠正诱发移植物血栓形成的因素并保持持续通畅。在这种情况下，可选择以下治疗方案：①移植物内或近端吻合口狭窄的球囊扩张成形术；②开放手术静脉补片血管成形术；③间置旁路重建术。

然而，溶栓的结果仍然有限。相反，如果自体静脉可用，则可以使用自体静脉进行新的旁路手术，这通常可以提供更好的效果和长期通畅率[29]。最后，如果自体静脉不可用且存在溶栓禁忌或溶栓失败，则使用 PTFE、静脉补片或袖套技术再次旁路是最好的选择。最终，移植物闭塞的最佳治疗方法，是通过常规应用双功超声对移植物进行术后监测随访，在移植物闭塞发生之前识别威胁移植物的狭窄，从而预防移植物闭塞的发生。

（四）旁路移植物监测和移植物狭窄的处理

多中心前瞻性数据表明，只有 50% 的腹股沟下旁路手术患者在术后 1 年内免于临床症状性狭窄、翻修或截肢。在术后 6～18 个月的时间范围内，原始通畅性的进行性丧失主要发生在吻合口周围部位（发生率 53%）或移植物中段区域（发生率 30%）的内膜增生。2 年后，由于近端或远端吻合口的内膜增生或进行性动脉粥样硬化性病变，移植物狭窄减少至每年约 4%。为了在移植物闭塞之前发现移植物狭窄，已推荐对腹股沟下旁路移植物功能的长期血管实验室监测标准。术后监测包括定期进行体检和超声检查随访。应在术后 1、3、6 和 12 个月测量收缩期流速峰值，然后每 12 个月测量一次。双功超声监测对"高风险"旁路移植术至关重要，无论这与血管类型、静脉直径或较差的流入道和流出道是否有关。失败移植物的诊断检查包括超声移植物成像和多普勒踝肱指数的测量（表 27-1）。对于收缩期流速峰值＞ 300cm/s 或速度比大于 3.5 的局限性移植物狭窄，应进行预防性修复以防止移植物狭窄进展。随着时间的推移，移植物出现低流速（整个移植物的收缩期峰值速度＜ 45cm/s）或在没有可

表 27-1 下肢旁路术后超声监测

分　类	显　示	PSV（cm/s）	速度比	GFW（cm/s）	ABI 变化
Ⅰ – 极高风险	＞70% 狭窄，低流速	＞300	＞3.5	＜45 或不连续血流	＞0.15
Ⅱ – 高风险	＞70% 狭窄，流速无变化或正常	＞300	＞3.5	＞45	＜0.15
Ⅲ – 中风险	50%～70% 狭窄，流速正常	180～300	＞2.0	＞45	＜0.15
Ⅳ – 低风险	移植物正常或＜50% 狭窄，流速正常	＜180	＜2.0	＞45	＜0.15

ABI. 踝肱指数；GFW. 移植物流速；PSV. 收缩期流速峰值

改编自 Idu et al. J Vasc Surg. 1993.

检测到的移植物病变的情况下踝肱指数下降超过 0.15，应进行动脉造影以寻找流入道、流出道或遗漏的移植物病变[30]。

对于需要干预以防止移植物闭塞的严重狭窄患者，有多种开放和腔内治疗选择。手术方法的制订并优化长期成功率通常取决于以下因素：植入后的时间、病变位置和狭窄长度。植入后 3 个月内检测到的严重移植物狭窄，通常归因于初始手术时的技术缺陷，如隧道中移植物的扭曲、静脉瓣膜的保留、吻合口狭窄或远端靶血管的选择不理想。尽管这些病变的病因多种多样，但总体来说，它们对微创腔内治疗的方法提出了挑战。其次，狭窄长度是影响病变血管腔内治疗长期通畅的一个重要因素，长度＞2cm 的病变与＜2cm 病变相比，血管内再干预的风险增加了 3 倍。最后，腔内治疗在吻合口周围病变中的作用尚不明确。腔内修复累及到吻合部位的病变时受到局部血管形态的限制，与移植物中段病变相比，其失败的风险增加。

1. 严重移植物狭窄的腔内治疗

用于狭窄旁路移植血管腔内修复的主要技术包括经皮球囊血管成形术。在此过程中，可采用对侧逆行或顺行方式建立通路。对侧入路提供了从动脉穿刺部位到病变部位的舒适工作距离。如果患者既往放置了分叉型主动脉移植物或导管长度不足以到达对侧肢体的膝下远端病变，则对侧逆行入路方法可能不实用。在这种情况下，根据患者的体型，顺行入路或肱动脉入路可能是可接受的替代方案。

血管成形术球囊的大小应基于近端或远端移植物的正常直径。由于增生性静脉移植物病变，可使用高压球囊并延长扩张时间。此外，最近的研究表明，使用切割球囊血管成形术作为增生性静脉移植物病变治疗后减少狭窄复发的解决方案，其结果具有不确定性。与传统血管成形术相比，虽然最初的研究未能证明使用切割球囊可改善早期通畅率，但随后的报道提出了相反的观点。事实上，最近的报道显示，与传统血管成形术相比，使用切割球囊血管成形术能明显改善免于狭窄的血管通畅率（4 年时分别为 62% 和 34%）。最后，支架植入术和定向旋切术也在小系列研究中被描述为狭窄或失败的旁路移植物的辅助治疗手段。然而，与斑块切除术相关的并发症发生率相对较高，大约 10% 的病例出现了严重并发症[31, 32]。

2. 严重移植物狭窄的开放手术修复

移植物狭窄的开放手术取决于病变的长度、数量和位置。对于病变长度＜2cm 的患者，通常是潜在的内膜增生或瘢痕性瓣膜导致，狭窄部位局部补片成形术是一种可行的选择。更广泛的移植物中段弥漫性狭窄或串联病变，通常最好采用间隔旁路移植治疗。最后，近端或远端吻合口的增生性病变，可以通过"跳跃式"旁路移植治疗。虽然"序贯式"旁路的最佳血管移植物尚未确定，但上臂静脉，尤其是贵要静脉，可能是一个可行的选择。

3. 结果

很少有研究对移植物狭窄的每种治疗方法进行直接比较。进行比较的最大研究是PREVENT Ⅲ 研究，在该研究中，纳入的 1404 例患者中，有 313 例需要移植物修复。这些数据表明，与腔内治疗相比，开放手术修复术具有更好的移植物长期通畅率，并且腔内治疗需要更频繁的手术来维持移植物通畅；然而，与腔内手术相比，开放手术修复相关的并发症发病率和死亡率增加抵消了这一优势。有趣的是，不同治疗组之间的住院时间和生活质量没有差异。

病例 1

58 岁的男性患者，有长期的外周动脉疾病病史，最初在一家转诊机构植入左侧腘动脉支架时并发血栓形成。这导致了应用倒置的大隐静脉在左侧股浅动脉远端至胫腓干进行旁路手术。术后 6 个月进行了超声监测成像，结果显示移植物近端流速为 564cm/s，移植物中段流速为 41cm/s（图 27-3A 和 B）。考虑到移植物狭窄的严重性，患者被收住院并接受抗凝治疗。随后，限期进行了下肢诊断性血管造影术，显示移植物近端有一严重的限流性狭窄，长度为 4mm（图 27-3C），遂决定行球囊扩张成形术。根据狭窄程度，先应用 2mm 球囊进行扩张，然后应用 4mm 球囊进行扩张（图 27-3D）。术后即刻血管造影显示无残余狭窄，DP 和 PT 远端血流充足（图 27-3E 和 F）。

对患者进行每 6 个月一次的持续监测随访，1 年时无再狭窄。

病例 2

71 岁的男性患者，有腘动脉瘤合并血栓形成的病史，在转诊机构应用牛心包补片行股总动脉补片血管成形术，随后行股总动脉至膝下腘动脉的大隐静脉旁路移植术。术后 5 个月，患者因先前愈合的腹股沟切口红肿而就诊。就诊时，患者白细胞升高至 14。CTA 显示（图 27-4A）在吻合口近端和旁路移植物附近有一大小为 7.3cm×5.8cm×12.2cm 的大量积液。考虑到潜在的牛心包补片感染可能，将患者送往手术室，探明先前牛心包补片材料感染存在，对感染区股总动脉和先前倒置的大隐静脉旁路移植术行大隐静脉补片血管成形术。此外，通过放置缝匠肌皮瓣，对周围的液体和坏死组织进行了有效的冲洗和清创。术中培养显示大肠埃希菌和链球菌。术后，与传染病小组合作，患者接受了为期 2 周的头孢曲松治疗。在真空辅助敷料和缝匠肌皮瓣足够肉芽形成的帮助下，伤口逐渐闭合（图 27-4B）。

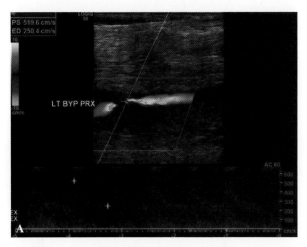

▲ 图 27-3　A. 超声监测显示高风险旁路移植物内 PSV 升高（519cm/s）（彩色版本见书末）

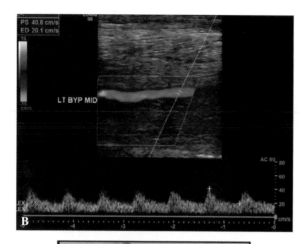

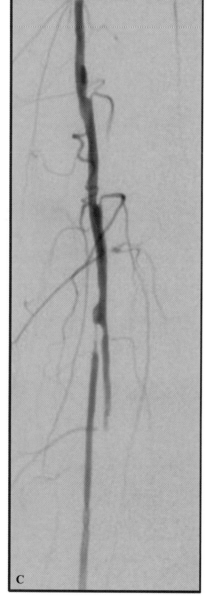

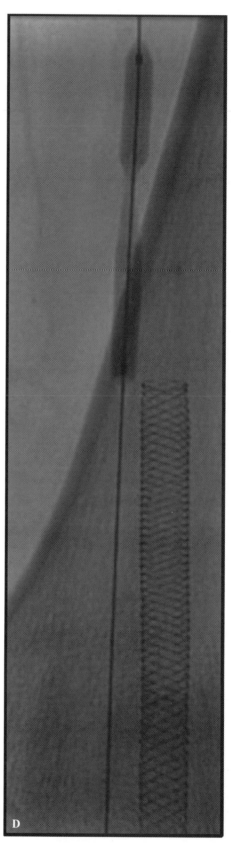

▲ 图 27-3（续） B. 超声监测显示高风险旁路移植物内 EDV 降低（**20.1cm/s**）；C. 诊断性血管造影显示先前放置的腘动脉支架闭塞，并且倒置的 GSV 旁路的近端吻合口重度狭窄；D. 球囊扩张成形术（**4mm**），狭窄最严重部位球囊严重变窄（B 彩色版本见书末）

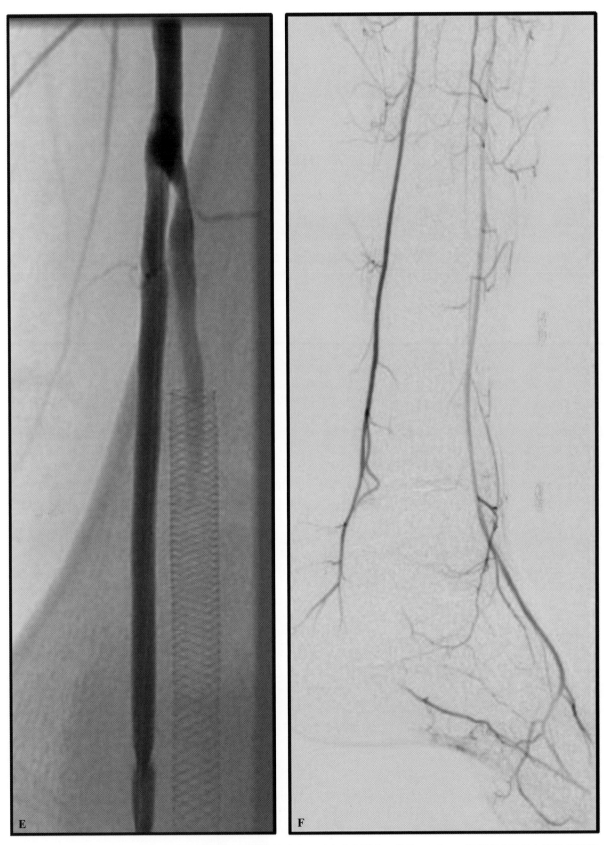

▲ 图 27-3（续）　E 和 F. 术后即刻血管造影，旁路近端吻合口重度狭窄消失，并且 DP 和 PT 远端有充足的血流供应足部

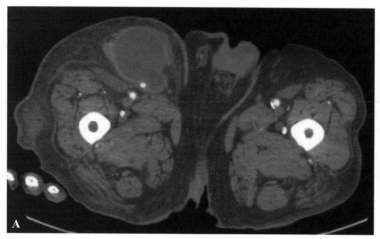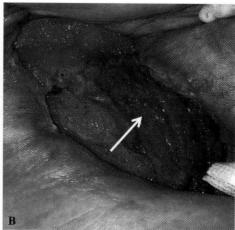

▲ 图 27-4　A. 患者术前 CTA 显示近端吻合口和旁路移植物附近存在大量积液，大小为 **7.3cm×5.8cm×12.2cm**，涉及深部手术部位感染；**B.** 术后第 3 天缝匠肌皮瓣（箭所示为缝匠肌）覆盖在先前的股总动脉至腘动脉旁路上，显示出良好的血管化组织

参考文献

[1] Hirsch AT, Hartman L, Town RJ, Virnig BA. National health care costs of peripheral arterial disease in the Medicare population. Vasc Med. 2008;13(3): 209–15.

[2] Wolfe JH, Wyatt MG. Critical and subcritical ischaemia. Eur J Vasc Endovasc Surg. 1997;13(6): 578–82.

[3] Norgren L, Hiatt WR, Dormandy JA, Nehler MR, Harris KA, Fowkes FG, et al. Inter-Society Consensus for the Management of Peripheral Arterial Disease (TASC II). Eur J Vasc Endovasc Surg. 2007;33 Suppl 1: S1–75.

[4] Klinkert P, Schepers A, Burger DH, van Bockel JH, Breslau PJ. Vein versus polytetrafluoroethylene in above-knee femoropopliteal bypass grafting: 5-year results of a randomized controlled trial. J Vasc Surg. 2003; 37 (1): 149–55.

[5] Harris PL, Veith FJ, Shanik GD, Nott D, Wengerter KR, Moore DJ. Prospective randomized comparison of in situ and reversed infrapopliteal vein grafts. Br J Surg. 1993;80(2): 173–6.

[6] Johnson WC, Lee KK. A comparative evaluation of polytetrafluoroethylene, umbilical vein, and saphenous vein bypass grafts for femoral-popliteal above-knee revascularization: A prospective randomized Department of Veterans Affairs cooperative study. J Vasc Surg. 2000;32(2): 268–77.

[7] Pereira CEA, Albers M, Romiti M, Brochado-Neto FC, Pereira CEA. Meta-analysis of femoropopliteal bypass grafts for lower extremity arterial insufficiency. J Vasc Surg. 2006;44(3): 510–7.

[8] Mills Sr. JL. P values may lack power: The choice of conduit for above-knee femoropopliteal bypass graft. J Vasc Surg. 2000;32(2): 402–5.

[9] Veith FJ, Gupta SK, Ascer E, White-Flores S, Samson RH, Scher LA, et al. 6-year prospective multicenter randomized comparison of autologous saphenous vein and expanded polytetrafluoroethylene grafts in infrainguinal arterial reconstructions. J Vasc Surg. 1986;3(1): 104–14.

[10] Stonebridge PA, Prescott RJ, Ruckley C V. Randomized trial comparing infrainguinal polytetrafluoroethylene bypass grafting with and without vein interposition cuff at the distal anastomosis. The Joint Vascular Research Group. J Vasc Surg. 1997;26(4): 543–50.

[11] Darling JD, O'Donnell TFX, Deery SE, Norman AV, Vu GH, Guzman RJ, et al. Outcomes after first-time lower extremity revascularization for chronic limbthreatening ischemia in insulin-dependent diabetic patients. J Vasc Surg. 2018;68(5): 1455–1464.e1.

[12] Davis FM, Sutzko DC, Grey SF, Mansour MA, Jain KM, Nypaver TJ, et al. Predictors of surgical site infection after open lower extremity revascularization. J Vasc Surg. 2017;65(6): 1769–1778.e3.

[13] Cherry KJ, Roland CF, Pairolero PC, Hallett JW, Meland NB, Naessens JM, et al. Infected femorodistal bypass: Is graft removal mandatory? J Vasc Surg. 1992;15(2): 295–303; discussion 303–5.

[14] Bandyk DF, Novotney ML, Back MR, Johnson BL, Schmacht DC. Expanded application of in situ replacement for prosthetic graft infection. J Vasc Surg. 2001;34(3): 411–9; discussion 419–20.

[15] Armstrong PA, Back MR, Bandyk DF, Johnson BL, Shames ML. Selective application of sartorius muscle

flaps and aggressive staged surgical debridement can influence long-term outcomes of complex prosthetic graft infections. J Vasc Surg. 2007;46(1): 71–8.

[16] Seeger JM, Back MR, Albright JL, Carlton LM, Harward TR, Kubulis PS, et al. Influence of patient characteristics and treatment options on outcome of patients with prosthetic aortic graft infection. Ann Vasc Surg. 1999;13(4):413–20.

[17] Koshiko S, Sasajima T, Muraki S, Azuma N, Yamazaki K, Chiba K, et al. Limitations in the use of rifampicin-gelatin grafts against virulent organisms. J Vasc Surg. 2002;35(4): 779–85.

[18] Zhou W, Lin PH, Bush RL, Terramani TT, Matsuura JH, Cox M, et al. In situ reconstruction with cryopreserved arterial allografts for management of mycotic aneurysms or aortic prosthetic graft infections: A multi-institutional experience. Texas Hear Inst J. 2006;33(1): 14–8.

[19] Perler BA, Kolk CA, Manson PM, Williams GM. Rotational muscle flaps to treat localized prosthetic graft infection: Long-term follow-up. J Vasc Surg. 1993;18(3): 358–64; discussion 364–5.

[20] Vaughan BF, Slavotinek AH, Jepson RP. Edema of the lower limb after vascular operations. Surg Gynecol Obstet. 1970;131(2): 282–90.

[21] Myhre HO, Storen EJ, Ongre A. The incidence of deep venous thrombosis in patients with leg oedema after arterial reconstruction. Scand J Thorac Cardiovasc Surg. 1974;8(1): 73–6.

[22] Allen KB, Griffith GL, Heimansohn DA, Robison RJ, Matheny RG, Schier JJ, et al. Endoscopic versus traditional saphenous vein harvesting: A prospective, randomized trial. Ann Thorac Surg. 1998;66(1): 26–31; discussion 31–2.

[23] Puskas JD, Wright CE, Miller PK, Anderson TE, Gott JP, Brown WM, et al. A randomized trial of endoscopic versus open saphenous vein harvest in coronary bypass surgery. Ann Thorac Surg. 1999;68(4): 1509–12.

[24] Skudder PA, Geary J. Lymphatic drainage from the groin following surgery of the femoral artery. J Cardiovasc Surg (Torino). 1987;28(4): 460–3.

[25] Hamed O, Muck PE, Smith JM, Krallman K, Griffith NM. Use of vacuum-assisted closure (VAC) therapy in treating lymphatic complications after vascular procedures: New approach for lymphoceles. J Vasc Surg. 2008;48(6):1520–3, e1-4.

[26] Conte MS, Bandyk DF, Clowes AW, Moneta GL, Seely L, Lorenz TJ, et al. Results of PREVENT III: A multicenter, randomized trial of edifoligide for the prevention of vein graft failure in lower extremity bypass surgery. J Vasc Surg. 2006;43(4): 742–751; discussion 751.

[27] Walsh DB, Zwolak RM, McDaniel MD, Schneider JR, Cronenwett JL. Intragraft drug infusion as an adjunct to balloon catheter thrombectomy for salvage of thrombosed infragenicular vein grafts: A preliminary report. J Vasc Surg. 1990;11(6): 753–9; discussion 760.

[28] Schwierz T, Gschwendtner M, Havlicek W, Schmoeller F, Boehmig HJ, Függer R. Indications for directed thrombolysis or new bypass in treatment of occlusion of lower extremity arterial bypass reconstruction. Ann Vasc Surg. 2001;15(6): 644–52.

[29] Edwards JE, Taylor LM, Porter JM. Treatment of failed lower extremity bypass grafts with new autogenous vein bypass grafting. J Vasc Surg. 1990;11(1): 136–44; discussion 144–5.

[30] Idu MM, Blankenstein JD, de Gier P, Truyen E, Buth J. Impact of a color-flow duplex surveillance program on infrainguinal vein graft patency: A 5-year experience. J Vasc Surg. 1993;17(1): 42–52; discussion 52–3.

[31] Azar Y, DeRubertis B, Baril D, Woo K. Atherectomy-Associated Complications in the Southern California Vascular Outcomes Improvement Collaborative. Ann Vasc Surg. 2018;49: 241–6.

[32] Lee MS, Yang T, Adams G. Pooled Analysis of the CONFIRM Registries: Safety Outcomes in Diabetic Patients Treated with Orbital Atherectomy for Peripheral Artery Disease. J Endovasc Ther. 2014;21(2): 258–65.

第28章 胸廓出口综合征外科手术并发症

Complications of surgery for thoracic outlet syndrome

Robert W. Thompson 著

史帅涛 译

胸廓出口综合征（thoracic outlet syndrome，TOS）是指由于上肢的支配神经及血管结构受压所导致的系列症候群。解剖上，上肢的神经和血管结构穿行于空间狭小的斜角肌间隙、肋锁间隙和（或）喙突下（胸小肌）间隙[1]。胸廓出口综合征的临床表现取决于受压的神经或血管结构，一般分为三种类型[2-4]。

神经型胸廓出口综合征占所有胸廓出口综合征的85%～95%，由位于斜角肌间隙和（或）喙突下间隙的臂丛神经根受压引起。见于以下两种情况：①解剖变异，如斜角肌起源异常、纤维索带或颈肋变异；②颈部或上肢损伤，引起斜角肌和胸小肌的慢性肌肉痉挛、纤维化和其他病理性改变。臂丛神经根受压的症状，包括颈部、肩部、上肢和手部出现不同程度的疼痛、麻木、刺痛等感觉异常，上肢抬高和活动时症状加重[2-5]。

静脉型胸廓出口综合征占所有胸廓出口综合征的10%～15%，由位于锁骨、锁骨下肌和第1肋之间的锁骨下静脉受压引起。大多数患者表现为突然发作的自发性上肢肿胀、青紫、沉重感和疼痛，以腋静脉–锁骨下静脉"劳力性血栓形成"（Paget-Schroetter综合征）为临床特征，常发生于年轻、活动量大或其他健康人群[2, 3, 6]。劳力性血栓形成的病理机制，是当上肢抬高或过度运动时，锁骨下静脉反复压迫，导致慢性静脉损伤和进行性纤维硬化性狭窄。狭窄的锁骨下静脉周围有扩张的侧支静脉，但血液滞留于锁骨下静脉主干，最终导致血栓性阻塞。

动脉型胸廓出口综合征占所有胸廓出口综合征的2%～5%，常伴发先天性颈肋或其他骨骼变异，由穿行斜角肌间隙的锁骨下动脉长期持续受压引起，导致锁骨下动脉阻塞或动脉瘤样扩张性病变[2, 3, 7]。这些病变常合并动脉附壁血栓，常并发急性手部或指端的血栓性栓塞。急性栓塞患者表现为突发的手部疼痛、无力、麻木、刺痛感、发凉及手指颜色苍白。长期持续的缺血表现为慢性上肢疲劳或上肢间跛、伤口不愈合和手指溃疡。锁骨下动脉阻塞或动脉瘤也可以无症状。另一种动脉型胸廓出口综合征，仅见于过顶投掷运动员[8]，表现为腋动脉远端阻塞性或动脉瘤样病变。投掷运动时，肩关节过度伸展引起肱骨头轻度不全脱位，反复压迫导致腋动脉损伤。其症状与位于第1肋水平的锁骨下动脉受压引起的动脉型胸廓出口综合征相似。

对三种类型胸廓出口综合征成功实施外科手术治疗，不仅需要对这一区域的骨骼肌肉及神经血管结构的位置关系有深入理解，还要对术中所遇到的诸多解剖变异和病理改变有所认识[1, 3]。胸廓出口解压治疗有两种手术入路：外侧（经腋窝）入路和前（锁骨上或锁骨下）入路，每种手术入路各有优缺点[9-12]。这些手术总体死亡率都极低，但每过几年，总能听说胸廓出口解压术中或术后死亡的病例。几乎所有这些死亡病例，总是由未预料到的突发锁骨下动脉或静脉损伤出血所导致，而且没有得到及时充分有效的抢救复苏。还有一个胸廓出口解压手术罕见并发症，是原本要切除第1肋，却疏忽大意地切除了第2肋。这种情况通常发生在经腋窝或经锁骨下入路，术中解剖显露遇到了困难、手术经验不足或选择了不适合特定解剖结构的手术入路。其他胸廓出口解压手术相关风险，主要是潜在的神经或血管损伤，导致永久性功能障碍或术后症状复发；这些神经或血管的潜在损伤也发生在这一区域的其他手术；解压手术不够彻底也能导致永久性功能障碍或术后症状复发。对于经验丰富的外科医生，现在的胸廓出口解压手术风险很低[13-20]。然而需要知晓的是，这类手术的技术门槛比较高，能安全有效地顺利完成手术，需要大量的培训和经验积累[21-25]。

一、胸廓出口解压手术策略

经腋窝入路第1肋切除术适用于神经型和静脉型胸廓出口综合征，其优点有切口隐蔽和第1肋显露充分。然而，这一入路只能切除部分斜角肌，而臂丛神经下干（C_8和T_1神经根）的松解操作困难。锁骨上入路的主要优点在于：所有相关的解剖结构都能得到充分显露，切除第1肋和切除完整斜角肌来获得完全解压，以及彻底的臂丛神经松解[26]。因此，这一入路适用于治疗全部三种类型的胸廓出口综合征。此外，对于静脉型胸廓出口综合征，外科医生在需要时可以通过锁骨上切口联合锁骨下切口（锁骨周围入路），同期进行锁骨下静脉重建。也可以采用同样的手术入路显露远端的腋动脉，进行动脉重建。

基于以上认识，我们长期以来对所有类型的胸廓出口综合征实施解压手术，优先选择锁骨上入路，其他文献也有同样的描述[3, 6, 7, 12, 26]。为了更加安全有效的实施手术方案，在锁骨上入路胸廓出口解压手术显露过程中，我们定义了依次获得的六个关键解剖视野：①斜角肌脂肪垫向外侧牵拉后的视野，显露颈内静脉、前斜角肌、膈神经、臂丛、锁骨下动脉、中斜角肌和胸长神经；②前斜角肌的止点从第1肋上部切断之前，附着于第1肋的前斜角肌下部的视野，前斜角肌后部、臂丛与锁骨下动脉前方的空间，应该能充分容纳一根手指；③前斜角肌的起点被切断之前，颈椎横突水平的前斜角肌上部的视野，涉及C_5和C_6神经根；④中斜角肌的止点从第1肋上部外侧部分被切断之前，第1肋中斜角肌止点的视野，显露时需要将臂丛的5个神经根和锁骨下动脉向内侧牵拉，胸长神经向后牵拉；⑤第1肋后部切断之前，第1肋颈后部的视野，可见T_1神经根从第1肋下方和C_8神经根汇合，形成臂丛下干；⑥第1肋前部切断之前，第1肋的前部视野，需要在斜角肌结节内侧放置肋骨剪[3, 26]。典型的锁骨上动脉入路视野显露如图28-1所示。

所有胸廓出口解压手术的入路类型，术后早期的处理是相似的[27]。少量气胸或胸腔积液，能够通过术后恢复室和术后数天的直立位胸部X线片观察到，并能预期自行吸收。术后镇痛最初由阿片类药物静脉自控泵入，直到可以通过口服药物达到足够的疼痛控制为止。也可以通过术中预置的小口径灌注导管，持续数日灌注局麻药物。出院带药可以提供口服镇痛药、肌松剂和非甾体抗炎药物，服药时间至少持续到术后数周。经腋入路手术患者可在手术次日出院，经锁骨上入路手术患者在术后3～4天出院。延迟出院的原因可能包括口服镇痛药效果差、麻醉后恶心或阿片药物的不良反应。锁骨上入路松解术中放置的闭式引流，一般在术后5～7天，每日引流量少于50ml时拔除。在手术次日并持续至整个住院期间，可以适度活动，但避免上肢超过头部上方的过度伸展动作和患肢持重，避免其他任何引起肌肉紧张、痉挛和斜方肌及其他颈部肌肉明显疼痛的运动。鼓励逐步恢复使用上肢，允许大多数患者4～6周后谨慎地恢复轻型工作，2～3个月后完全恢复活动。静脉型胸廓出口综合征患者，需要在术后持续3个月口服抗凝药物。所有患者术

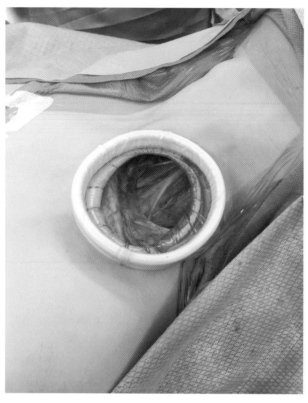 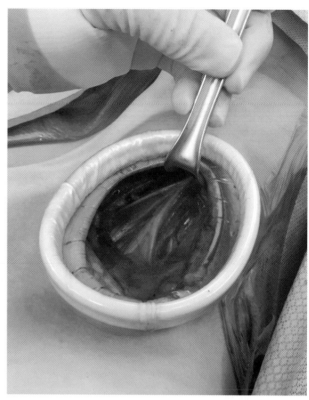

▲ 图 28-1 锁骨上入路胸廓出口解压手术的术中显露。左侧锁骨上入路，左侧观，显露的术中照片，关键视野 #1 图例。在斜角肌脂肪垫向外侧牵开后显露颈内静脉、前斜角肌、膈神经、臂丛、锁骨下动脉、中斜角肌和胸长神经。使用自动牵开器保护手术切口，并维持良好的视野

图片由 Kandyce K. Branham, RN 提供

后第 1 年每 3 个月随访一次，以评估长期疗效；如有必要，可以坚持物理治疗以获得最佳的功能恢复。

二、特殊并发症

（一）臂丛神经损伤

在所有类型的胸廓出口综合征手术治疗中，需要十分关注潜在的神经损伤，尤其是臂丛及其分支的损伤[28-33]。神经损伤的机制可能包括明显的神经横断或部分的神经撕裂伤、术中电凝器热灼伤或过度牵拉伤等导致的神经失用症。经验丰富医生的神经损伤发病率可以忽略不计，胸廓出口解压术中以下几种情况可能会增加臂丛神经损伤的风险，如未预料到的解剖变异、病理性改变、术中出血和二次手术等[28-33]。神经损伤很少在术中被直接发现，神经功能缺失也很少在术后即刻被察觉到，更多的情况是，过了一段时间之后才发现永久性神经功能缺失。受累及的神经如果在术中确认是完整的，大多在术后数周至数月内能完全恢复功能。

臂丛神经损伤的预防

为了避免损伤臂丛神经根，仔细解剖显露和一丝不苟的手术技巧十分重要，需要做到如下几点：尽可能小的干扰神经结构，直视下分离神经周边的组织，时刻关注对任何一个臂丛神经根的牵拉程度。颈肋或韧带向前推移臂丛可能比预想的严重，斜角肌异常（如小斜角肌）和纤维索带可能遮挡低位的神经根。从第 1 肋上对前斜角肌进行切除时，先用手指插入前方的肌肉和下方的臂丛及锁骨下动脉之间，切除肌肉时使用剪刀比电刀更好。中斜角肌切除之前，臂丛应该被游离，5 个神经根能被看到，并轻柔向内侧牵拉。

T_1 神经根经过第 1 肋下方加入到颈 8 神经根，在分离第 1 肋的后部肋颈之前，需要获得完整显露（图 28-2）。C_8 和 T_1 神经根汇合处距离第 1 肋 1～2cm，但变异的长的 T_1 神经根，在加入到 C_8 神经根之前，在第 1 肋骨下方穿行 3～4cm 的距离，会增加神经损伤的风险。在这种情况下，切除第 1 肋时就有可能损伤到未被认识的长的 T_1 神经根。因此，在切除第 1 肋的后部之前，需要加强观察和保护 C_8～T_1 神经根的连接处，以及低位的臂丛神经干。

（二）胸腔积液

经锁骨上入路解压术后，同侧能看到少量或中等量的胸腔积液为血性渗出液，一般在数天或数周内能自行吸收。在胸腔积液吸收前，尽管大部分人都能耐受，个别患者可能会出现用力后气短。膈神经功能缺失后导致的膈肌抬高和胸腔积液，可以通过胸片来鉴别，并用于监测胸腔积液的吸收情况；很少用到胸腔穿刺或胸管置入。

（三）术中和术后出血

术后出血虽不常见，但能引起手术部位血肿，较大的血肿还可能导致血胸。血管型胸廓出口手术后需要早期抗凝治疗，会提高出血并发症的风险。尽管术后出血经常是自限性的，也应该早期经锁骨上入路对手术区域直接行二次探查，以控制可能的出血点。锁骨上入路也可以显露胸膜顶，直视下清除血胸，从而免于置入胸腔引流管（图 28-3）。

血管损伤的预防

在锁骨上入路解压的整个手术过程中，锁骨下动脉应直接显露，并做好保护以免损伤。完全游离锁骨下动脉，需要结扎和切断发自锁骨下动脉上方的动脉分支（如甲状颈干），避免牵拉或分支撕裂损伤到锁骨下动脉。术中锁骨下动脉的出血快速明显，甚至有致命风险，牢记这一点非常重要。手术医生必须做好应对紧急事件的预案，需要时及时控制动脉近端。因此，锁骨上入路的手术，需要确保手术室内备有胸骨正中切口和胸廓切开术的手术器械，扩大消毒区域和足够大的无菌覆膜粘贴区，以应对大血管紧急意外情况。

经锁骨上入路行神经型胸廓出口综合征解压治疗时，尽管常常不直接显露锁骨下静脉，但锁骨下静脉与颈内静脉在锁骨中段下方汇合，也容

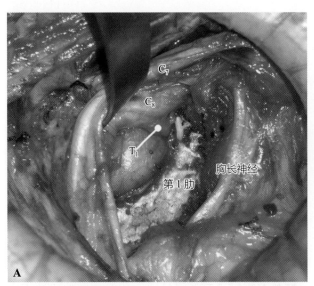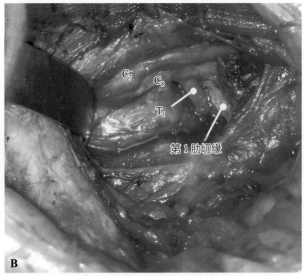

▲ 图 28-2　第 1 肋切除过程中的臂丛显露。中斜角肌切除后左侧观的手术视野，显示 C_8 和 T_1 神经根近端紧邻第 1 肋后部经过。C_8 和 T_1 汇合形成臂丛下干，在第 1 肋后部被切除之前（A）和之后（B）都能看到

图片由 Robert W. Thompson, MD 提供

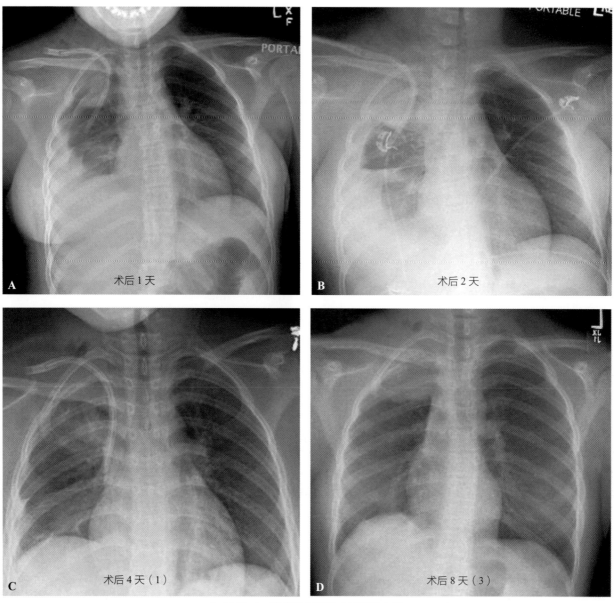

A. 术后 1 天　　　B. 术后 2 天

C. 术后 4 天（1）　　　D. 术后 8 天（3）

▲ 图 28-3　胸廓出口解压术后并发血胸

A. 右侧锁骨上入路术后 1 天胸片，显示右侧胸膜顶血肿和右侧胸腔积液。B. 术后 2 天血肿和胸腔积液有所增加。术后 3 天患者接受锁骨上入路二次手术探查，仅从颈部清除胸膜腔血肿。C. 后续的胸片显示血胸消失。D. 术后 8 天拔除锁骨上引流管

易受到损伤。静脉型胸廓出口综合征，锁骨上方经常可以见到大量侧支循环网。尽管像颈外静脉等大的侧支血管需要保留，小静脉侧支血管应该结扎和切断，最大程度减少术中出血风险。锁骨上解压术中任何局部出血，都应该一丝不苟的识别和止血，以免出血模糊术野，增加神经损伤的风险。静脉型和动脉型胸廓出口综合征需要术中抗凝和直接血管重建，要通过精细的血管缝合和

局部止血药物的应用，确保缝合止血效果。

较常见的局部出血包括第 1 肋切除后的两个断端、斜角肌或肋间肌肉的切缘。尽管这些部位出血量非常小并且具有自限性，但还是要做到如下几点：尽量减少手术野内血性液体聚集，肋骨的断端涂压骨蜡，缝扎肌肉断缘并局部喷洒止血剂，重新贴附斜角肌脂肪垫到臂丛神经表面来减少手术切口的潜在间隙等。手术完成后，有意打

开胸膜顶，在锁骨上间隙放置闭式引流，引流管头端深入到上部胸腔，使术野得到充分引流。应该知道，术后局部创面的积血和积液会加速创伤修复反应和促使纤维化，从而引起术后晚期潜在的神经压迫和症状复发。因此，术中充分止血和术后放置引流管很有价值。

（四）淋巴漏

通过外科术中放置的闭式引流来监测每天自然引流量。如果持续引流出淋巴液或引流量增加超过 250ml/d，特别是引流液呈乳糜状和（或）左侧胸部，需要长期维持清流质饮食。应用奥曲肽减少淋巴引流量，淋巴漏明显减少后再考虑拔除闭式引流管。如果持续高引流量的淋巴漏（＞500ml/d，持续 5 天以上）或导致乳糜胸，推荐早期经锁骨上入路再次手术（图 28-4）。极个别病例，适合行胸导管外科结扎术，常通过右侧胸膜腔入路。近年来，淋巴管造影和胸导管栓塞已用于术后淋巴漏的治疗，非常方便实用（图 28-4D）。

胸导管损伤的预防

胸导管于左颈内静脉和锁骨下静脉汇合处汇入到静脉系统。术中分离斜角肌脂肪垫时，容易损伤胸导管，在实施手术早期，应该提前显露，

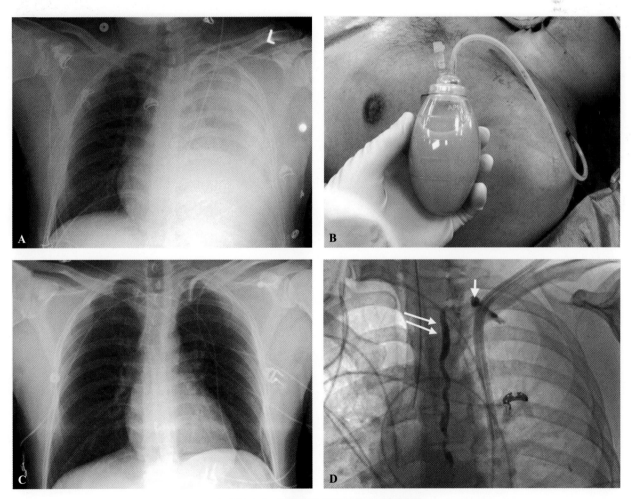

▲ 图 28-4　胸廓出口解压术后合并乳糜胸

A. 左侧锁骨上入路术后几天的胸片显示大量胸腔积液；B. 经闭式引流管引流出大量典型的乳糜液；C. 经锁骨上入路二次手术，局部缝扎控制淋巴漏，乳糜胸抽吸后胸片复查；D. 另一患者，接受淋巴造影和胸导管栓塞治疗后的胸片。左颈部少量对比剂显影（单箭）为淋巴漏所在的位置，充满对比剂的胸导管主干（双箭）提示已成功栓塞胸导管（图片由 Robert W. Thompson, MD 提供）

在两根结扎带之间剪断胸导管。手术中如果出现淋巴漏，应找到漏口所在的位置并使用聚丙脂缝线缝合，关闭手术切口前，也可以局部应用止血剂或纤维蛋白组织封闭剂。

（五）膈神经失功能

术后胸片检查发现同侧膈肌抬高，提示膈神经失功能。可能导致用力后或半卧位时气短和下外侧胸部不适。通过对侧膈肌和肋间肌功能增强后，大部分单侧膈神经麻痹患者可以得到满意的代偿。很多患者短期内无症状，但合并严重潜在的肺部疾病患者，可能会有持久的严重残疾风险。术中游离神经或术后局麻药物灌注导致的膈神经失功能，通常是短暂性的，但有时膈神经麻痹也能持续数周。罕见情况下，膈神经失用症可能延长至 9～10 个月，在神经再生征象显现后才恢复功能，绝大部分患者预后良好。

膈神经损伤的预防

膈神经位于前斜角肌的表面，由外上走向内下，然后在锁骨下静脉后方下降进入纵隔。前斜角肌全切除时对膈神经进行的轻柔游离、术中对膈神经牵拉和术后神经周围炎症，都能引起短暂性膈神经功能失用症和同侧膈肌麻痹。由于一侧膈神经麻痹后，常常被另一侧膈肌代偿而没有任何症状，因此在进行对侧手术之前，预先评估术前的膈神经功能很重要。副膈神经通常起始于臂丛的边缘并向内侧走行，在前斜角肌的下部加入到主膈神经。一些病例，主膈神经或副膈神经从锁骨下静脉的前方经过，被称为"静脉前型膈神经"。这种神经变异可能是锁骨下静脉闭塞（静脉型胸廓出口综合征）的潜在原因；只有通过锁骨上手术入路，才能观察到这种神经变异情况。

（六）胸长神经失功能

胸廓出口解压术后胸长神经失功能偶有发生，由于前锯肌无力导致翼状肩。这种缺陷导致的肩胛功能紊乱在体格检查时容易被察觉，可妨碍上肢带骨的运动机制和物理治疗，因此会延长术后完全恢复的时间。胸长神经失用症通常是自限性，没有特殊的治疗方法，预期在数月内能得到恢复。

胸长神经损伤的预防

在中斜角肌内部，由三支独立的小分支汇合形成胸长神经，从肌肉中穿出后，跨过第 1 肋的外侧面。在中斜角肌切除过程中，较好的视野显露和轻柔的后部牵拉，能保护胸长神经免受损伤。

三、晚期并发症

（一）神经型胸廓出口综合征特有并发症

在胸廓出口解压手术的早期经常出现残留神经症状，如手部或手指的麻木、刺痛感，主要原因包括前期的神经损害、术中臂丛神经的游离、术后炎症和神经周围的创伤愈合[28-33]。较严重神经失功能症包括罕见的运动功能受损，尤其是上肢无力和手握持力减弱，这种情况也可能是臂丛短暂失功能，或单纯因为疼痛造成活动受限。这些症状通常在数天到数周内自行恢复，但也可能持续至数月之久。值得注意的是，长时间存在的神经型胸廓出口综合征，无法通过胸廓出口解压手术完全缓解症状，术后常有残留症状。这些症状一般可以忍受并有望逐步改善，在可能延迟的恢复和康复期内，外科医生必须给予持续的支持和安慰。

有些患者术后切口周围皮肤感觉异常敏感，症状非常明显但会逐渐减弱。如果伴随的高敏反应症状发展到上肢，外科医生必须考虑到复杂性区域疼痛综合征（complex regional pain syndrome，CRPS）的可能性。这一罕见和特有综合征，神经型胸廓出口综合征患者比其他类型患者可能更容易发生；必须与胸廓出口解压术后常发生的可以预料的症状相鉴别。对 CRPS 的早期认识、特殊的物理疗法、星状神经节封闭之类的干预措施，可能对症状的缓解有所帮助。

不完全解压和复发的预防

潜在的持续性或复发性臂丛压迫症状，仍然是神经型胸廓出口综合征外科治疗所面临的巨大挑战[34-39]。症状持续存在是指在胸廓出口解压手术后仍有症状和（或）术后一段时间症状继续加重，或随访过程中症状一直存在。复发性神经型胸廓出口综合征定义为，术后数月症状明显好转或改善，间隔一段时间后再次出现类似的症状[2]。症状复发并加重常发生在活动量增加或二次损伤之后。

对于症状持续存在或复发，首先需要评估起初的诊断和外科治疗方案是否精确，其次，评估手术方式是否彻底。对于神经型胸廓出口综合征，使用正规化诊断和报告标准很有价值，如美国血管外科协会出版的诊疗规范[2, 5]。外科医生必须对所采取的手术入路及其在每个手术的优缺点进行重新评估。经腋入路第 1 肋切除术治

疗神经型胸廓出口综合征，术后症状复发率可能高达 20%～25%，而锁骨上入路解压术复发率约 5%[34-39]。

（1）第 1 肋和颈肋切除术：经锁骨上入路胸廓出口解压术是否必须切除第 1 肋一直存在争议；有人支持常规切除第 1 肋，而有人则认为应在斜角肌切除和臂丛神经松解完成后，根据术中发现再做选择[40]。然而，保留第 1 肋是否有优势仍不明朗，第 1 肋部分切除经常是神经型胸廓出口综合征术后症状复发的一个原因[34-39]。因此建议，在神经型胸廓出口综合征手术方案中，应包括完整的第 1 肋切除，向后尽可能延伸到 T_1 神经根，向前到肋骨与肋软骨交界处（斜角肌结节正内侧）（图 28-5）。存在颈肋时，第 1 肋常常也不

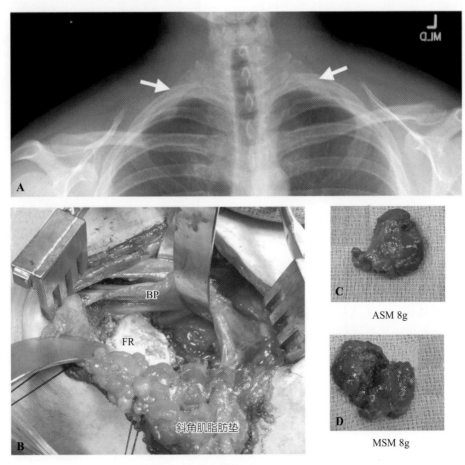

▲ 图 28-5　神经型胸廓出口综合征松解不完全

A. 1 例神经型胸廓出口综合征患者，应用视频辅助胸腔镜技术，行双侧第 1 肋切除，术后数月症状复发，胸片显示残余较长的第 1 肋后部（箭）；B. 右锁骨上入路再次手术的术中照片，显露出残余的第 1 肋（FR）后部和相邻的臂丛（BP）；C. 前斜角肌的手术标本（ASM）；D. 中斜角肌标本（MSM）（图片由 Robert W. Thompson, MD 提供）

正常，单纯颈肋切除可能是导致永久性或复发性神经压迫的原因。因此，合并颈肋存在的患者，为了达到完全解压效果，建议第1肋和颈肋一并切除[41]。

(2) 斜角肌切除范围：单纯施行斜角肌切断术、部分斜角肌切除术或经腋第1肋切除术，术后前斜角肌的再附着，已经被认为是神经型胸廓出口综合征术后症状复发的原因[34-39]。这种情况下，前斜角肌可能重新附着在第1肋的残余部分、第1肋断端、胸膜外筋膜或直接附着在臂丛神经根上。如果之前的手术没有移除解剖学异常的斜角肌和纤维索带，也可能持续压迫臂丛。因此建议实施经锁骨上入路胸廓出口解压手术时，除了前斜角肌和中斜角肌全部切除之外，对所看到的任何异常的斜角肌和纤维索带也要一并切除（图28-5）。值得注意的是，其他入路的胸廓出口解压术中，由于视野受限而全部切除斜角肌是行不通的。

(3) 臂丛神经松解术：大部分神经型胸廓出口综合征患者，术中可看到臂丛神经根周围有纤维瘢痕组织，反映了既往的损伤和炎症组织的愈合过程。这些纤维组织可引起神经固定和激惹，术中如果保留这些纤维组织，可能是残留神经源性症状的原因。因此建议，在胸廓出口解压手术中，对所有神经根周围的纤维瘢痕组织，都需要仔细地从每一个臂丛神经根移除（神经外部解压术）。锁骨上入路能提供更好的解剖显露，所以也更容易完成这一手术步骤（图28-6）。

(4) 可吸收防粘连膜：胸廓出口综合征术后臂丛神经根周围瘢痕组织增生是难以避免的，致密的纤维组织包绕神经根，是引起复发性神经压迫和激惹的潜在原因。正如其他涉及直接神经显露的手术，有专为这种情况设计的多种不同类型材料可供选择，推荐可吸收防粘连隔膜材料覆盖臂丛神经根（图28-6C）。

(5) 胸小肌切断术：胸小肌压迫臂丛神经，作为神经型胸廓出口综合征的一个重要原因越来越被认可[42, 43]。我们在体格检查中发现，神经

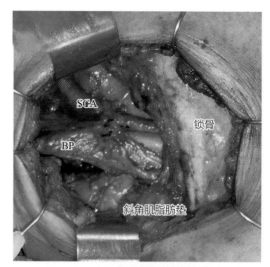

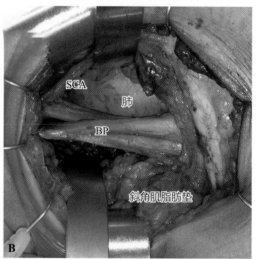

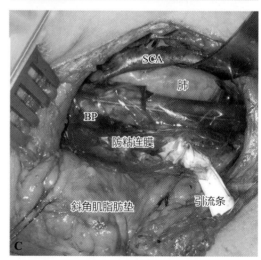

▲ 图 28-6 A. 神经型胸廓出口综合征解压术后复发。再次手术照片描绘锁骨上入路治疗右侧神经型胸廓出口综合征术后复发，毗邻锁骨下动脉（SCA）的臂丛被致密的纤维瘢痕组织包绕；B. 完全神经外松解术后的臂丛（BP）外观；C. 手术切口关闭前，用生物可吸收透明聚合物膜宽松地包裹臂丛，以减少恢复期和伤口愈合期神经周围粘连

型胸廓出口综合征患者单一喙突下间隙病变超过 10%，斜角肌间隙和喙突下间隙同时病变占 85%～90%。甚至明显存在斜角肌间隙病变的患者，胸小肌部位残留的神经压迫，可能是持续性或复发性神经型胸廓出口综合征的原因。术中再增加一个小步骤，只需简单切断胸小肌腱附着于喙突的部位，就能从根本上解除臂丛神经根的压迫。因此，无论什么时间，只要术前临床表现支持手术解压，采取锁骨上入路或经腋入路，都应该切断胸小肌肌腱。

（二）静脉型胸廓出口综合征晚期特有并发症

锁骨下静脉跨过第 1 肋时，在锁骨的正下方经过，是静脉型胸廓出口综合征典型的静脉受压部位。为防止持续或复发性锁骨下静脉闭塞，静脉型胸廓出口综合征患者需要切除大部分第 1 肋前部，但单从锁骨上入路无法完成这个手术 [6, 44-48]。因此，为获得理想的入路来显露腋静脉 – 锁骨下静脉（术中能确保直接静脉重建），可采用锁骨上切口联合内侧锁骨下切口来完成静脉型胸廓出口综合征的解压治疗。也有单独采用锁骨下入路来完成的 [48]；单独锁骨下入路可以顺利切除第 1 肋前部，也可以进行锁骨下静脉重建，但留下第 1 肋后外侧部分，也无法切除斜角肌，可能会是继发神经型胸廓出口综合征晚期症状进展的原因。

锁骨下静脉残余闭塞的处理，是静脉型胸廓出口综合征解压术后最常见的问题之一 [6]。术中可经锁骨周围或锁骨下入路行静脉造影和同期直接静脉重建。如果采取经腋入路切除第 1 肋手术方案，则要在数周后进行静脉造影并对残余的静脉闭塞进行血管腔内治疗。不幸的是，超过 25% 的闭塞锁骨下静脉病变因闭塞严重而无法通过导丝，这类患者需要长期抗凝治疗。

即使静脉型胸廓出口综合征手术治疗是成功

的，随访期间锁骨下静脉还可能发生再闭塞。这可能是由于术中解压不充分导致的静脉持续受压、静脉松解不完全导致的静脉周围纤维瘢痕残留或锁骨下静脉内残留的纤维增生性狭窄（图 28-7）。除非腋静脉 – 锁骨下静脉慢性长段闭塞累及肩部以外，再次手术对大部分患者来说都是可行的。

（三）动脉型胸廓出口综合征晚期特有并发症

动脉型胸廓出口综合征，是由于骨骼解剖变异（最常见的是颈肋）导致的锁骨下动脉病理性改变 [7]。典型的病理改变是狭窄后动脉扩张或明显的锁骨下动脉瘤形成，常并发较为复杂的动脉血栓栓塞症。手术治疗包括颈肋和第 1 肋切除、直接锁骨下动脉重建、同期或分期远端血管重建 [7, 49]。这些手术晚期并发症包括对动脉远端的栓子处理缺乏有效措施和（或）持续性手指血管痉挛 [50]。而保留第 1 肋的颈肋切除术，由于术后第 1 肋的外在压迫，可导致锁骨下动脉扩张复发或持续进展。像其他的动脉搭桥手术一样，也可能术后晚期由于血管内膜过度增生导致锁骨下动脉再狭窄或闭塞，使手术效果大打折扣。这种情况在锁骨下动脉人工血管重建术后更容易发生，可能与上肢的频繁活动导致吻合口缝线的过度劳损或人工血管的扭曲有关。因此，相比人工血管，在这个部位优先选用顺应性较好的生物管道，如翻转的大隐静脉或冷藏保存的股动脉。虽然可以采用颈动脉 – 锁骨下动脉搭桥再次手术处理晚期锁骨下动脉移植物闭塞，但需要强调，即使是经验丰富的外科医生和本领域内专家，这些手术仍具有很大的挑战性。

致谢

这个项目的部分基金来自美国 Barnes Jewish Hospital、BJC Healthcare 胸廓出口综合征研究和教育基金会。

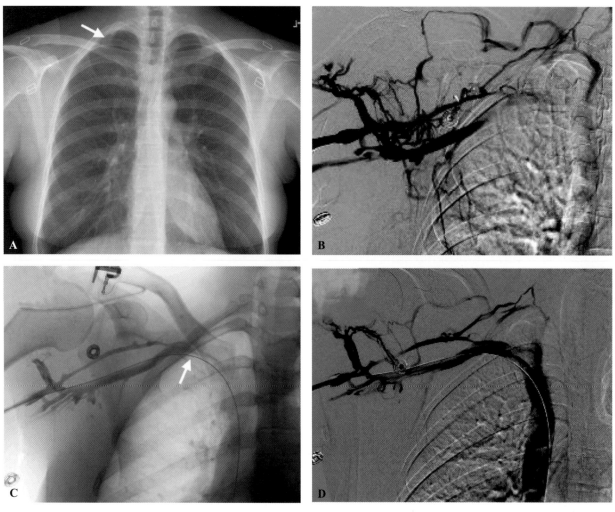

▲ 图 28-7　静脉型胸廓出口综合征术后复发

A. 静脉型胸廓出口综合征患者，经腋入路行第 1 肋切除解压术，术后几个月症状复发，胸片显示异常的第 1 肋后部较长残余(箭)；B. 右上肢静脉造影显示全程腋静脉 – 锁骨下静脉血栓形成并周围侧支循环显影；C. 经过初始溶栓，近第 1 肋残端的锁骨下静脉 (箭) 内有局部残余阻塞；D. 进一步溶栓和球囊成形后，静脉血流改善，但锁骨下静脉近心端仍有狭窄。经过对术后锁骨下静脉血栓形成的积极处理，为围绕锁骨进行二次手术切除第 1 肋残存部分和重建锁骨下静脉创造了良好条件 (图片由 Robert W. Thompson, MD 提供)

参考文献

[1] Sanders RJ. Anatomy of the thoracic outlet and related structures. In: Illig KA, Thompson RW, Freischlag JA, Donahue DM, Jordan SE, Edgelow PI, eds, Thoracic Outlet Syndrome. London: Springer-Verlag; 2013: 17-24.

[2] Illig KA, Donahue D, Duncan A, et al. Reporting standards of the Society for Vascular Surgery for thoracic outlet syndrome. J Vasc Surg 2016;64: e23-e35.

[3] Thompson RW. Thoracic outlet syndrome. In: Fischer JE, Ellison EC, Upchurch GR Jr, Galandink S, Gould JC, Klimberg VS, Henke PK, Hochwald SN, Tiao GM, eds, Fischer's Mastery of Surgery, 7th ed. Philadelphia:

Wolters Kluwer Health; 2018: 2548-2560.

[4] Sanders RJ, Hammond SL, Rao NM. Diagnosis of thoracic outlet syndrome. J Vasc Surg. 2007;46: 601-604.

[5] Balderman J, Holzem K, Field BJ, et al. Associations between clinical diagnostic criteria and pretreatment patient-reported outcomes measures in a prospective observational cohort of patients with neurogenic thoracic outlet syndrome. J Vasc Surg. 2017;66: 533-544.

[6] Vemuri C, Salehi P, Benarroch-Gampel J, et al. Diagnosis and treatment of effort-induced thrombosis of the axillary subclavian vein due to venous thoracic outlet syndrome. J

Vasc Surg Venous Lymphat Disord. 2016;4: 485-500.

[7] Vemuri C, McLaughlin LN, Abuirqeba AA, et al. Clinical presentation and management of arterial thoracic outlet syndrome. J Vasc Surg. 2017;65: 1429-1439.

[8] Duwayri YM, Emery VB, Driskill MR, et al. Positional compression of the axillary artery causing upper extremity thrombosis and embolism in the elite overhead throwing athlete. J Vasc Surg. 2011;53: 1329-1340.

[9] Cikrit DF, Haefner R, Nichols WK, et al. Transaxillary or supraclavicular decompression for the thoracic outlet syndrome: A comparison of the risks and benefits. Am Surg. 1989;55: 347-352.

[10] Sanders RJ, Pearce WH. The treatment of thoracic outlet syndrome: a comparison of different operations. J Vasc Surg 1989;10:626-634.

[11] Green RM. Controversies in NTOS: Transaxillary or supraclavicular first rib resection in NTOS? In: Illig KA, Thompson RW, Freischlag JA, Donahue DM, Jordan SE, Edgelow PI, eds, Thoracic Outlet Syndrome. London: Springer-Verlag; 2013: 315-317.

[12] Thompson RW. Surgical approaches to thoracic outlet syndrome: Supraclavicular versus transaxillary. In: Eskandari MK, Pearce WH, Yao JST, eds, Current Vascular Surgery: Northwestern Vascular Symposium. Raleigh: People's Medical Publishing House-USA; 2017: 375-381.

[13] Athanassiadi K, Kalavrouziotis G, Karydakis K. Treatment of thoracic outlet syndrome: Long-term results. World J Surg. 2001;25: 553-557.

[14] Degeorges R, Reynaud C, Becquemin J-P. Thoracic outlet syndrome surgery: Long-term functional results. Ann Vasc Surg. 2004;18: 558-565.

[15] Povlsen B, Hansson T, Povlsen SD. Treatment for thoracic outlet syndrome. Cochrane Database Syst Rev. 2014;(11): CD007218.

[16] Peek J, Vos CG, Unlu C, et al. Outcome of surgical treatment for thoracic outlet syndrome: Systematic review and meta-analysis. Ann Vasc Surg. 2017;40: 303-326.

[17] Rinehardt EK, Scarborough JE, Bennett KM. Current practice of thoracic outlet decompression surgery in the United States. J Vasc Surg. 2017;66: 858-865.

[18] Nejim B, Alshaikh HN, Arhuidese I, et al. Perioperative outcomes of thoracic outlet syndrome surgical repair in a nationally validated database. Angiology 2017;68: 502-507.

[19] Maqbool T, Novak CB, Jackson T, et al. Thirty-day outcomes following surgical decompression of thoracic outlet syndrome. Hand. 2019;14: 107-113.

[20] Morel J, Pirvu A, Elie A, et al. Functional results of cervical rib resection for thoracic outlet syndrome: impact on professional activity. Ann Vasc Surg. 2019;56: 233-239.

[21] Desai SS, Toliyat M, Dua A, et al. Outcomes of surgical paraclavicular thoracic outlet decompression. Ann Vasc Surg. 2014;28: 457-464.

[22] Shutze W, Richardson B, Shutze R, et al. Midterm and long-term follow-up in competitive athletes undergoing thoracic outlet decompression for neurogenic thoracic outlet syndrome. J Vasc Surg. 2017;66: 1798-1805.

[23] Hosseinian MA, Loran AG, Soleimanifard Y. Evaluation of complications after surgical treatment of thoracic outlet syndrome. Korean J Thorac Cardiovasc Surg. 2017;50: 36-40.

[24] Gelabert HA, Rigberg DA, O'Connell JB, et al. Transaxillary decompression of thoracic outlet syndrome patients presenting with cervical ribs. J Vasc Surg. 2018;68: 1143-1149.

[25] White JM, Soo Hoo AJ, Golarz SR. Supraclavicular thoracic outlet decompression in the highperformance military population. Mil Med. 2018;183: e90-e94.

[26] Duwayri YM, Thompson RW, Supraclavicular approach for surgical treatment of thoracic outlet syndrome. In: Chaikof EL, Cambria RP, eds, Atlas of Vascular Surgery and Endovascular Therapy. Philadelphia: Elsevier Saunders; 2014: 172-192.

[27] Annest SJ, Sanders RJ, Becher M, et al. NTOS: Postoperative care. In: Illig KA, Thompson RW, Freischlag JA, Donahue DM, Jordan SE, Edgelow PI, eds, Thoracic Outlet Syndrome. London: Springer-Verlag; 2013: 239-246.

[28] Chang DC, Lidor AO, Matsen SL. Reported inhospital complications following rib resections for neurogenic thoracic outlet syndrome. Ann Vasc Surg. 2007;21: 564-570.

[29] Hong J, Pisapia JM, Ali ZS, et al. Long-term outcomes after surgical treatment of pediatric neurogenic thoracic outlet syndrome. J Neurosurg Pediatr. 2018;21: 54-64.

[30] Caputo FJ, Wittenberg AM, Vemuri C, et al. Supraclavicular decompression for neurogenic thoracic outlet syndrome in adolescent and adult populations. J Vasc Surg. 2013;57: 149-157.

[31] Rochlin DH, Gilson MM, Likes KC, et al. Quality-oflife scores in neurogenic thoracic outlet syndrome patients undergoing first rib resection and scalenectomy. J Vasc Surg. 2013;57: 436-443.

[32] Ohman JW, Abuirqeba AA, Jayarajan SN, et al. Influence of body weight on surgical treatment for neurogenic thoracic outlet syndrome. Ann Vasc Surg. 2018;49: 80-90.

[33] Balderman J, Abuirqeba AA, Pate C, et al. Physical therapy management, surgical treatment, and patient-

reported outcomes measures in a prospective observational cohort of patients with neurogenic thoracic outlet syndrome. J Vasc Surg. 2019;70: 832-841.

[34] Cheng SW, Stoney RJ. Supraclavicular reoperation for neurogenic thoracic outlet syndrome. J Vasc Surg. 1994;19: 565-572.

[35] Ambrad-Chalela E, Thomas GI, Johansen KH. Recurrent neurogenic thoracic outlet syndrome. Am J Surg. 2004;187: 505-510.

[36] Altobelli GG, Kudo T, Haas BT, et al. Thoracic outlet syndrome: Pattern of clinical success after operative decompression. J Vasc Surg. 2005;42: 122-128.

[37] Rochlin DH, Likes KC, Gilson MM, et al. Management of unresolved, recurrent, and/or contralateral neurogenic symptoms in patients following first rib resection and scalenectomy. J Vasc Surg. 2012;56: 1061-1067.

[38] Likes K, Dapash T, Rochlin DH, Freischlag JA. Remaining or residual first ribs are the cause of recurrent thoracic outlet syndrome. Ann Vasc Surg. 2014;28: 939-945.

[39] Greenberg JI, Alix K, Nehler MR, et al. Computed tomography-guided reoperation for neurogenic thoracic outlet syndrome. J Vasc Surg. 2015;61: 469-474.

[40] Cheng SW, Reilly LM, Nelken NA. Neurogenic thoracic outlet decompression: rationale for sparing the first rib. Cardiovasc Surg 1995;3: 617-623.

[41] Sanders RJ, Hammond SL. Management of cervical ribs and anomalous first ribs causing neurogenic thoracic outlet syndrome. J Vasc Surg. 2002;36: 51-56.

[42] Vemuri C, Wittenberg AM, Caputo FJ, et al. Early effectiveness of isolated pectoralis minor tenotomy in selected patients with neurogenic thoracic outlet syndrome. J Vasc Surg. 2013;57: 1345-1352.

[43] Ammi M, Peret M, Henni S, et al. Frequency of the pectoralis minor compression syndrome in patients treated for thoracic outlet syndrome. Ann Vasc Surg. 2018;47: 253-259.

[44] Thompson RW. Assessment and treatment of recurrent VTOS. In: Illig KA, Thompson RW, Freischlag JA, Donahue DM, Jordan SE, Edgelow PI, eds, Thoracic Outlet Syndrome. London: Springer-Verlag; 2013: 493-502.

[45] Siracuse JJ, Johnston PC, Jones DW, et al. Infraclavicular first rib resection for the treatment of acute venous thoracic outlet syndrome. J Vasc Surg Venous Lymphat Disord. 2015;3: 397-400.

[46] Archie MM, Rollo JC, Gelabert HA. Surgical missteps in the management of venous thoracic outlet syndrome which lead to reoperation. Ann Vasc Surg. 2018;49: 261-267.

[47] Edwards JB, Brooks JD, Wooster MD, et al. Outcomes of venous bypass combined with thoracic outlet decompression for treatment of upper extremity central venous occlusion. J Vasc Surg Venous Lymphat Disord. 2019;7: 660-664.

[48] Wooster M, Fernandez B, Summers KL, et al. Surgical and endovascular central venous reconstruction combined with thoracic outlet decompression in highly symptomatic patients. J Vasc Surg Venous Lymphat Disord. 2019;7: 106-112.

[49] Archie MM, Gelabert HA. Endovascular reconstruction of subclavian artery aneurysms in patients with arterial thoracic outlet syndrome. Ann Vasc Surg. 2019;57: 10-15.

[50] Thompson RW. Management of digital emboli, vasospasm, and ischemia in arterial thoracic outlet syndrome. In: Illig KA, Thompson RW, Freischlag JA, Donahue DM, Jordan SE, Edgelow PI, eds, Thoracic Outlet Syndrome. London: SpringerVerlag; 2013: 557-563.

透析通路并发症
Complications of hemodialysis access

Mia Miller　Prakash Jayanthi　William Oppat　著

陈江波　译

第29章

终末期肾病（end-stage renal disease，ESRD）的发病率正以惊人的速度持续上升。截至 2016 年 12 月，美国有 70 余万（726 331）名 ESRD 患者正在接受治疗[1]。以往，大量尿毒症患者经中心静脉导管（central venous catheters，CVC）作为透析途径，而不是建立永久性血管透析通路。由于长期留置导管引发诸多困扰，美国国家肾脏基金会肾脏疾病结果质量倡议（NKF-KDOQI）在 2003 年制订了"内瘘第一"（Fistula First）的原则，建议首选动静脉造瘘或移植物造瘘进行透析。基于此倡议，自体动静脉造瘘和移植物动静脉造瘘手术量显著增加[2]。目前接受透析的患者中，大约 62.5% 患者使用自体动静脉内瘘（arteriovenous fistula，AVF），18.4% 患者使用移植物动静脉内瘘（arteriovenous graft，AVG），19.2% 患者使用中心静脉置管[3]。

终末期肾病患病率高居不下，相关医保成本也在大幅增加。2013 年度，全美用于终末期肾病的相关治疗的医保支出超过 300 亿美元，占全部医保支出总额的 7.1%[3]，主要用于透析患者心血管及感染等并发症治疗。尤其是血管透析通路相关花费，包括透析通路并发症的治疗和透析通路功能维护。鉴于血管透析通路的大量医疗支出，我们应尽早认识这些并发症，以尽可能减少医保资源消耗。在这里，我们讨论血液透析通路相关并发症，以及适时的诊断和治疗。我们希望向医务工作者提供指导，提高从业者专业知识，优化透析通路管理，降低并发症发生率。

一、狭窄

外周或中心静脉狭窄导致的静脉流出道阻塞是透析患者动静脉瘘失败的主要原因[4]。静脉流出道狭窄可能是流出静脉长期暴露于动脉高速血流和血液湍流所致。持续的静脉流出道狭窄使近端通路流量降低，最终导致血液淤滞和血栓形成。内膜增生（neointimal hyperplasia，NIH）是透析通路狭窄的主要原因[4]。正常人体动脉和静脉壁均由三层组成：内膜、中膜和外膜。静脉血管壁的单层鳞状内皮位于弹性基底膜之上，健康的静脉内膜非常薄并且覆盖在由平滑肌细胞和结构蛋白（如胶原蛋白和弹性蛋白）组成的中膜上。静脉内膜增生时，成纤维细胞、平滑肌细胞和细胞外基质（extracellular matrix，ECM）聚集于内膜使血管腔变窄。在外科修复时所收集的人工移植物与静脉吻合口狭窄处的组织标本研究证实，静脉新生内膜增生的病理生理学特征是出现平滑肌细胞、ECM 和多种生长因子，如血小板衍生生长因子（platelet-derived growth factor，PDGF）、碱性成纤维细胞生长因子（basic fibroblast growth factor，bFGF）和由巨噬细胞表达的血管内皮生长因子（vascular endothelial growth factor，VEGF）。无论如何，尿毒症患者血液循环内炎性标志物可以诱发内膜增生，透析时反复使用大口径针穿刺损伤人工血管同样促进内膜增生，其他代谢紊乱状态也可能对内膜增生进展起一定作用[4-7]。

狭窄可发生在透析通路任何部位。内膜增生的常见部位包括静脉流出道、近吻合口处、透析针刺部位、中心流出道、动脉流入道和静脉瓣膜瘢痕部位。其中静脉流出道狭窄和吻合口狭窄最为常见[8]。这些狭窄可能导致新建立的内瘘血栓形成或内瘘失败，也可能导致成熟良好的内瘘失去功能。当狭窄显著影响血流动力学时，外周或中心静脉狭窄的患者通常会出现透析障碍或肢体症状。狭窄病变患者透析障碍，临床主要表现为静脉压增高、流入困难和针刺部位出血时间延长等。肢体症状包括疼痛、肿胀和通路流量减少等。

体格检查是诊断透析通路狭窄的重要方法，同时可以鉴别流入道梗阻和流出梗阻。出现水冲脉（超脉）、收缩期震颤（杂音）和举臂试验阳性（内瘘未能在抬高时塌陷）等体征时，应高度怀疑外周静脉流出道狭窄。由于狭窄病变限制血液流动，血液淤滞无法顺利回流到静脉端而出现上述体征。

如果是中心静脉狭窄导致流出道受阻，根据静脉狭窄的位置和狭窄程度不同，可表现为手臂、肩部、乳房、锁骨上区、颈部及颜面部水肿等临床症状。在评价体格检查对动静脉瘘的准确性方面，Asif 等研究表明，体格检查和血管造影在诊断流出道和流入道狭窄方面有很强的相关性。造影检查评估流出道和流入道狭窄的敏感性和特异性分别为 92% 和 86%，体格检查的敏感性和特异性分别为 85% 和 71%[9]。透析通路狭窄的体格检查包括举臂试验和搏动增强试验。患者的手臂抬高如未表现为静脉塌陷，则为举臂试验阳性，提示静脉出口狭窄导致血流淤滞。如透析通路远端存在阻塞，患者多表现为搏动增强试验阳性。但是，如患者同时合并流入道狭窄，搏动增强试验为阴性。

诊断透析通路狭窄主要依赖于影像学检查。多普勒超声可评估内瘘及人工血管的功能状态，肱动脉血流量是反映动脉端内瘘功能的最佳指标，流出静脉主要评估指标是静脉内径和狭窄程度。肱动脉流量在 500～1500ml/min 内提示透析通路功能良好，低于 500ml/min 时血栓形成的风险显著增加[10]。然而，多数情况下，透析患者存在阳性体征或肢体肿胀症状足以说明透析通路存在狭窄，无须进一步超声的证实。

诊断透析通路狭窄的金标准是动静脉通路造影，造影的同时还可以进行治疗。透析通路经皮腔内治疗指征是：狭窄 > 50% 或自体动静脉瘘或移植物动静脉瘘血栓形成。经皮腔内球囊扩张成形术的 1 年通畅率 > 50%，辅助 1 年通畅率达80%～90%。图 29-1 和图 29-2 造影显示自体动静脉瘘流出道狭窄，行球囊扩张术后通路恢复通畅。切割球囊可作为二线治疗选择使用。金属裸支架和覆膜支架可用于腔内治疗并发症和中心流出道

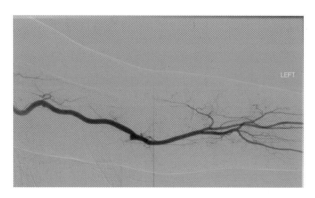

▲ 图 29-1　贵要静脉造影显示内瘘静脉流出道狭窄

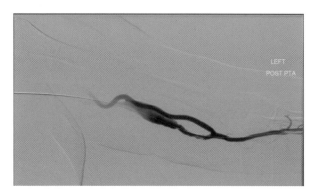

▲ 图 29-2　桡动脉入路对贵要静脉狭窄病变球囊扩张，术后复查造影显示血流恢复

狭窄[11]。基于 Mohjuddin 等研究结论，自体动静脉内瘘狭窄病变行球囊扩张术后的通畅性明显优于 AVG 患者，通路血流量平均增加分别为 88.4% 和 9.2%，术后通路血流量增幅最大的是静脉瓣膜性狭窄 42.6%；其次是针刺部位狭窄增加 40.1%，外周静脉流出道狭窄增加 29%，中心静脉流出道狭窄增加 25.9%，吻合口狭窄增加 19.9%[7]。

人工血管动静脉瘘内膜增生主要发生于造瘘 2 年内，首选检查是多普勒超声。在血栓形成之前发现动静脉瘘狭窄病变、患者接受早期干预治疗，可以最大限度地挽救通路[7, 12]。

二、血栓

内膜增生继发严重狭窄，血流动力学上表现为血流紊乱和异常，并诱发凝血瀑布发生级联反应导致血栓形成，大约 85% 的透析通路狭窄合并血栓。Virchow 三角，包括高凝状态、血流动力学变化（如血流瘀滞或湍流）及血管损伤导致内皮功能障碍，是血栓形成的常见原因[5]。动静脉内瘘早期失败，文献引用最多的原因包括通路既往手术史及术中未充分的冲洗移植物静脉或人工血管[13]。早期血栓形成是指血液透析通路血流瘀滞并堵塞，主要危险因素为女性、前臂 AVF 和动脉流入道直径过小。矛盾的是，糖尿病、动脉粥样硬化和条件欠佳的动脉流入道并不会增加早期血栓发生率，但会延缓动静脉瘘的成熟。其他因素也对血栓形成有显著影响，包括术前使用阿司匹林可降低血栓发生率，而术中使用鱼精蛋白对抗可能增加血栓发生率。此外，Farber 等还发现，2~3mm 直径的静脉流出道，早期血栓形成风险明显增加[14]。

抗血小板和抗凝药物用于预防内瘘血栓形成一直饱受争议。Irish 等一项纳入 567 名患者的临床研究表明，外科造瘘后 12 个月内失败率很高，补充鱼油或使用阿司匹林抗血小板治疗并不能降低内瘘失败率[15]。尿毒症患者血小板常因内皮失调导致功能障碍，从而降低透析通路的远期通畅率[16]。相反，血液透析患者由于Ⅷ因子和纤维

蛋白原浓度升高表现为高凝状态，因此全身抗凝治疗能预防血栓形成。然而，抗凝治疗在获益的同时会增加出血风险[17]。Dember 等新近发表的一项纳入 877 名患者的 RCT 研究表明，氯吡格雷使内瘘患者 6 周内血栓发生率从 19.5% 降低到 12.2%，但氯吡格雷并没有增加内瘘成熟率[18]。Dixon 等纳入 649 名患者的研究表明，双嘧达莫联合使用阿司匹林，可降低新造人工血管动静脉瘘狭窄率并延长非辅助性初期通畅率[19]。文献报道在抗血小板和抗凝治疗预防透析通路血栓形成方面存在争议，暂没有形成统一的结论和建议。

体格检查不能触及移植物动静脉瘘震颤及听诊不能闻及血管杂音，即可诊断通路内血栓形成。如果体格检查不确定，多普勒超声检查明确血流消失可明确诊断。自体动静脉瘘或移植物动静脉瘘血栓形成的治疗方法是血栓清除术，包括外科开放或经皮入路。外科切开取栓术通常选择局部或全身麻醉，在瘘管上方切开并阻断血管，切开静脉后使用 Fogarty 球囊导管取出血栓。血栓清除后建议常规行瘘管造影寻找血栓形成的原因。如果血栓由流出道狭窄或穿刺部位损伤所致，可同期行单纯介入血管成形术；如果血栓由于动脉吻合口或供血动脉狭窄引起，建议单纯的球囊扩张术或吻合口外科修复手术，包括补片成形和动脉近端吻合术。经皮机械血栓清除术：①超声引导下采用改良 Seldinger 法，获得透析通路流入道或流出道入路，置入导管鞘，造影评估透析通路整体病变；②经鞘管引入 AngioJet、Solent Omni、或 Rotarex 导管，进行腔内血栓抽吸术；③血栓清除术后再次复查静脉造影确认残余血栓的多少及导致狭窄原因，便于进一步行球囊扩张成形术。Lambert 等研究表明，经皮介入血栓抽吸术与开放外科取栓术相比，经皮介入血栓抽吸术具有较低的血栓复发率和较高的辅助初始通畅率。但是，经皮血栓切除术免于再干预的通畅率较低，常常需要结合其他干预手段以维持其通畅。因此，外科修复术可显著提高透析通路血栓清除术的成功率[20, 21]。

Brooke 等近期发表的研究探讨了自体动静脉内瘘失败的二次干预费用问题。该研究回顾了该中心 2007—2015 年 720 例对完全成熟的上肢 AVF，其中 56% 的患者为维持其通畅功能至少进行一次干预治疗，首次再干预时间平均为 12.6 个月。虽然 AVF 介入治疗随着次数增多效果会越来越差，但其成本 – 效益仍超过新的造瘘。与之相反，再次外科干预清除血栓术后再造瘘，似乎更加经济有效。在 ESRD 患者的医疗保健费用迅速增长的背景下，尤其兼顾通路的长期通畅性，该研究认为，反复经皮介入干预治疗总体上优于外科开放取栓术或新的动静脉造瘘[22]。

三、假性动脉瘤和真性动脉瘤

透析通路动脉瘤分为两种类型：真性动脉瘤和假性动脉瘤。真性动脉瘤定义为血管壁全层扩张，假性动脉瘤是由位于皮下的纤维包裹而成，并与瘘管内血液循环相通而形成的动脉瘤样结构。假性动脉瘤可发生于自体动静脉瘘和移植物动静脉瘘，而真性动脉瘤只发生在通路狭窄段远端静脉。值得关注的是，两种类型动脉瘤不断进展都具有破裂风险，可导致灾难性大出血。大多数有临床症状的动脉瘤是假性动脉瘤，反复穿刺或穿刺吻合口血管引起血液外渗、周围形成血肿和血肿周围纤维化，最终形成假性动脉瘤，其缺乏血管内皮或正常的血管壁结构的。假性动脉瘤内可合并血栓形成但仍与瘘管相通。形成吻合口处假性动脉瘤的主要原因，包括手术经验不足，以及缝合血管过少或张力过大导致血液外漏等。必须考虑到的是，吻合口假性动脉瘤往往由感染所致[23, 24]，动脉瘤发生率不尽相同，为 5%～60%，这可能是由于缺乏标准化的报告而造成的结果。上臂 AVF 和头静脉 AVF 动脉瘤破裂风险明显高于贵要静脉 AVF[25]。发生于在移植物动静脉瘘的假性动静脉瘤常引起流出道管腔狭窄，最终导致破裂出血。发生于 AVG 内瘘远端动脉瘤引起透析时通路内压力过高，透析治疗时针刺损伤移植物管道完整性，引发动脉瘤破裂出血[26]。

Valentini 等基于形态学对内瘘动脉瘤分为四种类型：Ⅰ 型、Ⅱ 型和 Ⅲ 型为真正的动脉瘤，Ⅳ 型为假性动脉瘤。Ⅰ 型动脉瘤细分为 Ⅰa 型和 Ⅰb 型。Ⅰa 型动脉瘤累及内瘘全程静脉，Ⅰb 型动脉瘤距吻合口＜ 5cm。Ⅰ 型动脉瘤最常见于肌酐清除率低，但尚未接受规律透析的患者。Ⅱ 型动脉瘤为局限性动脉瘤，分为 Ⅱa 型和 Ⅱb 型。Ⅱa 型定义为动脉瘤≥ 1 个局限性动脉瘤体；Ⅱb 型包括吻合口远端动脉瘤和远段局部扩张型动脉瘤，可以理解为同时存在 Ⅰb 型和 Ⅱa 型动脉瘤。Ⅲ 型定义为复杂多样性动脉瘤，不属于其他两型的真性动脉瘤。内瘘患者动脉瘤的总体发生率为 43.5%，绝大多数为 Ⅱ 型，可能与透析时反复针刺有关，同时破裂风险也最高。文献报道 Ⅰa 型动脉瘤患者常合并内瘘输出量增加，需监测患者心力衰竭的风险，但其血栓形成的风险较低。因此，监测 Ⅰa 型应重点监测患者心力衰竭风险，Ⅱ 型瘘管重点监测患者破裂出血风险[27]。

真性动脉瘤和假性动脉瘤治疗原则基本一致，干预指征主要是症状性动脉瘤，动脉瘤破裂出血是治疗的绝对适应证。一般来说，动脉瘤治疗的临床指征包括动脉瘤体迅速扩大、动脉瘤累及吻合口或动脉瘤导致皮肤受损或继发于流出静脉狭窄的动脉瘤[27]。合并动脉瘤的透析患者需在每次透析前充分评估，透析后密切随访，有助于确认入路问题及确定治疗方案。动脉瘤患者常规评估还应包括静脉流出道通畅情况，如静脉流出道梗阻也建议早期手术干预。无症状动脉瘤患者可规律随访观察，出现透析障碍、动脉瘤持续增大和（或）皮肤变薄、皮肤溃疡甚至出血等临床表现时，患者行手术治疗多能获益[26]。无论有无临床症状，都应加强对穿刺区域的认识及透析相关医务人员的教育培训。

真性动脉瘤修复方法多样，主要目标是修复受损或功能障碍的通路。Ⅱ 型动脉瘤累及范围局限，动脉瘤切除后可直接端 – 端吻合血管修复透析通路血管。透析通路动脉瘤切除手术步骤见图 29-3 至图 29-6。复杂动脉瘤的手术重建选择折

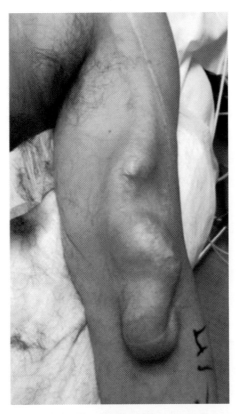

▲ 图 29-3 透析多年的动静脉内瘘合并动脉瘤（切除前）

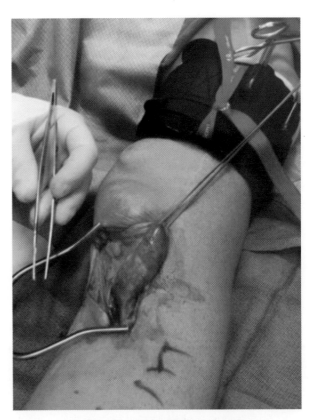

▲ 图 29-5 橡胶软管阻断流入动脉

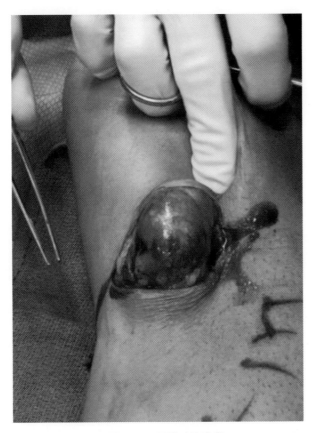

▲ 图 29-4 显露动静脉瘤

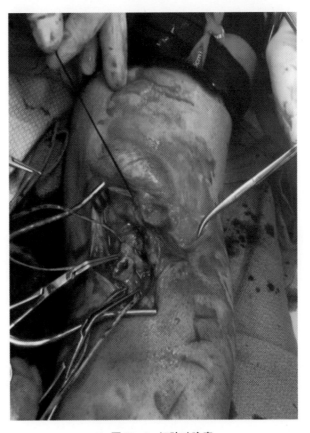

▲ 图 29-6 切除动脉瘤

叠缩窄技术（RITS）和 8mm 人工血管重建血管，尤其适用于动脉瘤累及皮肤组织患者[28]。

假性动脉瘤治疗方法也多种多样。与真性动脉瘤一样，也可采用外科手术，但更多的是通过介入微创手术治疗。一些小样本研究中显示，窄瘤颈的小囊性假性动脉瘤，超声监测下凝血酶注射或压闭技术可取得预期的治疗效果[29, 30]。腔内覆膜支架技术隔绝假性动脉瘤是目前治疗的主流方案，但支架植入的同时增加了透析治疗时穿刺的难度。对于植入覆膜支架患者，除非绝对必要，透析时禁止穿刺支架段，否则可能使有效通路进一步丢失[31]。人工血管动静脉瘘常见问题是感染，早期研究也证实直接穿刺人工血管可增加移植物感染发生率[32, 33]。因此，人工血管动静脉内瘘假性动脉瘤首选治疗方式是外科开放手术。手术方案与真性动脉瘤类似，人工血管旁路可以使血流绕开假性动脉瘤[26]。

不同类型的动脉瘤常需要行内瘘造影。内瘘造影可评估吻合口和流出静脉通畅情况，确定最佳穿刺部位和制订治疗方案。对于不适合外科修复或旁路术的复杂透析通路动脉瘤，建议结扎原病变动脉瘤，同期建立新的内瘘通路。

四、感染

通路感染是造成自体动静脉瘘和人工血管动静脉瘘失败的主要原因之一，约占全部透析通路并发症的 20%。自体动静脉瘘感染发生率为 0.56%～5%，人工血管动静脉瘘感染发生率为 4%～20%。透析通路感染致病菌主要是葡萄球菌，占比 30%～50%，肠球菌和凝固酶阴性葡萄球菌占比 20%～30%。革兰阴性菌导致的内瘘感染占比 10%～20%。其中葡萄球菌和假单胞菌破坏性极强，可导致吻合口破裂出血[34]。

毋庸置疑，人工血管动静脉瘘感染的发生率明显高于自体动静脉瘘，主要是由于患者体内异物植入。移植物动静脉瘘感染的典型症状包括透析通路局部红斑、硬结和瘘管引流（渗液），全身症状有发热、寒战和乏力等。人工血管动静脉

瘘感染通常表现为局部症状，而导管相关感染则表现为全身症状[34]。鉴别透析通路感染与其他来源感染（如肺炎、骨髓炎、心内膜炎、尿路感染、褥疮、化脓性关节炎和腹腔内感染等）在脓毒症患者治疗中至关重要。透析治疗引发的免疫功能紊乱是终末期肾病患者感染的主要原因，病理生理机制包括淋巴细胞介导的细胞免疫受损，中性粒细胞合成减少、吞噬作用减弱、细菌杀灭功能和代谢功能障碍。影响多形中性粒细胞功能的其他机制包括营养不良、铁过载、细胞内钙浓度增加、透析治疗和血浆因子内环境改变等[35]。

透析通路感染的诊断主要依赖于临床症状。文献报道对标记白细胞核素扫描在透析通路感染中的应用效果意见不一，它的确可以为透析通路感染提供诊断依据，但慢性感染和使用抗生素的患者，检查结果可为假阴性，实际上患者于首次临床疑诊时已发生感染[36, 37]。标记白细胞扫描检查不仅结果获取过程难度大，而且因放射医师对疾病认识的深度不同而对结果的解读亦不同。基于文献中标记白细胞核素扫描敏感性和特异性的相互矛盾的结果，我们不强烈推荐将其用作一线诊断方法[37]。计算机断层扫描在鉴别移植物感染和术后急性病变方面的敏感性较低。此外，在慢性轻度感染及晚期感染患者中，增强 CT 可能产生假阴性结果，超过 80% 的病例无法明显诊断。双功能多普勒超声和磁共振血管显像检查在诊断透析通路感染时并不优于 CT 检查[34, 38, 39]。

移植物动静脉瘘和自体动静脉瘘管感染的治疗原则，主要基于感染程度和覆盖皮肤是否受侵犯。局部感染治疗原则是尽可能挽救透析通路，早期使用抗生素治疗持续 4～6 周。毫无疑问，治疗期间密切随访是必需的。如果抗生素不能控制感染，可行外科干预治疗。自体动静脉瘘感染通常局限于通路部位，当感染未侵犯皮肤组织时患者抗感染效果较好。移植物动静脉瘘患者人工血管感染时，单靠抗生素不能有效杀灭移植物病菌，通常需要联合外科治疗。移植物动静脉瘘患者感染较为局限时，可节段性切除感染部位

血管，同时旁路重建透析通路。手术时尽可能保留动脉或静脉吻合口，同时在动脉端保留一小段人工血管，这样可以减少对邻近致密瘢痕的广泛剥离，从而降低术中对周围神经血管的损伤。针对吻合口的感染，尤其是毒力较强的严重广泛感染，需要切除包括吻合口在内的全部内瘘通路[34]。

自体动静脉瘘或移植物动静脉瘘周围积液的主要原因是感染，但需要与血肿、血清肿（水肿）或淋巴囊肿等疾病相鉴别。无论何种通路，其血肿的发生率为 7.3%～20%[34]。非扩张性及非搏动性血肿通常是保守治疗，包括抬高肢体、压迫和热敷等。CTA 检查可用于明确活动性出血或血液外渗。压迫治疗适用于大多数活动性出血，少部分患者需要手术止血。慎重起见，保守治疗期间需要复查 CT 或超声，检测血红蛋白水平，以维持患者非手术治疗情况下病情相对稳定。皮下积液发生率为 0.48%～4.2%，早期皮下积液首选随访观察，反复的穿刺抽吸治疗是有争议的，因为穿刺可能导致细菌播散继发感染[38]。严重皮下积液及合并慢性感染患者可采取外科切除术，术中彻底清创，必要时可同期行人工血管置换术。Gargiulo 等提出了一种有趣的新观点，成功地将覆膜支架应用于血清肿的治疗[40]。文中报道 2 例经皮穿刺引流和开放治疗均失败的透析通路血清肿患者，最终植入覆膜支架取得令人满意的治疗结果。鉴别诊断时还需警惕淋巴漏的可能。淋巴漏主要原因是手术部位周围淋巴管结扎不完全。类似于肢体淋巴漏，透析通路淋巴漏以清亮液体为特征，表现为淋巴囊肿、淋巴水肿、淋巴漏。小淋巴囊肿类似于皮下积液的治疗，首先治疗方法是观察和局部压迫。患肢抬高可明显改善肿胀症状，难治性病例可采取加压治疗。淋巴漏或淋巴囊肿的最有效治疗方法是外科手术结扎淋巴管。

五、缺血

肢体缺血是动静脉瘘的严重并发症之一。透

析通路将动脉与静脉直接交通，大大减少了肢体远端的动脉血供。无论自体动静脉瘘还是移植物动静脉瘘，都存在较大的动-静脉压力梯度，以确保静脉流出道的有效通路流量。由于透析通路中大流量血液直接从动脉流入静脉，无法保证肢体远端的有效血液循环，从而导致患者肢体缺血。动静脉瘘自建立起即存在生理性窃血，如患者出现有肢体发凉、苍白、麻木和疼痛等症状和体征，则为透析通路病理性窃血。

透析患者上肢缺血的发生率达 5%，上臂内瘘缺血发生率明显高于前臂。头臂静脉和贵要静脉瘘症状性缺血发病率高达 10%～25%，前臂人工血管瘘缺血发病率为 4.3%～6%，桡动脉-头静脉瘘缺血发病率仅为 1%～1.8%。通过透析通路的血流速度和血流量随着动脉直径增大而增加，因此内瘘动脉直径越大，患者症状性缺血发生率也越高。上臂动静脉瘘的流速和体积是前臂动静脉内瘘（桡动脉内瘘）的 2～3 倍，可以从血流动力学解释上这一现象。然而，当侧支循环能代偿远端动脉血供时，患者并无缺血症状[41]。研究表明前臂透析通路患者可形成源于尺动脉的侧支循环，有助于避免出现严重缺血。Allen 试验和掌弓动脉多普勒彩超检查有助于评估尺动脉血流及代偿能力，尤其排除尺动脉潜在闭塞性疾病及桡动脉优势型血流[42]。根据 Davison 等研究，透析通路窃血综合征发生率约为 6.2%，最常见于基于肱动脉建立的动静脉瘘，其他危险因素包括女性、糖尿病、动脉粥样硬化和吸烟等[41,43,44]。

窃血综合征可发生于造瘘后数天至数月，根据临床症状和体征分为 4 级（表 29-1），缺血等

表 29-1 窃血综合征分级（分期）

分级	症状
I 级	手部苍白、发绀和（或）发凉，但无疼痛感觉
II 级	运动和（或）透析时上述症状加重伴疼痛
III 级	静息痛
IV 级	肢体出现溃疡、坏死和坏疽等

级有助于指导临床治疗。根据发生时间分为两种类型：30天内和30天后，其中术后30天内的窃血综合征占比50%～66%。窃血综合征可发生于造瘘之初、成熟及长期使用全过程，但多在患者透析时窃血加重[35]。

窃取综合征的诊断主要依靠临床表现，因此，识别窃血综合征必须详细询问病史和细致的专科检查。如存在手指组织坏疽、指端苍白或发绀，或者出现由于吻合口远端动脉血流减少和远端动脉血流逆向流动导致缺血性单侧神经疼痛症状，临床可诊断窃血综合征[35]。窃血综合征的主要检查手段包括动脉多普勒超声、指脉压测定和动脉造影。检查的主要目的是：①评估内瘘血流量；②评估侧支循环血管代偿情况；③协助鉴别诊断窃血综合征与狭窄或阻塞性动脉病变，以及是否需要可行的干预治疗等。无创检查诊断标准包括指端动脉压 < 50mmHg，指肱指数（digit/brachial index，DBI） < 0.6，经皮动脉氧分压（$TcPO_2$） < 30mmHg[41]。

对于窃血综合征的术中预测，TynanCuisinier 等研究表明：相较于 DBI < 0.60，DBI < 0.45 或许更能准确反映窃血综合征的缺血程度（敏感度为80%，特异性达70%）。但是，患者对缺血耐受度并不相同。当缺血程度不足以引起明显临床体征时，对于疼痛耐受性强的患者，DBI 指数并不能准确反映其缺血程度，临床评估时必须结合其他的临床检查。针对指肱指数较低，尤其是存在其他危险因素的患者，需在造瘘后严密监测窃血综合征的可能。Tynan Cuisinier 等推荐多普勒超声探查腕部血流信号作为评估内瘘术后窃血综合征的首选检查手段。如果彩超探及远端动脉血流信号，建议密切观察肢体血供并根据代偿情况进行干预治疗。如果在血流动力学优化后，彩超仍未探及远端动脉血流信号，建议手术重建远端血流。窃血综合征患者指肱指数治疗目标值为 DBI ≥ 0.45[45]。

窃血综合征治疗关键在于解除窃血的病因。自体动静脉内瘘近端动脉狭窄引起的窃血首选经皮腔内血管成形术。早期内瘘结扎手术多使用人工血管（Teflon/Dacron）修剪至合适大小，在距离吻合口2cm处环形包裹远端静脉，缝合并收紧使管腔缩小至4mm。由于术后内瘘血栓风险高，这种术式逐渐被外科医师摒弃[25, 46]。腔内辅助下微创内瘘限流结扎术（Miller 手术）是一种新的改良内瘘限流手术，根据术中测量血流量和（或）指端动脉压力，可以精确控制限流程度[47]。Miller 手术以 4～5mm 的球囊导管标记拟结扎流出道静脉的直径，仅需 1～2cm 的皮肤切口即可完成结扎，实现对内瘘血流量的精准控制[48]。手术步骤如下：①切开并游离动静脉瘘；②穿刺远端流出道静脉并引入球囊导管至预结扎部位；③充盈球囊后环形结扎目标血管。透视下根据结扎后球囊凹陷程度来判断结扎限流的效果。后续研究证实，Miller 手术后窃血综合征和高流量内瘘患者缺血症状显著改善，89% 的患者单次手术即获得临床成功，3 个月时一期通路通畅率为52%，24 个月二期通畅率达90%。然而，其他研究中 Miller 手术效果有差异[49]。

1988 年，Schanzer 等首次报道远端血管重建和间隔结扎术（distal revascularization and interval ligation，DRIL）。该手术分为两步，第一步在吻合口远端结扎动脉，第二步使用聚四氟乙烯人工血管或反向隐静脉从吻合口近端到结扎动脉远端建立动脉旁路。理论上，DRIL 手术可增加远端肢体灌注，而且阻断血流逆向流回通路[50]。研究表明窃血综合征患者 DRIL 术后的症状缓解率为83%～100%，旁路血管通畅率为73%～98%。DRIL 术并发症发生率约 17%，主要是手术部位感染和血栓形成。DRIL 术是窃血综合征的首选术式，在维持通路通畅和缓解窃血症状方面都非常成功。远期效果还随访中，DRIL 术后 90% 的患者症状明显改善或完全缓解，并且能有效促进溃疡愈合。自体动静脉瘘 DRIL 术后一期通畅率（12 个月）达 80%，人工血管动静脉瘘 DRIL 术后一期通畅率（12 个月）为 40%～50%。DRIL 术后患者未见旁路血管再闭塞导致肢体再发缺血的报道[45]。

文献报道还有多种其他外科技术来修复动静脉瘘，以减少或消除窃血综合征。2005 年报道的流入动脉远端化（revision using distal inflow，RUDI）术，主要通过结扎近吻合口静脉流出道，同时使用人工血管或自体大隐静脉在直径更小、更远端的动脉（桡动脉或尺动脉）与原始的内瘘静脉之间建立旁路通道[51]。RUDI 术要求患者远端桡动脉或尺动脉直径 ≥ 2mm，并且手部有良好的流出道[49]。其他有类似的更近端动脉流入道远端化（proximalization of arterial inflow，PAI）术的报道，使用合适直径的人造血管或自体大隐静脉，在内瘘静脉与近心端动脉或腋动脉之间建立旁路，患者缺血症状得到缓解的同时不影响内瘘使用功能[52]。对严重盗血患者，可结扎动静脉瘘以恢复远端动脉血供，但要注意的是，这种情况可能会导致内瘘丢失。

有趣的是，在术前评估证实患者手部血供以桡动脉血流为主，或者尺动脉血流不足代偿手部血供的情况下，可考虑尝试建立尺动脉自体动静脉内瘘。在一系列小样本研究中，尺动脉自体动静脉内瘘 12 个月一期通畅率 80%，累积通畅率达 94%，36 个月一期通畅率和累积通畅率分别为 55% 和 81%。

六、神经系统并发症

透析患者神经系统损害的原因多样。流行病学显示约 70% 的透析患者合并神经系统并发症，主要包括周围神经压迫综合征、尿毒症神经病变、糖尿病多神经病变，以及最具破坏性的缺血性单体神经病变（ischemic monomelic neuropathy，IMN）[35]。IMN 是一种罕见、特殊和仅影响神经的缺血并发症。这种并发症最早由 Wilbourn 等于 1983 年提出，定义为透析患者内瘘侧肢体因动脉缺血导致多支周围神经病变，从而引起相应的神经功能障碍（神经病变）[53]。Kelly 等在电镜下揭示了内瘘患者神经病变过程，内瘘术后急性窃血综合征造成神经缺血，导致远

端神经纤维损伤，产生严重的急性神经功能损伤症状。临床表现为正中神经、桡神经和（或）尺神经支配区域肢体神经疼痛、感觉异常、麻木，以及运动无力或瘫痪。即使立即结扎内瘘或使用人工血管恢复远端血供，这种毁灭性的损伤也会导致患者上肢永久性残疾[54]。缺血性单体神经病变不同于窃血综合征，即使缺血纠正后手部温度改善、组织得以存活甚至脉搏恢复，彩超能探及良好动脉血流，患者神经功能亦无法恢复。IMN 导致的神经损伤是不可逆的。IMN 的鉴别诊断包括窃血综合征、腋窝神经阻滞麻醉并发症、体位性神经压迫、腕管综合征和术后疼痛或肿胀[55, 56]。其他危险因素包括女性、长期糖尿病伴周围神经病变和周围血管疾病。

神经系统并发症的诊断，首先是怀疑发生了神经系统并发症，再对患者进行全面的体格检查。临床症状主要表现为内瘘远端肢体持续的深部烧灼感，正中神经、桡神经、尺神经支配区域的感觉障碍表现为麻木、感觉异常和疼痛，运动损害包括受前臂神经支配的肌肉无力。最终导致患者爪手畸形，手部严重的功能丧失和严重的神经源性疼痛[35]。肌电图可以确诊神经损伤，同时也可以协助鉴别诊断。典型神经损伤患者肌电图表现为神经轴突缺失，感觉和运动神经刺激的低振幅或无反应，但神经传导速度可无异常[57]。一旦确诊神经系统损伤，建议立即进行手术干预，手术方式包括之前提到的动脉重建或内瘘结扎。其他非手术措施包括积极的神经性疼痛的药物治疗和物理治疗，有助于患者恢复神经功能。

缺血性单体神经病变并非透析患者唯一的神经系统并发症，因此，临床上需要对 IMN 与其他神经系统损伤疾病相鉴别。透析患者中多发性神经受损最为常见，其病程通常超过数月，据统计发病率高达 60%～100%[57]。尿毒症多发性神经病变主要损伤前臂远端神经干的大直径轴突，导致神经脱髓鞘和轴突变性，近端神经功能多无受累。神经组织病理检查可以协助鉴别诊断[58]。尿毒症患者透析前的神经处于持续去极化状态，透

析后静息膜电位才得以改善和正常化。去极化程度取决于血清钾水平，表明慢性高钾去极化是终末期肾病患者神经功能障碍的发生发展的核心机制。这反过来提醒临床治疗中，患者透析期间严格维持血清钾正常水平，而不是单纯的降低血钾水平，这样才能降低尿毒症神经病变的发病率和严重程度[54]。只有当肾小球滤过率低于12ml/min，透析患者才会出现神经病变损伤[58, 59]。

糖尿病多神经病变与尿毒症多神经病变相似，常慢性发病，但多同时累及双侧肢体神经。而且，糖尿病多神经病变最常见表现为脚趾的深部振动觉减弱或消失，以及"长袜和手套"状分布的感觉丧失。糖尿病多神经病变的其他相关症状包括胃轻瘫、阳痿和括约肌失弛缓症等[60]。

七、静脉高压

静脉高压征通常继发于中心静脉流出道狭窄或闭塞。中心静脉狭窄（central venous stenosis，CVS）患者中，如果存在良好的侧支循环，患者多无典型临床症状。文献报道所有通路失败和水肿患者的静脉造影检查中，CVS发生率为17%～26%[61]。内瘘建立之前，中心静脉狭窄或闭塞患者通常无症状，内瘘建立后患者才出现静脉高压症状。CVS可能的原因是继发于心脏循环和肺呼吸周期运动的慢性内皮损伤，中心静脉置管史是其主要病因。显微镜下表现为血管壁纤维组织和内膜增生[62]。静脉高压征的主要病因包括中心静脉置管、经外周穿刺中心静脉置管、起搏器、植入性除颤器及临时或永久性透析导管。大约50%的CVS患者有锁骨下静脉置管史，其中50%患者存在严重狭窄[61]。因此，患者建立动静脉内瘘前，临床医师应全面了解静脉导管置管史，并检查常见置管部位瘢痕。中心静脉导管和透析导管置管经患者颈静脉或锁骨下静脉入路，经外周穿刺中心静脉置管则从头静脉或贵要静脉置入并送至中心静脉。一项纳入150例PICC患者的研究，通过分析透析患者置管前后静脉造影结果，发现PICC置管患者中心静脉狭窄或闭塞的发生率约7%，发病率与导管留置时间呈正比[63]。除了中心静脉狭窄或闭塞，外周静脉狭窄也是临床上静脉高压的常见原因。外周静脉狭窄见于内瘘吻合口的内膜增生，人工血管静脉流出道、头臂静脉狭窄，静脉瓣膜功能不全或形成侧支静脉流出道。不同于中心静脉狭窄病变，外周静脉狭窄一般不产生静脉高压，仅在透析、再循环或血栓形成时随着静脉压力的增高，出现典型临床症状。但是，合并近端静脉流出道狭窄可表现出与中心静脉狭窄相似的临床症状[35]。

静脉高压征的临床表现包括患侧肢体色素沉着、皮下硬结和皮肤硬皮病，甚至发生皮肤溃疡。上腔静脉狭窄或闭塞时表现为双侧水肿，即上腔静脉综合征。慢性上腔静脉阻塞患者，由于静脉血液可通过侧支循环进入奇静脉系统，临床症状不典型会混淆诊断思路，通常需要血管造影来证实[64]。体格检查表现为内瘘触诊震颤减少但脉搏强劲。彩色双相多普勒超声可以发现静脉直径随呼吸的变化消失、双相多普勒频谱消失或发现侧支循环血管形成[65]。

中心静脉狭窄引起的静脉高压，治疗方案包括经皮腔内血管球囊扩张成形术、支架植入术和开放外科手术。由于球囊扩张后的血管壁容易弹性回缩，介入血管成形术好像效果并不理想。有研究报道介入球囊扩张成形术甚至会加速再狭窄，复发病变往往显示有较严重的内膜增生[66]。因此，建议对于无症状或轻微症状的CVS患者进行密切随访，根据病情谨慎选择经皮血管成形术。即便如此，PTA仍然是KDOQI推荐治疗内瘘通路静脉狭窄的一线治疗方法，PTA失败的患者推荐同期行支架植入术[67]。但应该注意，PTA技术成功率高且早期效果很好，但6个月通畅率为50%，12个月通畅率仅为25%。然而，由于在病变性质、严重程度、效果评价标准、患者纳入标准、术中使用的器械和技术的报道中存在明显差异，因此，即使不放置支架，反复PTA也能明显提高二期通畅率[66]。

支架植入术对静脉高压的治疗非常有吸

引力，但我们必须对此保持谨慎态度。目前，KDOQI 建议仅在血管成形术失败或 CVS 复发时植入静脉支架[67]。图 29-7 和图 29-8 展示用血管球囊扩张成形术和支架植入术治疗头臂静脉狭窄。不建议在胸廓出口处放置支架，因为胸廓出口锁骨和第 1 肋骨挤压可能导致支架狭窄和支架断裂[35, 67]。覆膜支架一期通畅率和辅助一期通畅

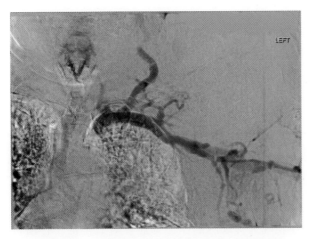

▲ 图 29-7 血管造影显示头臂静脉型中心静脉闭塞

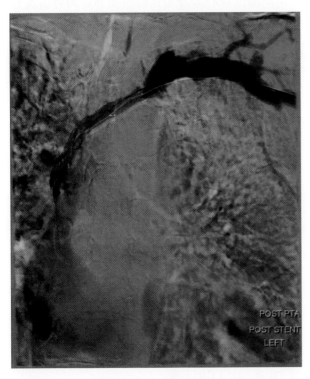

▲ 图 29-8 头臂静脉阻塞，经皮血管成形术后支架植入术血流重建

率都优于金属裸支架，这可能比较适合作为复杂通路修复困难时的急救方案[66]。需要注意的是，覆膜支架可能会覆盖中心静脉的重要侧支循环血管而导致远期并发症[67]。由于支架再狭窄问题，术后应规律随访监测。需要植入起搏器时，由导线引起的中心静脉狭窄临床治疗难度较大，而从对侧植入起搏器非常容易[67]。然而，如果无法调整起搏器导线路径，则应拆除起搏器并将移至其他位置，避免腔内支架植入时起搏器导线断裂。起搏器相关的中心静脉狭窄患者，可单纯行球囊扩张成形术，但同样存在起搏器导线损伤的风险。

外科开放手术不是中心静脉狭窄疾病的一线治疗方案，仅推荐用于反复复发或者介入治疗失败的患者。外科手术包括颈静脉旁路术、锁骨下静脉 – 颈静脉旁路术、锁骨下静脉 – 锁骨下静脉交叉旁路术、锁骨下静脉 – 股静脉旁路术和锁骨下静脉 – 心房旁路术。如前文所述，静脉高压征也可应用静脉折叠手术或者限流手术治疗，既能缓解症状、又能保持透析通路畅通[67]。对于难治性或复发性静脉狭窄病变，杂交手术可以作为替代治疗方案，例如通过置入 HeRO（Hemoaccess Reliable Outflow）血管通路装置（Hemosphere, Inc., Minneapolis, Minn.）挽救透析通路[68, 69]。该装置在狭窄静脉的远端置入导管，使用特制的分流器维持中心静脉血液流动。其他的治疗措施包括在对侧肢体建立一个新的动静脉透析通路，或更换为腹膜透析[64, 68]。

八、出血与血肿

透析患者出血的原因很多，凝血病、贫血、尿毒症、血液稀释剂及透析针刺伤都可能引发出血。常见的病因是继发于 ESRD 的慢性贫血。随着血细胞比容下降，一氧化氮清除率降低，导致血小板抑制和血管舒张，最终导致凝血功能异常。红细胞压积与出血时间之间呈反比，血细胞比容＞ 30% 是维持凝血功能的关键[35]。主要机制是红细胞促进血小板黏附到血管壁，增强血小

板－内皮相互作用。尿毒症能诱导患者血小板功能障碍，干扰血小板固有功能，减弱血小板与血管壁的相互作用，增加患者的出血风险。主要机制包括以下几个方面：① Gp1b 受体表达减少；② vWF 因子亲和力降低导致血小板与血管内皮的无效黏附；③纤维蛋白原受体结构改变导致血小板聚集 [69]。针对抗血小板功能障碍患者，推荐适用 0.3μg/kg 醋酸去氨加压素（DDAVP）治疗。醋酸去氨加压素直接作用于内皮血管加压素受体，诱导激活 cAMP 介导的信号通路，引起 vWF 分泌增多，最终出血时间缩短。醋酸去氨加压素疗效于 1h 达峰值，持续 4～6h，重复注射效果变差 [70, 71]。通过输注血制品补充凝血因子和 vWF 也同样有效，如富含 vWF、Ⅷ因子和纤维蛋白原的冷沉淀、血小板、红细胞和氨甲环酸等 [66, 72]。

除了血细胞功能相关的凝血功能障碍，还有其他原因也可以导致出血。大多数 ESRD 患者并没有单独的肾衰竭，常有其他合并症而需要抗血小板或抗凝治疗，如外周动脉疾病、静脉血栓、房颤和冠心病等。抗凝或抗血小板药物增加凝血功能障碍倾向患者的出血风险。

规律透析期间，患者每周数次的针刺损伤是诱发透析患者出血的持续危险因素，主要表现为血肿和出血。如果血肿迅速增大，需紧急对出血部位持续加压治疗。通常持续加压 30～40min 能控制血肿，特殊患者可持续压迫至出血停止。如果压迫治疗无效，推荐缝扎出血点皮肤和皮下组织止血，但要注意避免缝闭内瘘。缝扎止血时，手指在内瘘近远端加压阻断出血部位血流，可以更好地观察出血位置。持续搏动性出血原因主要包括静脉流出道狭窄、移植物感染和假性动脉瘤。因此，搏动性出血患者至少需要行内瘘造影，也可能需要行多普勒超声检查做进一步评估。如果出血合并有明显的皮肤受损，如皮肤变薄、溃疡、内瘘血管外露等，建议患者行类似内瘘感染的手术方案，即使用人工血管做动静脉内瘘旁路手术，旷置出血或血肿部位 [35]。

九、高输出量心力衰竭

透析患者高输出量心力衰竭是未被充分重视的并发症。由于内瘘血液绕过毛细血管阻力，直接从动脉流入静脉，从而导致心脏前负荷增加，全身动脉血流减少。功能良好的内瘘通路流量为 700～1500ml/min [73]，长期动－静脉直接通路导致左心室肥大、射血分数降低和心力衰竭。患者常表现为心动过速、脉压升高、劳力性呼吸困难、液体潴留和颈静脉扩张等一系列临床症状 [74]。体格检查时，患者表现为内瘘血管体积增大伴高速血流，类似于动脉瘤样扩张，这种内瘘通常被称为"巨型瘘管" [75]。影像学检查主要是多普勒超声，超声心动图可评估左心室参数（如左心室收缩与舒张末内径、左心室体积和射血分数），同时排除高输出量心力衰竭的其他病因。实验室检查表现为 ANP 和 BNP 水平升高。右心漂浮导管测压是高输出量心力衰竭金标准，特征性表现为肺动脉高压但肺血管阻力正常、心输出量高但体循环阻力正常或降低 [74]。

高输出量心力衰竭是否由动静脉内瘘血液分流引起，是临床诊疗的核心问题。如果认为是内瘘原因，术中监测通路流量应＞ 2000ml/min。类似于窃血综合征，高输出量心力衰竭在肱动脉动静脉内瘘患者中发病率最常见，其次是前臂动静脉内瘘、桡动脉动静脉内瘘。诊断方法包括内瘘压迫试验阳性（Nicoladoni-Branham 征）。Brarham-Nicoladoni 征是指压迫患者瘘口使原本流入内瘘通路的血流被迫进入远端动脉，正常体循环血流量恢复，周围循环阻力增加和突然增加的动脉血容量使患者血压升高，同时刺激主动脉窦和颈动脉窦的神经感受器，使患者心率变慢 [74]。高输出量性心力衰竭治疗的关键是控制通路流量，因此手术治疗类似于窃血综合征，主要目的是减少内瘘动脉端血流量。目前首选能在术中准确测定动脉流入量的内瘘通道缩窄术，如 RUDI 和 MILLER 手术。

十、结论

ESRD 患者的治疗费用和医保相关支出越来越多。为确保患者长期成功的透析治疗，建立动静脉内瘘是极其必要的。但是，透析通路并发症的治疗费用也在逐年增加。动静脉内瘘需要密切的监测、适当的药物治疗和适时的手术干预。因此，正确诊断透析通路并发症至关重要，直接关系到患者生命通道的有效维护。

参考文献

[1] Centers for Disease Control and Prevention. Chronic Kidney Disease Surveillance System—United States website. http://www.cdc.gov/ckd. Accessed October 8, 2019.

[2] Daugirdas JT, et al. KDOQI Clinical Practice Guideline for Hemodialysis Adequacy: 2015 Update. American Journal of Kidney Diseases. 2015;66: pp. 884-930.

[3] Saran R, et al. US Renal Data System 2017 Annual Data Report: epidemiology of kidney disease in the United States. American Journal of Kidney Diseases. 2018;71: pp. 1-672.

[4] Reyna A, Anaizza M. Hemodialysis Vascular Access Complications. Journal of Hospital Medicine Clinics. 2014;3: pp. 504-530.

[5] Roy-Chaudhury P, et al. Venous Neointimal Hyperplasia in Polytetrafluoroethylene Dialysis Grafts. Kidney International. 2001; 59: 2325-34.

[6] Padberg F, et al. Complications of arteriovenous hemodialysis access: Recognition and management. Journal of Vascular Surgery. 2008;48: pp. 55-80.

[7] Mohiuddin K, et al. Predicting Technical Success after Fistuloplasty: An Analysis of 176 Procedures. Annals of Vascular Surgery. 2018;51: pp. 141-146.

[8] Collins MJ, et al. Therapeutic Strategies to Combat Neointimal Hyperplasia in Vascular Grafts. Expert Review of Cardiovascular Therapy. 2012;10: pp. 635-47.

[9] Asif A, et al. Accuracy of Physical Examination in the Detection of Arteriovenous. Clinical Journal of American Society of Nephrology. 2007; 2: 1191-1194.

[10] Pietura R, et al. Doppler ultrasound assessment of well-functioning mature arteriovenous fistulas for haemodialysis access. European Journal of Radiology. 2005;55: pp. 113-119.

[11] Bountouris I, et al. A Review of Percutaneous Transluminal Angioplasty in Hemodialysis Fistula. International Journal of Vascular Medicine. 2018.

[12] Mauro R, et al. Impact of duplex ultrasound surveillance program on patency of prosthetic arteriovenous graft for hemodialysis: A single-center experience. Annals of Vascular Surgery. 2015;29: pp. 1211–1217.

[13] Korn A, et al. Factors Associated with Early Thrombosis after Arteriovenous Fistula Creation. Annals of Vascular Surgery. 2018; 49; pp. 281-284.

[14] Farber A, et al. Multiple preoperative and intraoperative factors predict early fistula thrombosis in the hemodialysis fistula maturation study. Journal of Vascular Surgery. 2016;63: pp. 163-170.

[15] Irish AB, Viecelli AK,Hawley CM, et al. Effect of fish oil supplementation and aspirin use on arteriovenous fistula failure in patients requiring hemodialysis: a randomized clinical trial. Journal of American Medical Association Internal Medicine. 2017; 177: pp. 184-193.

[16] Brahmbhatt, A, Misra S. The Biology of Hemodialysis Vascular Access Failure. Seminars in Interventional Radiology. 2016; 33: pp. 15–20.

[17] O'Shea SI, et al. Hypercoagulable states and antithrombotic strategies in recurrent vascular access site thrombosis. Journal of Vascular Surgery. 2003; 38: pp 541-548.

[18] Dember LM, et al. Effect of clopidogrel on early failure of arteriovenous fistulas for hemodialysis: a randomized controlled trial. Journal of American Medical Association. 2008; 299: pp. 2164-2171.

[19] Dixon, BMD, et al. Effect of Dipyridamole Plus Aspirin on Hemodialysis Graft Patency. The New England Journal of Medicine. 2009; 360: 2191-201.

[20] Vascular Access Work Group. Clinical practice guidelines for vascular access. American Journal of Kidney Diseases. 2006; 48: pp. 176–247.

[21] Lambert G, et al. Comparison of surgical and radiological interventions for thrombosed arteriovenous access. The Journal of Vascular Access. 2018; 19: pp. 555–560.

[22] Brooke BS, Griffin CL, Kraiss LW, Kim J, Nelson R. Cost-effectiveness of repeated interventions on failing arteriovenous fistulas. Journal of Vascular Surgery. 2019;70(5): 1620-1628. doi:10.1016/j.jvs.2019.01.085.

[23] Mudoni, A, et al. Aneurysms and pseudoaneurysms in dialysis access. Clinical Kidney Journal. 2015;4: pp.

363–367.

[24] Lazarides MK, et al. Aneurysm formation and infection in AV prosthesis. Journal of Vascular Access. 2014; 15: pp. 120–124.

[25] Pasklinsky G, et al. Management of true aneurysms of hemodialysis access fistulas. Journal of Vascular Surgery. 2011; 53: pp. 1291–1297.

[26] Patel DV, Vaccharajani TJ. Principles of treating enlarging pseudoaneurysm in a dialysis arteriovenous graft. Hemodialysis International. 2017;22(1). doi:10.1111/hdi.12588.

[27] Valenti D, et al. A novel classification system for autogenous arteriovenous fistula aneurysms in renal access patients. Vascular and Endovascular Surgery. 2014; 48: pp. 491–496.

[28] Almehmi A, Wang S. Partial aneurysmectomy is effective in managing aneurysm-associated complications of arteriovenous fistulae for hemodialysis: Case series and literature review. Seminars in Dialysis. 2012; 25: pp. 357–364.

[29] Clark TW, Abraham RJ. Thrombin injection for treatment of brachial artery pseudoaneurysm at the site of a hemodialysis fistula: Report of two patients. Cardiovascular and Interventional Radiology. 2000; 23: pp. 396–400.

[30] Witz M, et al. Ultrasound-guided compression repair of pseudoaneurysms complicating a forearm dialysis arteriovenous fistula. Nephrology Dialysis Transplantation. 2000; 15: pp. 1453–1454.

[31] Keeling AN, Naughton PA, McGrath FP, et al. Successful endovascular treatment of a hemodialysis graft pseudoaneurysm by covered stent and direct percutaneous thrombin injection. Seminars in Dialysis. 2008; 21: pp. 553–556.

[32] Asif A, Gadalean F, Eid N, Merrill D, Salman L. Stent graft infection and protrusion through the skin: Clinical considerations and potential medicolegal ramifications. Seminars in Dialysis. 2010; 23:540-542.

[33] Niyyar VD, Moossavi S, Vachharajani TJ. Cannulating the hemodialysis access through a stent graft – is it advisable? Clinical Nephrology. 2012; 77:409-412.

[34] Padberg Jr FT, Calligaro KD, Sidawy AN. Complications of arteriovenous hemodialysis access: Recognition and management. Journal of Vascular Surgery. 2008;48(5): pp. 555-580.

[35] Cohen GM, et al. Immune dysfunction in uremia. Kidney International Supplements. 1997;62: pp. 79-82.

[36] Palestro, C., Vega, A., Kim, C., Vallabhajosula, S, Goldsmith, S. (1990). Indium-i 11-Labeled Leukocyte Scintigraphy in Hemodialysis AccessSite Infection. Journal of Nuclear Medicine. 1990;31(3): pp. 319-324.

[37] Lewis SS, Cox GM, Stout JE. Clinical Utility of Indium 111-Labeled White Blood Cell Scintigraphy for Evaluation of Suspected Infection. Open Forum Infectious Diseases. 2014;1(2). doi:10.1093/ofid/ofu089.

[38] Yoo JR, et al. Arteriovenous Fistula Stent Infection Diagnosed with Radiolabelled Leucocyte Scintigraphy. Infectious Diseases (London, England). 2015; 47: pp. 510-514.

[39] Erba P, et al. Radiolabelled leucocyte scintigraphy versus conventional radiological imaging for the management of late, lowgrade vascular prosthesis infections. European Journal Nuclear Medicine and Molecular Imaging. 2014; 41: pp. 357–68.

[40] Gargiulo NJ, et al. Experience with covered stents for the management of hemodialysis polytetrafluoroethylene graft seromas. Journal of Vascular Surgery. 2008; 48: pp. 216-7.

[41] Tordoir JHM, et al. Upper extremity ischemia and hemodialysis vascular access. European Journal Vascular of Endovascular Surgery. 2004; 27: pp. 1-5.

[42] Jennings WC, Mallios A. Proximal ulnar artery arteriovenous fistula inflow is an uncommon but useful vascular access option. Journal of Vascular Access. 2017 DOI: 10.5301/jva.5000783

[43] Davidson D, et al. Steal syndrome complicating upper extremity hemoaccess procedures: Incidence and risk factors. Canadian Journal of Surgery. 2003;46: pp. 408–412.

[44] Rutherford RB. The value of noninvasive testing before and after hemodialysis access in the prevention and management of complications. Seminars in Vascular Surgery. 1997; 10: pp. 157–161.

[45] Tynan-Cuisinier GS, Berman SS. Strategies for Predicting and Treating Access Induced Ischemic Steal Syndrome. European Journal of Vascular and Endovascular Surgery. 2006; 32(3): pp. 309–315. https://doi.org/10.1016/j.ejvs.2006.01.003

[46] Ebeid A, Saranchak HJ. Banding of a PTFE hemodialysis fistula in the treatment of steal syndrome. Clinical and Experimental Dialysis and Apheresis. 1981; 5: pp. 251–257.

[47] Zanow J, et al. Flow reduction in high-flow arteriovenous access using intraoperative flow monitoring. Journal of Vascular Surgery. 2006;44: pp. 1273-1278.

[48] Goel N, et al. Minimally Invasive Limited Ligation Endoluminal-assisted Revision (MILLER) for treatment of dialysis access-associated steal syndrome. Kidney International. 2006; 70: pp. 765-770.

[49] Sheaffer WW, et al. Minimally Invasive Limited Ligation Endoluminal-Assisted Revision (MILLER): A Review of the Available Literature and Brief Overview

of Alternate Therapies in Dialysis Associated Steal Syndrome. Journal of Clinical Medicine. 2018;7(6): 128. doi: 10.339/jcm7060128

[50] Davidson I, et al. The DRIL procedure for arteriovenous access ischemic steal: A controversial approach. Journal of Vascular Access. 2017;18: pp. 1-2.

[51] Minion DJ, et al. Revision using distal inflow: A novel approach to dialysis-associated steal syndrome. Annals of Vascular Surgery. 2005; 19: pp. 625-628.

[52] Zanow J, et al. Proximalization of the arterial in-flow: A new technique to treat access-related ischemia. Journal of Vascular Surgery. 2006; 43: pp. 1216-1221.

[53] Wilbourn AJ, et al. Ischemic monomelic neuropathy. Neurology. 1983;33: pp. 447–451.

[54] Kelly CJ, et al. An investigation of the pathophysiology of ischaemic neuropathy. European Journal of Vascular Surgery. 1991;5: pp. 535-539.

[55] Sheetal S, et al. Ischemic monomelic neuropathy. Journal of postgraduate medicine. 2017;63: pp. 42-43.

[56] Thimmisetty RK, et al. Ischemic Monomelic Neuropathy: Diagnosis, Pathophysiology, and Management. Kidney International Reports. 2017;2: pp. 76-79.

[57] Krishnan AV, Kiernan MC. Uremic neuropathy: Clinical features and new pathophysiological insights. Muscle Nerve. 2007;35: pp 273-290.

[58] Asbury AK, et al. Uremic polyneuropathy. Archives of Neurology & Psychiatry. 1963;8: pp. 413–428.

[59] Brouns R, et al. Neurological complications in renal failure: A review. Clinical Neurology Neurosurgery. 2004; 107: pp 1–16.

[60] Tesfaye S, and Boulton A. Diabetic neuropathy. New York: Oxford University Press; 2009.

[61] Schwab SJ, et al. Hemodialysis-associated subclavian vein stenosis. Kidney International. 1988;33: pp. 1156–1159.

[62] Gray RJ, et al. Directional atherectomy treatment for hemodialysis access: Early results. Journal of Vascular and Interventional Radiology. 1992;3: pp. 497–503.

[63] Gonsalves CF, et al. Incidence of central vein stenosis and occlusion following upper extremity PICC and port placement. Cardiovascular and Interventional Radiology. 2003;26: pp. 123-127.

[64] Dammers R, et al. Central vein obstruction in hemodialysis patients: Results of radiological and surgical intervention. European Journal of Vascular and Endovascular Surgery. 2003;26: pp. 317–321.

[65] Rose SC et al. Importance of Doppler analysis of transmitted atrial waveforms prior to placement of central venous access catheters. Journal of Vascular and Interventional Radiology. 1998;9: pp. 927-934.

[66] Agarwal AK. Endovascular interventions for central vein stenosis. Kidney Research and Clinical Practice. 2015;34(4): 228-232. doi: 10.1016/j. krcp.2015.10.005

[67] National Kidney Foundation Guideline 26. KDOQI Clinical Practice Guideline for Vascular Access: 2018. https://www.kidney.org/sites/default/files/kdoqi_vasc-access-review2019_v2.pdf Accessed 11/10/2019

[68] Agarwal, AK. Central Vein Stenosis: Current Concepts. Advances in Chronic Kidney Disease. 2009;16: pp. 360-370.

[69] Pavord S and Myers B. Bleeding and thrombotic complications of kidney disease. Blood Reviews. 2011;25: pp. 271-278.

[70] Manucci PM, et al. Deamino-8-D-Arginine vasopressin shortens the bleeding time in uremia. New England Journal of Medicine. 1983;308: 8-12.

[71] Canavese C, et al. Reduced response of uraemic bleeding time to repeated doses of desmopressin. Lancet. 1985;1: 867-868.

[72] Köhler M, et al. Subcutaneous Injection of Desmopressin (DDAVP): Evaluation of a New, More Concentrated Preparation. Pathophysiology of Haemostasis and Thrombosis. 1989;19: pp. 38-44.

[73] Zamboli P, et al. Color-Doppler imaging and arteriovenous fistula: Preoperative evaluation and surveillance. Italian Journal of Nephrology. 2012;29: pp. 36–46.

[74] Stern AB, Klemmer PJ. High-output heart failure secondary to arteriovenous fistula. Hemodialysis International. 2011;15: pp. 104-107.

[75] Miller G. Challenges and Management of HighFlow AVFs. Endovascular Today. 2012.

第 30 章　中心静脉及外周静脉外科重建术并发症和处理策略

Open central and peripheral venous reconstruction Complications and strategies for managing these complications

Gloria Y. Kim　Dawn M. Coleman　Thomas W. Wakefield　著

韩文豪　译

在当今腔内治疗时代，外科重建静脉主要用于中心静脉的择期重建和外周静脉疾病腔内治疗失败的患者，确立手术方案应考虑到两个方面：一是病因，二是持久修复。患者的选择对手术方案的制订十分重要，因为这会关乎血管长期通畅率和治疗的持久性。这一章将重点关注外科静脉重建的围术期、早期和晚期并发症，并讨论如何处理这些并发症，我们希望阐明随访监测的重要性，并详述当发生并发症时，采取得当的抢救措施，以提高一期和二期通畅率。此外，我们还将基于现有数据资料，对术后抗凝和（或）抗血小板治疗进行归纳和总结。

血流动力学和生理学是外科静脉重建的重要考量因素，因为在静脉系统植入移植物比在动脉系统植入移植物更容易形成血栓。在人体的同一部位，静脉移植物内的血流速度要比动脉移植物内的血流速度慢，是造成这种差异的主要原因，尤其是那些已形成大量侧支循环的慢性阻塞性病变。此外，由于静脉系统内压力低，加上腹压增高情况或空间狭小（如静脉在腹股沟韧带下、在肝后间隙和穿过膈膜处等），可能会发生静脉移植物塌陷。我们不能忽视移植物表面血栓形成及与其相关移植物失败的风险。最后，慢性静脉阻塞疾病患者血液内抗凝物减少（包括蛋白 C、蛋白 S 和抗凝血酶Ⅲ），也会使移植物失败的风险更高[1]。

一、中心静脉重建

（一）髂 - 腔静脉重建

下腔静脉重建术主要适用于腹腔后恶性肿瘤、外伤和与下腔静脉滤器放置相关医源性并发症等择期手术患者。最常见的腹膜后恶性肿瘤是肾细胞癌和肉瘤[2]，钝性创伤和穿透性损伤都可能造成下腔静脉损伤而需要下腔静脉重建。出现上述任何一种情况，下腔静脉最佳处理方式一直存在争议。有人提倡结扎[3, 4]，也有人则行有选择性的[11]或常规下腔静脉重建[5-7]。病例的选择极为重要，因为血栓形成可导致明显的持续性静脉血液瘀滞，包括下肢水肿、疼痛、静脉曲张和静脉跛行，以及急性并发症如肺动脉栓塞和其他血栓栓塞事件等，这会影响血管的长期通畅率。然而，在危及生命的情况下，静脉结扎常常是一种治疗选择。

一般来说，我们提倡当下腔静脉有效管腔狭窄＜ 50% 时采用血管修复；当下腔静脉狭窄＞ 50% 时采取补片修复（自体静脉或牛心包）。此外，当下腔静脉周围都需要修复时，也可以应用螺纹聚四氟乙烯（PTFE）移植物行下腔静脉置换术。建议采用比原下腔静脉直径更小的聚四氟乙烯移植物（即 12～14mm），以增加血管重建的血流速度，从而降低血栓形成的风险[1]。当切除肿瘤或修复血管创伤同时需要行肠切除术时，建议采用自体血管移植物。当侧支静脉回流不足时（左侧生殖静脉和左侧肾上腺静脉作为切除的一部分已经结扎），应考虑重建左（译者注：原文为右，但逻辑上讲不通）肾静脉。

对于血流动力学不稳定的高风险患者，有必要采用体外循环或静脉 - 静脉转流[2-4, 6, 7]。特别是当血栓累及肝上段下腔静脉（Ⅲ级）或膈上段下腔静脉及血栓延伸进入到右心房（Ⅳ级）时，需辅以这些手段。一些研究主张对下腔静脉Ⅳ级血栓患者应采取体外循环辅助[5-9]。值得注意的是，下腔静脉重建中是否使用体外循环辅助，与下腔静脉重建（包括肾上和肾下下腔静脉）复杂程度及生存期（因肿瘤而行下腔静脉重建的情况下）相关。但与未使用体外循环相比，体外循环患者围术期总体并发症更高。此外，尽管围术期并发症的发生率较高，但并发症发生率及死亡率与单纯直接进行下腔静脉阻断相似[6]。尽管有这些统计数据，但只要在体外循环辅助或直接阻断下腔静脉情况下能实施下腔静脉重建，就不应该把这些患者排除在外，因为即便是肿瘤转移患者，肿瘤切除并下腔静脉重建术也能起到控制肿瘤和显著降低疾病负担的作用，并极大改善患者的生活质量。

下腔静脉重建的并发症发生率通常可接受，死亡率低且长期预后良好。在 Johns Hopkins 对 62 例肿瘤切除术后行下腔静脉重建患者的统计分析显示，围术期总的并发症发生率为 39%，所列举的并发症包括死亡（3%）、出血（9.7%）、腹水（1.6%）、房颤（4.8%）、手术部位感染（9.7%）、VTE（包括首次 DVT/PE）（27%）、肾损伤 [急性肾损伤（9.7%）、肾功能不全（4.8%）、终末期肾病（4.8%）][6]。一项加州大学洛杉矶分校单

中心经验分析，报道了 47 例腹膜后恶性肿瘤行下腔静脉重建患者，其整体围术期并发症发生率为 13%，包括需要手术的肠梗阻、需要再探查和结扎的出血、肾功能不全、通过药物治疗的乳糜漏、可通过抗凝缓解的伴有阴囊和下肢水肿的早期（＜ 30 天）移植物血栓形成等。

目前，尽管还缺乏大样本或多中心研究，这可能会限制我们对所有与下腔静脉重建可能相关并发症的了解，但似乎最常见的围术期并发症是静脉血栓栓塞事件，包括深静脉血栓形成和肺动脉栓塞。这些并发症应采用抗凝保守治疗，特别是行血管重建后还没有接受系统抗凝治疗的患者。如果患者已经发生肺动脉栓塞并有右心压力增高征象，特别是临床上怀疑患者有潜在生命危险时，应积极采取导管接触性溶栓治疗。

下腔静脉重建晚期并发症（术后＞ 30 天）多与移植物内血栓形成有关。根据前面所提到的一项单中心研究报道，该并发症极其罕见（大约 0.2%），并且与感染或低血压事件相关[3, 6]。这更加突出了术后全身抗凝的重要性。关于下腔静脉重建术后是否全身抗凝，目前还没有正式的治疗指南，但一些中心提倡对所有患者进行常规抗凝[2, 7, 9-11]，基于有限的数据和缺乏临床治疗指南，在行移植物置换（或完全重建或应用补片或初次修复）时，以及在初次血管重建时面临较大肿瘤切除的情况下，常规抗凝治疗可能是值得的。

总之，下腔静脉重建后移植物内血栓形成并发症是罕见的，保守治疗可缓解症状。然而，如果患者发生移植物内血栓形成，症状明显且保守治疗和全身抗凝不能缓解，可考虑经导管接触性溶栓或切开取栓治疗。另外，发生感染相关性血栓时，应考虑手术切除血管移植物，再使用自体静脉进行血管重建。对于血流受限性狭窄（较晚出现）患者，应考虑经皮血管成形术；如果下腔静脉肝上段出血或由于狭窄而需要重建，可考虑采用聚四氟乙烯或螺纹血管移植物行腔 - 房转流术。

髂静脉损伤相对少见，对于外伤所造成的血

管损伤，由于髂静脉位置靠后且较深，手术难以显露，可视性差，相比修复动脉而言，髂静脉血管重建从技术上更为困难。血管横向吻合是首选，也可考虑侧面缝合修复，但要保证吻合后不发生静脉狭窄；此外，补片静脉成形或聚四氟乙烯重建也可获得不错的临床效果[12]。由于下肢肿胀多可以耐受而且多为暂时症状，所以当发生静脉创伤时，可行静脉结扎。直接静脉结扎优于静脉重建，因为静脉重建有发生术后静脉狭窄、血栓形成和肺动脉栓塞的风险，对于重症患者，尤其是合并髂动脉损伤、出血性休克的患者，应避免采用螺纹移植物或人工血管进行复杂的静脉重建[13]。有一个近期回顾性分析，是来自美国创伤数据库的前瞻性统计数据，该分析显示，孤立性髂静脉损伤的死亡率为16.5%，当同时合并动脉损伤时，其死亡率上升到48.7%。这些作者认为，孤立性静脉损伤直接静脉结扎与静脉修复相比，静脉结扎能降低2.2%的死亡率，同样的深静脉血栓形成发生率（14%），而肺动脉栓塞发生率0.5% vs. 1.8%，急性肾损伤发生率4.7% vs. 5.8%。基于这些统计结果，如果技术上可以实施，也建议进行静脉重建修复[14]。

对于尝试腔内血管成形术失败的慢性闭塞性病变，可考虑髂-腔静脉重建。对侧隐静脉可用在血管走行平直的部位，而螺纹移植物可作为深部粗大静脉重建的首选，尤其是有深静脉血栓形成病史的患者，这可能是导致严重并发症发生的原因。膨胀聚四氟乙烯是最常用的大静脉置换移植物，其管径大且随时可用，其外支撑环或螺旋支撑环的结构，使血栓形成的风险相对较低。在已发表的系列病例中显示，大多数（n=12，71%）使用自体静脉（对侧大隐静脉），2年和5年的一期通畅率均为79%[5]。另一组病例中，大部分静脉重建采用环支撑的膨胀聚四氟乙烯（n=10，83%），2年和5年的一期通畅率为55%[15]。由于严重的腹股沟下深静脉血栓后遗症和瓣膜功能不全的患者会增加移植物血栓形成的风险，并可能降低临床治疗成功率，故选择合适的病例极其

重要[16, 17]。

建立动-静脉瘘可通过增加血流和减少移植物上血小板和纤维蛋白沉积，从而改善静脉移植物的通畅率，对于部分与股静脉吻合的血管移植物和全长（>10cm）的髂-腔静脉血管移植物[17, 18]，建议行人工动-静脉造瘘。动-静脉瘘与移植物的最佳直径比最好是不超过0.3，以避免动-静脉瘘流量较大和心输出量升高所导致的额外风险。围术期间歇性气压治疗、患肢抬高、使用弹性绷带和早期下床活动及出院后使用医用弹力袜等均可提高血管通畅率[19]。建议术后至少抗凝治疗3个月，此外，超声随访亦是必不可少的。

髂-腔静脉重建最常见的并发症是静脉移植物闭塞和单侧或双侧下肢水肿。肺动脉栓塞是一种具有潜在生命危险的髂-腔静脉重建并发症。静脉高压是一种罕见的并发症，极少数患者可能会影响动脉血流。其他需要考虑的非血管并发症包括手术部位感染、血肿、神经损伤、继发于静脉肠瘘的晚期感染（上述）和乳糜腹水。

移植物闭塞合并双下肢水肿时，通常不采用手术治疗。对术前无淋巴水肿的患者，在病情稳定后进行人工淋巴按摩和无弹性包扎，然后进行弹性压迫，可以缓解症状[5]。对于髂-腔静脉重建术后合并血栓并症状明显的患者，可行导管接触性溶栓或机械取栓治疗，患者有可能从中获益[20, 21]。

（二）胡桃夹综合征（左肾静脉受压）的治疗

胡桃夹综合征（nutcracker syndrome，NS）是位于主动脉和肠系膜上动脉之间的左肾静脉受压而出现的一系列表现和体征。后位胡桃夹综合征是另一种变体，当主动脉与肾动脉位置发生反转，左肾静脉位于主动脉和椎体之间并受压所致。胡桃夹综合征真实发病率尚不清楚，但认为是一种罕见的疾病，大部分文献都是病例报道和小宗病例系列报道。在一些病例中，该综合征可能没有任何临床症状和体征，被认为是正常的解

剖变异。如果有症状和体征，最常见的症状是血尿，并认为是左肾静脉充血所致。也有猜测是由于左肾静脉压力升高，导致肾盂和输尿管周围的静脉扩张，集合系统内薄壁静脉的破裂而导致肉眼和镜下血尿[22]。该综合征相关的最常见症状是侧腰部疼痛，也可伴发其他不常见的肾静脉高压相关的体征和症状，包括直立性蛋白尿、左侧腰或左上腹部疼痛、左侧精索静脉曲张和易疲劳等[9, 23]。

胡桃夹综合征的保守治疗是注重增加体重，增加腹膜后脂肪量进而降低左肾静脉的张力；此外，静脉侧支循环的形成有助于缓解肾静脉高压[24, 25]。对于年轻和（或）有少量血尿或其他轻微可耐受症状的患者，建议保守治疗，成功率可达 30%[24, 26]。对于症状较重或持续不缓解的患者，多数专家主张开放手术修复，其中左肾静脉下移直接转流到下腔静脉作为治疗 NS 的主要选择，其他开放手术选择包括性腺静脉再植、原位肾移植、肾切除等[8, 9, 27]。虽然血管腔内支架植入术越来越受关注，但由于缺乏长期随访结果，很难确定血管腔内修复的真实长期疗效。

治疗胡桃夹综合征的首选外科方法是将左肾静脉移植到下腔静脉左肾静脉开口下方 3～5cm 处，部分病例应用补片或短的人工血管辅助[9]。在某些情况下，应考虑使用大隐静脉进行辅助手术，以防止因左肾静脉太短而无法重建至预定部位造成的左肾静脉变窄并降低左肾静脉到下腔静脉段的张力。近期一个相对较大的胡桃夹综合征的系列研究纳入 37 名患者，其中 36 名（97%）行开放手术治疗，1 名（3%）行血管腔内治疗[9]。在接受开放手术治疗的患者中，31 名（84%）行左肾静脉下移到下腔静脉，3 名（8%）行大隐静脉补片成形术，2 名（5%）左性腺静脉移植到下腔静脉。2 年一期通畅率为 74%。3 名（10%）于初次开放手术后 30 天内因症状复发并有明确的血管狭窄（n=2）或闭塞（n=1）需要再次干预。30 天后，8 名（26%）因左肾静脉狭窄（n=7）或闭塞（n=1）需要再次干预。

需要再次干预的指征包括与症状复发相关的狭窄和闭塞。这些发生在术后早期（30 天内）的并发症，可以尝试行血管腔内成形术和支架植入术来处理。血栓形成则需要机械溶栓并辅以血管成形术和自膨式 Wallstents 支架（Boston Scientific，Natick，MA）植入术。非血管并发症包括腹膜后血肿、肠梗阻、深静脉血栓形成和乳糜腹水[8]。

二、外周静脉重建

（一）隐 - 腘静脉旁路术

隐 - 腘静脉旁路术（或 May-Husni）用于治疗单侧股静脉闭塞，特别是当股深静脉代偿不佳时。当股静脉闭塞时，股深静脉通常能提供代偿性血流。然而，在股静脉和股深静脉同时闭塞的情况下，适合行隐 - 腘静脉旁路术[28, 29]。隐 - 腘静脉旁路需要将同侧大隐静脉移植到腘静脉，以绕过闭塞的股静脉段，使血流顺利回流至髂静脉。仅当流入道（腘静脉）和流出道（髂 - 股交界和髂 - 腔静脉近端）血管均正常的情况下才行此手术。否则，可能需要辅以血管腔内技术或行动 - 静脉造瘘，以改善流入道和流出道血流，确保隐 - 腘静脉旁路手术成功。

隐 - 腘静脉旁路术的并发症包括手术部位感染、血肿和早期桥血管闭塞 / 失败。这些并发症临床上可能表现为慢性下肢水肿和静脉跛行，药物治疗和手术治疗效果差。术后早期并发症手术干预获益最大，因此，必须密切监测以发现血肿及移植物早期闭塞 / 失败的征象。检测手段包括应用静脉超声检查桥血管。血肿可能导致桥血管外部受压并继发桥血管早期闭塞，因此建议对血肿患者行早期手术减压[30]。在血肿已经导致桥血管血栓形成时，可能需要对闭塞的静脉旁路行外科血栓清除术。早期桥血管闭塞或失败是指在没有并发血肿形成的情况下，初次搭桥术后 30 天内发生且需要根据病因再次干预的闭塞。移植物的通畅性似乎与疾病的严重程度（CEAP 评分）无关[30]，通常考虑使用移植重建来恢复二期通畅。早期移植物闭塞的原因包括但不限于：移植物的折角和扭曲、流入道或流出道血流不佳、抗凝不充分等。在额外干预之后，还要继续静脉康复锻炼以维持静脉通畅的措施。

（二）PALMA 术（PALMA/ 股 – 股静脉转流术）治疗单侧髂静脉闭塞

股 – 股静脉搭桥术，也称为 Palma 术，主要用于难治性髂静脉闭塞且不适合血管腔内治疗的单侧髂静脉闭塞患者。1960 年，Palma 和 Esperon 首次报道该术式，是将对侧大隐静脉转流至患侧股总静脉[29, 31]。如果术中担心流入量不足，可以行股总动脉到大隐静脉侧支或远端血管的动 – 静脉人工造瘘，以帮助增加流入量，所有患者术后均行抗凝治疗。对于行动 – 静脉造瘘的患者，建议术后 8～12 周行静脉造影和动 – 静脉瘘的弹簧圈栓塞术。尽管已有报道人工血管材料（ePTFE）用于该手术，但通常认为自体血管具有更好的长期疗效。

Palma 术是治疗单侧髂静脉阻塞的有效方法。Mayo 诊所近期一项纳入 25 例患者的系列报道指出，其 5 年一期通畅率和二期通畅率分别为 70% 和 78%[32]。报道的 Palma 术并发症包括手术部位感染、血肿和早期移植物闭塞。由于手术部位下面有移植物存在，所以这种局部感染应积极治疗。并发血肿可能会影响桥血管的通畅性，也同样需要及早积极治疗。此外，有潜在生育需求的患者可能对这种旁路手术表示担忧，但我们已有多名此类患者成功怀孕，而且没有发生自体桥血管丢失。

（三）腘静脉瘤的修复

静脉瘤较为罕见且病因不清。我们对静脉瘤的了解大部分基于单中心病例报道。已知的静脉瘤危险因素是静脉淤滞。高达 71% 的静脉瘤患者会发生静脉血栓栓塞症（venous thromboembolism，VTE）[33]。尽管腘静脉瘤相关性 VTE 在文献中很少报道，但因为存在血栓栓塞的风险，包括深静脉血栓形成和肺动脉栓塞，建议对静脉瘤进行治疗，与动脉瘤不同，静脉瘤

没有破裂的风险。

与其他静脉瘤相比，腘静脉瘤（popliteal vein aneurysm，PVA）更容易发生肺动脉栓塞（24%～51%）[34-37]。腘静脉瘤可无症状或被偶然发现，也可表现为疼痛、DVT、PE 甚至死亡。考虑到腘静脉瘤症状多而广泛，PVA 目前尚缺乏治疗指南或共识，但对于症状性 PVA，所有血管专家都认为应进行手术治疗[38]。这些患者仅仅抗凝治疗不足以预防 PE 的发生。

报道最多的静脉瘤外科修复方法是纵向静脉瘤切开并侧面切开缝合修复术[35, 39, 40]。另一种修复方法是静脉瘤切除术并近、远端静脉端 – 端吻合术。此外，如合并静脉瘤内血栓，应行开放手术清除血栓。不合并血栓时，在应用折叠闭合术治疗静脉瘤方面，我们积累了独特的经验。这种方法的优势是围术期及术后无须抗凝，因为静脉瘤没有切开，血管内膜没有受到损伤。目前，还没有关于腘静脉瘤血管腔内治疗的文献报道[37]。

迄今为止，最大的腘静脉瘤单中心研究，纳入 25 名接受手术修复的患者，其中 57%（*n*=19）行静脉瘤纵向切开和侧面切开缝合修复术，术后均无 PE 复发[35]。此外，在平均 63 个月（11～168个月）的随访期内无再次干预。报道的并发症包括血肿 8%，神经损伤（短暂腓神经麻痹）8%，局部感染 4%，早期血栓形成 12%。一项近期 Meta 分析总结了近十年来文献报道的并发症，报道显示术后早期血栓形成 20%（5/25），晚期血栓形成 4%（1/25），静脉瘤复发 12%（3/25）[40]。

早期血栓形成发生率不同可能是由于抗凝治疗方式不同所致，如低分子量肝素短期抗凝和 3 个月到终身的口服抗凝等不同的抗凝治疗方式。在发生血栓形成和复发性肺动脉栓塞时，应考虑行外科血栓清除术和其他辅助治疗纠正血栓形成病因。然而，如果发生静脉瘤复发，可考虑行自体血管静脉重建。对此，大隐静脉或股静脉是最理想的自体血管移植材料。1969 年，Rheinlander 首次报道，把螺纹人工移血管作为替代血管移植物用于治疗腘静脉瘤[41]。

参考文献

[1] Neglén P, Raju S. Iliocaval Obstruction: Endovascular Treatment. In: Cronenwett JL, Johnston KW., editor. Rutherford's Vascular Surgery. 8th ed. Philadelphia, PA: Elsevier Saunders; 2014. p. 928-54.

[2] Hicks CW, Glebova NO, Piazza KM, Orion K, Pierorazio PM, Lum YW, et al. Risk of venous thromboembolic events following inferior vena cava resection and reconstruction. J Vasc Surg. 2016;63(4): 1004-10.

[3] Quinones-Baldrich W, Alktaifi A, Eilber F, Eilber F. Inferior vena cava resection and reconstruction for retroperitoneal tumor excision. J Vasc Surg. 2012;55(5): 1386-93; discussion 93.

[4] Kuehnl A, Schmidt M, Hornung HM, Graser A, Jauch KW, Kopp R. Resection of malignant tumors invading the vena cava: Perioperative complications and long-term follow-up. J Vasc Surg. 2007;46(3): 533-40.

[5] Nishinari K, Wolosker N, Yazbek G, Zerati AE, Nishimoto IN. Venous reconstructions in lower limbs associated with resection of malignancies. J Vasc Surg. 2006;44(5): 1046-50.

[6] Glebova NO, Hicks CW, Piazza KM, Lum YW, Abularrage CJ, Black JH 3rd. Outcomes of Bypass Support Use during Inferior Vena Cava Resection and Reconstruction. Ann Vasc Surg. 2016;30: 12-21.

[7] Obi AT, Kim GY, Coleman DM, Osborne NH, Rectenwald JE, Gallagher KA, et al. Aggressive Phenotype of Intravascular Lymphoma Relative to Other Malignant Intraabdominal Tumors Requiring Vascular Reconstruction. Ann Vasc Surg. 2019;54: 72-83.

[8] Velasquez CA, Saeyeldin A, Zafar MA, Brownstein AJ, Erben Y. A systematic review on management of nutcracker syndrome. J Vasc Surg Venous Lymphat Disord. 2018;6(2): 271-8.

[9] Erben Y, Gloviczki P, Kalra M, Bjarnason H, Reed NR, Duncan AA, et al. Treatment of nutcracker syndrome with open and endovascular interventions. J Vasc Surg Venous Lymphat Disord. 2015;3(4): 389-96.

[10] Hollenbeck ST, Grobmyer SR, Kent KC, Brennan MF. Surgical treatment and outcomes of patients with primary inferior vena cava leiomyosarcoma. J Am Coll Surg. 2003;197(4): 575-9.

[11] Fiore M, Colombo C, Locati P, Berselli M, Radaelli S, Morosi C, et al. Surgical technique, morbidity, and outcome of primary retroperitoneal sarcoma involving inferior vena cava. Ann Surg Oncol. 2012;19(2): 511-8.

[12] Lee JT, Bongard FS. Iliac vessel injuries. Surg Clin North Am. 2002;82(1): 21-48, xix.

[13] Demetriades D. Iliac Vessel Injuries. In: Rich N, editor. Vascular Trauma. Philadelphia, PA: WB Saunders; 2004. p. 339-51.

[14] Magee GA, Cho J, Matsushima K, Strumwasser A, Inaba K, Jazaeri O, et al. Isolated iliac vascular injuries and outcome of repair versus ligation of isolated iliac vein injury. J Vasc Surg. 2018;67(1): 254-61.

[15] Schwarzbach MH, Schumacher H, Bockler D, Furstenberger S, Thomas F, Seelos R, et al. Surgical thrombectomy followed by intraoperative endovascular reconstruction for symptomatic iliofemoral venous thrombosis. Eur J Vasc Endovasc Surg. 2005;29(1): 58-66.

[16] Gloviczki P, Pairolero PC, Toomey BJ, Bower TC, Rooke TW, Stanson AW, et al. Reconstruction of large veins for nonmalignant venous occlusive disease. J Vasc Surg. 1992;16(5): 750-61.

[17] Menawat SS, Gloviczki P, Mozes G, Whitley D, Anding WJ, Serry RD. Effect of a femoral arteriovenous fistula on lower extremity venous hemodynamics after femorocaval reconstruction. J Vasc Surg. 1996;24(5): 793-9.

[18] Gloviczki P, Hollier LH, Dewanjee MK, Trastek VF, Hoffman EA, Kaye MP. Experimental replacement of the inferior vena cava: factors affecting patency. Surgery. 1984;95(6): 657-66.

[19] Hobson RW, 2nd, Lee BC, Lynch TG, Jain K, Yeager R, Jamil Z, et al. Use of intermittent pneumatic compression of the calf in femoral venous reconstruction. Surg Gynecol Obstet. 1984;159(3): 284-6.

[20] Hage AN, Srinivasa RN, Abramowitz SD, Cooper KJ, Khaja MS, Barnes GD, et al. Endovascular iliocaval reconstruction for the treatment of iliocaval thrombosis: From imaging to intervention. Vasc Med. 2018;23(3): 267-75.

[21] Williams DM. Iliocaval reconstruction in chronic deep vein thrombosis. Tech Vasc Interv Radiol. 2014;17(2): 109-13.

[22] Li H, Sun X, Liu G, Zhang Y, Chu J, Deng C, et al. Endovascular stent placement for nutcracker phenomenon. J Xray Sci Technol. 2013;21(1): 95-102.

[23] Coolsaet BL. The varicocele syndrome: venography determining the optimal level for surgical management. J Urol. 1980;124(6): 833-9.

[24] Reed NR, Kalra M, Bower TC, Vrtiska TJ, Ricotta JJ, 2nd, Gloviczki P. Left renal vein transposition for nutcracker syndrome. J Vasc Surg. 2009;49(2): 386-93;

discussion 93–4.

[25] He Y, Wu Z, Chen S, Tian L, Li D, Li M, et al. Nutcracker syndrome–how well do we know it? Urology. 2014;83(1): 12-7.

[26] Ananthan K, Onida S, Davies AH. Nutcracker Syndrome: An Update on Current Diagnostic Criteria and Management Guidelines. Eur J Vasc Endovasc Surg. 2017;53(6):886-94.

[27] Markovic J, Shortell C. Right gonadal vein transposition for the treatment of anterior nutcracker syndrome in a patient with left-sided inferior vena cava. J Vasc Surg Venous Lymphat Disord. 2016;4(3): 340-2.

[28] Husni EA. In situ saphenopopliteal bypass graft for incompetence of the femoral and popliteal veins. Surg Gynecol Obstet. 1970;130(2): 279-84.

[29] Frileux C, Pillot-Bienayme P, Gillot C. Bypass of segmental obliterations of ilio-femoral venous axis by transposition of saphenous vein. J Cardiovasc Surg (Torino). 1972;13(5): 409-14.

[30] Coleman DM, Rectenwald JE, Vandy FC, Wakefield TW. Contemporary results after sapheno-popliteal bypass for chronic femoral vein occlusion. J Vasc Surg Venous Lymphat Disord. 2013;1(1): 45-51.

[31] Palma EC, Esperon R. Vein transplants and grafts in the surgical treatment of the postphlebitic syndrome. J Cardiovasc Surg (Torino). 1960;1:94-107.

[32] Garg N, Gloviczki P, Karimi KM, Duncan AA, Bjarnason H, Kalra M, et al. Factors affecting outcome of open and hybrid reconstructions for nonmalignant obstruction of iliofemoral veins and inferior vena cava. J Vasc Surg. 2011;53(2): 383-93.

[33] Calligaro KD, Ahmad S, Dandora R, Dougherty MJ, Savarese RP, Doerr KJ, et al. Venous aneurysms: surgical indications and review of the literature. Surgery. 1995;117(1): 1-6.

[34] Dahl JR, Freed TA, Burke MF. Popliteal vein aneurysm with recurrent pulmonary thromboemboli. JAMA. 1976;236(22): 2531-2.

[35] Sessa C, Nicolini P, Perrin M, Farah I, Magne JL, Guidicelli H. Management of symptomatic and asymptomatic popliteal venous aneurysms: a retrospective analysis of 25 patients and review of the literature. J Vasc Surg. 2000;32(5):902-12.

[36] Maggiore C, Rizzo L, Capotondi C, Dito R, Taurino M. Pulmonary embolism due to popliteal vein aneurysm: approach and surgical treatment - a case report. Phlebology. 2014;29(5): 325-7.

[37] Teter KA, Maldonado TM, Adelman MA. A systematic review of venous aneurysms by anatomic location. J Vasc Surg Venous Lymphat Disord. 2018;6(3): 408-13.

[38] Johnstone JK, Fleming MD, Gloviczki P, Stone W, Kalra M, Oderich GS, et al. Surgical treatment of popliteal venous aneurysms. Ann Vasc Surg. 2015;29(6): 1084-9.

[39] Aldridge SC, Comerota AJ, Katz ML, Wolk JH, Goldman BI, White JV. Popliteal venous aneurysm: report of two cases and review of the world literature. J Vasc Surg. 1993;18(4): 708-15.

[40] Maldonado-Fernandez N, Lopez-Espada C, Martinez-Gamez FJ, Galan-Zafra M, SanchezMaestre ML, Herrero-Martinez E, et al. Popliteal venous aneurysms: results of surgical treatment. Ann Vasc Surg. 2013;27(4): 501-9.

[41] Rheinlander HF. Superior vena cava replacement. Report of a successful autogenous composite vein graft. J Thorac Cardiovasc Surg. 1969;57(6): 774-7.

髂股静脉再通和支架植入术并发症

Complications of iliofemoral venous recanalization and stent placement

Mahmood K. Razavi 著

韩文豪 译

第31章

静脉阻塞性病变（venous obstructive lesions，VOL）与慢性静脉疾病及深静脉血栓形成之间的相关性已经确立[1-4]。随着对 VOL 生理作用认识的增强和支架治疗症状性病变有效性的证明[2-3]，进行髂腔静脉和髂股静脉段血管内再通和支架植入术的患者数量稳步增加，尽管症状性 VOL 支架植入术非常有效，但血运重建过程也有相关的并发症。

本章回顾腔内治疗 VOL 的并发症，并讨论减少并发症的策略。尽管潜在并发症很多，但它们的发生风险很低。在一项 Meta 分析和文献系统性回顾研究中，30 天整体严重并发症发生率为 6%～8%[3]。为了简便起见，本文未讨论与一般血管造影相关的并发症，如过敏反应和肾毒性等。

一、局部疼痛和压迫

短暂性背部或腹股沟区疼痛和压迫较为常见，并呈自限性，这与血管壁扩张后压力传导有关，不应认为是并发症。通常采用保守治疗，如应用抗炎药物等。麻醉药品很少为必需用药，应尽可能避免使用。

二、死亡和肺栓塞

死亡和肺栓塞极为少见，但却是深静脉介入治疗最为严重的并发症。文献报道髂股静脉支架植入术后 30 天死亡率为 0.1%～0.7%[3]，通常与罹患深静脉疾病且年龄相仿人群的死亡率相当，而与静脉支架植入术并无直接关系。

静脉支架植入术患者 30 天肺栓塞发生率为 0.2%～0.9%，鉴于临床症状性 PE 发生率较低，在静脉再通过程中，甚至在急性髂股静脉血栓形成的情况下，我们不常规预防性置入下腔静脉滤器。

三、穿刺点（入路）并发症

与动脉介入治疗不同的是，静脉内支架植入术的入路部位出血和血肿并发症并不常见，可能与静脉内压力低有关。虽然大多数认为不严重，也有报道需要干预或延长住院治疗，并且此类并发症多与溶栓治疗有关。在 VIRTUS 试验中，唯一报道的 30 天内安全事件是穿刺部位动静脉瘘。在这项试验中，170 名入组的患者中有 2 名出现 AVF，需要血管腔内处理[4]。而由 Neglén 和同事的研究中，没有严重的入路出血或 AVF 的报道[5]，血管损伤和血肿及入路部位血栓形成等与导管鞘的大小和溶栓药物的使用有关。动脉损伤与穿刺有关，Neglén 等报道 4 例与股静脉入路相关的股浅动脉损伤[5]，超声引导下穿刺可大大降低入路部位损伤的风险，因此熟悉超声引导对减少此类并发症至关重要。

四、出血及血管损伤

临床上严重的出血或静脉破裂是髂股静脉手

术罕见并发症，报道发生率0.3%～1.1%，主要与手术过程中使用溶栓药物或抗凝药物有关，其中多数在穿刺部位（见前述穿刺部位并发症）。慢性阻塞静脉通道破裂或无意中侧支静脉球囊扩张可能发生出血，Kollbel和他的同事报道59例慢性髂股静脉完全闭塞患者中发生2例需要输血处理的静脉穿孔[6]。

尺寸过大的球囊和支架所致的静脉过度扩张可能导致静脉局部破裂和出血。由于静脉压力较低，此类血管破裂可能不会导致灾难性的临床后果。在出血部位延长球囊扩张的时间或植入覆膜支架通常可以控制此类出血。

此外，导丝和（或）导管无意间经硬膜外静脉丛进入硬膜外腔，可能会发生潜在的灾难性出血。椎管内及其周围通常有丰富的静脉网，直接与髂静脉和下腔静脉连通。该通路常用于脊柱和脊髓静脉畸形的诊断和治疗。在髂静脉和下腔静脉的急性或慢性闭塞中，可能会无意间进入这些侧支静脉并刺穿误入硬膜外腔。充分认识此类陷阱并通过静脉正侧位造影可以避免此类罕见却可导致严重神经损伤的灾难性并发症。

五、早期和晚期血栓形成

深静脉血管闭塞或支架内再狭窄通常与血栓形成有关，而动脉系统中则由细胞增殖所致。因此，易导致血栓发生的诸多情形是引起支架早期闭塞的主要危险因素。一篇Meta分析中报道，6.5%的急性血栓形成和6.8%的慢性血栓形成后患者发生早期（30天）支架内血栓形成[3]。据报道，非血栓性VOL患者支架植入后30天内发生DVT的风险为1.5%[5]。Raju报道30天DVT发生率为7%[7]，与O'Sullivan[8]相当，并且在上述Meta分析统计的范围之内。

长期以来，流入和（或）流出道不佳患者容易发生早期血栓形成（图31-1）。因此，在股静脉或股深静脉缺乏良好血流流入的情况下，慢性髂股静脉闭塞支架植入术效果往往不佳。有问题的流入道或流出道可能导致支架闭塞。因此，支

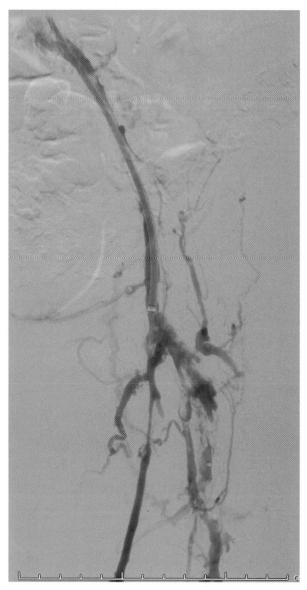

▲ 图31-1 80岁女性患者，既往患有左下肢深静脉血栓形成和左下肢慢性肿胀病史，逆行开通慢性闭塞的髂外静脉和股总静脉后行静脉造影提示股深静脉亚急性血栓形成和股静脉慢性闭塞。可见大隐静脉反流。由于流入道不佳，在髂外静脉和股总静脉中植入支架可能难以维持长期通畅

架应延伸到血流良好的静脉段。与此相似，由于支架回缩或尺寸过小、径向支撑力差等导致支架内血流量不足，可能引起早期血栓形成。将支架放置在难以扩张的静脉病变中可能会导致支架扩张不全和血流量受限（图31-2）。在这种情况下，建议支架植入前使用切割球囊或高压球囊续贯扩张。

抗凝方案不佳或患者依从性差也可能导致早

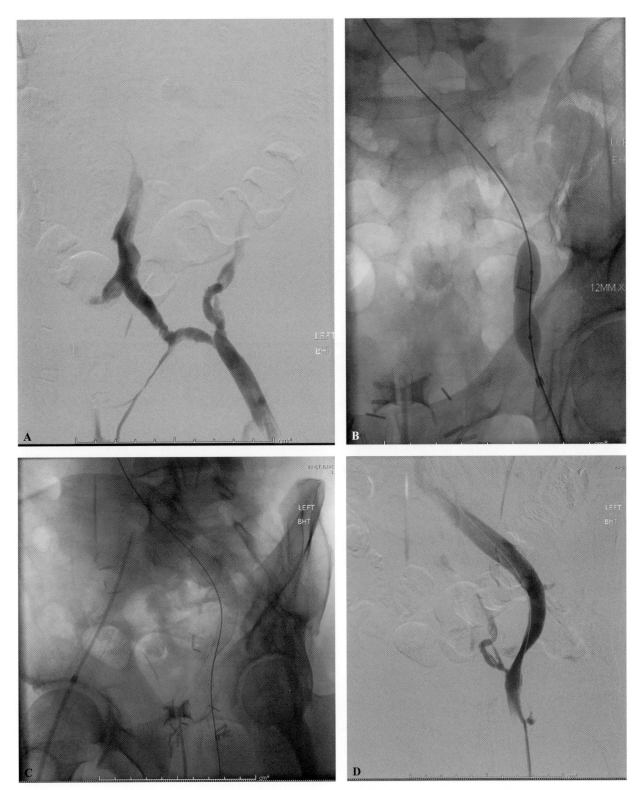

▲ 图 31-2　**A.** 57 岁男性患者，既往Ⅳ期前列腺癌病史，行盆腔放疗导致髂外静脉慢性闭塞，图为髂静脉；**B.** 开通血管后，球囊扩张未能完全打开局部病变，高压球囊同样未能解决问题；**C** 和 **D.** 支架植入术后残余狭窄易导致再闭塞。随访 6 个月时超声发现髂外静脉血栓形成

期支架内血栓形成。虽然在非血栓性静脉病变（如非血栓性髂静脉压迫）中抗凝不是必需的，但慢性血栓后闭塞和溶栓/取栓后的患者，必须抗凝治疗。此类患者抗凝时长和方案应根据血栓形成的原因和患者状况而定。我们的经验是，对于高凝状态的年轻患者首先采用肝素类药物抗凝 1~3 个月，然后改用口服直接凝血酶抑制药。对于复发的难治性血栓患者则采用华法林抗凝治疗，并且需要将 INR 维持在高于治疗标准的水平。

对于复发的难治性血栓患者则采用华法林抗凝治疗，并且需要将 INR 维持在高于治疗标准的水平。

难以解释的早期支架内血栓形成通常是不良预后的标志。此类患者再次干预治疗后血栓形成的概率仍然很高。

晚期管腔丢失的危险因素包括慢性血栓后再闭塞，其次为急性血栓溶栓治疗后植入支架。静脉支架植入试验中，非血栓性阻塞的患者 12 个月支架通畅率＞96%[4, 9]。管腔内残留血栓是支架晚期闭塞和临床效果不佳的另一个危险因素[10]。

在 VIRTUS 试验中通过亚组分析发现，较好临床效果的相关因素包括 VCSS 评估的术前症状程度（静脉临床严重程度评分≥3 分）、管腔面积变化和 ASPECT 比率（管腔形态的评估）[4]。同时发现病变长度和支架延伸到股总静脉时支架通畅率较低。

六、支架断裂

动脉系统支架断裂已被广泛研究，其发生率、诱发因素和后遗症得到很好解释。而静脉系统支架断裂还没有深入研究，也很少有关髂股静脉段支架断裂的报道。Gutzeit 报道 1 例髂静脉支架发生断裂仍保持通畅的患者[11]。支架断裂的报道在各种国际会议上曾被讨论过，但是截止本文写作时，发生率还没有准确记录。

有关动脉支架断裂的研究表明其断裂率与作用支架上的生物力学直接相关。有限元分析显

示，在许多生理性活动如行走、膝关节和髋关节弯曲等，均会使支架结构上的应力增加。此类运动造成支架的轴向压缩和伸长、节段弯曲及重复压缩，容易导致支架断裂。进一步深入的有限元素分析表明，在重复性弯曲过程中支架上的应力与弯曲的锐度成正比：弯曲锐度越小，应力越高。支架的局部受压（如支架释放后残余狭窄）似乎会增加应力，尤其在重复性受压和弯曲时（图 31-2C）。这些研究表明，当支架放置在重复性弯曲位置如股总静脉时应充分扩张。

除了支架放置的位置之外，支架材质、表面光滑度和结构设计也与支架断裂相关。这些影响因素也会在静脉系统中发挥作用，尽管程度不同。髂静脉不像股浅动脉具有较高的活动度，它会受到相邻动脉的持续压迫。然而，当支架延伸到股总静脉时可能导致支架受到与类似上文所述的应力作用。如上所述，股总静脉支架中的残余狭窄可能会进一步增加支架所受的应力作用，从而增加支架断裂的风险。

静脉支架相关研究还在进行中，其将能更加清楚地阐述髂股静脉支架断裂的风险、后果和病因。

七、支架移位和栓塞

支架移位是较为少见的并发症，大多数研究没有支架移位的报道。Hartung 报道 89 例髂股静脉支架患者中发生 2 例支架移位[12]。同样，Ye 及其同事报道 224 名接受静脉支架植入的患者中发现 3 例支架移位[13]。

简而言之，支架移位与支架位置、尺寸、支架类型、释放机制及术者对上述内容的熟悉程度有关。Wallstent（Boston Scientific，Natick，MA）是最常用的髂股静脉支架。具有讽刺意味的是，如果支架大小和放置位置不合适，Wallstent 的编织结构设计和释放系统更易发生移位。由于 Wallstent 的设计缺陷，许多专家建议在静脉血管中使用更大、更长的支架。如果位置没有居中或者尺寸不合适，支架释放后可能出现位置前跳或

后移的情况。这被称为支架的"西瓜式播种"。

支架栓塞是一种极为罕见的现象，可能与支架尺寸选择失误有关。详尽的支架栓塞的抢救性措施不在本章的讨论范围，读者可以参考 Slonim 等的文章，以获取更全面的信息[14]。术者熟悉支架的性能特征、选择合适尺寸的支架和置入合适的位置及掌握病理学变化等可以避免不必要的支架移位和栓塞。

参考文献

[1] Mewissen MW, Seabrook GR, Meissner MH, Cynamon J, Labropoulos N, Haughton SH. Catheter-directed thrombolysis for lower extremity deep venous thrombosis: report of a national multicenter registry. Radiology. 1999;211: 39-49.

[2] Raju S, Darcey R, Neglén P. Unexpected major role for venous stenting in deep reflux disease. J Vasc Surg. 2010 Feb; 51(2): 401-8.

[3] Razavi MK, Jaff MR, Miller LE. Safety and effectiveness of stent placement for iliofemoral venous outflow obstruction: a systematic review and metaanalysis. Circ Cardiovasc Interv. 2015 Oct; 8(10).

[4] Razavi MK, Marsten W. Predictors of clinical outcome after venous stenting. J Vasc Interv Radiol. 2019; Feb (Suppl).

[5] Neglan P, Hollis KC, Olivvier J, Raju S. Stenting of venous outflow in chronic venous disease: Longterm stent-related outcome, clinical, and hemodynamic results. J Vasc Surg. 2007;46:979–90.

[6] Kolbel T Lindh M, Akesson, et al. Chronic iliac vein occlusion: Mid term results of endovascular recanalization. J Endovasc Ther. 2009:16: 483-91.

[7] Raju S, Neglén P. Percutaneous recanalization of total occlusions of the iliac vein. J Vasc Surg. 2009;50: 360-8.

[8] O'Sullivan G, Semba C, Bittner CA, Kee ST, Razavi MK, Sze DY, Dake MDD. Endovascular management of iliac vein compression syndrome. J Vasc Interv Radiol. 2000;11: 823-36.

[9] Dake M, O'Sullivan G. 12-month results of the VENACULAR venous stent system. J Vasc Interv Radiol. 2019; Feb (Suppl).

[10] Enden T, Haig Y, Klow N, et al. Long-term outcome after additional catheter-directed thrombolysis versus standard treatment for acute iliofemoral deep vein thrombosis (the CaVenT study): a randomized trial. Lancet. 2012;379: 31-8.

[11] Gutzeit A, Zollikofer C, Dettling-Pizzolato M, et al. Endovascular stent treatment for symptomatic benign Iliofemoral venous occlusive disease. Cardiovasc Interv Radiol. 2011;34: 542-9.

[12] Hartung O, Loundou AD, Barthelemy P, et al. Endovascular managementof chronic Disabling chronic Ilio-caval Obstructive Lesions; Long term results. J Vasc Endovasc Surg. 2009;38: 118-24.

[13] Ye K, Lu X, Li W, et al. Long-term outcome of stent placement for symptomatic nonthrombotic iliac vein compression lesions in chronic venous disease. J Vasc Interv Radiol. 2012;23: 497-502.

[14] Slonim S, Dake M, Razavi MK, Kee S, Samuels S, Rhee J, Semba C. Management of misplaced or migrated endovascular stents. J Vasc Interv Radiol. 1999 Jul-Aug; 10(7): 851-9.

第32章 静脉曲张腔内热消融治疗并发症

Complications of endovenous ablation of varicose veins

Daniyal Abbas　Judith C. Lin　著

崔明哲　译

大隐静脉、小隐静脉的静脉腔内热消融（endovenous thermal ablation，EVTA）已经代替外科结扎剥脱术成为治疗大、小隐静脉功能不全的首选手术[1]。静脉腔内热消融是利用射频或激光能量治疗静脉曲张的过程。据报道，EVTA的作用机制是通过光子能量的吸收直接介导的静脉壁损伤。静脉壁直接受热辐射、被加热血液的热传导及蒸汽气泡的间接热对流作用[2]。

静脉热消融治疗的适应证包括静脉主干出现反流，持续时间＞500ms并伴有水肿、皮肤变化或静脉溃疡等症状。静脉直径的测量应在术前通过超声波检查完成，多普勒超声波纳入治疗标准是静脉主干直径＞3mm且可治疗长度至少10cm。通过超声波检查描绘从穿刺点到隐股交界或者隐腘交界的静脉走行，静脉瓣膜功能不全造成血液反流的位置（反流点）应该在治疗前用记号笔标明。

静脉腔内热消融术的并发症可分为轻型和重型。轻型并发症包括皮下淤血（51%）、血肿（2.3%）、短暂麻木（3.8%）、血栓性静脉炎（7.4%）、血管硬化（46.7%）、皮肤紧皱（24.8%）[3]。较严重的并发症包括皮肤灼伤（0.5%）、深静脉血栓形成（0.4%）、肺栓塞（0.1%）及神经损伤（0.8%）[2,3]。在本章，我们将讨论浅表皮肤灼伤、神经损伤、动静脉瘘、深静脉血栓形成、热消融引发的血栓形成及复发等并发症。

一、浅表组织灼伤

在EVTA过程中，血管周围会释放出大量的热量，而且大部分热量存留在血管腔内。当静脉位于浅筋膜外或靠近皮肤表面时，可能会发生从消融血管到皮下组织及皮肤表面的组织灼伤。文献报道静脉腔内热消融术浅表组织灼伤的发生率为0.2%～3.7%[2]。虽然皮肤灼伤会带来疼痛且影响美观，但这些灼伤通常具有自限性，并不会发生与之相关的严重并发症。可以通过伤口局部的护理来治疗，并且通过随访评估有无皮肤感染。如果术中发生严重的组织灼伤，可以在缝合伤口时将这些灼伤的组织切除。皮肤灼伤的发生率很低，大部分皮肤灼伤可以通过适当的局部肿胀麻醉及避免在距离皮肤较近的静脉进行治疗来预防。准确的能量计算和设置、避免在入口处发射激光及对浅筋膜外静脉的谨慎操作，同样能有效预防皮肤灼伤。

二、神经损伤

神经损伤是静脉腔内激光消融术后常见的引起诉讼原因之一[4]。在EVTA治疗过程中，引起神经损伤的原因包括建立静脉通道时、局部肿胀麻醉时的针刺伤，以及EVLA过程中的热传导。

在EVTA过程中，神经与被消融的静脉紧密相邻与神经损伤的风险有着直接的关系。隐神经是股神经最长的皮神经分支，它从腹股沟开始，与股浅动脉伴行到膝部，支配小腿内侧和足内侧缘的皮肤。因此，隐神经损伤常常会导致小腿内侧、内踝上方的感觉缺失。隐神经主干穿过膝盖上方的深筋膜，行于缝匠肌和股薄肌之间，在膝盖水平处向浅表走行，于膝盖下方变得更表浅并沿大隐静脉延伸。在腘窝水平，隐神经主干伴大隐静脉的内侧穿行至小腿的上方然后向下到达足踝部处分出 2 条分支神经，在小腿的中远段隐神经受损的风险最高。因此，EVTA 通常治疗膝上的隐静脉，除非患者膝下隐静脉存在显著的静脉反流。隐神经损伤会造成暂时的皮肤感觉异常。

腓肠神经是皮神经，起源于小腿后方中部的胫神经沿小隐静脉下行到达外踝处。腓肠神经支配小腿后方下部、足背外侧面及第五趾外侧面的皮肤。腓肠肌远端与小隐静脉毗邻，此处神经损伤的风险最高，由于热消融引起的腓肠神经损伤会导致足外侧和足跟处的麻木、明显烧灼感和疼痛。

腓总神经混合有运动神经和感觉神经，自腘窝外侧下行于腓骨头后方，靠近隐腘交界处。腓总神经损伤是静脉腔内激光消融过程中最常见的神经受损，发生率为 2%～4.7%[5]。腓总神经含有运动和感觉神经纤维，因此它受损会导致足下垂。腓总神经位置相对较浅，它在经过腓骨头

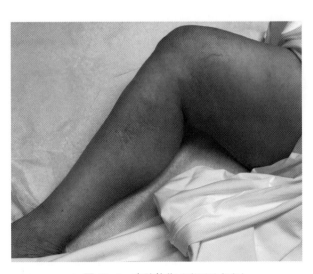

▲ 图 32-1　皮肤灼伤（彩图见书末）

外侧方时缺乏保护且易受压。尽管腓总神经在静脉腔内激光消融过程中不存在被针刺伤的风险，但在激光治疗隐腘静脉交界处时，激光传导热有损伤腓神经的风险。这些损伤具有自限性并且能在 3 周内完全缓解。使用静脉腔内射频导管能够将伴有肿胀的感觉异常发生率从 15% 下降到 9%[6]，而大多数这类神经损伤可以通过彩超引导下穿刺、扩大局部肿胀麻醉范围、避免在神经损伤风险较高区域消融或精准消融来避免。

三、热消融导致的血栓形成和深静脉血栓形成

热消融引发的血栓形成（endothermal heat-induced thrombosis，EHIT）的特征是血栓由浅静脉逐渐向深静脉蔓延。大隐静脉腔内热消融术后热源性血栓的发生率为 1.4%[7]，并发症是深静脉血栓形成甚至肺栓塞。一篇综述表明，静脉腔内热消融术后深静脉血栓形成的发生率在 0%～5.7%[8]。引起 DVT 的危险因素包括隐股交界或隐腘交界静脉直径较大、交界处存在反流、口服避孕药应用、吸烟、体重指数较高、曾接受过介入治疗、DVT 既往史、DVT 家族史、血液高凝状态、静脉曲张临床分级 C_3 以上、男性、Caprini 风险高评分。Lin 等进行的一项研究表明，静脉腔内经导管热消融后，隐股交界处静脉瓣膜功能不全和大隐静脉近端直径较大的患者发生热消融引发血栓形成的风险更高[9]。

热消融引发血栓形成患者的诊断包括用静脉多普勒成像动态观察以评估血栓的溶解或蔓延。在多普勒彩超影像上，热损伤诱发的血栓与原发性深静脉血栓形成所产生的回声不同，与原发性 DVT 相比，EHIT 的回声更强。因此，EHIT 较稳定，更容易治愈。

EHIT 分为 4 级，具体治疗原则[10] 如下。EHIT1 级，每月进行一次多普勒彩超检查直到血栓消退。EHIT2 级，低分子肝素（LMWH）抗

凝治疗 2 周后，行多普勒彩超检查，如果血栓消退，停止低分子肝素抗凝治疗；如果仍有血栓持续存在，继续低分子肝素抗凝治疗，并每周一次多普勒彩超检查直到血栓消失。EHIT3 或 4 级，根据指南应采取新发 DVT 的治疗方法，使用全剂量抗凝血药。一项研究表明，EVTA 术后患者 EHIT 分级 ≥ 2 级，应优先使用利伐沙班或磺达甘癸钠进行抗凝治疗，直到彩超显示血管完全再通为止[11]。他们发现，口服利伐沙班预防 EHIT 和 DVT 与使用磺达甘癸钠不存在差异，不会增加出血风险。

四、复发

EVTA 术后静脉曲张残留和静脉曲张复发是两个不同的概念，应加以区别。静脉曲张残留的程度取决于治疗前静脉曲张的解剖分布，以及其与功能不全的主干静脉之间的血流动力学关系。如果曲张的静脉与功能不全的主干静脉段直接相连，当对曲张静脉起始部近端和远端的主干静脉进行消融时，曲张的静脉会萎缩。反之，如果曲张的静脉由其他穿通支静脉"滋养"，在腔内热消融术后发生曲张静脉残留[12]。腔内激光消融后主干静脉的再通率约4%，大多数血管的再通和静脉曲张复发无关[13]，除非静脉曲张复发发生在消融治疗后的 6 周内（血栓再通导致的治疗失败），静脉再通的原因可能是由于设置的能量密度过低（≤ 60 J/cm）引起的。

五、动静脉瘘

在进行局部肿胀麻醉时损伤到伴行的动脉和静脉，以及热能穿过静脉壁传导到相邻的动脉，都会导致邻近血管壁的退化而形成迟发性动静脉瘘。在静脉消融术中动静脉瘘形成极其罕见，发生率仅为 0.15%[14]。可能的解剖陷阱包括阴部外深动脉分支位于大隐静脉近端的后方，以及腓肠动脉分支紧贴或骑跨于小隐静脉。

热消融后动静脉瘘的严重后遗症包括重度的肢体水肿、窃血导致的跛行和肢体远端缺血。EVLA 术后动静脉瘘的处理，文献比较支持保守治疗：文献共报道 11 名动静脉瘘患者，其中 3 名自行修复，另外 3 名患者在长期随访中未出现症状，5 名患者需要进一步干预，方法包括切开修补、栓塞治疗和覆膜支架植入。该文献支持对大部分静脉腔内激光消融术相关的动静脉瘘采取非手术处理和观察，这些患者可以进行一系列的临床体检和多普勒彩超随访。对于有症状的患者，应采取有创影像学检查、外科手术或血管腔内治疗。

静脉腔内治疗技术总的并发症发生率比传统外科手术低。热消融治疗并发肺栓塞、深静脉血栓形成、伤口感染和血肿的风险非常低。发生这种变化的原因，可能是静脉腔内消融术的微创性和安全性，因此，相对于传统隐静脉高位结扎剥脱术更有效且更容易被接受。

参考文献

[1] Gloviczki P, Comerota AJ, Dalsing MC, Eklof BG, Gillespie DL, Gloviczki ML, Lohr JM, McLafferty RB, Meissner MH, Murad MH, Pdberg FT, Pappas PJ, Passman MA, Raffetto JD, Vasquez MA, Wakefield TW. Society for Vascular Surgery; American Venous Forum. The care of patients with varicose veins and associated chronic venous diseases: Clinical practice guidelines of the Society for Vascular Surgery and the America Venous Forum. J Vasc Surg. 2011 May; 53(5 Suppl): 2S-48S. doi: 10.1016/j.jvs.2011.01.079.

[2] Kheirelseid EAH, Crowe G, Sehgal R, Liakopoulos D, Bela H, Mulkern E, McDonnell C, O'Donohoe M. Systematic review and meta-analysis of randomized controlled trials evaluating long-term outcomes of endovenous management of lower extremity varicose veins. J Vasc Surg Venous Lymph Disorders. 2018;6 (2): 256-270.

[3] Wikipedia, the Free Encyclopedia. Endovenous laser

treatment. https://en.wikipedia.org/wiki/Endovenous_laser_treatment Downloaded on 3/1/2019.

[4] Campbell WB, France F, Goodwin HM. Medicolegal claims in vascular surgery. Ann R Coll Surg Engl. 2002;84: 181–4.

[5] Atkin GK, Round T, Vattipally VR, Das SK. Common peroneal nerve injury as a complication of short saphenous vein surgery. Phlebology. 2007;22(1): 3-7.

[6] Merchant RF, Pichot O, for the Closure Study Group. Long-term outcomes of endovenous radiofrequency obliteration of saphenous reflux as a treatment of superficial venous insufficiency. J Vasc Surg. 2005;42: 502–9.

[7] Healy DA, Kimura S, Power D, et al. A systematic review and meta-analysis of thrombotic events following endovenous thermal ablation of the great saphenous vein. Eur J Vasc Endovasc Surg. 2018 Sep; 56(3): 410-424. doi: 10.1016/j.ejvs.2018.05.008. Epub 2018 Jun 9. Review.

[8] Van Den Bos RR, Neumann M, De Roos KP, et al. Endovenous laser ablation-induced complications: Review of the literature and new cases. Dermatol Surg. 2009;35: 1206–14.

[9] Lin JC, Peterson EL, Rivera ML, et al. Vein mapping prior to endovenous catheter ablation of great saphenous vein predicts risk of endovenous heatinduced thrombus formation. Vasc Endovasc Surg. 2012 Jul; 46(5): 378-383.

[10] Lawrence PF, Chandra A, Wu M, Rigberg D, DeRubertis B, Gelabert H, Jimenez JC, Carter V. Classification of proximal endovenous closure levels and treatment algorithm. J Vasc Surg. 2010 Aug; 52(2): 388-93. doi: 10.1016/j.jvs.2010.02.263. Epub 2010 Jun 19.

[11] Keo, HH, Baumann F, Diehm N, Regli C, Staub D. Rivaroxaban versus fondaparinux for thromboprophylaxis after endovenous laser ablation. J Vasc Surg. 5(6): 817–823. doi:10.1016/j.jvsv.2017.04.017.

[12] Theivacumar NS, Beale RJ, Dellagrammaticas D, Mavor AI, Gough MJ. Factors influencing the effectiveness of endovenous laser ablation (EVLA) in the treatment of great saphenous vein reflux. Eur J Vasc Endovasc Surg. 2008;35: 119e23.

[13] Theivacumar NS, Dellagrammaticas D, Beale RJ, Mavor AI, Gough MJ. Fate of the great saphenous vein following endovenous laser ablation: Does re-canalisation mean recurrence? Eur J Vasc Surg. 2008;36: 211e5.

[14] Rudarakanchana N, Berland T, Chasin C, Sadek M, Kabnick L. Arteriovenous fistula after endovenous ablation for varicose veins. J Vasc Surg, 2011, 55(5):1492–1494.

第33章 颈、胸、腹部创伤干预治疗并发症

Complications of cervical, thoracic, and abdominal interventions for trauma

Kara Hessel　Mounir Haurani　著

马金辉　译

一、颈部创伤

颈部创伤涉及颈部血管，是一个非常可怕的并发症，包括血管穿透伤和钝性伤。无论是穿透伤还是钝性伤，只要累及颈动脉和椎动脉，其并发症发生率和死亡率都很高。颈部损伤并发症并不仅仅是局部组织的损伤，也可能导致脑卒中和永久性神经功能缺失。椎动脉损伤，无论外科治疗还是血管腔内治疗都很有挑战性，治疗方案选择有限。

外科和血管腔内治疗并发症

1. 颈动脉损伤（穿透伤）

颈部穿透性损伤很容易伤及颈总动脉，因为颈内动脉位于上、下颌骨和前部颅底骨的后方，这些骨骼对穿透性损伤有一个相对保护作用。然而就损伤机制而言，颈部钝性伤则很可能伤及颈内动脉，因为颈动脉分叉与颅底部颈内动脉的位置相对固定。无论是颈动脉穿透伤还是钝性伤，其治疗方法包括外科探查术、腔内血管成形术和支架植入术等。显露颈总动脉通常是沿胸锁乳突肌内缘做斜形切口，与横形切口相比其优势在于：斜形切口可以通过联合胸骨正中切口，使切口从颅底一直延伸至胸部。至于左颈总动脉或左锁骨下动脉近端的游离与控制，可经左侧第4肋间隙做胸后外侧切口。

在颈动脉游离的过程中，可能会损伤相邻的组织结构，如颈部大的静脉血管、神经和气管等。计划手术切口时，要充分考虑到横断颈部皮神经所导致的切口感觉异常。例如，沿耳大神经和颈横神经走行切口优于沿胸锁乳突肌。尽管这些都是感觉神经，但牵引和擦伤都可能会导致皮肤感觉异常。当继续向深部游离到达颈阔肌和胸锁乳突肌时，与颈动脉相邻最主要的结构是颈内静脉，由于其紧邻颈动脉，所以颈部穿透性伤常损及该静脉。游离过程中，还可能损伤的静脉包括面静脉和甲状腺上静脉，这些静脉从内向外横跨颈动脉，汇入颈内静脉（图33-1）。为了更好地显露颈动脉，通常结扎面静脉和甲状腺上静脉。小心仔细地结扎这些静脉，可以防止术后血肿形成，麻醉苏醒后血肿形成会导致静脉压力增高，可能引起咳嗽或压迫周围组织。此外，特别需要注意的是：结扎面静脉必须避免损伤舌下神经，结扎甲状腺上静脉应避免损伤迷走神经。

颈动脉游离过程中，必须识别迷走神经和舌下神经并做好保护，同时其他颈部神经和分支也必须保护。颈动脉游离过程中也可能会损伤面神经下颌缘支、脊副神经和舌咽神经。神经损伤是解剖颈动脉潜在并发症，发病率取决于神经损伤的严重程度。因此，在颈部探查之前，熟悉这些神经的解剖走行和可能存在的解剖变异非常必要。迷走神经走行于颈内静脉与颈动脉之间，常

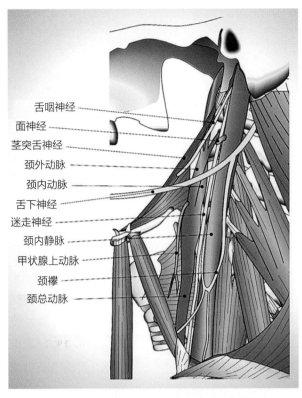

▲ 图 33-1　颈总动脉解剖及其相关神经血管结构

其中标注：
舌咽神经
面神经
茎突舌神经
颈外动脉
颈内动脉
舌下神经
迷走神经
颈内静脉
甲状腺上动脉
颈襻
颈总动脉

位于其正后方，迷走神经损伤会产生喉返神经和声带神经支配区的下游神经损伤效应，这可能发生在血管周围操作而牵拉颈总动脉或止血钳阻断期间。舌下神经通常从外侧走向内侧，位于颈动脉分叉远端的表浅部位，可以通过追踪上方的颈襻来识别。随着向颈内动脉远端游离，将看到舌下神经跨过颈内动脉，为了全面显露血管，可能需要充分牵拉舌下神经，这通常需要对舌下神经外侧及其分支进行游离并结扎静脉属支。舌下神经损伤可导致舌活动度下降。面神经下颌缘支沿下颌角由外向内走行，应沿着切口的方向放置牵开器，而不是放在下颌角的下方，这对避免下颌缘支损伤至关重要。因显露或治疗的需要，对颈内动脉远端控制可能会损伤舌咽神经，舌咽神经从二腹肌后方由内向外走行，舌咽神经损伤通常发生在游离二腹肌时，这会对吞咽功能产生破坏性影响。脊副神经在颈后三角由内向外走行，可能会因牵拉胸锁乳突肌而受损。

一旦显露出颈动脉，要仔细检查损伤程度以

决定是否需要结扎或修复。如果患者神经系统完好，病情不稳定，结扎可能比修复更加适合。如果锐器伤损伤的血管直径小于正常血管直径的50%，尤其是颈总动脉，可进行一期修复。然而，如果血管损伤是继发于枪伤，则必须对坏死组织进行清创，这通常需要进行补片成形术或旁路移植术。考虑到穿透的颈动脉紧邻食管和气管等结构，补片感染的风险及补片形成动脉瘤和破裂的潜在风险都非常高，许多外科医生可能会选择其他不同的修复方案。对补片类型的选择一直存在争议，自体静脉、牛心包、涤纶或聚四氟乙烯补片之间没有哪一种是最好的。如果是感染区域，最好使用自体静脉或旁路移植。容易获得的自体静脉包括颈外静脉、颈内静脉、面静脉和甲状腺上静脉。如果病情不稳定，可能没有时间来获取自体静脉，这时可以选择牛心包、涤纶或聚四氟乙烯补片。

2. 颈动脉损伤（钝性伤）

颈动脉钝性伤占所有创伤患者的 0.1%，在机动车事故中的发生率是 0.67%[3]。死亡率很高（28%），永久性神经功能缺损的比例也很高（58%）[1]。早诊断和早治疗至关重要。颈动脉损伤未能及时识别可能导致假性动脉瘤形成、血栓形成和栓塞事件发生，最终可能导致上述的神经功能受损。脑血管钝性伤的筛查基于 Denver 和 Memphis 标准，干预治疗基于 Denver 损伤级别（表 33-1 和表 33-2，图 33-2）。

一般而言，Ⅲ级或更严重的颈动脉损伤都需要干预治疗，无论血管腔内手术或是开放手术。

表 33-1　脑血管钝性伤分级（Denver 标准）

级　别	损　伤
Ⅰ	内膜不规则或血肿＜血管直径的 25%
Ⅱ	内膜中断或血肿＞血管直径的 25%
Ⅲ	假性动脉瘤
Ⅳ	闭塞
Ⅴ	横断

表 33-2　脑血管钝性伤的适应证（Denver 标准）

危险因素	症状/体征
LeForte II 型或 III 型骨折	活动性出血，血肿扩大
颅底骨折	颈动脉杂音
颈椎椎体或横突孔骨折，半脱位或韧带损伤	局灶性神经功能缺损
闭合性颅脑损伤，弥漫性轴索损伤，格拉斯哥昏迷评分法＜ 6 分	CT 或 MRI 表现缺血性脑卒中
伴随缺氧性脑损伤的悬吊创伤	神经功能缺损与 CT 或 MRI 表现不一致
晒衣绳损伤/安全带损伤	

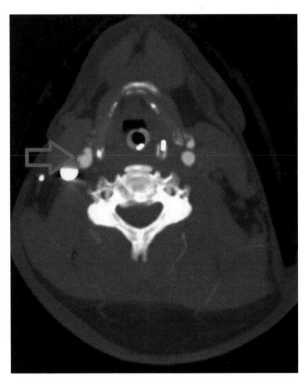

▲ 图 33-2　悬吊损伤后外伤性右颈总动脉夹层，注意到右侧颈总动脉有一个小的夹层（箭）

血管腔内手术可以采用球扩式或自膨式支架，裸支架或覆膜支架植入。至于选择哪种支架，要基于外科医生的经验和植入的指征。无论选择哪种支架，支架内血栓形成都是非常可怕的并发症。支架植入后通常需要服用 2 种抗血小板药物，以预防血栓形成。

在有些附加伤（如颅内或腹腔内出血）的情况下，修复术中及术后是否使用肝素仍然存在争议。对仅接受药物治疗的颈动脉钝性伤患者来说，阿司匹林抗血小板治疗或肝素抗凝治疗是推荐的。Biffl 等发现，如果不给予抗凝或抗血小板治疗，I 级颈动脉损伤脑卒中风险为 3%，II 级为 11%，III 级为 33%，IV 级为 44%[1]。抗凝治疗被证明有利于神经功能的恢复[1]。然而，肝素抗凝并不是没有一点风险，已有关于创伤患者肝素化会增加出血风险的报道。

3. 脊椎损伤

椎动脉穿透伤除医源性损伤外并不常见，可能与其在椎体内走行相对位置固定有关。相反，椎动脉钝性伤较为常见。在没有颈椎损伤的情况下，椎动脉挫伤和夹层可能会被忽视（图 33-3）。不幸的是，椎动脉损伤漏诊可能会导致血栓形成和随受之而来的小脑栓塞，这可能发生在损伤后的数天至数周。椎动脉损伤分级和干预治疗仍然基于 Denver 标准。大部分椎动脉损伤仅需抗凝或抗血小板治疗和神经功能监测。较高级别的椎动脉损伤可能需要血管腔内或开放手术修复。椎动脉 V_1 段或 V_3 段损伤充分显露椎动脉是有益的。椎动脉 V_2 段或 V_4 段位于颈椎内，损伤适合行血管腔内修复[2]。

椎动脉近端显露需要注意保护周围的组织结构，包括胸导管、膈神经和脊副神经。胸导管位于左侧颈部，终止于左锁骨下静脉和左颈内静脉的交界处，显露左锁骨下和椎动脉近端可能会损伤胸导管导致乳糜漏。根据乳糜漏引流量的多少，可能需要补充短链或中链脂肪乳营养液，避免使用长链脂肪乳营养液。持续性乳糜漏有时需

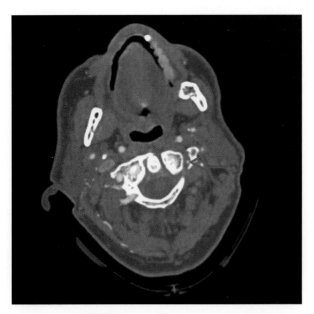

▲ 图 33-3　颈椎横突孔骨折导致创伤性左椎动脉受压，不合并椎动脉血肿和夹层

要再次手术探查，结扎胸导管或行淋巴管造影并使用硬化剂栓塞治疗。

游离椎动脉近端时，唯一可能损伤的结构就是胸导管。膈神经沿着前斜角肌前面走行。为更好地显露椎动脉开口和锁骨下动脉起始部，需要切断前斜角肌。膈神经损伤会导致膈肌瘫痪和呼吸运动减弱。显露椎动脉远端时可能会损伤脊副神经，可导致斜方肌和胸锁乳突肌畸形和运动功能障碍，也可能导致翼状肩胛。

由于椎动脉靠近颈椎横突孔和颅底，其近端和远端的显露和控制可能会很困难，尤其是在椎动脉撕裂和出血的情况下。试图通过结扎椎动脉近端来完全控制出血不太可能，持续的椎动脉出血可能是由于来自对侧椎动脉与基底动脉交通的逆向血流造成。此外，结扎优势椎动脉的近端可能导致基底动脉血栓形成和随后的脑卒中发生[9]。基底动脉闭塞的死亡率（80%）明显高于颈动脉闭塞，因为基底动脉供应脑干，脑干负责自主神经功能调节[10]。

血管腔内治疗椎 – 基底动脉损伤也不是没有风险。远端栓塞和支架内血栓形成多由于患者依从性差或无法服用抗血小板药物造成，也可能是

由于植入了较小直径的支架造成。此外，目前市面上还没有合适的较小直径的支架适用于椎动脉。

二、躯干创伤

胸部和腹部的血管损伤具有较高的发病率和死亡率，大量患者当场死亡。对于能够送达并接受治疗的患者，血管严重损伤的长期随访结果仍不令人满意。

（一）胸部血管创伤

与胸主动脉穿透伤相比，胸主动脉钝性伤更有干预治疗的机会，因为胸主动脉穿透伤通常会导致难以控制的大出血。胸主动脉钝性伤按照损伤的程度可分级 4 级：Ⅰ 级是内膜损伤，Ⅱ 级是壁间血肿，Ⅲ 级是假性动脉瘤，Ⅳ 级是主动脉横断。损伤的级别决定是否需要干预治疗。Ⅰ级和 Ⅱ 级损伤进行密切监测，通过复查影像来判定损伤是否稳定。Ⅲ级和Ⅳ级损伤最适合行胸主动脉腔内修复术（thoracic endovascular aortic repair, TEVAR）（图 33-4）。但是，TEVAR 在不合并瘤样病变的主动脉创伤患者的长期随访数据很有限。

主动脉创伤与胸主动脉瘤患者行 TEVAR 治疗，其并发症相似，但创伤患者比动脉瘤患者更容易出现并发症。因创伤性主动脉与动脉瘤的病理不同，主动脉创伤很少有基线主动脉扩张，导致创伤患者行 TEVAR 时支架直径的选择非常困难。创伤患者的主动脉平均直径为 22mm[4]，TEVAR 原本是为治疗主动脉瘤而设计，不是为直径较小的主动脉而设计。创伤性主动脉行 TEVAR 治疗，大部分支架放大率在 20%～30%，随着时间的推移，主动脉会逐渐塑形。事实上，有一项研究发现，支架放大率每增加 10% 会导致主动脉近端直径增加 3.4%[4]。更值得关注的是，在多项研究中，25%～30% 的支架放大率与移植物塌陷密切有关[5, 7]。移植物塌陷是一种相对早期的并发症，通常发生在支架植入后 2～4 周，但也有人认为是为一种远期并发症。新型小直径的支架可解决这一难题。然而有报道称，植入较

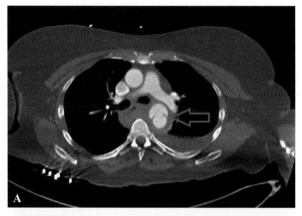

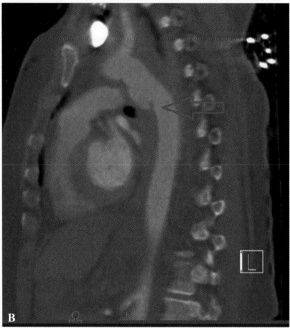

▲ 图 33-4　主动脉峡部创伤性胸主动脉夹层
A. 正面位；B. 矢状位

小直径的支架可能导致术后支架内血栓形成[11]。

　　胸主动脉损伤 TEVAR 治疗的其他并发症，是植入放大率过大的支架时，沿主动脉弓小弯侧定位困难和不能完全贴壁会造成"鸟嘴现象"。大约有 65% 的创伤性主动脉损伤行 TEVAR 会出现支架在小弯侧贴壁不良，但由此产生的并发症却并不清楚[7]。有些患者出现"鸟嘴现象"后进展为 I 型内漏或移植物塌陷，这不能都归结于主动脉的形态结构。也有一些患者，由于支架近端成角发生支架内血栓形成，这可能会导致支架内完全血栓形成和支架塌陷，需要强调的是，没有研究证实这是由主动脉弓贴壁不良所造成。

　　主动脉创伤在行 TEVAR 治疗时，应尽量避免覆盖左锁骨下动脉，90% 的主动脉钝性伤发生在主动脉峡部。覆膜支架通常有足够的锚定区，而没必要覆盖锁骨下动脉（图 33-5）。如果没有足够的锚定区，可以利用覆膜支架前端的金属裸支架锚定，可保证左锁骨下动脉的正向血流，或者直接覆盖左锁骨下动脉，通过椎动脉逆向血流来维持手臂的供血。最可能发生的并发症是左上肢缺血，但并不常见。计划手术方案时，如果左椎动脉优势，可以选择左颈动脉 – 左锁骨下动脉转流术。

　　左锁骨下动脉通过乳内动脉到肋间动脉这一侧支循环途径供应脊髓，覆盖左锁骨下动脉会导致脊髓缺血。创伤性主动脉损伤行 TEVAR 通常植入长度较短的支架（11cm），以降低脊髓缺血的风险，如果使用更长的支架，要考虑脊髓缺血的问题。这种情况下，有必要封堵、弹簧圈栓塞或结扎左锁骨下动脉开口，同时行左颈动脉 – 左

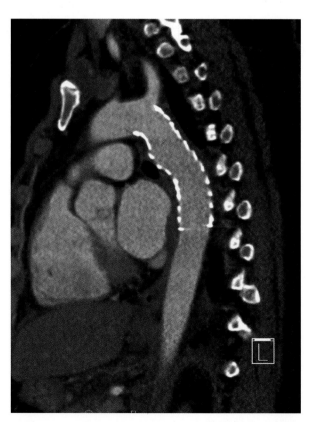

▲ 图 33-5　创伤性主动脉夹层行 TEVAR，覆膜支架前端正好定位左锁骨下动脉远端，保留了左锁骨下动脉

锁骨下动脉转流术以重建逆向血流供应乳内动脉、椎动脉及其分支血管。

最后，TEVAR 可能会导致主动脉弓和升主动脉逆行性夹层。这可能导致心包填塞和心脏骤停，如果夹层延伸到主动脉弓上分支甚至造成血管闭塞，可能会导致严重的脑缺血。为了避免逆行性夹层的发生及支架定位不准，在支架释放过程中要降低血压。然而，与动脉瘤相比，主动脉夹层行 TEVAR 时发生逆行性夹层的风险更高，术前应与患者及家属充分沟通。

（二）腹部血管创伤

腹部血管创伤的处理取决于损伤的机制和区域。腹部和骨盆内有三个区域：1 区涉及腹部的中央部分，包含主动脉、肠系膜血管和下腔静脉；2 区涉及腹部两侧，主要是双侧肾脏血管；3 区涉及骨盆，包括髂动脉和髂静脉。

损伤机制也决定了是否需要进行干预治疗。在病情稳定和（或）血肿不扩大的情况下，腹部钝性伤不需要手术干预，但所有的腹部穿透伤都需要手术探查。

1 区损伤主要通过开放手术包括主动脉修复或置换来进行处理。如果损伤的血管小于直径的 50% 并且是锐器伤，则应进行一期修复或补片成形术（图 33-6）。如果损伤的血管大于直径的 50%，或者损伤的长度过长不适合进行一期修复，则应进行血管置换。锐器伤可以在不清创的情况下进行血管修复，但枪伤必须清创后再进行血管修复。如果腹部污染严重使得血管修复不太理想，外科医生必须考虑到选择血管置换，这种情况下需要获取大隐静脉或股深静脉。如果要置换的血管直径较小（如肠系膜血管），可以选择大隐静脉，或者行补片成形。但是，如果是主动脉或下腔静脉置换，由于血管直径较大，可能需要获取股深静脉。值得注意的是，获取的静脉也可能存在相应的损伤，例如股深静脉的远端存在静脉或动脉损伤，则不能选择股深静脉。严重污染的情况下，主动脉置换可以选择利福平浸泡的

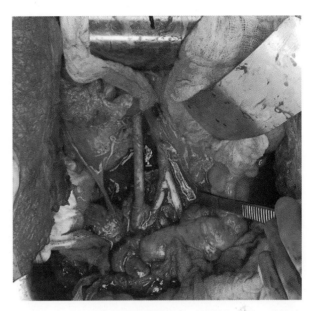

▲ 图 33-6 机动车碰撞后创伤性主动脉损伤合并下腔静脉损伤。采用牛心包补片行血管成形术修复主动脉。由于是污染部位，采用牛颈动脉移植物修复下腔静脉

移植物或冷冻保存的静脉。与主动脉结扎术和解剖外途径旁路术相比，利福平浸泡的移植物具有较好的血管通畅性并能防止感染复发，但是大多数患者还需要终身应用抗生素[6]。

在创伤和严重污染的情况下，主动脉置换术后移植物感染是最令人恐惧的并发症，因为可能会形成假性动脉瘤和出血（图 33-7）。此时，可能需要取出血管移植物并结扎主动脉和行解剖外途径旁路术。第二种选择是取出血管移植物并用冷冻保存的静脉或利福平浸泡的移植物再次行主

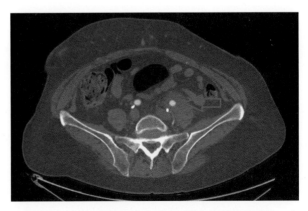

▲ 图 33-7 主 - 双股动脉旁路术后桥血管移植物感染，合并左髂支移植物周围积液

动脉置换术。任何一种修复方式都存在并发症，主要是移植物反复感染，还有肾衰竭、下肢缺血和截肢。主动脉残端破裂是文献中提到的另一个可能发生的并发症，有研究显示发生率大概2%[8]。考虑到这些并发症，外科医生在最初的修复选择时应更加慎重，并应考虑长期应用抗生素。

参考文献

[1] Biffl WL. Blunt carotid arterial injuries: implications of a new grading scale. Journal of Trauma. 1999;47: 845-53.

[2] Conenwett JL, Johnston KW. Rutherford's Vascular Surgery. Philadelphia, Pennsylvania. Saunders. 2014.

[3] Fabian T, et al. Blunt carotid injury. Importance of early diagnosis and anticoagulant therapy. Annals of Surgery. 1996;223(5): 513-25.

[4] Gennai S, et al. Influence of thoracic endovascular repair on aortic morphology in patients treated for blunt traumatic aortic injuries: long term outcomes in a multicentre study. European Journal of Vascular and Endovascular Surgery. 2020;59(3): 428-36.

[5] Jonker F, et al. Endograft collapse after thoracic endovascular aortic repair. Journal of Endovascular Therapy. 2010;17: 725-34.

[6] Oderich GS, et al. In situ rifampin-soaked grafts with omental coverage and antibiotic suppression are durable with low reinfection rates in patients with aortic graft enteric erosion or fistula. Journal of Vascular Surgery. 2011;53(1): 99-107.

[7] Reyes M, et al. Long-term outcomes of thoracic endovascular aortic repair focused on bird beak and oversizing in blunt traumatic thoracic aortic injury. Annals of Vascular Surgery. 2018;50: 140-7.

[8] Seeger J, et al. Long-term outcome after treatment of aortic graft infection with staged extra-anatomic bypass grafting and aortic graft removal. Journal of Vascular Surgery. 2000;32(3): 451-61.

[9] Shintani A, Zervas NT. Consequence of ligation of the vertebral artery. Journal of Neurosurgery. 1972;36: 447-50.

[10] Stanley JC, Veith F, Wakefield TW. Current Therapy in Vascular and Endovascular Surgery. Philadelphia, Pennsylvania. Saunders. 2014.

[11] U.S. Food and Drug Administration. Cook Medical Inc. recalls Zenith Alpha thoracic endovascular graft for the treatment of blunt traumatic aortic injury (BTAI) due to the potential formation of thrombus inside the device after implantation. https://www.fda.gov/medical-devices/medical-device-recalls/cook-medical-inc-recallszenith-alpha-thoracic-endovascular-graft-treatmentblunt-traumatic-aortic

非血管手术中血管并发症的处理

Management of vascular complications during nonvascular operations

Kush Sharma   M. Ashraf Mansour   著

李卫校 译

第 34 章

随着外科学逐渐演变出多个亚专业学科，血管外科医生在医院中的作用越来越重要[1]。手术过程中需要血管外科紧急援助的情况包括控制术中出血和修复损伤的血管，游离或切除血供丰富的肿瘤等[2,3]。在非血管手术中出现意外损伤血管的情况时，血管外科的紧急援助可以防止患者术后出现严重的并发症，甚至死亡事件[1]。有研究显示超过 80% 的术中血管外科援助是在紧急情况下进行的，而仅有 20% 的术中血管外科援助是计划性的[2,3]。无论血管外科援助是否术前已经预备，在大的医疗中心需要具备一批随时可以求助的血管外科专家是十分必要的，因为术中需要血管外科援助的情况一般都是紧急情况[2,3]。另外，血管介入或其他医源性血管损伤导致的相关并发症亦需要血管外科医生的紧急援助；这也进一步证实了血管外科专家不可或缺[2]。随着其他专业对血管外科援助需求的增加，需要血管外科医生掌握更加全面的解剖知识[2]。本章的主要目的是介绍常见的需要血管外科援助的并发症及处理方法；同时，本章也介绍了术中相关重要血管解剖结构的游离及切除方法。

一、颈部血管损伤

（一）中心静脉导管相关损伤

1. 概述

无论是成人或儿童，患者在院治疗期间，经颈内静脉置入中心静脉导管是建立临时中心静脉通路、进行全肠外营养或输注化疗药物的常用办法。与操作相关的最严重的并发症是术中血管损伤和中心静脉导管相关血液感染（central line-associated blood stream infection，CLABSI）[4]。在院患者的管理过程中，已经采取了很多措施防止 CLABSI。尽管在建立中心静脉通路的过程中使用了彩超引导等新技术，但是，因此而导致的医源性血管损伤事件仍时有发生[4,5]。不同型号的穿刺针刺穿胸膜后可能导致血胸、气胸等。该过程中最严重的并发症是因为中心静脉损伤而导致心包填塞。若该并发症不能得到及时有效的治疗，可能导致心律失常甚至死亡[5]。

文献报道显示动脉损伤的发生率 4.2%~9.3%。如能及早发现由细针引起的血管损伤，可以采用徒手直接按压；但是直径较大的导管（＞7F）引起的动脉损伤可能导致出现血肿、假性动脉瘤、动静脉瘘、夹层、出血、肢体缺血、脑卒中和死亡等[5,6]。易于引起血管损伤的潜在高危因素包括肥胖、拟置入 CVC 的区域存在放疗病史或手术病史、多次穿刺、术者缺乏经验等[7]。美国麻醉医师协会（American Society of Anesthesiologists Task Force，ASATF）关于建立中心静脉通路的最新指南指出：若在建立 CVC 的过程中出现动脉损伤时，没有经过血管外科或普外科专家的评估，不能拔除 CVC[6]。

2. 临床表现

(1) 动脉损伤：颈静脉途径建立 CVC 发生动脉损伤的风险高于经锁骨下静脉途径（3% vs. 0.5%）[8]。即便是在彩超引导下，有经验的术者也有可能出现动脉损伤。

(2) 静脉损伤：尽管我们主要讨论在建立 CVC 的过程中出现动脉损伤的问题，但在此过程中损伤到胸廓内的静脉同样具有生命危险。有报道显示，加硬泥鳅导丝或导管引起的损伤可导致心包填塞。尽管这种情况很少发生，但是如果导丝进入到静脉壁内，并后续沿导丝送入扩张器、鞘管或导管，则有可能引起这种严重的并发症[5]。

(3) 血管损伤的诊断：具体如下。

• 临床查体。
• 超声检查。
• CT 血管造影。
• 磁共振血管造影。
• 经导管血管造影。

3. 治疗

(1) 非手术治疗：具体如下。

• 在建立 CVC 过程中，医源性因素导致的颈动脉及锁骨下动脉损伤的非手术治疗方法包括牵引或按压技术。非手术疗法仅适用于那些及时发现且不是非常严重的血管损伤，包括由细小穿刺针引起损伤和一些未接受抗凝治疗患者等。颈动脉损伤常见的并发症包括脑卒中、动静脉瘘、血胸、血肿或死亡等[5]。

• 对于锁骨下动脉损伤，手工局部按压的效果比较差，主要是因为锁骨下动脉后方缺乏骨性结构（支撑），因此疗效不如股动脉确切。至于颈动脉损伤，延长按压时间可能是有效的；但是血管迷走神经反射发作风险亦随之增加[9]。

(2) 血管腔内治疗：外科手术是治疗在建立 CVC 过程中医源性损伤的金标准方法。目前，有许多用于处理此类并发症的血管腔内治疗的替代方案，尤其适用于血流动力学不稳定或重症患者[7]。

4. 覆膜支架

有些患者可以考虑采用在锁骨下动脉（植入）覆膜支架治疗锁骨下动脉损伤，尤其适用于生命体征不稳定、外伤所致的多发损伤或具有放疗病史的患者。手术入路可以选择经同侧肱动脉途径或经股动脉途径[10]。

采用覆膜支架治疗锁骨下动脉或颈动脉假性动脉瘤也已获得较好的临床疗效。与外科手术相比，该方法能降低并发症的发生率，并有利于患者的术后恢复[10]。

与外科手术相比，采用覆膜支架亦有其局限性。覆膜支架可能覆盖重要动脉分支如椎动脉，胸廓出口处的支架可能由于外部压迫而塌陷，菌血症患者可能出现移植物感染等[7, 10]。

5. 动脉闭合装置

动脉闭合装置是专为股动脉而设计的。将该装置用于治疗 CVC 建立过程中意外导致的血管损伤亦是可行的，但是存在超适应证的问题。它可以作为一个替代方法，用于治疗那些外科术后疗效不佳的重症患者[9]。但是采用该方法有两个前提条件，一是能及时发现血管损伤，二是这些损伤的血管能够通过并送入导丝。

可用的动脉闭合装置包括缝合器、封堵器或血管内闭合器。动脉闭合装置的选择基于血管损伤位置、大小、抗凝与否及术者的经验等[9]。

外科治疗：具体如下。

• 有研究显示，在 11 870 位接受经颈内静脉建立 CVC 的患者中，共发生 20 例动脉损伤。我们推荐对于直径超过 7F 导管导致的动脉损伤直接采用外科手术修复[5]。

• 外科手术适用于大直径导管导致的损伤、复杂的动静脉瘘或假性动脉瘤患者、可疑存在大出血风险或凝血功能障碍的患者。对于腔内治疗无效或解剖位置允许的患者，外科手术是可供选择且疗效确切的治疗方法[6]。

- 颈动脉损伤应优先考虑外科手术修复。术中进行远端阻断后便于进行血栓清除，并可有效预防远端栓塞事件的发生[6]。

6. 血管损伤的预防

(1) 超声引导：具体如下。

- 关于超声引导下中心静脉置管的 Meta 分析研究显示该导引技术是有效的。在超声引导下进行颈内静脉插管具有较高的一次性穿刺成功率[5]。

- 由于锁骨对超声的干扰，超声检查对于锁骨下静脉置管的导引作用不明显[5]。

- 与采用解剖标志作为穿刺参考点相比，超声引导下的穿刺术具有较高的一次性穿刺成功率。超声引导技术在动脉穿刺过程中具有同样的效果[5]。

(2) 导管置入前压力检测：具体如下。

- 采用液柱测压或压力传感器测量穿刺针尾端的压力变化可以协助辨识是否存在穿透损伤动脉壁的情况[5]。

- 通过对 11 804 位患者的观察发现，与单纯依赖超声观察彩色波谱和压力波峰高低相比，在穿刺过程中采用压力检测可以明显减少动脉损伤的发生率（仅 0.8%）[5]。

（二）气管 – 无名动脉瘘

1. 概述

气管 – 无名动脉瘘（tracheo-innominate artery fistula，TIF）是一种潜在的致命性医源性并发症。特别常见于经皮或外科切开气管插管，也可见于气管切除或气管支架植入术（图 34-1）[11, 12]。外科气管切开术后气管 – 无名动脉瘘的发生率为 0.1%～1%，发病高峰在术后 7～14 天[12]。发生 TIF 的高危因素包括气管插管气囊压过高导致的气管壁坏死、气管套管位置不当引起的气管黏膜损伤、切口位置过低、颈部过度活动和放疗等[12]。如果气管 – 无名动脉瘘不能及时诊断并予以治疗，其后果将是致命的。近年来，与创

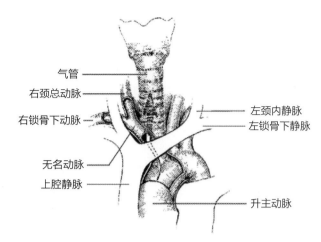

▲ 图 34-1　气管 – 无名动脉瘘[12]

伤较大的外科手术相比，采用血管腔内技术在病变处置入覆膜支架降低了并发症的发生率及死亡率[13]。

2. 气管 – 无名动脉瘘的临床表现和诊断

气管切开的患者出现任何程度的切口边缘出血或咯血均应高度怀疑发生 TIF[12]。TIF 出现的时间可在一定程度上提示导致 TIF 的病因。术后 48h 内发生在气管切开处的出血通常是颈前静脉或甲状腺静脉撕裂、凝血功能障碍、吸入性肺炎或支气管肺炎所导致[12]。发生 TIF 的高峰时间是气管切开后的第 1～2 周[14]。在术后 2～6 周发生的气管切开处的出血均应考虑 TIF，除非有充分的证据排除 TIF，但需要进一步评估病因[12]。如果患者病情稳定，动脉造影可以作为进一步明确诊断的方法。出血的患者亦可通过气管镜明确诊断；如果仍然不能明确诊断，则可以开胸探查[15]。

3. 治疗

(1) 非手术治疗：当高度怀疑 TIF 诊断时，首先要做的就是将手指伸入气管切开术的孔道内并压迫无名动脉止血（亦称为 Utley 手法）。当 TIF 患者引起出血时，可以联合采用充盈气管插管的球囊和颈部敷料加压包扎进行临时止血，直至实施更为确切的治疗方法[13]。同时负压吸引亦是必要的，其可以防止血液流入气管引起患者窒息。

（2）腔内治疗：有诸多研究显示腔内治疗的并发症发生率较外科手术治疗低。与开胸手术相比，腔内治疗可以实现快速控制出血，但是有移植物感染的风险[16]。经肱动脉、腋动脉或股动脉入路，在瘘口处植入覆膜支架可以达到快速止血的目的。

（3）外科治疗：外科手术修复气管 – 无名动脉瘘的死亡率较高（可达 50%）[16]。外科手术治疗通过胸骨正中切口分离显露大血管及气管并用心包修补瘘口[16]。与直接重建血管相比，切除无名动脉、并联合解剖外旁路术（颈 – 颈转流、腋 – 腋转流、腋 – 股转流）可以减少并发症的发生率[13]。

（三）胸部血管损伤

概述

绝大多数胸部血管损伤是由钝器伤或锐器伤导致的；但是亦有医源性损伤的报道，为胸腔镜手术最麻烦和最危险的并发症[17]。尽管胸廓内的血管损伤通常属于心胸外科的专业知识范围；但如果只能求助血管外科协助手术时，向血管外科医生简要的介绍该并发症就显得非常必要。

（四）胸腔镜手术

胸腔镜手术（video–assisted thoracoscopic surgery, VATS）于 20 世纪 90 年代初引入，随后其在肺部良、恶性肿瘤的治疗中得到了广泛的应用。VATS 肺叶切除术中最可怕的并发症是损伤肺动脉。最常见于左上肺叶切除术。其可能是影响该技术广泛推广的主要障碍之一[18]。肺动脉分支 / 静脉损伤在文献中已被广泛描述，然而降主动脉损伤则是相对罕见的并发症[19]。

治疗

最初的治疗主要是采用可吸收性明胶海绵块压迫止血。文献报道压迫时间至少保持 7min[18]。如果损伤不能通过胸腔镜修复，则建议开胸手术。具体细节不在本章的讨论范围之内。

二、背部血管损伤

经前入路行腰椎间盘手术引起的血管损伤

1. 概述

早在 1934 年，前入路腰椎手术被报道用于治疗 Pott 病（脊柱结核）。从那时起，脊柱内固定和应用于椎间盘融合术的小金属笼的发展，使这种手术方法得到普及[20]。前入路腰椎间融合术（anterior lumbar spine interbody fusion，ALIF）通过旁正中筋膜 / 腹膜后途径显露椎体，腹膜内容物和输尿管在腹膜腔内均被向内侧挤压，使其远离腰方肌和腰肌。根据手术的目标椎间盘间隙位置，可选择性地充分游离主动脉、下腔静脉、髂静脉和髂动脉[21]，通常需要结扎骶正中血管、髂腰静脉和节段腰静脉[21]。腰椎间盘突出症术中出现腹部血管损伤是因为腰椎与大血管解剖关系密切所继发的主要并发症[22]。该手术要求充分显露椎体，损伤血管的并发症发生率就会相对升高，因此需要血管外科、神经外科和骨科脊柱外科的医生共同完成椎间盘前间隙的显露[20]。

2. ALIF 术中显露腰椎时的相关血管操作

(1) $L_{1\sim2}$、$L_{2\sim3}$、$L_{3\sim4}$ 椎间隙：具体如下。

• 由于手术入路通常为腹膜后外侧入路，因此几乎不涉及主动脉 / 髂动脉[23]。

(2) $L_{4\sim5}$ 椎间隙：具体如下。

• 显露位置可在左髂总动脉上方（外侧），左髂总动脉与髂总静脉之间，或左髂总静脉下方（内侧），这可能是最复杂、最容易发生并发症部位[23]。

• 对于 L_4 椎体或以上的显露，应识别髂腰静脉并结扎，以便充分显露脊柱[21]。

(3) $L_5\sim S_1$ 椎间隙：具体如下。

• 钝性和锐性分离均有助于将髂血管和脊柱游离[21]。该水平的单纯显露需要从左髂髂总动脉和髂总静脉之间开始，而进一步显露分叉处以外的左右髂血管时，允许分离和结扎骶中动脉/静脉[21, 23]。

3. 导致血管损伤的因素和治疗方法

从术中、术后到随访 30 天的不同时间段都有血管损伤的报道。文献报道血管损伤发生率 1%～24%，深静脉血栓形成的风险 0.7%～5%，逆行射精的风险 0%～50%[20]。主要的动脉损伤通常表现为血栓形成或血管痉挛。血栓形成通常在术后出现；而血管撕裂伤通常出现在手术过程中，主要用 Prolene 缝合线对其进行修复[21]。静脉损伤通常表现为在游离髂静脉的过程中因静脉壁撕裂或撕脱导致的出血。有时，髂静脉撕裂可能是由一些 ALIF 术所使用的穿刺扩张套件尖端刺伤引起的。静脉撕裂可缝合修补，但小的撕裂口（＜4mm）可通过止血药物加以控制[21]。轻微血管损伤被定义为需要 Prolene 线缝合修复的损伤，而大血管损伤定义为简单缝合不能止血并且需要较大的修复（如静脉侧壁缝术、静脉/动脉重建术或静脉的缝合结扎术）的情况[23]。据报道，轻微血管损伤在 $L_{4～5}$ 椎间盘间隙更常见，与髂血管的分离显露有关。文献报道显示左髂总动脉/髂总静脉间隙内轻微血管损伤的发生率较高[23]。据报道，严重管损伤在左侧髂总静脉最常见。另外，显露脊柱的节段水平对血管损伤的发生率没有影响[23]。

4. 术中减少血管损伤的措施

术中血管损伤很大程度上依赖于显露腰骶椎时对血管的游离操作。在显露腰椎前表面时，将可能遇到的小腰骶血管进行夹闭或电凝止血。如果术中不处理这些血管，可能会引起持续的出血。所有患者术前评估是否存在动脉粥样硬化的高危因素及适当的周围动脉脉搏检查至关重要。脊柱外科医生通过术前 MRI 评估腹部的大血管，并根据所需植入物的大小来制订预期的游离范围，CTA 检查也有助于术前计划的制订[24]。对 76 例预实施前入路腰椎手术的患者行术前 CTA 评估，其中 21% 的患者手术决策受阻，11.8% 的患者发现椎前解剖异常，17% 的患者发现动脉粥样硬化疾病[25]。CTA 有助于识别相关解剖结构，并可能影响术前手术方案的制订，但尚未被验证用于预测临床结果[24]。一些研究表明，血管损伤的发生率可能与手术入路有关。腹腔镜或胸腔镜手术综合损伤率为 4.2%，开放手术为 2.2%，小开放手术为 2.0%[24]。此外，经腹膜入路的血管损伤发生率高于腹膜后入路（3.6% vs. 1.9%）[24]。

通过对选择性前入路腰骶手术中血管损伤的相关文献进行系统回顾分析发现，目前尚无关于患者在手术台上的体位（仰卧位 vs. 侧位）、切口类型（旁位 vs. 侧位）、腹部肌肉打开方法（切断肌肉纤维 vs. 钝性分离肌肉纤维）所引起血管损伤发生率差异的直接对比研究[24]。此外，尽管在许多大型系列研究中提到了专职的入路血管外科医生，但还没有研究表明这种做法能保证改善预后[24]。

由于过度使用咬钳或其他尖锐器械，经后路行腰椎椎板切除术，造成主动脉和髂血管损伤的病例已有几例报道。当患者出现出血过多和低血压时应立即考虑到这种损伤。已有报道显示迟发的医源性动静脉瘘、假性动脉瘤甚至髂静脉血栓形成的病例。

三、腹部血管损伤

（一）腹腔镜术中的血管损伤

1. 概述

腹腔镜手术是腹部外科医生最常见的手术之一，随着机器人手术的发展，腹腔镜手术得到了进一步的发展[26]。血管损伤相对少见，其发生率为 0.22%～1.1%；但当发生血管损伤时，患者死亡率可能增加至 8%～17%[27]。腹腔镜术中使用的气腹针（Veress 针）或套管针（Trocar 针）均可能造成主动脉/静脉撕裂引起出血，另外还可能引起其他并发症，如在充气腹的过程中空气进入破损的静脉导致气体栓塞[26]。有些血管损伤的症状很明显，可以得到及时的血管外科援助；然而，静脉空气栓塞或对腹膜后血管的轻微针刺伤可能很难被发现[26]。

2. 临床表现

腹腔镜手术可导致动脉和静脉血管损伤。在FDA报道的一系列腹腔镜血管损伤中，损伤最常见的部位是腹主动脉远端、右/左髂总动脉和髂总静脉，髂内/外动脉和静脉损伤较少见。

3. 血管损伤的诊断

最初采用气腹针或套管针穿刺腹壁的过程是盲穿，因为此时尚不能通过腹腔镜观察穿刺针进入的过程。及早诊断是提高大血管损伤治疗的安全性及有效性的保障。大血管损伤的最常见迹象是即刻的腹膜出血，或由于前腹壁出血而导致的腹膜腔视野可视性变差[26]。出血引起的血流动力学变化首先表现为窦性心动过速。当有出血时，任何程度的充气都可能导致气体栓塞[26]。当怀疑这一点时，麻醉师应该提高警惕。静脉损伤时，用于充气的气体可能进入中心静脉，造成"空气栓塞"（气锁），阻止肺部的血液循环到肺部[28]。如果发生这种情况，会导致突发严重的低血压。在"杜兰特手法"（Durant手法）中，患者被置于左侧卧位，可尝试将气泡移离肺动脉循环[28]。

4. 治疗

对于意外手术出血的患者，首先是确保建立足够的血管通道，提高静脉容量，通知血库提供血制品，然后寻求血管外科医生的帮助修复血管[26]。在完成血管修复前有几种方法可以用来减少失血。对于静脉损伤，增加人工气腹压至20mmHg，可以限制出血，因为中央静脉压力通常是8mmHg[26]。此外，一旦出血的部位确定后，立刻使用腹腔镜打结器，抓钳或者吸引器局部加压止血。一般情况下，腹腔镜下修复腹膜后动脉/静脉损伤是不可能的，需要急诊转开腹手术[26]。

腹部正中切口是处理腹膜后大血管损伤的首选手术入路，可以更好地显露主动脉分叉和下腔静脉[26]。术野分离显露完成后，可以通过在食管裂孔处徒手按压主动脉来减少失血。助手站在患者左侧，将右手放在胃小弯上方，感触到主动脉搏动最强处，并将主动脉向椎体方向按压[26]。或者，一旦看到出血的部位，最有效的止血方法是将手指或海绵直接按压在撕裂处，直到通过麻醉调整使患者生命体征稳定[26]。在完成主动脉的近端和远端阻断后，可根据血管损伤程度采用补片或人工血管一期缝合血管。

（二）腹腔镜下正中弓韧带减压术中动脉损伤

1. 概述

正中弓状韧带是膈肌左右脚之间的纤维带，其横行并环绕腹腔干动脉的起始处，可对腹腔干动脉出口造成外在压迫[29]。1963年，Harjola首次描述了该疾病；1965年，Dunbar进一步将该疾病定义为正中弓状韧带综合征（median arcuate ligament syndrome，MALS），其也被称为腹腔动脉压迫综合征或Dunbar综合征。然而由于对该疾病的病理生理学、临床表现和治疗了解不足，一直存在诸多争议[30]。开放式手术减压是治疗MALS的金标准术式，但自2000年以来，腹腔镜或机器人减压术的应用越来越广泛[31]。腹腔镜下减压术的应用越来越广泛的主要原因是恢复快、并发症发病率低；然而，在一些系列报道中，该技术亦显著增加了动脉出血的风险（7.4%）[29]。最近，有研究显示机器人辅助减压治疗MALS发生出血和中转开放外科手术的风险更低[29]。尽管如此，手术过程中动脉损伤的风险仍然存在。必要时，血管外科医生应该做好随时参与到手术当中的准备。

2. 临床表现

正中弓状韧带减压术最常见的并发症是直接损伤腹腔动脉；然而，经腹腔镜减压术导致的周围动脉分支损伤或紧邻腹腔动脉的主动脉损伤亦有报道[31]。损伤导致的主动脉夹层出血风险高且难以控制，这在相关研究中均得到证实[31]。

3. 治疗

由于患者已经处于仰卧位，可以通过经腹膜入路，由腹腔镜手术中转开腹探查术，分离显露腹腔动脉开口以上的腹主动脉。除修复血管损伤外，若术中发现腹腔动脉管腔狭窄，可以采用补片做血管成形术或腹主动脉 - 腹腔动脉分流术来修复腹腔动脉[31]。根据所损伤的主动脉分支直径的大小，可以进行一期修复或结扎以防止进一步出血。如果在机器人辅助减压术过程中出现血管损伤，第三个机器人手臂可以施加压力或阻断出血，同时将缝合线传递到其他两个机械臂进行腹腔 / 膈下动脉的修复[29]。

（三）肿瘤切除过程中的血管重建

1. 概述

腹腔内恶性肿瘤，尤其是胰腺肿瘤和肉瘤，在生长过程中有侵袭邻近血管的倾向。血管侵犯并不一定是手术切除的禁忌证，许多肿瘤外科医生会采用辅助化疗和放疗使肿瘤体积缩小，然后再进行手术切除。如果发现医源性血管损伤或（邻近）血管结构受到严重侵犯，则需要血管外科医生在术中协助血管重建[32]。甚至在没有肿瘤侵袭的情况下，亦可能会对周围（邻近）血管结构造成医源性损伤，此时需要紧急进行血管外科手术。常见的易于侵犯血管的腹腔肿瘤包括胰腺癌、腹膜后肉瘤和肾癌等。在下列腹腔内恶性肿瘤切除术中，无论是（择期或急诊手术），都需要血管外科医生能及时协助重建血管。

2. 临床表现

（1）胰腺癌：当肿瘤局部进展时，胰腺癌通常表现为侵犯门静脉或肠系膜上静脉[33, 34]。在某些病例中，由于肿瘤累及肝右动脉，术中需要切除受累及的肝动脉[35]。只要术中能通过血管重建维持静脉通畅，即便肿瘤侵犯门静脉或肠系膜上静脉亦不是肿瘤切除术的禁忌证[36]。一些研究已经显示，胰腺癌患者行胰十二指肠切除术后门静脉 / 肠系膜上静脉重建的存活率与未累及血管的患者相似。基于这一证据，（美国）国家综合癌症网络将侵袭至门静脉 / 肠系膜上静脉（SMV/PV）的胰腺癌归类为新辅助化疗后可部分切除性肿瘤[37]。

（2）腹膜后肉瘤：腹膜后肉瘤是一种常见的恶性肿瘤，可通过间充质组织侵袭下腔静脉，或直接侵犯下腔静脉壁[33, 38]。在评估软组织肉瘤时，血管切除或重建不影响患者长期生存，因此，尽可能进行复杂的血管重建以消除肿瘤局部进展[39]。

（3）肾细胞癌：原发性肾细胞癌是一种最常见易于侵犯血管的恶性肿瘤，并且易于发生瘤栓侵犯至肾静脉或下腔静脉的肿瘤[33]。

3. 诊断

静脉受累程度可在术前通过 CT 扫描诊断。CT 扫描可显示血管壁不规则、（管腔）狭窄或静脉周围组织受累等[36]。在某些病例中，内镜下超声扫描也有助于确定门静脉是否受累。然而这两项检查技术敏感性均较差，因此，在这些恶性肿瘤切除术中，非计划性紧急血管外科（会诊）会时常发生[36]。

4. 治疗

（1）胰腺癌：如果肿瘤侵犯门静脉，可以采用如下几种方法重建门静脉（图 34-2）[34]。如果受累的门静脉管腔狭窄没有超过 30%，切除肿瘤后可直接对门静脉进行缝合修补[33, 34]；此外，也

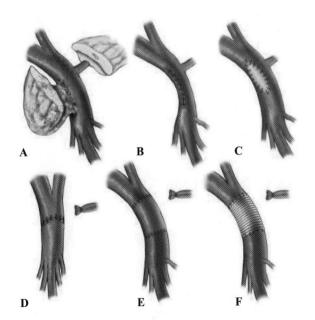

▲ 图 34-2　A. 胰头肿瘤侵犯门静脉；B. 一期缝合门静脉侧壁；C. 采用补片修补门静脉；D. 门静脉端 - 端吻合术；E. 自体静脉重建门静脉；F. 人工血管移植物重建门静脉[34]

可用自体静脉或牛心包补片行门静脉成形术，防止术后狭窄[33]。由于颈内静脉直径较大隐静脉粗大，因此更适合用于重建门静脉[33]，其他移植物选择包括股静脉、性腺静脉、左肾静脉、髂外静脉或人工合成移植物（聚四氟乙烯或涤纶）[34]。其他修复技术包括一期端 - 端吻合术，该技术适用于直接缝合后管腔狭窄超过 30% 或需要横断门静脉的情况[34]。（术后）治疗应包括抗凝和抗血小板治疗[37]。

(2) 腹膜后肉瘤：肉瘤侵犯下腔静脉的典型处理方案包括肿瘤整块切除和下腔静脉重建；然而，如果病变（侵犯）下腔静脉的范围小于其周长的 50%，则可以采用 Prolene 线直接缝合下腔静脉，而不会使其过度狭窄[33]。如果下腔静脉狭窄可以采用牛心包补片来解决[33]。尽管涤纶移植物、股浅静脉、冷冻腔静脉或同种主动脉移植物的应用均有报道，但整体切除受累及的腔静脉段，并采用 PTFE 移植物重建下腔静脉最常用。使用有外部支撑环的 PTFE 移植物重建下腔静脉的优点是能避免内脏对下腔静脉移植物的（缠绕）和压迫。在某些情况下，直接结扎下腔静脉亦有报道；但术后患者常出现严重的下肢水肿、肾功能障碍和腹水等，因此最好（还是）重建下腔静脉[33, 38]。

(3) 肾细胞癌：除了肾切除术外，下腔静脉血栓切除术已被证明可以改善肾细胞癌患者的预后[33]。当（癌栓）扩展到肝后段下腔静脉或更高时，需要游离肝脏以便在膈肌水平阻断下腔静脉[33]。

四、肢体血管损伤

（一）桡动脉置管导致的动脉损伤

1. 概述

桡动脉是最常见的有创动脉压力测定的置管位置[40]。大多数患者的尺动脉（是）手掌的主要供血动脉，患者对桡动脉置管引起的并发症如血栓形成有较强的耐受能力，因此容易被忽视，一

般亦无须手术治疗[40]。另外，桡动脉亦是行冠状动脉造影及相关介入治疗的首选入路血管，研究显示，25%～33% 的患者在桡动脉拔管后会出现血流减少或血栓形成，但表现为手部缺血的病例小于 1%[41]。考虑到桡动脉经常会被穿刺置管，血管外科医生了解这些并发症非常重要。当然，在使用桡动脉作为血管通道进行血管造影或监测血压之前，应该常规进行"Allen 试验"评估手部血供的代偿能力。

2. 临床表现

对于血流代偿差的患者，桡动脉置管可导致严重的并发症，包括由血栓形成、假性动脉瘤、血肿或穿孔引起手部缺血[40]，此种情况需要手术治疗。一旦出现手部缺血，截肢的风险亦会显著增加[40]。

3. 诊断

(1) 缺血并发症：数字式脉搏血氧仪可用于监测手部缺血；然而，对桡动脉 / 掌弓的持续多普勒检查，可以对危及肢体的严重缺血提供更加详细的信息[40]。其他检查手段包括多普勒超声，甚至极少数患者行动脉造影[40]。但最终是否需要手术干预，主要基于临床上的体格检查，如运动和感觉功能障碍或丧失及皮肤苍白等[40]。

(2) 非缺血并发症：桡动脉假性动脉瘤形成是最常见的非缺血并发症。它可能继发于压迫止血不当或加压敷料过早解除。最主要的临床表现是腕部搏动性包块或局部血肿持续增大，可以用彩超检查确诊[40]。

4. 治疗

(1) 缺血并发症：对于由动脉粥样硬化（瘢块）脱落或与导管相关性血栓引起的远端肢体栓塞的治疗，就是尽早拔除导管，并抗凝或抗血小板治疗，如果患者病情允许，两者可同时应用[40]。溶栓药物的应用对于治疗远端栓塞很有效，但在手部缺血治疗中的应用经验有限，这也使得溶栓治疗很难广泛应用于手部缺血[41]。对于桡动脉栓塞的患者，可行桡动脉切开取栓，必要时采用补片行桡动脉成形术[40]。

(2) 非缺血并发症：假性动脉瘤是最常见的非缺血性并发症，在假性动脉瘤破裂的情况下，患者可以进行直接缝合术、静脉补片成形术或桡动脉结扎术[40]。也可以在桡动脉假性动脉瘤腔内注射凝血酶，这对医源性损伤是安全有效的[42]。患者还可能发生局部感染或严重的感染性动脉炎。治疗方法包括抗菌药物应用、切除并广泛清创和（或）脓肿清创引流术[40]。

（二）膝关节置换术相关血管损伤

1. 概述

全膝关节置换术是一种广泛开展的骨科手术。据报道，医源性动脉损伤小于 1%[43]。然而延误诊断和治疗不当可导致严重的并发症，甚至是截肢的风险[43]。最常见的是腘动脉损伤，需要血管外科医生迅速做出反应，避免出现循环衰竭或急性肢体缺血并发症。

2. 临床表现

识别急性动脉损伤可能非常困难，尤其是在外科医生术前没有进行血管搏动检查或踝肱指数测定情况下。此外，许多骨科医生术中经常使用止血带来减少出血，这可能导致动脉损伤或骨筋膜室综合征。膝关节置换术中导致动脉损伤的原因可以是直接的（如器械损伤、热损伤）或间接的（如牵拉动脉)[43]。常见的易于发生血管损伤并发症的危险因素包括既往存在下肢动脉功能不全、股浅动脉 / 腘动脉钙化病史等[44]。

3. 诊断

接受膝关节置换的患者，在完成血管检查之前不应该离开手术室。术前检查中如果发现血管异常应及时请血管外科医师评估。如果患者还没有手术且病情稳定，可以通过 CTA 检查进行诊断；如果患者已在手术室且病情不稳定，可以通过对侧股动脉入路行患侧顺行下肢动脉造影诊断[43]。

4. 治疗

腘动脉损伤患者可以采用血管腔内治疗或开放手术治疗。采用球扩式覆膜支架治疗可行且创伤较小；然而，在血栓形成 / 血管撕裂的情况下，则需要外科干预。一般情况下，可通过内侧入路或直接后入路显露腘动脉。如果在手术室及时发现血管损伤，患者可左侧仰卧，从内侧入路显露腘动脉。这种入路的缺点是腘动脉中部相对难以显露，因为腘动脉位于膝关节的正后方[43]。如果患者离开手术室后发现血管损伤，可经后入路行急诊手术，直接采用静脉补片行血管成形术或自体静脉重建腘动脉[43]。对于既往已经存在腘动脉病变的腘动脉血栓形成患者，则需要采用短段的 PTFE 或自体血管进行搭桥手术重建腘动脉。此外，根据缺血时间的长短，患者还可能需要行下肢四室筋膜室切开减压术对严重肿胀的下肢进行减压，避免出现永久性神经或血管损伤。

五、结论

血管外科医生需要具备处理各种手术中发生的血管损伤相关并发症的能力，无论这些手术是微创手术还是开放性手术。医源性动脉或静脉损伤是最常见的并发症，此外，在进行恶性肿瘤彻底切除时需要切除和重建重要的血管（如门静脉、下腔静脉或其他的动脉和静脉血管），这种情况可能术前有预案，亦可能是术中出现的意外情况。因此，血管外科医生必须随时做好修复损伤血管的准备，以免出现严重的并发症，甚至死亡事件的发生。

参考文献

[1] Manzur MF, Ham SW, Elsayed RS, et al. Vascular surgery: An essential hospital resource in modern health care. Journal of vascular surgery. 2016 Aug 1;64 (2): 543.

[2] Tomita TM, Rodriguez HE, Hoel AW, et al. Implications of intraoperative vascular surgery assistance for hospitals and vascular surgery trainees. JAMA surgery. 2016 Nov

1;151(11): 1032-8.

[3] Danczyk RC, Coleman J, Allensworth J, et al. Incidence and outcomes of intraoperative vascular surgery consultations. Journal of vascular surgery. 2015 Jul 1;62(1): 177-82.

[4] Bowdle A. Vascular complications of central venous catheter placement: Evidence-based methods for prevention and treatment. Journal of cardiothoracic and vascular anesthesia. 2014 Apr 1;28(2): 358-68.

[5] Yoon DY, Annambhotla S, Resnick SA, et al. Inadvertent arterial placement of central venous catheters: Diagnostic and therapeutic strategies. Annals of vascular surgery. 2015 Nov 1;29(8): 1567-74.

[6] Abi-Jaoudeh N, Turba UC, Arslan B, et al. Management of subclavian arterial injuries following inadvertent arterial puncture during central venous catheter placement. Journal of Vascular and Interventional Radiology. 2009 Mar 1;20(3): 396-402.

[7] Ruesch S, Walder B, Tramèr MR. Complications of central venous catheters: Internal jugular versus subclavian access—a systematic review. Critical care medicine. 2002 Feb 1;30(2): 454-60.

[8] Kirkwood ML, Wahlgren CM, Desai TR. The use of arterial closure devices for incidental arterial injury. Vascular and endovascular surgery. 2008 Oct; 42(5): 471-6.

[9] Kapadia S, Parakh R, Grover T, et al. Endovascular covered stent for management of arterial pseudoaneurysms after central venous access. Journal of cardiothoracic and vascular anesthesia. 2007 Feb 1;21(1): 99-102.

[10] Allan JS, Wright CD. Tracheoinnominate fistula: Diagnosis and management. Chest Surgery Clinics. 2003 May 1;13(2): 331-41.

[11] Grant CA, Dempsey G, Harrison J, et al. Tracheoinnominate artery fistula after percutaneous tracheostomy: Three case reports and a clinical review. British journal of anaesthesia. 2005 Nov 18;96(1): 127-31.

[12] Deguchi JO, Furuya T, Tanaka N, et al. Successful management of tracheo-innominate artery fistula with endovascular stent graft repair. Journal of vascular surgery. 2001 Jun 1;33(6): 1280-2.

[13] Hamaguchi S, Nakajima Y. Two cases of tracheoinnominate artery fistula following tracheostomy treated successfully by endovascular embolization of the innominate artery. Journal of vascular surgery. 2012 Feb 1;55(2): 545-7.

[14] Courcy PA, Rodriguez A, Garrett HE. Operative technique for repair of tracheoinnominate artery fistula. Journal of vascular surgery. 1985 Mar 1;2(2): 332-4.

[15] Woerner A, Koo KS, Monroe EJ. Endovascular Stent Graft Exclusion of an Iatrogenic Tracheoinnominate Fistula after Unsuccessful Surgical Repair. Journal of Clinical Interventional Radiology ISVIR. 2018 Aug;2(02): 106-9.

[16] Mei J, Pu Q, Liao H, et al. A novel method for troubleshooting vascular injury during anatomic thoracoscopic pulmonary resection without conversion to thoracotomy. Surgical endoscopy. 2013 Feb 1;27(2): 530-7.

[17] Cerfolio RJ, Bess KM, Wei B, et al. Incidence, results, and our current intraoperative technique to control major vascular injuries during minimally invasive robotic thoracic surgery. The Annals of thoracic surgery. 2016 Aug 1;102(2): 394-9.

[18] Solli P, Pardolesi A, Spaggiari L, et al. Case Presentation: Aortic Injury during VATS Lobectomy. CTSNet. 2015 Feb 16.

[19] Garg J, Woo K, Hirsch J, et al. Vascular complications of exposure for anterior lumbar interbody fusion. Journal of vascular surgery. 2010 Apr 1;51(4): 946-50.

[20] Hamdan AD, Malek JY, Schermerhorn ML, et al. Vascular injury during anterior exposure of the spine. Journal of vascular surgery. 2008 Sep 1;48(3): 650-4.

[21] Jung HS, Kim DJ, Kim HS, et al. Vascular complications related to posterior lumbar disc surgery. Vascular specialist international. 2017 Dec; 33(4): 160.

[22] Chiriano J, Abou-Zamzam Jr AM, Urayeneza O, et al. The role of the vascular surgeon in anterior retroperitoneal spine exposure: preservation of open surgical training. Journal of vascular surgery. 2009 Jul 1;50(1): 148-51.

[23] Wood KB, DeVine J, Fischer D, et al. Vascular injury in elective anterior lumbosacral surgery. Spine. 2010 Apr 20;35(9S): S66-75.

[24] Datta JC, Janssen ME, Beckham R, Ponce C. The use of computed tomography angiography to define the prevertebral vascular anatomy prior to anterior lumbar procedures. Spine. 2007 Jan 1;32(1): 113-9.

[25] Sandadi S, Johannigman JA, Wong VL, et al. Recognition and management of major vessel injury during laparoscopy. Journal of minimally invasive gynecology. 2010 Nov 1;17(6): 692-702.

[26] Jafari MD, Pigazzi A. Techniques for laparoscopic repair of major intraoperative vascular injury: Case reports and review of literature. Surgical endoscopy. 2013 Aug 1;27(8): 3021-7.

[27] Mirski MA, Lele AV, Fitzsimmons L, et al. Diagnosis and treatment of vascular air embolism. Anesthesiology. 2007 Jan 1;106(1): 164-77.

[28] Thoolen SJ, van der Vliet WJ, Kent TS, et al. Technique and outcomes of robot-assisted median arcuate ligament release for celiac artery compression syndrome. Journal of vascular surgery. 2015 May 1;61(5): 1278-84.

[29] Jimenez JC, Harlander-Locke M, Dutson EP. Open and laparoscopic treatment of median arcuate ligament syndrome. Journal of vascular surgery. 2012 Sep 1;56(3): 869-73.

[30] Roseborough GS. Laparoscopic management of celiac artery compression syndrome. Journal of vascular surgery. 2009 Jul 1;50(1): 124-33.

[31] Oderich GS, Panneton JM, Hofer J, Bower TC, Cherry Jr KJ, Sullivan T, Noel AA, Kalra M, Gloviczki P. Iatrogenic operative injuries of abdominal and pelvic veins: A potentially lethal complication. Journal of vascular surgery. 2004 May 1;39(5): 931-6.

[32] Etkin Y, Foley PJ, Wang GJ, et al. Successful venous repair and reconstruction for oncologic resections. Journal of Vascular Surgery. 2016 Jan 1;4(1): 57-63.

[33] Glebova NO, Hicks CW, Piazza KM, et al. Technical risk factors for portal vein reconstruction thrombosis in pancreatic resection. Journal of vascular surgery. 2015 Aug 1;62(2):424-33.

[34] Sgroi MD, Narayan RR, Lane JS, et al. Vascular reconstruction plays an important role in the treatment of pancreatic adenocarcinoma. Journal of vascular surgery. 2015 Feb 1;61(2): 475-80.

[35] Lee DY, Mitchell EL, Jones MA, et al. Techniques and results of portal vein/superior mesenteric vein reconstruction using femoral and saphenous vein during pancreaticoduodenectomy. Journal of vascular surgery. 2010 Mar 1;51(3): 662-6.

[36] Turley RS, Peterson K, Barbas AS, et al. Vascular surgery collaboration during pancreaticoduodenectomy with vascular reconstruction. Annals of vascular surgery. 2012 Jul 1;26(5): 685-92.

[37] Obi AT, Kim GY, Coleman DM, et al. Aggressive Phenotype of Intravascular Lymphoma Relative to Other Malignant Intraabdominal Tumors Requiring Vascular Reconstruction. Annals of vascular surgery. 2019 Jan 1;54: 72-83.

[38] Krutman M, Nishinari K, Pignataro BS, et al. 20 years of experience in vascular reconstructions associated with resection of malignant neoplasms in a single cancer center. Journal of vascular surgery. 2018 Dec 24.

[39] Garg K, Howell BW, Saltzberg SS, et al. Open surgical management of complications from indwelling radial artery catheters. Journal of vascular surgery. 2013 Nov 1;58(5): 1325-30.

[40] Valentine RJ, Modrall JG, Clagett GP. Hand ischemia after radial artery cannulation. Journal of the American College of Surgeons. 2005 Jul 1;201(1): 18-22.

[41] Garvin RP, Ryer EJ, Yoon HR, et al. Ultrasoundguided percutaneous thrombin injection of iatrogenic upper extremity pseudoaneurysms. Journal of vascular surgery. 2014 Jun 1;59(6): 1664-9.

[42] Hans SS, Shepard AD, Reddy P, et al. Iatrogenic arterial injuries of spine and orthopedic operations. Journal of vascular surgery. 2011 Feb 1;53(2): 407-13.

[43] Calligaro KD, DeLaurentis DA, Booth RE, et al. Acute arterial thrombosis associated with total knee arthroplasty. Journal of vascular surgery. 1994 Dec 1;20(6): 927-32.

血管腔内技术清除血管腔内的异物（导管、导丝、鞘）

Endovascular removal of foreign bodies (catheter wires and sheaths) from the vascular system

Michael Trpkovski　Robert Acho　著

李卫校　译

血管内异物（intravascular foreign bodies，IFB）是一种罕见但严重的并发症。多种血管腔内手术，如支架植入术、下腔静脉滤器置入术、中心静脉导置管和弹簧圈栓塞术，均可能因器械断裂、脱落而导致异位栓塞。虽然这种并发症较为罕见，然而一旦出现后果是严重的，甚至是致命的。IFB 栓塞可导致败血症、细菌性心内膜炎、心律失常或心肌损伤等。据报道该并发症相关的死亡率可达 24%～60%。由于 IFB 相关并发症的死亡率较高，即便无症状亦需要尽可能地把异物取出。多年来，IFB 的取出方法已经从传统的开放外科手术转变为采用血管腔内技术进行。这种方法技术成功率较高、并发症发生率较低。随着多种医疗设备、介入器材和技术的发展，经皮血管腔内技术已成为取出 IFB 的金标准。

一、血管内异物来源

（一）中心静脉导管

中心静脉导管放置是极其常见的临床操作之一。与其相关的总体并发症发生率约为 15%。常见的并发症包括血肿形成、气胸、感染或动脉损伤。导管腔堵塞或导管断裂是一种罕见但严重的并发症，约占所有并发症的 1%，但相关死亡率高达 71%，因此需要取出。

该并发症的诊断具有一定的难度，因为部分患者可能没有任何临床症状。Surov 等报道了 IFB 栓塞相关的体征。根据发生率从高到低的顺序进行排列如下：导管失功能、心律失常、呼吸窘迫和败血症等。如果临床上高度怀疑患者存在 IFB 相关并发症，应行立位胸片检查确认导管位置、导管是否完整、有无导管碎片脱落而导致远端栓塞（图 35-1）。

导管断裂后或移位的位置取决于以下因素：置入导管的位置、导管的柔韧性和长度、患者体位、血管和（或）心脏内的血流方向等。栓塞的常见部位包括右心房、肺动脉、右心室、上腔静

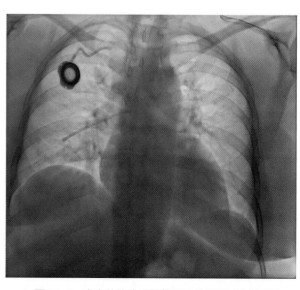

▲ 图 35-1　患者的静脉港导管断裂并脱落至右肺动脉

脉和锁骨下静脉。

（二）导丝

手术过程中导丝可能会发生断裂，并引起远端栓塞，或者整个导丝都有可能被误推入血管内。在过去的 10 年里，随着血管腔内技术的不断发展，导丝断裂的发生率越来越高，这也成为 IFB 的较常见来源之一。术中反复撵转导丝尝试通过严重钙化的狭窄或闭塞病变，在此过程中其所承受的应力较大，最终导致其断裂。在冠状动脉的介入治疗过程中该并发症时有发生（0.1%～0.8%）。虽然关于在外周血管介入治疗过程中发生导丝断裂的相关文献报道较少，但同样的理论也适用于周围血管。

动脉系统中的异物可导致血栓、局部缺血和（或）感染。因此，患者可能会出现缺血和（或）感染相关的症状，也可能无症状。如果在手术期间发现该问题，必须立即采取措施取出该血管内异物。与静脉异物相比，位于动脉系统的异物可采取保守治疗。可采用保守治疗的情况如下：①小碎片嵌在慢性闭塞性的动脉管腔内；② IFB 未引起临床症状，同时其进一步发生远端栓塞的可能性较小。如果不符合这些标准，应进行手术治疗取出该血管内异物。虽然发生率较小，但在置入 CVC 或进行外周血管介入治疗的过程中有可能误将整个导丝推入血管腔内。

二、器材和技术

圈套器捕捉技术

血管腔内介入治疗技术的快速发展亦促进了血管内异物取出器械的发展。在异物回收中，套圈抓捕器是应用最广泛、功能最强大的一种装置。它的适用性较强，便于通过血管系统到达右心房或肺动脉。鹅颈抓捕器的缺点是其套圈较软，不能紧密贴附血管壁，因此难于捕捉到时间较久的、黏附于血管壁的 IFB。Amplatz Gooseneck Nitinol 圈套（Ev3 Inc.，Plymouth，MN）是单环的圈套，EN 圈套（merit Medical，Jordan，

UT）是多环的套圈。在使用过程中，使套圈以 90° 角垂直于导管，推进抓捕器使套圈套中 IFB。环形套圈抓捕器主要用于去除各种 IFB，如断裂的 CVC、导丝、支架和下腔静脉滤器。

采用鹅颈抓捕器的捕捉异物的技术有很多，其中异物近心端捕获技术是最基本的方法。近心端捕获技术仅适用于 IFB 存在一个可供鹅颈抓捕器捕捉的游离端（图 35-2）。右侧股总静脉较为粗大，是最常用的入路血管；在某些情况下，如下腔静脉滤器或合并有双侧髂静脉血栓形成的患者，颈内静脉或锁骨下静脉则是首选的入路血管。透视下将导管推进至接近目标血管内的 IFB 的上方。当导管和套圈推进到位后，后撤导管使套圈展开；透视下缓慢向前推进整个系统直到套圈成功套到 IFB 的游离端；固定圈套器，缓慢向前推进导管收紧套圈并锁定 IFB；为了减少在应用套圈取出 IFB 过程中损伤血管壁的可能性，应将 IBF 的长轴与血管平行（图 35-3）。整个鹅颈抓捕器系统，包括需要移除的 IFB，可通过 8F 鞘管取出体外。在此过程中需要注意必须确保套圈捕捉到 IFB 的游离端。如果套圈捕捉到 IFB 的中间段，此种情况下收紧圈套器会使 IFB 垂直于导管和血管，这可能会导致血管壁损伤，严重时还

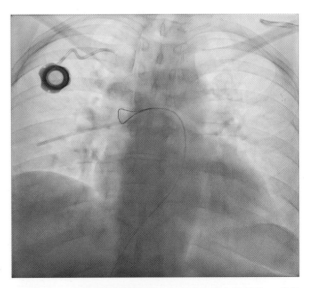

▲ 图 35-2　采用鹅颈抓捕器取出右肺动脉内的异物。术者采用鹅颈抓捕器捕捉到断裂脱落导管的游离端

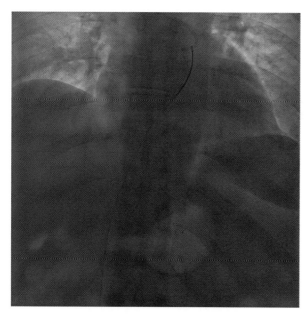

▲ 图 35-3　抓住 IFB 远端并缓慢取出

注意：异物取出过程中，IFB 的长轴与血管平行

会导致血管壁撕裂。研究显示采用这种技术的成功率超过 92%。该技术还可以用于移除支架。

三、血管腔内异物钳

在取出血管内异物时，血管内异物钳的应用不如套圈抓捕器多。血管内异物钳的设计通常采用侧开颚，其具较大的咬合力。血管内异物钳需要通过颈内静脉或股静脉引入。它有不同的直径（3～12F），可以通过导引导管引入。血管内异物钳（Cook Medical）可用于大血管，如中心静脉，甚至右心房。鳄鱼回收装置（Covidien，Mansfield，MA）适用于小血管，可用于从脑血管中取弹簧圈。血管内异物钳最大的优点是适用于移除无游离端的 IFB；但是其质地较硬引起医源性血管损伤的可能性较大，在血管内操控亦较为困难。血管内异物钳方便用于移除支架、弹簧圈和黏附在血管内皮上的异物。考虑到其并发症的风险，应谨慎使用血管内异物钳。IFB 在血管内留存超过 24h 通常会与血管壁发生黏附。在取异物的过程中，如果用力过大，则可能会有损伤血管内皮危险，严重时可能会引起血管破裂或穿孔。

手术通路成功建立之后，将引导导管推送至所需要的部位，然后将血管内取异物钳经导管缓慢引入，直到露出下颌；然后操纵导管和异物钳抓取 IFB。一旦成功抓取到 IFB，将导管和钳子一并轻轻地移除。避免过度用力，以免造成血管损伤。

四、结论

血管腔内异物取出术已被证实是一种安全有效的技术。多年来已设计出了许多相关器械，其中圈套抓捕器是最常用的，其并发症发生率最低。血管内异物钳多用于一些疑难病例，同时其导致医源性损伤的风险亦是最高的。血管腔内治疗技术的进展降低了血管内异物并发症的风险。

裸露血管移植物的组织术修复

Tissue coverage for exposed vascular reconstructions (grafts)

Kaitlyn Rountree　Vikram Reddy　Sachinder Singh Hans　著

卢　伟　译

第36章

5%~10%的开放性血管重建手术患者会发生手术部位感染和切口裂开，进而发生自体血管或桥血管裸露，其多见于聚四氟乙烯移植物和少数自体静脉移植物[1]。开放手术发生血管移植物感染所导致死亡率达17%，截肢率高达70%。主动脉腔内移植物感染发生率在0.2%~5.0%，其死亡率为24%~75%[2]。血管移植物感染最佳治疗是清除移植物、广泛清创和行解剖外途径旁路移植，使桥血管远离感染区域，同时给远端血管床供血。

经正规治疗的非腔内移植物感染患者的死亡率达10%~30%，高位截肢率高达70%[3]。通过应用敏感抗生素结合清创术、负压引流闭合装置和肌瓣覆盖，可以治疗部分移植物感染。切口并发症或导管感染高危患者可采用局部组织覆盖皮瓣或负压引流闭合装置等预防手术部位感染[1]。

既往，血管感染创面培养出来的细菌主要为金黄色葡萄球菌。然而，目前最常见的细菌为表皮葡萄球菌。假单胞菌属是导致血管移植感染的最常见的革兰阴性菌[2, 4]。当移植物和自体血管的吻合口破裂时，常发现金黄色葡萄球菌感染。血管旁路术后手术部位感染的预测因素包括肥胖、糖尿病、术前功能状态较差、女性、吸烟、手术期间活动性感染、再次行旁路移植术[5]。Siracuse等回顾性观察10年来人工移植物感染情况，发现股动脉移植物感染的发生率没有变化，

尽管在此期间发生了术前皮肤准备的变化（剪刀vs.剃刀），术前清洗液变化（聚维酮碘vs.氯己定），围术期抗生素变化，移植物的选择变化（静脉vs.涤纶vs.聚四氟乙烯）[4]等。

血管移植感染的发生有两个高峰。第一个发生高峰出现在术后早期到术后4个月内，大多数发生在术后前2个月内。早期血管移植物感染与手术时的污染或从浅表感染直接蔓延到移植物有关。在临床上这些感染通常很明显，周围组织表现出感染迹象，如发红、发热或脓性分泌物。其风险因素包括远端感染，其中术中损伤导致淋巴管感染，以及患者自身的习惯会导致皮肤结合处皱褶或间隙处出现破损，尤其是在腹股沟处。腹股沟皮肤的污染是移植物感染的最常见原因。

晚期血管移植物感染发生在手术后至少4个月之后，被认为是由于新的感染或亚临床感染的重新激活造成的菌血症对移植物的播种性感染。移植物在1年内仍易受感染，这是由于人工血管假性内膜未完全形成。当血管移植物被感染时，感染很可能会扩散到自体血管，引起炎症，并继发动脉瘤形成、出血或闭塞[2]。在感染区域有血管吻合口时，作者建议终身使用抗生素；感染区没有吻合缝合线时，6周的抗感染治疗就足够了。如果血管吻合口发生感染，则必须去除移植物，因为仅靠肌肉或皮瓣不足以处理移植物感染。常见的组织覆盖技术见表36-1。

表 36-1　组织覆盖技术

组织瓣	附属动脉	覆盖区域	病　状
缝匠肌 旋转皮瓣	股浅动脉	腹股沟	髋关节屈曲受限
股薄肌 后折皮瓣	内侧旋股动脉	腹股沟	大腿内旋受限
腓肠肌肌肉皮瓣	内侧头，起自腘动脉腓肠肌内侧 外侧头，起自腘动脉腓肠肌外侧	膝盖周围，小腿内侧和外侧	膝盖屈曲受限
带蒂网膜瓣	右前网膜动脉 左后网膜动脉	腔内、腔外任何部位	来自剖腹或腹腔镜手术最小及最大的并发症
胸锁乳突肌 肌肉转移皮瓣	枕上动脉 甲状腺中上动脉 颈外动脉 靠下，可变	前外侧颈部	同侧颈部旋转受限
胸大肌肌皮瓣	胸肩峰动脉胸部分支	前外侧颈部	肩部运动范围减小，肩部无力

一、组织覆盖技术：腹股沟

（一）缝匠肌肌瓣

缝匠肌是人体最长的肌肉。它起源于髂前上棘（anterior superior iliac spine，ASIS），走行于体表，在胫骨内侧面止于胫骨粗隆。在股神经的支配下，缝匠肌协助髋关节和膝关节的屈曲。作为一种协同肌，使用缝匠肌最大程度降低功能损失。缝匠肌接受来自股浅动脉（superficial femoral artery，SFA）部分血液供应。

缝匠肌与标准腹股沟切口十分接近，在需要组织覆盖股动脉和移植物（包括假体和自体组织）的情况下，缝匠肌是最理想的局部转移性肌瓣。1980 年，Mendez Fernandez 等首先报道了转移缝匠肌肌瓣用于治疗术后腹股沟感染，此后一直作为预防和需要清创的腹股沟感染伤口的救治方法[6]。Brewer 等报道了使用转移缝匠肌肌瓣救治腹股沟血管感染，挽救人工血管的成功率达到89%。有趣的是，严重的股浅动脉疾病并不影响缝匠肌肌瓣的生存能力，尽管缝匠肌肌瓣的部分血供来自于股浅动脉[7]。

缝匠肌肌瓣的手术技术包括在腹股沟切口内从外侧向内侧游离缝匠肌，同时注意保护内侧血液供应。缝匠肌在其髂前上棘起点的外侧活动，在最近端用电刀分离，并在长切口内侧旋转以覆盖腿部血管或移植物。肌肉选择使其前部与腿部血管紧密接触。缝匠肌肌肉扭转有助于防止肌瓣坏死[8]。

应用间断的可吸收缝线固定肌肉在腹股沟韧带和周围组织上。伤口可以一期分层闭合，也可以应用负压引流闭合装置使皮肤和皮下组织保持开放。建议在缝匠肌创面中放置引流管以防止血肿形成。

（二）股薄肌肌瓣

股薄肌是位于大腿内侧表面的细长肌肉。它起到大腿内收肌的作用，并有助于膝关节和髋关节的屈曲。它的部分血供来自旋股内动脉（股深动脉的分支），通常在耻骨联合起源处向下约10cm，并受闭孔神经支配。长期以来股薄肌肌瓣一直用于带蒂和游离皮瓣的重建手术。靠近腹股沟使其成为复杂腹股沟伤口患者的宝贵选择。同样，它的血液供应不依赖于 SFA，后者通常在动脉闭塞性疾病的患者中阻塞或受损。

同样，它的血液供应不依赖于 SFA，后者通常在动脉闭塞性疾病的患者中阻塞或受损。

如果缝匠肌先前已被使用或不能再用或者只需要少量组织覆盖，则首选转移股薄肌皮瓣。在没有自体组织用于封闭的情况下，可以将翻转肌瓣与中厚皮层移植物和真空辅助闭合装置联合应用于腹股沟伤口。

股薄肌起源于耻骨联合的下部，沿大腿内侧浅表垂直延伸。圆形肌腱在穿过股骨内侧髁和胫骨内侧髁后面时会变平，加入"鹅足"深入至缝匠肌肌腱。作为大腿内侧最浅的肌肉，股薄肌可以相对容易地通过在大腿内侧下部的纵向切口识别其典型的条索状远端部分。Dua 等报道了在切开前使用超声波来识别大腿内侧远端股薄肌腱的条索状结构[9]。

沿覆盖股薄肌的大腿内侧远端做一个垂直切口并向下剥离通过皮下组织识别条索状股薄肌腱。为了降低手术部位的并发症率，采用了跳跃式切口，下一个切口更近地覆盖在股薄肌的腹部，注意不要损伤大隐静脉。通过将电刀笔尖端接触到股薄肌的肌腱部分，外科医生确认这两个部位在解剖上来自同一块肌肉。快速进入筋膜鞘，小心地将股薄肌腹的前侧和内侧边缘钝性地分离，以保留前部穿过的血管束。肌肉处于高张力状态，远端肌腱被电灼切断。如图 36-1 所示，此部位使用手持多普勒检查流向肌腹的血流量。

通过手指钝性分离从腹股沟伤口到内侧切口创建隧道；重要的是使隧道足够宽以容纳翻转的股薄肌，避免压迫供应血管的风险。建议简单地将丝线缝合到股薄肌的游离端，并用止血钳引导它穿过新创建的隧道。用手持式多普勒检查血管供应并观察肌腹以确保没有明显的静脉充血。如果它很容易到达腹股沟伤口，股薄肌转移皮瓣的游离端可以固定在腹股沟韧带上或者用 3-0 可吸收单丝固定到周围组织。建议在转移肌瓣上方进行部分皮肤移植，使用负压引流辅助闭合装置 3～5 天，而不是早期在组织瓣直接缝合皮肤。Ali 等的研究显示，85% 的患者在一期缝合后完全愈合[10]，而 Dua 等的研究表面，在应用植皮后 2 个月内完全愈合率为 100%。

对侧大腿前侧是合适且方便的皮肤移植供体位置。通常用微型刨床来获得，并涂上杆菌肽软膏和封闭敷料，以尽量减少该部位的疼痛。敷料覆盖 48h，然后根据需要更换。

二、组织覆盖技术：颈部

（一）胸锁乳突肌肌瓣

胸锁乳突肌的两个头部起源于胸骨柄和锁骨内侧。当它们向颈部延伸时，两个头部的纤维融合在一起汇合止于颞骨的乳突。胸锁乳头肌的主要功能是旋转头部和弯曲颈部。其运动受副神经

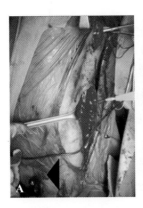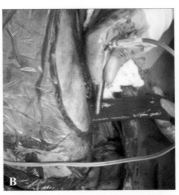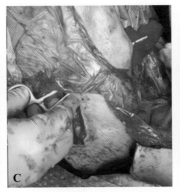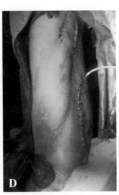

▲ 图 36-1　左大腿内侧，膝盖上，腹股沟下

A.Metzembaum 剪刀从单独的股薄肌肌腱后面通过，钝头端指示股薄肌的腹部，箭头指示要覆盖的伤口位置；B. 股薄肌皮瓣远端肌腱分离后的肌腹，转移的股薄肌皮瓣行多普勒检查；C. 止血钳穿过连接腹股沟创面的隧道（柄）与供体近端切口，轻轻翻转股薄肌穿过隧道盖住腹股沟伤口，并用缝合线固定在肌腱上；D. 远端和近端供体切口用垂直褥式缝合线闭合，并在近端供体床上引流。覆盖在腹股沟股薄肌瓣的中厚皮肤移植物上应用伤口负压引流闭合装置

支配，副神经在颈动脉分叉处穿过肌肉[11]。除上段外，胸锁乳头肌的血液供应是节段性和可变的。尸体解剖和乳胶注射研究均显示来自颈外动脉的枕动脉对胸锁乳突肌上部的肌肉提供可靠血液供应。肌腹的中间部分由甲状腺上动脉的分支供应，或者在 20%～27% 的情况下直接由颈外动脉的分支供应。胸锁乳突肌腹的下部由颈横动脉、甲状腺颈干和（或）颈浅动脉供血[12]。

翻转皮瓣上部是最常用的变异皮瓣。枕动脉稳定的血管供应使得上部皮瓣可以有更大的旋转弧度，因为甲状腺上动脉分支可以在必要时结扎，而不会有皮瓣失效的风险。下部皮瓣需要保持中、下血供。根据覆盖需要，可以采用胸锁乳突肌肌瓣或 SMC 肌皮瓣[11, 13]。

正如 Yugueros 等所描述的，建议将皮岛直接限制在下面肌肉的上方，以控制过高的皮岛坏死风险。一个关键的技术要点是轻轻地将皮肤岛状结构固定在下面的肌肉组织上，以防止皮肤和下面肌肉之间垂直走行的细小血管被剪断[11, 14]。

胸锁乳突肌皮瓣要遵循沿着与纤维方向相同的假想线。如果需要皮瓣，应在胸锁乳突肌的远端选择一个合适的部位，以允许的最大的旋转弧度，同时牢记需要保留下部皮瓣的中间血液供应。皮瓣和皮下组织轻轻缝合到下面的肌肉上，以避免在皮瓣操作过程中剪断下面的垂直血管和皮瓣撕脱。皮瓣应限于覆盖肌肉的组织，以降低皮瓣坏死的风险。一旦切开所需的皮肤并固定好皮下组织，就会快速向下剥离到下面的胸锁乳突肌，小心地将肌腹从其附着物上分离出来，以保护副神经和内侧血液供应。在无张力的情况下牵拉皮瓣以覆盖预期的部位，并将肌肉蒂缝合到位。胸锁乳突肌必须牢固地固定，以避免术后随着患者头部运动而牵引皮瓣。胸锁乳突肌皮瓣通常用于封闭供体部位的缺损[11, 14]。

（二）胸大肌肌瓣

大面积的颈部缺损可能需要更大的重建皮瓣，而非更大幅度转移胸锁乳突肌肌瓣。1979 年，

Aryian 等在一个小宗病例中描述了胸大肌肌瓣作为具有更广泛覆盖能力的皮瓣是可行的选择。从那时起，皮瓣的经验扩展到包括舌重建、下咽部重建和颈部大血管软组织覆盖，以及立即和延迟处理颈部和口腔破裂的伤口[15-17]。这里将讨论胸大肌带蒂皮瓣在颈部大血管软组织覆盖中的应用。

胸大肌起源于锁骨内侧部分的前部；从这里发出的肌纤维通常是横向的，与肌肉的其余部分有小的间隙。其余的肌纤维来源于胸骨前表面、所有真肋骨的软骨和腹外斜肌的腱膜。这些肌肉纤维会聚到肱骨，并沿上外侧方向延伸。它是前胸壁最大和最浅的肌肉。胸大肌有大量的血液供应，肌皮瓣依靠胸肩峰动脉供血，胸肩峰动脉是腋动脉的分支。额外的血液供应来自内侧的乳内动脉和外侧的胸长动脉，在皮瓣升高的过程中，通常切除其中的分支以确保足够长度的蒂[18]。

胸大肌带蒂皮瓣可根据外科医生的需要和患者身体状况作为肌皮瓣或肌筋膜皮瓣使用。在病态肥胖患者，由于小穿支血管的剪切力，皮瓣可能无法生存。有锁骨中线手术史、既往胸部手术史、隆胸或乳房切除术史的患者，可能增加皮肤叶坏死或胸大肌皮瓣使用难度的风险。波兰综合征或先天性胸肌缺失是其禁忌证。

患者的体位应易于显露供体同侧的胸部、肩部和腋窝。应确定胸骨外侧、锁骨、剑突和肱骨止点的胸肌边界。可以通过从剑突到肩峰画一条线来定位胸肩峰动脉胸支。画一条垂直于这条线的第二条线，将锁骨一分为二。胸肩峰动脉的走行与从锁骨中点延伸到肩峰内侧到剑突那条线相对应。标准皮瓣位于胸大肌外侧缘和第 2～6 肋软骨的胸大肌的下内侧缘，并应覆盖在胸肩峰动脉，以确保可靠的血液供应。建议使用略大于所需的皮肤岛，以增加肌皮穿支的数量，进而增加皮肤在转移过程中存活的可能性。应使用间断缝合线将皮瓣临时固定在下面的筋膜上，以尽量减少对肌皮穿支的剪切力[15, 18]。

最初的切口从设计的皮岛外侧边缘向腋窝前

线。通常该切口位于男性患者的乳头上方和女性患者的乳房下方，以保持美容效果并减少乳房组织中不想要的部分。切口向下切到胸大肌。这需要识别肌肉的内侧和下部范围，之后皮肤岛可以向下或向上移动，以便停留在肌肉组织上方。皮肤和皮下组织用刀片或电刀快速而锐利地切开，注意不要扎到下面的肌肉。皮下组织以类似的方式从肌肉纤维的上端上升到锁骨的水平。在这一点上，皮肤岛应该作为一个岛位于原位胸大肌的中下部。

然后将肌瓣从胸壁向上提升至胸大肌筋膜深处，并小心地将附着在肌腹后方的血管蒂上提。这很大程度上可以通过钝性手指解剖来完成。当皮瓣向上抬高时，必须非常小心地控制沿胸骨缘的乳内动脉分支和其他肌肉穿支，因为它们断裂后会缩回胸部并导致血胸。外侧肌与肱部相连。在锁骨上形成一个宽大的皮下隧道，以便将来通过肌瓣和皮瓣有足够的空间来防止扭曲或压迫血管蒂，如图 36-2 所示。

皮瓣进入颈部后，仔细检查蒂是否有扭转或扭结的迹象。在需要更多皮瓣时，可以进行适当操作以获得额外长度以覆盖头部。首先是横切锁骨正下方的胸肌，注意不包括血管蒂。另一种方法是切除一部分锁骨下胸大肌。这使蒂与锁骨骨膜直接接触，没有插入肌肉，并减少锁骨上的赘肉。

将胸筋膜缝入颈部伤口内，不受皮肤岛的影响。通过局部组织重排和提起皮肤皮瓣，通常可以通过闭合的吸引引流来关闭供区。单独引流供体和受体部位，不要在隧道内放置引流管。在使用肌筋膜皮瓣的情况下，建议在完成皮瓣的基础上立即进行厚皮移植。

据报道使用胸大肌作为移植皮瓣引起的并发症发病率很低。Merve 等描述了胸大肌瓣重建与单独头颈部手术相比，肩部并发症很有限或没有，其余患者表现为一定的活动范围受限，特别是肩部活动限制和力量降低[19, 20]。

三、组织覆盖技术：腹部主动脉

大网膜瓣

网膜不仅仅是脂肪组织的内脏沉积物。大网膜像帘幕一样覆盖腹腔内器官，为外部创伤提供了一层物理缓冲。大网膜本身被认为是一个器官，具有许多不同的功能，包括在腹膜炎的情况下降低败血症传播的能力，作为参与组织愈合和修复的血管生成和止血因子的来源，以及在腹腔引流中发挥炎症和淋巴作用。

大网膜是双层腹膜，从胃大弯处下降，覆盖小肠，然后向后折叠，与横结肠前表面的腹膜融

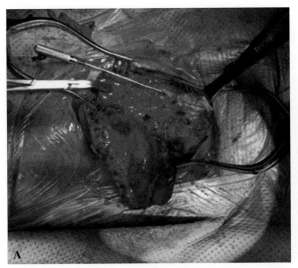
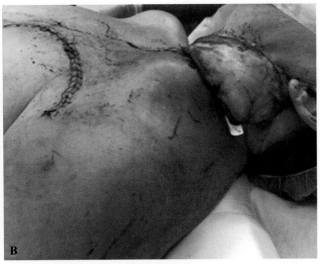

▲ 图 36-2　A. 左胸大肌瓣在锁骨上穿过隧道后位于左颈部伤口内，扩张器指示颈总动脉植入 PTFE 移植物；B. 左侧术后即刻外观，覆盖左前外颈的胸大肌旋转移瓣

合。大网膜的血液供应来自右、左和中网膜动脉，分别来自右胃网膜动脉和左胃网膜动脉。大网膜的前皱襞由较大的右网膜动脉供血，而较小的左网膜动脉供血后表面。横跨大网膜的精致而坚固的血管网络使其能够被制作成外科医生所需的大小和形状，同时保留一个或两个主要血管蒂以供腹内脏器使用[22]。

脂肪丰富的区域和薄而半透明的区域之间的相互作用非常明显。半透明区域被认为在形成粘连和大网膜"隔离"炎症和穿孔中起作用。

脂肪含量高的部分是乳斑的发源地，因其在黄色脂肪组织上的白色外观而得名。乳斑是淋巴聚集体，虽然它们的功能和发育尚不完全清楚，但它们似乎在很大程度上是大网膜具有令人印象深刻的免疫学特性的原因[21, 23]。

由于其多功能性、灵活性及固有的愈合和免疫特性，几乎每个外科专业都报道了网膜瓣和移植物的使用，并描述了网膜在几乎每个解剖位置的用途[22]。大网膜有良好的血管分布，可以很容易地用能量装置进行分割，以适应任何形态，在大多数情况下，作为带蒂皮瓣覆盖组织可以到达腹部的任何角落，包括骨盆和腹膜后。带蒂皮瓣甚至被描述为天然组织治疗和预防腹股沟淋巴结切除术引起的下肢淋巴水肿。通过剖腹手术或腹腔镜检查，大网膜被塑成一个或两个带着连续的带蒂血液供应的长条状组织，用于双侧手术，并通过股骨管进入腹股沟，向下延伸至大腿内侧。作者报道说，在治疗严重继发性淋巴水肿方面取得了成功，并取得了良好的长期效果[22, 24, 25]。其他人报道了在腹股沟血管伤口感染的情况下使用类似技术，需要通过闭孔管结合网膜瓣以另外的解剖旁路促进伤口愈合[26]。

在腔内血管重建的病例中，带蒂大网膜瓣是一种非常可靠的自体组织覆盖来源，具有大网膜固有的好处。对于切除真菌性主动脉或主髂动脉瘤后的原位重建，建议使用带蒂的网膜瓣以促进免疫系统和残留感染颗粒的吞噬作用，以及用于腹膜内器官与新血管导管和吻合之间的身体自体

组织支撑[27]。在接受主动脉肠瘘开放修复术的患者中，无论是直接缝合修复还是切除和原位重建，建议使用带蒂大网膜瓣覆盖修复[28]。

四、组织覆盖技巧：小腿

腓肠肌肌瓣

下肢的组织愈合尤其成问题。手术伤口会使患者的小腿内侧或外侧或膝盖周围的静脉移植物暴露，并造成危及生命和四肢的并发症。暴露的静脉移植物有干燥和破裂的风险。自体组织覆盖对于伤口充分愈合、感染的解决或控制及预防进一步的并发症和死亡率至关重要。膝关节周围的伤口尤其具有挑战性，因为关节周围缺乏组织且不易愈合，这就增加了对关节活动和功能保存的要求。

腓肠肌是小腿后部最表层的肌肉。它负责膝关节屈曲和足部跖曲。由两个头组成，内侧头起源于股骨远端的后表面，刚好高于内侧髁，外侧头起源于股骨外侧髁的上后外侧表面。肌纤维在远端会聚并与较深的比目鱼肌的纤维合并，并作为跟腱插入跟骨。作为腘动脉的向上分支，腓肠外侧和内侧动脉供应各自的腓肠肌头部。独特的血管供应允许独立带蒂皮瓣，无须微血管吻合[29]。

由于大腿后部肌肉的功能得以保留，患者的膝关节屈曲受到的影响很小，力量略有下降[30]。保护完整的比目鱼肌很重要，因为它将是双腓肠肌头牵引跖屈的主要力量来源。借用骨科文献，腓肠肌可用于大范围的转移覆盖膝前部伤口和腘窝，在一些报道中，87%的暴露的血管被成功挽救[31, 32]。

转移腓肠肌皮瓣是膝下血管旁路的可用的覆盖组织合适来源，并被认为在血管外科医生的能力范围内。作为小腿后部中最表层的肌肉，腓肠肌的腹部很容易识别，通常位于现有的手术区域或伤口内。腓肠肌内侧头是传统的膝前和胫骨近端覆盖的肌肉；它比其外侧对应物更长，并且可以在没有损伤腓浅神经风险的情况下获得。可以根据外科医生的需要选择腓肠肌，内侧或外侧头

可以单独或一起。

腓肠肌是通过沿着胫骨内侧做的切口获得的，就在鹅足腱的后方，并延伸到脚踝内侧上方10cm处[32]。用小刀或电刀将小腿后部相应部位切开浅筋膜。腓肠肌与下面的比目鱼肌轻轻钝性分离，记住远端肌腱纤维紧密连接形成跟腱。在近端解剖切口显示腓肠肌的两个不同的头部，腓肠神经通常位于它们的头部之间。重要的是识别腓肠神经并保护它及上方进入肌头的伴随血管蒂。在远端，两个头部融合在一起，使它们之间的区别变得困难。从近端开始腓肠肌头的分离，然后沿着筋膜包层的中缝继续向远端分离，并迅速展平。然后将皮瓣向远端松解，根据覆盖范围的需要包含或不包含部分肌腱，同时注意将腓肠肌纤维与比目鱼肌的深层纤维分开。同样，任何一种肌肉腹侧都可以在单独的或一起获得。图36-3 显示腓肠肌内侧头覆盖自体静脉旁路管道。

如果需要在膝关节水平以上进行额外的翻转，或需要额外的长度，可以继续向近端解剖，并且可以非常小心地松解腓肠肌的起源，以保护神经肌肉束。必须非常小心，不要引起神经肌肉束过度紧张或扭曲。此外，可以去除腓肠肌的筋膜包膜或间断横行划断部分浅层肌肉以增加可用长度。

由于供区闭合困难，不推荐将腓肠肌瓣作为肌皮瓣。相反，建议在肌肉瓣上进行厚层皮肤移植，并使用负压引流闭合辅助装置3～5天。对于小弧度转移皮瓣，供区可以免除引流，而对于较大的转移弧或岛状皮瓣，建议在供区引流。

病例 1

患者，男性，64 岁，因"右股动脉与左腘动脉转流后 3 周，左股动脉移植物裸露"于2017 年 6 月上旬门诊就诊。该患者动脉移植物为 8mm INTERING PTFE（WL Gore，Newark，DE）。患者在过去 15 年多次行动脉血管重建。2002 年患者行双侧髂动脉支架植入术；左侧髂总动脉支架（39mm×7mm），右侧髂总动脉支架（29mm×7mm），PALMAZ GENESIS ™ 球囊扩张式支架（Cardinal Health，Dublin，OH）。2003年，患者因髂动脉支架闭塞并出现下肢缺血症状，行主动脉 - 双侧股动脉旁路移植术，术中使用 16mm×8mm 针织涤纶人工血管。2009 年，患者左侧桥血管血栓并行修复治疗。2015 年，患者因左侧桥血管血栓，血栓累及左侧股浅动脉和股深动脉，行血栓清除术。患者于 2016 年 6 月因"左下肢发凉"再次就诊，因股浅动脉血栓形成和股深动脉分支流出道不佳而行左侧股 - 腘动脉大隐静脉旁路术。

2016 年 8 月，患者发现左侧腹股沟浅表刀口裂开，并有少量浆液性血性液体渗出。排出积液，培养出金黄色葡萄球菌阳性，凝固酶阴性和草绿色链球菌。第 2 天，患者出现左侧腹股沟刀口出血。其裂开刀口约 2cm 左右，无移植物裸露，无活动性出血，但周围有硬结。患者开始静脉注射万古霉素和哌拉西林他唑巴坦行抗感染治

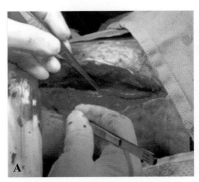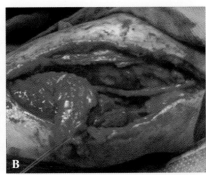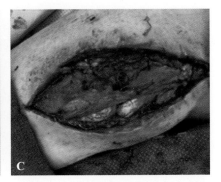

▲ 图 36-3　**A.** 在膝关节内侧原位显露大隐静脉旁路；**B.** 经腓肠肌内侧头远端缝合；**C.** 腓肠肌内侧头转移皮瓣原位缝合，覆盖先前显露的静脉移植物

疗，并行 CTA。CTA 显示主动脉双股动脉、双侧股腘动脉旁路和左侧腹股沟炎性改变并伴局部动脉瘤样扩张。

原拟患者住院第 4 天行左侧腹股沟清创术，并行缝匠肌肌瓣移植覆盖术。然而，在住院第 3 天，患者突发左侧腹股沟继发性出血，遂紧急行皮肤和软组织的清创术，以及左侧股腘动脉搭桥修复术，术中清除近端吻合口，新吻合口延伸到股浅动脉近端，用缝匠肌肌瓣覆盖伤口，并行负压引流辅助治疗。此时，行药敏培养未显示任何微生物生长。在住院第 10 天患者出院，此时患者血红蛋白和血细胞比容稳定，继续负压引流，并根据感染科建议口服利福平和静脉注射头孢唑啉 6 周。

7 天后，患者再次因"腹股沟活动性出血"就诊。患者同时合并急性出血性低血压、贫血和 III 期失血性休克。术中探查发现主动脉-股动脉旁路移植术左远端的吻合口出血。患者行主动脉-股动脉左侧感染桥血管切除术，近端移植物缝合结扎并放置负压引流装置。此时行细菌培养发现耐万古霉素的粪肠球菌和近平滑念珠菌。

应用 8mm INTERING 聚四氟乙烯行左腋-胭动脉转流术后 2 周。患者胫后动脉恢复多普勒信号。住院期间，继续静脉注射抗生素。术后第 9 天再次进行 CTA，显示左侧腋-胭动脉桥血管通畅。术后第 14 天出院，继续接受左腹股沟负压治疗，继续静脉注射达托霉素和口服氟康唑 4 周。患者可行走，并恢复良好，直到随访时可扪及足背搏动。

2017 年 5 月 23 日，患者因"左下肢远端凉、无脉搏"急诊就诊。其动脉多普勒及胸部/腹部的 CTA 显示腋-胭桥血管闭塞，多普勒显示左足无血流信号。患者才用 8mm INTERING PTFE 移植物行股动脉-胭动脉（近端）耻骨上转流。其通过 8mm 隧道器在耻骨上建立隧道。

3 周患者后就诊，左侧腹股沟外刀口裸露出了聚四氟乙烯移植物。由于缝匠肌已经被使用，患者于 2017 年 6 月 13 日接受了股薄肌皮瓣转移覆盖术和皮肤移植术，同时辅以负压引流闭合装置；3 周后，移植物被完全覆盖、伤口成功愈合。2018 年 5 月患者行踝肱指数检查示，右侧的踝肱指数为 0.85，左侧为 0.69。由于股胭移植物血栓形成，随后他于 2019 年 3 月 13 日行左膝关节平面截肢术，但他左腹股沟感染愈合良好。

参考文献

[1] Inui, T, Bandyk DF. Vascular surgical site infection: Risk factors and preventive measures. Semin Vasc Surg. 2015;28(3-4): 201-7.

[2] Gharamti A, Kanafani ZA. Vascular Graft Infections: An update. Infect Dis Clin North Am. 2018.

[3] Herrera FA, et al., Management of vascular graft infections with soft tissue flap coverage: improving limb salvage rates–a veterans affairs experience. Am Surg. 2009;75(10): 877-81.

[4] Siracuse JJ, et al. Prosthetic graft infections involving the femoral artery. J Vasc Surg. 2013;57(3): 700-5.

[5] Pounds LL, et al. A changing pattern of infection after major vascular reconstructions. Vasc Endovascular Surg. 2005;39(6): 511-7.

[6] Mendez Fernandez MA, et al. Distally based sartorius muscle flap in the treatment of infected femoral arterial prostheses. J Cardiovasc Surg (Torino). 1980;21(5): 628-31.

[7] Brewer MB, et al. Sartorius Muscle Flaps for Vascular Groin Wound Complications. Am Surg. 2015;81(11): 1163-9.

[8] Khalil IM, Sudarsky L. Sartorius muscle "twist" rotation flap: an answer to flap necrosis. J Vasc Surg. 1987;6(1): 93-4.

[9] Dua A, et al. Outcomes of Gracilis Muscle Flaps in the Management of Groin Complications after Arterial Bypass with Prosthetic Graft. Ann Vasc Surg. 2018;51: 113-118.

[10] Ali AT, et al. Outcomes after retroflexed gracilis muscle flap for vascular infections in the groin. J Vasc Surg. 2016;64(2): 452-457.

[11] Yugueros P, Woods JE. The sternocleidomastoid

myocutaneous flap: A reappraisal. Br J Plast Surg. 1996;49(2): 93-6.

[12] Leclere FM, Vacher C, Benchaa T. Blood supply to the human sternocleidomastoid muscle and its clinical implications for mandible reconstruction. Laryngoscope. 2012;122(11): 2402-6.

[13] Kierner AC, Zelenka I, Gstoettner W. The sternocleidomastoid flap–its indications and limitations. Laryngoscope. 2001;111(12): 2201-4.

[14] Ariyan S. Further experience with the sternocleidomastoid myocutaneous flap. Plast Reconstr Surg. 2003;111(1): 381-2.

[15] Ariyan S. The pectoralis major myocutaneous flap. A versatile flap for reconstruction in the head and neck. Plast Reconstr Surg. 1979;63(1): 73-81.

[16] Wadwongtham W, Isipradit P, Supanakorn S. The pectoralis major myocutaneous flap: Applications and complications in head and neck reconstruction. J Med Assoc Thai. 2004;87 Suppl 2: S95-9.

[17] Gonzalez-Garcia R, et al. Straightforward Method for Coverage of Major Vessels after Modified Radical Neck Dissection. J Oral Maxillofac Surg. 2017;75(6): 1299.e1-1299.e4.

[18] Fagan J. The Pectoralis Major Flap. Open Access Atlas of Otolaryngology, Head and Neck Operative Surgery, 2019.

[19] Merve A, et al. Shoulder morbidity after pectoralis major flap reconstruction for head and neck cancer. Head Neck. 2009;31(11): 1470-6.

[20] Refos JW, et al. Shoulder morbidity after pectoralis major flap reconstruction. Head Neck. 2016; 38 (8): 1221-8.

[21] Meza-Perez S, Randall TD. Immunological Functions of the Omentum. Trends Immunol. 2017;38(7): 526-536.

[22] Mazzaferro D, et al. The Omental Free Flap-A Review of Usage and Physiology. J Reconstr Microsurg. 2018. 34(3): 151-169.

[23] Collins D, et al. The omentum: Anatomical, metabolic, and surgical aspects. J Gastrointest Surg. 2009;13(6): 1138-46.

[24] Piano G, et al. Omental transfer for salvage of the moribund lower extremity. Am Surg. 1998;64(5): 424-7.

[25] Benoit L, et al. Preventing lymphedema and morbidity with an omentum flap after ilioinguinal lymph node dissection. Ann Surg Oncol. 2005;12(10): 793-9.

[26] Kretschmer G, et al. Groin infections following vascular surgery: Obturator bypass (BYP) versus "biologic coverage" (TRP)–a comparative analysis. Eur J Vasc Surg. 1989;3(1): 25-9.

[27] Nemoto Y, et al. In Situ Reconstruction with Extended Debridement in Patients with Mycotic Abdominal Aortic Aneurysms. Ann Vasc Dis. 2017;10(2): 159-163.

[28] Chopra A, et al. 20-Year Experience with Aorto-Enteric Fistula Repair: Gastrointestinal Complications Predict Mortality. J Am Coll Surg. 2017;225(1): 9-18.

[29] El-Sherbiny M. Pedicled gastrocnemius flap: clinical application in limb sparing surgical resection of sarcoma around the knee region and popliteal fossa. J Egypt Natl Canc Inst. 2008;20(2): 196-207.

[30] Jordan DJ, et al. Flap decisions and options in soft tissue coverage of the lower limb. Open Orthop J. 2014;8: 423-32.

[31] Moebius B, Scheller EE. The pediculated gastrocnemius muscle flap as a treatment for soft tissue problems of the knee - indication, placement and results. GMS Interdiscip Plast Reconstr Surg DGPW. 2012;1: Doc07.

[32] Walton Z, et al. Pedicled Rotational Medial and Lateral Gastrocnemius Flaps: Surgical Technique. J Am Acad Orthop Surg. 2017;25(11): 744-751.

拓展阅读

[1] Mathes SJ and Nahai F. Classification of Vascular Anatomy of Muscles Experimental and Clinical Correlation. Plastic and Reconstructive Surgery, 1981;67: 177–87.

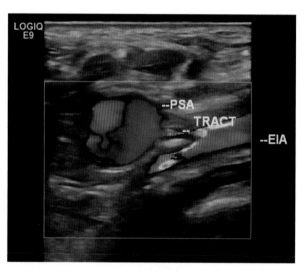

▲ 图 5-3 双功超声检查显示股总动脉假性动脉瘤

EIA. 髂外动脉；TRACT. 瘘管；PSA. 假性动脉瘤

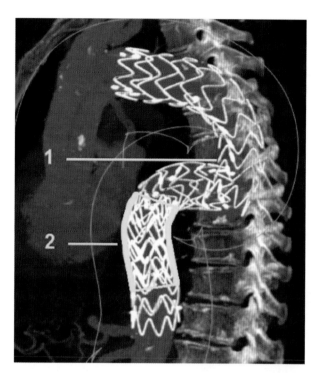

▲ 图 10-5 TERAR 术后 54 个月，支架移位导致的支架断裂

引自 Geisbusch P, et al. Endograft Migration after Thoracic Endovascular Aortic Repair.J Vasc Surg 2018 Dec 12. pii: S0741-5214(18)32141-4.

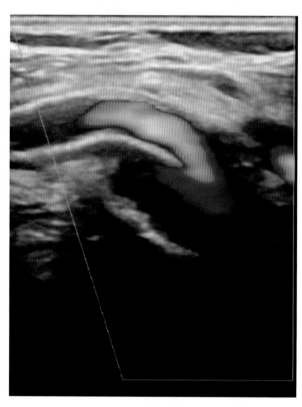

▲ 图 11-4 双功超声随访发现 I 型内漏

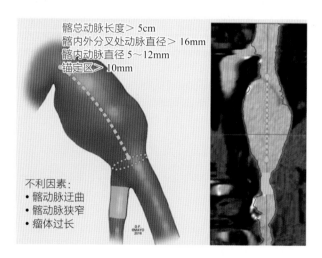

▲ 图 18-4 使用髂分支支架系统治疗髂总动脉瘤的标准尺寸要求

中线分析对于准确测量很重要。髂动脉迂曲或狭窄及动脉瘤过长等因素均会给修复术带来挑战 [引自 D'Oria M, Mastrorilli D, DeMartino R, Lepidi S. Current status of endovascular preservation of the internal iliac artery with iliac branch devices (IBD). Cardiovasc Intervent Radiol.2019;42(7):935-948.]

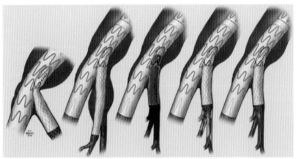

分支打折　　分支长、　分支闭塞　流出道差　流出道
　　　　　　直径小　　　　　　　　　　　　　夹层

▲ 图 18-5　髂内动脉瘤腔内修复术中或术后髂内动脉覆膜
支架血栓形成的常见原因

引自 D'Oria M, Mastrorilli D, DeMartino R, Lepidi S. Current status
of endovascular preservation of the internal iliac artery with iliac branch
devices (IBD). Cardiovasc Intervent Radiol. 2019;42(7):935–948.

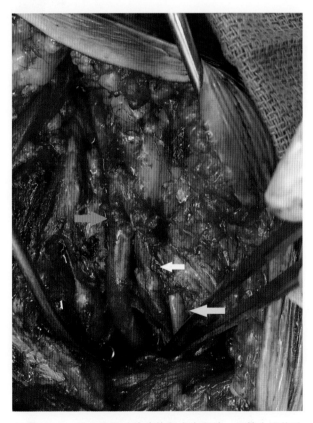

▲ 图 24-5　后入路腘动脉瘤修复术中照片，红箭为原位动
脉与内侧的移植静脉吻合，蓝箭为腘静脉，黄箭为神经

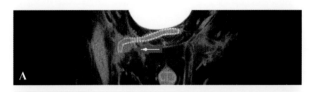

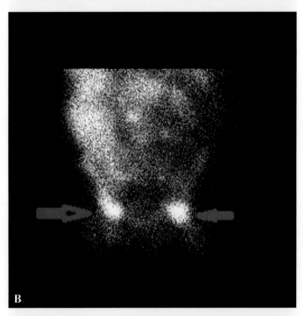

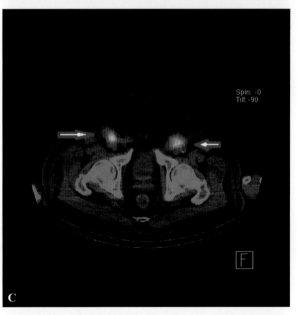

▲ 图 26-8　A. CTA 显示股 - 股动脉搭桥术移植物周围积液，
不排除感染；B. 核素扫描显示放射性标记的白细胞集聚在双
侧腹股沟区（箭）；C. CTA 和放射性核素扫描的融合成像显
示移植物周围有放射性标记的白细胞

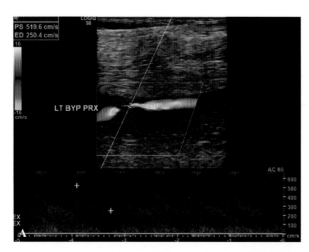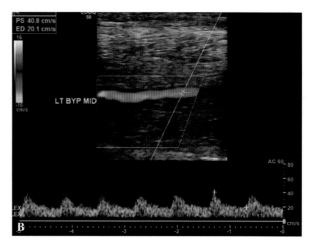

▲ 图 27-3　超声监测显示高风险旁路移植物内 PSV 升高（519cm/s），EDV 降低（20.1cm/s）

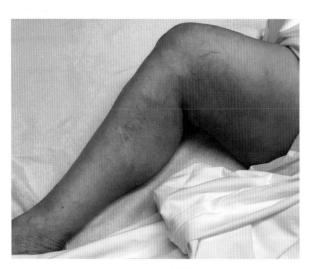

▲ 图 32-1　皮肤灼伤